体液代谢的平衡与紊乱

朱 蕾 主编

上海科学技术出版社

图书在版编目（CIP）数据

体液代谢的平衡与紊乱 / 朱蕾主编. —— 上海 ：上
海科学技术出版社，2021.1(2025.3重印)
ISBN 978-7-5478-5198-2

Ⅰ. ①体… Ⅱ. ①朱… Ⅲ. ①人体—体液—代谢调节
Ⅳ. ①R331.5

中国版本图书馆CIP数据核字(2020)第271492号

体液代谢的平衡与紊乱

朱 蕾 主编

上海世纪出版(集团)有限公司
上海 科 学 技 术 出 版 社 出版、发行
(上海市闵行区号景路 159 弄 A 座 9F－10F)
邮政编码 201101 www.sstp.cn
上海新华印刷有限公司印刷
开本 889×1194 1/16 印张 17.75
字数 550 千字
2021 年 1 月第 1 版 2025 年 3 月第 2 次印刷
ISBN 978－7－5478－5198－2/R·2230
定价：88.00 元

内 容 提 要

　　体液代谢紊乱的原因、病理生理变化和临床表现错综复杂,可导致器官功能障碍,严重影响患者的预后,因此体液平衡是临床各科皆必须重视的问题,也是危重患者救治中的处理难点。本书系统、全面地介绍了体液代谢平衡的基础知识、不同类型的体液代谢紊乱与处理、不同疾病或病理状态的体液代谢紊乱与处理,贯穿基础与临床。本书重点阐述各种临床状态下的体液代谢紊乱与液体管理,尤其对理论和实践脱节、容易忽视或争议较大的内容进行了深入的分析和评价,体现了近年来国内外对该问题的理论、观点和实践的发展。

　　本书可为各科临床医师,尤其是重症医学、急诊、呼吸、肾病、消化、心血管等专业的医师提供参考,促进临床诊治水平尤其是危重症救治水平的提高。

作者名单

主　编

朱　蕾

编写者（按姓氏拼音排序）

陈润南　复旦大学上海医学院

龚琳婧　复旦大学上海医学院

计海婴　复旦大学附属中山医院

胡莉娟　复旦大学附属中山医院

刘子龙　复旦大学附属中山医院

沈勤军　复旦大学附属中山医院

吴　旭　复旦大学附属中山医院

朱　蕾　复旦大学附属中山医院

前　言

体液平衡是维持人体生命活动的基本条件,体液代谢紊乱将导致细胞代谢异常、器官功能障碍,严重影响患者的预后,因此体液平衡是临床各科皆必须重视的问题,是医学生、研究生、临床医师皆必须掌握的内容。近20余年来,水、电解质、酸碱平衡紊乱和反应性高血糖的发生率呈明显上升趋势,且严重、复杂、顽固性紊乱的增加趋势更为明显。这与疾病谱的变化和医疗手段的显著改变有关,社会老龄化,患者合并基础心、脑、肺、肝、肾疾病,急性危重病的发生率居高不下,复杂或高难度手术增多,现代生命支持技术的进步使危重病患者的带病生存时间延长,因而发生各种体液代谢紊乱的机会增多。然而,不少教科书或工具书对有关知识的阐述不足,一些临床医师对如何预防和处理体液代谢紊乱的知识匮乏。作者于2003年在上海科学技术出版社出版《水、电解质与酸碱平衡紊乱》一书,但内容简单,有较多不足之处;后于人民卫生出版社出版《体液代谢的平衡与紊乱》,内容较前者有一定程度的修改和完善。10年过去,作者对体液平衡与紊乱有了更深入的领悟、更丰富的实践经验,故决定第三次编写、出版该主题图书。

本书分三大部分内容:体液平衡概论、体液代谢紊乱、不同疾病或病理生理状态的体液代谢紊乱,共31章。涉及水、电解质、酸碱、白蛋白和血糖的正常代谢;水、电解质、酸碱平衡紊乱和反应性高血糖的基础知识和进展,以及不同紊乱之间的相互关系;老年人和特定病理生理状态,如心力衰竭、肾脏疾病、肝硬化、呼吸衰竭、机械通气、利尿剂应用、糖皮质激素紊乱、盐皮质激素紊乱、抗利尿剂激素紊乱、下丘脑-垂体疾病的体液代谢紊乱。针对目前重症感染、手术、颅脑疾病患者增多,且容易发生复杂性或特殊性紊乱的临床情况,将围手术期肺水肿及创伤、重症感染、颅脑疾病的体液代谢紊乱独立成章,并将三部分内容及不同章节的内容有机结合,以提高实用性。本书重点阐述理论上较容易发生混乱的部分,以及理论和实践容易脱节的部分,对临床上容易忽视或争议较大的问题进行合理的分析和评价,如系统阐述了可交换性钠的概念,肾小管代偿功能的即刻作用、延迟作用和调节失常,以及隐匿性肾小管功能减退在电解质紊乱中的作用、特点和处理对策;提出危重症患者治疗的核心是改善组织供氧,包括改善动脉血氧运输量、改善微循环和改善组织对氧的利用,液体复苏、反应性高血糖和电解质紊乱的处理等皆以此为原则;明确吸收性碱中毒是代谢性碱中毒的最常见类型,氯离子在其中发挥决定性作用。在写作方式上,也避免简单罗列不同离子紊乱的常规写作方法,强调离子紊乱的病因和病理生理之间、离子与离子之间、离子与不同的疾病和病理生理综合征之间的内在联系,强调预防和治疗并重。最后给出体液代谢紊乱的病例分析,针对某种或多种紊乱阐述其特点,分析与其他类型紊乱和原发疾病之间的密切联系,使理论知识具体化,更具有实用性。

由于作者水平有限,不足之处在所难免,敬请各位同道和读者批评指正。

朱 蕾

2020 年 4 月 25 日

目　　录

第一篇

体液平衡概论

第一章
体液平衡的基础知识

体液是机体的重要组成部分,青壮年体液含量约占机体总重量的 60%,小儿含量较高,老年人含量下降;女性含量低,男性含量较高;肥胖者明显下降,这些因素皆对体液调节和体液代谢紊乱的发生有重要意义。体液包括细胞外液和细胞内液,细胞内液是细胞内各种生物化学反应进行的场所,细胞外液则是每一个细胞生活的具体环境,称为内环境。细胞外液又分为血浆和组织间液。各部分液体之间不断进行物质交换,但其含量、成分和酸碱度保持稳定,称为动态平衡或稳态。若各种体内外因素导致体液量和成分的变化称为体液代谢紊乱,其中体液量的不稳定称为水平衡紊乱,电解质成分不稳定称为电解质紊乱,酸碱度不稳定称为酸碱平衡紊乱。各种紊乱之间存在内在联系,互相影响。一般所说的水、电解质、酸碱平衡紊乱和血糖异常是指细胞外液的变化,且主要是血浆的变化。但临床判断和治疗时必须考虑不同部位体液之间的相互关系,否则容易导致复杂性紊乱和治疗失败。

第一节　体液的进化

生命起源于海洋,海水对维持生命具有极为微妙的作用:① 海水不仅是电解质的溶剂,也是生命所必需的氧气及其代谢产物二氧化碳的溶剂;② 海洋面积巨大,它可以吸收或丢失大量热能,而温度变化不明显,所以海水的温度保持相对稳定;③ 海水的成分极为稳定;④ 海水具有恒定的氢离子浓度和渗透压。这些特点都是维持生命所必需的条件。

在亿万年的发展过程中,自然演变,地球上发生了巨大的变化,但推测脊椎动物和人类的细胞外液中电解质的组成近似于有记录以前的海水。尽管如此,生命从广阔的海洋移至狭小的体液环境,细胞外液(相当于原来的海水)也不得不有所改变,主要有碳酸-碳酸氢盐缓冲系统的扩大,蛋白质的出现,氯离子相对减少,以适应碳酸氢根离子和蛋白质阴离子的增加。不仅如此,人类体液的量、分布、构成呈现出相对固定的特征,对维持机体功能有重要作用。

随着自然界的演变,海水的成分也有较大变化,比如现代海水所含电解质离子的浓度比细胞外液高出几倍,这是由于亿万年地球上的陆地被江河冲蚀,使大量无机盐冲洗入海,以致海水电解质离子浓度逐渐升高所致。虽然如此,海水各化学成分的比例仍然与细胞外液相似,而且保持相对稳定。这种简单的盐溶液对维持生命具有重要意义。

第二节　体液化学物质的表示单位

在研究体液的化学组成时,可以用多种不同的单位。早期多用质量单位,如 g/L、mg/L 等,但物质的质量不能反映其在体液中所起的化学作用或物理作用,也不能正确估计每一成分的相对比例及相互之间的关系,故目前应用较少。功能单位是按照各种化学物质的活力计算,而不考虑其质量,可以反映各种物质在体液中的生理意义。本节重点阐述常用的功能单位。

一、摩尔和毫摩尔

1. 粒子个数　摩尔(mol)是表示粒子的个数的功能单位,1 mol 的任何物质所含的粒子数皆为

6.02×10^{23} 个，称为阿伏伽德罗常数。1 000 毫摩尔（mmol）= 1 mol。

2. 粒子浓度　单位液体容积（一般用 L）所含粒子的摩尔数用 mol/L 表示，同样单位液体容积所含粒子的毫摩尔数用 mmol/L 表示，由于体液电解质和非电解质粒子的浓度较低，一般用后者表示。mmol/L 是表示体液中粒子浓度的最常用功能单位，可以用于电解质离子，也可以用于非电解质粒子。比如 1 mmol/L 氯化钠（NaCl）表示 1 L NaCl 溶液中含 NaCl 分子 1 mmol；由于 1 个 NaCl 分子含 1 个氯离子（Cl^-）和 1 个钠离子（Na^+），故 Cl^- 和 Na^+ 的含量也皆为 1 mmol。再比如 1 mmol/L 氯化钙（$CaCl_2$）表示 1 L $CaCl_2$ 溶液中含 $CaCl_2$ 分子 1 mmol，Cl^- 2 mmol，钙离子（Ca^{2+}）1 mmol。

二、当量和毫当量

1. 电荷数　当量（Eq）是液体中离子电荷的数量。1 000 毫当量（mEq）= 1 Eq。

2. 电荷浓度　单位液体容积所含离子的电荷数常用 mEq/L 表示，与 mol/L 不同，mEq/L 仅能用于电解质离子，而不能用于非电解质粒子。mEq/L 表示溶液中电解质离子进行化学反应的活力，比如 1 mol 的氢氧化钠（NaOH）、氢氧化钾（KOH）和盐酸（HCl）各溶于 1 L 水中，这三种物质的相对分子质量不同，其中 NaOH 的相对分子质量为 23+17 = 40，KOH 为 39+17 = 56，HCl 为 1+35.5 = 36.5；相应 1 mol 的上述物质的质量明显不同，分别为 NaOH 40 g、KOH 56 g、HCl 36.5 g。当以 1 ml NaOH 和 1 ml HCl 混合时，两者互相中和；1 ml KOH 和 1 ml HCl 相混合时，结果也完全相同。表明上述相同容积的两种碱性溶液具有同等的化学活力；也表明这两种物质每一单位容积的质量虽然不同，但所含的活性微粒数相等。1 mol 的 NaOH 与 1 mol 的 KOH 具有相同的化学结合力，所以说它们是当量的。若分别按上述三种单位表示上述化学物质的量，则有 1 Eq NaOH = 1 mol NaOH = 40 g NaOH，1 Eq KOH = 1 mol KOH = 56 g KOH，1 Eq HCl = 1 mol HCl = 36.5 g HCl。

上述化学物质的离子价皆为 1 价，故化学结合力相等。不同物质的化学价可以不同，化学结合力也相应不同，如钙离子为 2 价，其化学结合力为 1 mol 的 2 倍，即 1 mol Ca^{2+} = 2 Eq Ca^{2+} = 40 g Ca^{2+}，1 Eq Ca^{2+} = 0.5 mmol Ca^{2+} = 20 g Ca^{2+}。说明用当量表示化学反应比用质量或摩尔更准确。

由于体液电解质的浓度很低，一般用 mEq 和 mEq/L 表示离子的化学效能。

三、渗量和毫渗量

1. 渗透压　是溶液中溶质粒子对水的吸引力，渗透压的单位是渗透摩尔量（Osm），简称渗量。单价元素 1 mol 或 1 Eq，如 Na^+，具有 1 Osm 的压力；双价元素 1 mol 或 2 Eq，如 Ca^{2+}，具有 1 Osm 的压力。1 000 毫渗透摩尔量（mOsm）= 1 Osm，毫渗透摩尔量简称毫渗量。

2. 渗透压浓度　是单位体积溶液所含溶质的渗量（Osm/L）或毫渗量（mOsm/L）。若无特别说明，在体液代谢中，常规用渗透压代替渗透压浓度。由于体液中粒子的含量很少，一般用 mOsm/L 表示渗透压大小。电解质离子或非电解质分子、胶体或晶体都可以产生渗透压。

3. 渗透压的单位　一般用 mOsm/L 表示。由于不同部位体液的溶质有差别，各部位液体的密度不同，比如血浆有较高浓度的蛋白质，其浓度比组织间液高；组织间液和细胞内液不仅蛋白质浓度差别较大，电解质离子的差别也较大，为排除这些因素的影响，准确描述渗透压时用 kgH_2O 取代 L 表示体液，渗透压单位为 $mOsm/kgH_2O$。尽管不同部位体液的密度不同，但大体接近 1 kg/L，即 1 L 血浆、1 L 组织间液、1 L 细胞内液皆大体等于 1 kgH_2O，因此一般描述时可认为 1 mOsm/L ≈ 1 $mOsm/kgH_2O$。

4. 不同性质粒子的渗透压　单一电解质离子或非电解质分子渗透压可表示为：1 mOsm/L = 1（mg/L）/原子量（或分子量）；电解质分子需表示为：1 mOsm/L = 1（mg/L）/分子量×离子个数。非电解质分子，如葡萄糖，其 1 mmol/L 具有 1 mOsm/L 的渗透压；电解质，如氯化钠在溶液中解离成两个离子：Na^+ 和 Cl^-，故 1 mmol/L NaCl 能产生 2 mOsm/L 的渗透压；一个比较复杂的电解质分子，如磷酸氢二钠（Na_2HPO_4）解离成 2 个 Na^+ 和 1 个 HPO_4^{2-}，则 1 mmol/L 的 Na_2HPO_4 产生 3 mOsm/L 的渗透压。

5. 胶体渗透压　血浆或其他体液的蛋白质浓度一般用 g/L 表示，其所产生的胶体渗透压则用毫米汞柱（mmHg）表示，血浆蛋白的正常值为 60~80 g/L 或 25~27 mmHg。若用 mOsm/L 表示，则不同体液的数值分别为血浆 16 mOsm/L、组织间液 < 1 mOsm/L、细胞内液 47 mOsm/L。

四、不同单位之间的换算

1. 单个离子单位的换算　对单个离子而言，不同单位的换算公式如下。

1 mmol/L = 1 mg/L/原子量；1 mEq/L = 1 mmol/L×化合价；1 mOsm/L = 1 mmol/L。如钙离子的原子量为 40，化合价为 2，血钙 100 mg/L =（100÷40）mmol/L = 2.5 mmol/L = 5 mEq/L = 2.5 mOsm/L。钾离子的原子量为 39，原子价为 1，血钾 195 mg/L =（195÷39）mmol/L = 5 mmol/L = 5 mEq/L = 5 mOsm/L。

2. 血浆不同电解质离子的单位换算

Na^+：1 mmol/L = 1 mEq/L = 1 mOsm/L = 23 mg/L。

K^+：1 mmol/L = 1 mEq/L = 1 mOsm/L = 39 mg/L。

Ca^{2+}：1 mmol/L = 2 mEq/L = 1 mOsm/L = 40 mg/L。

Mg^{2+}：1 mmol/L = 2 mEq/L = 1 mOsm/L = 24 mg/L。

Cl^-：1 mmol/L = 1 mEq/L = 1 mOsm/L = 35.5 mg/L。

HCO_3^-：1 mmol/L = 1 mEq/L = 1 mOsm/L = 61 mg/L。

HPO_4^{2-}：1 mmol/L = 1.8 mEq/L = 1 mOsm/L = 93 mg/L*。

SO_4^{2-}：1 mmol/L = 2 mEq/L = 1 mOsm/L = 96 mg/L。

* 表示 HPO_4^{2-} 的离子价按 1.8 计算，这是因为细胞外液 pH 正常时，离子中有 20% 以单价的形式 BH_2PO_4 存在，80% 以双价的形式 B_2HPO_4 存在（B 代表单价的碱基），因此每单位 HPO_4^{2-} 的离子价应为 0.2×1+0.8×2=1.8，故双价符号有时并不能真正代表离子价为二价。根据上述三种功能单位之间的简单换算关系就可准确判断不同物质的效能，其中 mEq/L 反映在血浆或其他体液中电解质离子在维持电中性和电解质平衡方面是否有相等的效能；mmol/L 判断血浆或其他体液中的电解质离子或非电解质粒子的原子数或分子数是否相等；mOsm/L 判断电解质或非电解质粒子在维持渗透平衡方面的效能。以质量单位 mg/L 很难反映不同粒子的作用是否具有可比性，如上述 Ca^{2+} 100 mg/L 和 Na^+ 195 mg/L 在维持电中性和电解质平衡方面的等效性就无法理解。

第三节　体液的基本特性

体液有多种特性，其中电离和渗透压是体液的两种基本特性，进而决定机体的代谢和功能。

一、电　　离

当不同电位差的电极进入 NaCl 溶液时，Na 粒子通过溶液移向阴极，称为阳离子；Cl 粒子移向阳极，称为阴离子。"+"号代表阳离子，"−"代表阴离子。某些分子溶解后完全分解为离子，如 NaCl 溶解后完全分解为 Na^+ 和 Cl^-；某些分子，如 H_2CO_3 仅部分分解为离子：H^+ 和 HCO_3^-，大部分以分子形式存在；葡萄糖则完全以分子形式存在。广义上讲，一切能解离的分子称为电解质。

水本身仅微量解离为氢离子（H^+）和氢氧根离子（OH^-，又称羟离子）。这两种离子在水中是以相等数目存在而呈中性状态。当溶液中的 H^+ 多于 OH^- 时呈酸性，反之则呈碱性。纯水所含 H^+ 浓度 [H^+] 为 10^{-7} mol/L，当然 OH^- 浓度 [OH^-] 也为 10^{-7} mol/L。由于 [H^+] 太低，习惯上以其负对数（pH）表示，即纯水 pH = $-lg[H^+]$ = $-lg\,10^{-7}$ = 7，称为中性溶液。若 [H^+] = 10^{-8} mol/L，则 pH = 8，即 [H^+] 降低，[OH^-] 相对地增加，溶液呈碱性；反之则溶液呈酸性。

二、体液的渗透压

1. 渗透压　溶剂中溶解的溶质粒子对水的吸引力，可简单理解为当水和溶液用透析膜隔开时，由于溶液含有一定数目的溶质粒子，对水产生吸引力，水即渗过透析膜进入溶液，这种促使水流动的吸引力称为渗透压。渗透压与溶液中的粒子数目成正比，而与粒子大小无关。

2. 血浆的渗透压　就 1 L 血浆所含的蛋白质而言，其质量比钠高出许多倍，但由于其分子量很大，其渗透压仅大约为 16 mOsm/L，而钠则高达 142 mOsm/L；血浆中与 Na^+ 中和的负离子也具有等量的毫渗量，钠的化合物（绝大部分是氯化钠，少部分是碳酸氢钠，还有极少量的磷酸钠、硫酸钠等）的渗透压为 142 mOsm/L×2 = 284 mOsm/L，远较蛋白质和其他化合物高得多,因此钠盐是血浆渗透压的最重要组成部分。血浆总渗透压为280~320 mOsm/L,其中绝大部分是由电解质(主要是NaCl)产生。一般小分子的非电解质,如尿素(BUN)和葡萄糖(GL)的正常血浆浓度很低,仅产生大约10 mOsm/L的渗透压,可忽略不计,但当尿素或葡萄糖在血浆浓度中显著增高时,也可以导致血浆渗透压明显升高,这在临床上并不少见。

3. 血浆的晶体渗透压与胶体渗透压　血浆中由小分子晶体物质(如电解质离子、葡萄糖分子等)产生的渗透压称为晶体渗透压;由大分子胶体物质(如白蛋白、球蛋白等)产生的渗透压称为胶体渗透压。两者的作用有明显不同,影响血容量和细胞外液的分布。

(1)血浆晶体渗透压的计算:一般根据血浆电解质、葡萄糖、尿素氮的浓度计算。因为电解质阴阳离子的数目相等,而阳离子中主要以Na^+、K^+为主,其他离子的含量极少,故常用Na^+、K^+的2倍计算电解质的渗透压。

$$血浆晶体渗透压(mOsm/L)$$
$$= 2Na^+(mmol/L) + 2K^+(mmol/L)$$
$$+ GL(mmol/L) + BUN(mmol/L)$$

(2)血浆有效晶体渗透压的计算:因葡萄糖和尿素氮的浓度皆非常低,且可自由通过细胞膜,对细胞内外液体分布的影响不大,故可不计算;其余的电解质离子产生的渗透压非常大,且显著影响细胞内外液体的分布,称为有效晶体渗透压。

$$血浆晶体渗透压(mOsm/L)$$
$$= 2Na^+(mmol/L) + 2K^+(mmol/L)$$

(3)血浆胶体渗透压的计算:根据血浆蛋白浓度计算。因血浆蛋白的浓度以g/L表示,且不同蛋白质的分子量不同,故计算稍复杂,计算公式也较多,一般选择Govaert于1927年提出的公式计算。

$$血浆胶体渗透压 = 白蛋白(g/L) \times 0.554$$
$$+ 球蛋白(g/L) \times 0.143$$

血浆胶体渗透压的正常值为25~27 mmHg。

4. 白蛋白与胶体渗透压　白蛋白是人体产生胶体渗透压的主要成分,其产生的渗透压约占血浆胶体渗透压的80%,因此血容量不足时应补充白蛋白,而不是球蛋白,且更应避免出现白蛋白和球蛋白比例倒置,否则会导致红细胞沉降率增快,细胞成分、纤维蛋白原等在微血管内沉积,在创伤和危重症患者容易导致凝血功能紊乱。

5. 体液渗透压作用的评价　不同性质渗透压的作用不同,相同性质渗透压的作用强度与压力大小有关。尽管体液各部位的胶体渗透压水平不高,但由于蛋白质不能透过毛细血管膜和细胞膜,因此对维持局部液体量有重要作用。胶体渗透压在组织间液非常低,一般不超过1 mOsm/L,在血浆则高得多,而细胞内液又超过血浆近2倍,因此其对维持血浆容量和细胞形态有重要作用。总体而言,体内各部分水的转移与渗透压有密切关系。对血管而言,胶体不通透,但水和晶体粒子可自由通透,故体液在血管内外的转移与胶体渗透压有密切关系。对细胞而言,细胞内胶体渗透压更高,水在细胞内外的转移与胶体渗透压有更密切的关系,但因细胞膜对晶体粒子是半透膜,且细胞外液的晶体渗透压特别高(与血浆相似),因此细胞内外液体的转移主要与晶体渗透压有关。当然若出现细胞损伤,细胞膜对电解质的通透性显著增强,细胞内胶体渗透压将发挥更大作用。

第四节　体液的含量和分布

由于细胞膜的半透膜作用和细胞内外液体电解质成分的不同,体液分为细胞内液和细胞外液,细胞外液又分为血浆和组织间液。胃肠消化液、尿液、汗液、渗出液和漏出液被认为是细胞外液的特殊部分,因为这些体液的大量丢失均伴随细胞外液容量的降低。该划分法主要取决于体液的特点,且行之有效,早为大多数学者和临床医务人员所接受。

也有学者主张把细胞外液分为5个部分:① 血浆;② 组织间液和淋巴;③ 结缔组织和软骨内的水;④ 骨质结合水;⑤ 细胞分泌液。但此种复杂的划分并无实际意义,临床应用极少。

一、总 体 液

健康成人的体液总量占体重的 50%～60%，但个体差异较大，主要取决于体内脂肪的含量。

1. 脂肪的影响　脂肪含水量很低，仅占 10%～30%，是影响体液量的最主要因素。健康人的脂肪含量随性别、年龄、饮食习惯等变化，成人男性占体重的 11%～20%，女性占 15%～24%，肥胖者的脂肪量可达 35% 以上，对疾病的临床评估和治疗具有重要意义。

以健康人平均脂肪含量占体重 20% 来计算，其体重的 80% 为肌肉（含水量占 75%～80%）和其他非脂肪组织构成。非脂肪性组织的成分相当稳定，大约含水 75%，作为整体而言，非脂肪组织的总含水量占体重的比例大约为 80%×75%≈60%；脂肪的总含水量占体重的比例大约为 20%×20%≈4%，因此对 70 kg 的健康者而言，其总体液约有 80%×75%×70+20%×20%×70≈45 L，约占体重的 64%。

假定某肥胖者有 35% 的脂肪，则体重的 65% 为肌肉和其他非脂肪性组织所构成，其含水量仍约占 75%，总含水量大约为 65%×75%≈49%；脂肪的含水量占 20%，总含水量大约为 30%×20%≈6%，因此对 70 kg 的肥胖者而言，其总体液约有 65%×75%×70+30%×20%×70≈38 L，约占体重的 54%，与健康人的差别高达 10%，故肥胖患者一旦发生呕吐、腹泻或大量出汗，丢失体液 3～4 L 时，其生命就会受到威胁。反之，非肥胖的成人（假定脂肪为 20%），体重亦为 70 kg，而体液有 45 L，能耐受更多的体液丢失而不至于对身体产生显著影响。

2. 年龄和性别的影响　体液多少与年龄和性别有关，新生儿的体液约占体重的 77%，3～4 岁降至成人水平，即大约占体重的 60%。在青春期前，体液无性别差异；此后出现不同，男性体液比女性多，在成人时期该差异一直存在；至中年时期男性和女性的体液都有所下降；此后随着机体衰老，体液减少更明显，因此老年人发生水、电解质紊乱时对机体的影响更大。

综上所述，体液总量的个体差异明显，主要受脂肪、性别和年龄的影响，临床处理水与电解质平衡时应加以注意。

3. 消瘦和肥胖患者的疾病特点　临床上所见的慢性消耗性疾病主要消耗脂肪；而急性失水性疾病，如腹泻、肠梗阻等，主要消耗体液。因此，肥胖患者对急性失水性疾病常难以耐受，而能较好地耐受慢性消耗性疾病；肌肉发达的非肥胖患者则比较能耐受失水性疾病，而不容易耐受慢性消耗性疾病。对

瘦削、肌肉也不发达的女人而言，脂肪和水都缺乏，则既不能耐受脱水，又难以耐受慢性消耗，因此出现任何急慢性疾病，或创伤时，患者皆将处于非常不利的状态。这些情况对疾病的发展和预后皆有重要意义。

二、细 胞 外 液

在功能上，细胞外液是一个相对独立的系统，代替了原始生物的外在环境（海水），构成了机体细胞的内在环境，称为内环境，被认为是动物演化史上的最大进步，在这一过程中，肾脏的调节功能具有特别重要的意义。细胞外液量比较恒定，约为体重的 20%。

三、血 浆

1. 血浆与血液　血管内流动的液体称为血液，血管内的血液总量称为血容量，是血浆和血细胞量的总和，但是除红细胞外，其他细胞的数量非常少，可忽略不计。血浆约占体重的 5%；血浆中水分占 90%～91%，蛋白质占 6%～8%，其他小分子约占 2%。血容量占体重的 7%～8%。也可根据体表面积计算血容量，但应注意不同生理时期的差异，其中婴儿时期的血管容积比成人约少 1/3；随着年龄增大，血管容量即适应体表面积而逐渐增加，直至达到成人容量时为止。妇女在妊娠期，血容量明显增加，血浆容量也相应增加。

2. 影响血浆和血容量的病理因素　血液容量的变化主要是血浆的变化，少部分是细胞成分或两者的变化。临床上引起血浆容量和血容量增加的因素不少，常见于输液过多、过快；外科手术后，随着麻醉作用等消失，血容量增多；钠增多性高钠血症的患者血容量增多；充血性心力衰竭、红细胞增多症、早期白血病患者的血容量也增多。引起血流量减少的因素更多，失血、脱水、低蛋白血症、毛细血管通透性增加等是引起血容量降低的主要因素。大量出血后，由于血浆、电解质和血细胞的大量丢失，血容量迅速降低，但随着水分从组织间液移入血管，血浆容量可有一定程度的恢复。

四、组 织 间 液

1. 基本特点　组织间液是连接血浆和细胞内液的纽带，是细胞生存的主要内环境。一般情况下，组织间液量大约占体重的 15%，但显著受年龄、体重、疾病等影响。组织间液还有重要的调节和缓冲作用，如血容量增加时，血浆内非蛋白质成分进入组织间液，有助于防止心功能不全和肺水肿的发生；相

反,脱水时组织间液迅速进入血浆,有助于维持循环功能的相对稳定。

2. 脂肪对组织间液的影响　机体脂肪量等主要是通过影响组织间液的含量影响机体的含水量和调节功能,肥胖主要是组织细胞间的脂肪增多,组织间液的含量必然减少,患者对脱水或血容量增加的耐受能力都将显著减退。

3. 组织水肿及其危害　是组织间液的增多,并不代表血浆增多;相反该部分患者常有低白蛋白(而不是球蛋白)血症和血容量不足。水肿压迫毛细血管,增加毛细血管和细胞之间氧的弥散距离,恶化组织供血、供氧。

需强调在住院患者,脱水多见,但补液过多、血浆白蛋白过低导致的水肿、浆膜腔积液增多更为常见,尤其危重症患者和老年患者,并成为影响患者预后的重要因素。

五、人体各种组织的含水量及其特点

人体各种组织具有不同的功能,其含水量和电解质成分亦有所不同(表1-1),其中脑脊液含水最多,牙齿含水最少,血浆含水91%~93%,红细胞含水60%~65%。大约50%的总体液或70%的细胞内液存在于人体的肌肉组织。

表1-1　人体各种组织的含水量

组织名称	水分(%)
脑脊液	99
血液	
血浆或血清	91~93
红细胞	60~65
神经组织	
灰质	85
白质	70
脊髓	75
肌肉	75~80
皮肤	72
肝脏	70~75
结缔组织	60
骨骼(无骨髓)	20~25
脂肪组织	10~30
齿釉质	3

细胞外液的水是游离水,流动性大,尽管其含量低,仅占20%,却是机体调节功能和发生病理改变的主要部分;细胞内水含量高,占40%,但多为结合水,流动性小,主要作用是维持细胞结构、形态和功能,在调节机体代谢中的作用较小。

第五节　体液的电解质

消化液是细胞外液的特殊部分,不同部位消化液的电解质离子(包括酸碱离子)的浓度有较大差异,在不同生理或病理状态下,同一部位分泌的量和质也有较大差异,因此电解质紊乱和酸碱平衡紊乱的表现差异较大。

电解质离子是体液的基本组成成分,不同部位体液的电解质分布有较大不同,从而影响机体的代谢和功能。

一、细胞外液的电解质

电解质在细胞外液的浓度可通过化学方法测定,但细胞内液的电解质浓度则需用特殊研究方法测定,临床上一般以细胞外液(主要是血浆)的电解质浓度作为临床处理的依据。

1. 血浆电解质　主要以当量浓度单位 mEq/L 表示,血浆阳离子总量与阴离子总量相等,表现为电中性;但若以 mg/L 表示,则两者差异极大(表1-2)。在阳离子中,Na^+占绝大部分,阴离子以Cl^-和HCO_3^-为主要成分。血浆含水分约92%,所以每升血浆中的水所含的电解质比每升血浆略高。电解质浓度以血浆中每升水表示更为正确,因为同一容积或重量的不同体液所含的水分不同,为了便于比较,必须用同一容积或重量的水分来表示电解质的浓度。但是欲求水分的确切数值,必须同时测定血浆的比重,即便求其近似数值也需测定血浆蛋白质浓度,故临床上一般选择比较简便的方法,以 mEq/L 血浆计算,而不以 mEq/L 水表示,这对于一般临床研究和应用是合适的。尽管血浆阴离子质量比阳离子高得多,但两者的当量数相同,从而保持血液阴、阳离子有相当的活性,并保持电中性。尽管也经常用 mmol/L 表示阴、阳离子是否有相当的活性,但这并不合适,因为 mmol/L 仅能表示浓度;而且血

浆阴、阳离子以1价为主(即1 mmol/L=1 mEq/L),但少部分为2价(即1 mmol/L=2 mEq/L)或多价(即1 mmol/L=n mEq/L),因此用 mmol/L 表示阴、阳离子的活性并不合适。

表1-2　正常血浆的电解质的质量浓度和当量浓度

电解质离子	浓度	
	质量浓度(mg/L)	当量浓度(mEq/L)
Na^+	3 260	142
K^+	200	4
Ca^{2+}	100	5
Mg^{2+}	24	2
阳离子总量	3 584	153
Cl^-	3 692	104
HCO_3^-	61	24
HPO_4^{2-}	34	2
SO_4^{2-}	16	1
有机酸	175	5
蛋白质	70 000	17
阴离子总量	73 978	153

2. **组织间液的电解质**　以每升水计算,组织间液的电解质浓度与血浆以每升水计算的结果极为相似。由于血浆蛋白质浓度为 60~80 g/L,组织间液仅为 0.5~3.5 g/L,蛋白质不能自由通过毛细血管膜,电解质和非电解质晶体物质皆可自由通过,这必然影响膜内外两侧的离子分布,使膜内外的电解质浓度并非完全相同,而是有所差异,如血浆 Na^+ 浓度稍高于组织间液;Cl^- 浓度稍低(表1-3)。

表1-3　人体各部位体液中电解质的浓度

性质	离子	浓度			
		血浆		组织间液	细胞内液
		mEq/L (血浆)	mEq/L (水)	mEq/L (水)	mEq/L (水)
阳离子	Na^+	142.0	153	147.0	10
	K^+	5.0	5.4	4.0	140
	Ca^{2+}	5.0	5.5	2.5	5
	Mg^{2+}	3.0	3.2	2.0	27
	总量	155.0	167.0	155.5	182
阴离子	Cl^-	103.0	111.0	114.0	25
	HCO_3^-	27.0	29.0	30.0	10
	HPO_4^{2-}	2.0	2.2	2.0	80
	SO_4^{2-}	1.0	1.1	1.0	20
	有机酸	6.0	6.5	7.5	
	蛋白质	16.0	17.2	1.0	47
	总量	155.0	167.0	155.5	182

注:来源不同,与表1-2略有差异

二、胃肠分泌液的电解质

胃肠道各段分泌液所含的电解质浓度有较大差异(表1-4)。

表1-4　胃肠分泌液和排泄物的电解质成分

胃肠分泌液	Na^+ (mEq/L)	K^+ (mEq/L)	Cl^- (mEq/L)	HCO_3^- (mEq/L)
唾液	9	25.8	10	(12~18)
胃液(空腹)	60 (10~115)	10 (1~35)	85 (8~150)	(0~15)
胰腺瘘	141 (115~150)	4.6 (2.5~7.5)	76.6 (55~95)	121
胆道瘘	148 (130~160)	5.0 (2.8~12)	101 (90~118)	40
空肠吸引(小肠分泌液)	111 (85~150)	4.6 (2.3~8.0)	104 (45~125)	31
回肠吸引	117 (85~118)	5.0 (2.5~8.0)	105.8 (60~127)	
回肠造瘘(近期)	129 (106~143)	11.0 (6~29)	116 (90~136)	
回肠造瘘(远期)	46	3.0	21.4	
盲肠造瘘	79 (45~135)	75 (5~45)	45 (18~88)	

注:无括弧的数字为平均值,括弧内的数字为浓度范围。

1. **胃液**　胃液中,H^+ 为主要阳离子,Cl^- 为主要阴离子,但在不同生理或病理状态下差别极大,如进食导致胃酸分泌增加,不仅胃液量明显增加,H^+ 浓度、Cl^- 浓度也显著升高;反之则显著降低,制酸剂的应用亦如此。在发生电解质紊乱和酸碱平衡紊乱的情况下也明显不同。

2. **肠液**　不同部位的肠液的电解质浓度有一定差异,也有明显相似性,但皆与胃液差别巨大。小肠液以 Na^+ 为主要阳离子,HCO_3^- 为主要阴离子。胃肠道各段的分泌液都含有一定量的 K^+,一般胃液中的 K^+ 浓度比血浆高 2~5 倍,小肠液则与血浆大致相等。与胃相似,肠道的各部位在不同生理或病理生理状态下分泌液的量和质也有很大不同。由于胃肠道各段分泌液中的电解质成分和浓度很不一致,所以不同部位疾病导致的电解质紊乱也差别较大。如丢失大量胃液时,损失较多的是 H^+、Cl^- 和 K^+,故产生代谢性碱中毒、缺钾性低钾血症、低氯血症,低钾、低氯血症又加重碱中毒;反之也如此,导致恶性循环。大量肠液丢失时,损失较多的 HCO_3^- 和 Na^+,故产生代谢性酸中毒和缺钠性低钠血症,也常伴随不同程度的缺钾性低钾血症。因此,参照胃肠疾病的部位、丢失分泌液的数量、不同的生理和病理生理状态,就可对水、电解质、酸碱平衡紊乱的性质和程度做出大体估计,并进行合适的处理,避免或减轻电解质和酸碱平衡紊乱。

三、细胞内液的电解质

1. 基本特点 除水(60%~70%)外,细胞内的主要成分是蛋白质,可达30%以上。细胞内液的电解质与细胞外液差别极大,K^+是细胞内液的主要阳离子,Na^+浓度远较细胞外液低;阴离子以有机磷酸根和蛋白质为主,HCO_3^-和Cl^-的浓度非常低(表1-3)。电解质在细胞内外的巨大分布差异主要是细胞膜的半透膜特性和钠泵的主动转运机制等决定的。

2. 细胞膜的特性 细胞膜为半透膜,水能自由地透过,电解质则不易透过。细胞膜上钠泵活性的维持需要能量,从而使不同电解质离子透过细胞膜而分别向细胞内、外转移。在钠泵的作用下,Na^+泵出细胞外,K^+和H^+泵入细胞内,从而保持细胞外高钠和细胞内高钾,也对维持酸碱平衡发挥重要作用。由于细胞内外出入的离子数相等,故细胞内外皆保持电中性。在病理情况下,如钠泵活性减弱,细胞内K^+向细胞外液转移,细胞外液Na^+则进入细胞内。离子转移的数量也取决于细胞外液的特点,包括电解质浓度和酸碱度。在一定条件下,细胞可以维持膜内外体液成分有一定差别,一旦条件改变,如细胞外液成分有所增加或减少,细胞内液的成分也会改变,从而打乱体内电解质的平衡关系,产生一系列的病理生理变化和临床症候群。

第六节 人体的电解质含量和需要量

人体内不同电解质离子的含量不同,分布不同,日需要量也不同;不同离子的代谢不同,影响代谢的调节因素不同,但相互之间有密切关系。

一、阳 离 子

1. 钠离子

(1)钠的含量与分布:成人(按体重70 kg计算)体内总钠量约4 000 mmol或90 g。若按不含脂肪的组织计算,每千克体重含钠量约为57 mol(1.28 g),约44%在细胞外液,9%在细胞内液,47%在骨骼(表1-5)。

表1-5 钠在体内的分布

部 位	占总钠比例(%)	含量(g)	含量(mEq)	可交换性钠(%)	可交换性钠(mEq)
细胞外液	44	39.6	1 721	100	1 721
细胞内液	9	8.1	352	100	352
骨 骼	47	42.3	1 839	45	827
合 计	100	90	3 912	74	2 900

(2)可交换性钠和可非交换性钠:用同位素稀释法研究的结果显示,人体钠分可交换性钠(exchangeable sodium)和非可交换性钠(non-exchangeable sodium)两部分,前者流动性大,可在机体不同部位之间转运,参与机体代谢;后者是机体

结构的组成部分,流动性非常小,代谢非常缓慢。细胞外液和细胞内液的钠全部为可交换性钠,但骨骼钠只有45%是可交换性钠,55%为非可交换性钠,后者沉积在骨骼,成为其固有组成部分,因此体内总钠量中约有74%(约66 g)在机体钠代谢、电解质紊乱中可被自由利用,故单纯从可交换性钠的角度讲,缺钠只要达一定时间,Na^+丢失量就会远超过细胞外液部分。临床上所见钠缺乏症和钠增多症一般是可交换性钠的缺乏或增多,而不单纯是细胞外液Na^+的丢失或增多,除非是钠紊乱的急性期;单纯按血浆Na^+浓度变化和细胞外液容量补充或去除Na^+是不足的。机体通过可交换性钠调节血钠浓度,在该过程中,首先是细胞外液钠参与调节,其次是细胞内液钠和骨骼钠参与调节,前者主要是在急性钠紊乱中发挥作用,后者在慢性钠紊乱中发挥更重要作用。骨骼的非可交换性钠主要沉积于骨质的磷酸钙结晶体上,因而不易与细胞外液进行交换。

(3)钠的摄入与排出:由饮食摄入的钠量随食物种类和个人习惯而有较大差异,但平均数值相对稳定(表1-6)。正常情况下,钠主要从尿液排出,但亦可从汗中丢失,特别是在炎热环境中进行体力劳动时或急危重症患者大量出汗时。禁食时,如果完全停止钠的摄入,在最初2日内,尿液照常排钠,此后如无异常的水分丧失,则钠排量将逐渐减至最低

限度,此时几乎无钠排出,说明肾脏的保钠功能非常强大,但有明显滞后性。

表1-6 正常情况下每日钠的平均交换量

	摄 入 量		尿液中排出量	
	Na$^+$(mEq)	NaCl(g)	Na$^+$(mEq)	NaCl(g)
婴儿	17	1	17	1
儿童	52	3	45	2.5
成人	75~100	6~12	111	6~8

2. 钾离子

(1)钾的含量与分布:成人(按体重70 kg计算)含钾约160 g(4 000 mEq),若按不含脂肪的组织计算,则成人每千克体重约为2.65 g,新生儿每千克体重约为1.9 g。钾绝大部分分布在细胞内液,且主要以结合钾的形式存在;细胞外液钾含量非常低,以游离钾的形式存在,发挥重要作用。

(2)钾的摄入与排出:人类每日所需钾的最低量尚不明确,但在普通饮食情况下,一般没有发生缺钾的可能,因为所有天然食物,包括动物和植物类食物,都富含钾盐。简言之,动植物的基本构成为细胞,细胞内都富含钾盐,正常进食即为"吃细胞","吃细胞"即为"吃钾"。正常情况下成人每日钾的平均交换量较高(表1-7),其中85%~90%的钾离子由尿液排出,其余由粪便排出,仅有微量钾由汗液排出。钾的排泄与钠不同,当摄入饮食的能量充足而含钾量严重不足时,最初2日尿液照常排钾,其后钾的排出量明显减少,但仍较多,每日达30~50 mEq或1.45~1.95 g,故容易发生钾缺乏症和碱中毒。此种情况在儿童更为重要,因为生长时期的每日钾交换量比成人高得多,在停止钾摄入时更易发生钾缺乏症,其后果亦远比成人严重。

表1-7 正常情况下成人每日钾的平均交换量

摄 入 量		尿液中排出量	
K$^+$(mEq)	KCl(g)	K$^+$(mEq)	KCl(g)
60~115	4.5~8.5	60	4.5

3. 钙离子

(1)钙的含量与分布:成人体内含钙量约为20.1 g/kg(不含脂肪),新生儿约9.2 g/kg。人体总钙量的99%沉积于骨骼和牙齿,约1%在细胞外液,细胞内液仅含有少量Ca^{2+}。

(2)钙的摄入和吸收:各种食物中,牛奶的含钙量最多,正常情况下人每日饮牛奶500 ml以上即可供给足够的钙。钙在胃肠道的吸收和排泄受下列因素影响:① 食物中钙和磷的适当比例;② 足量钙的摄入;③ 正常胃液酸度对可溶性钙盐吸收的影响;④ 正常的脂肪消化和吸收,当脂肪消化和吸收不良时,则钙与脂肪结合而形成不溶性皂盐由粪便排出;⑤ 足够维生素D(VitD)的供应,可以促进钙吸收。正常情况下约80%的钙以不溶性盐类由粪便排出,其余20%由尿液排出。尿钙的排泄量受下列因素影响:① 钙的摄入量;② 肾脏的调节机制;③ 骨骼的体积;④ 内分泌因素,包括甲状旁腺激素、甲状腺激素、性激素和脑垂体激素等。

除食物之外,胃肠分泌液亦含有一定量的Ca^{2+}。若根据成人每日胃肠道分泌液的转换率来计算,则每24 h分泌入肠内的钙可达240~920 mg(平均656 mg),因此在病理情况下,当肠道对钙的吸收不良时,特别是当钙的摄入量甚低时,则钙代谢呈负平衡,并可能产生钙缺乏症。

(3)血钙:血钙总量的一半与蛋白质结合,另一半则以游离状态(主要为离子钙)存在,后者是发挥生理作用的主要部分。若已知血钙总量及蛋白质总量,则可用公式计算游离钙浓度。

$$\text{游离钙(mg/L)} = \text{钙总量} - [0.8 \times \text{蛋白质总量(g/L)}]$$

碱中毒时,钙的解离受到抑制,游离钙浓度降低,可产生手足搐搦症;而酸中毒将使蛋白结合钙转变为游离钙,血游离钙浓度增加,降低神经-肌肉的应激性。钙对心脏动作电位的产生和心肌细胞的收缩皆有一定作用,当血Ca^{2+}浓度降低时,产生兴奋作用;增高时产生抑制作用。

4. 镁离子 成人体内的镁总量约为9 g或0.36 g/kg(不含脂肪),新生儿约0.27 g/kg。与钾相似,各种天然食物都含丰富的镁,故正常情况下人不会产生镁缺乏症。由食物中摄入镁的60%从粪便排出,40%从尿液排出。控制镁在胃肠道吸收的因素大致与钙相同,镁的代谢与磷相似,绝大部分都储积在骨骼和组织细胞中。镁亦调节神经-肌肉的兴奋性,同时是多种酶的辅酶,在碳水化合物(糖类)和蛋白质的代谢中也有重要作用。

二、阴 离 子

1. 氯离子 成人体内的氯总量平均为85 g或1.66 g/kg(不含脂肪),新生儿约2.0 g/kg。各种天然食物都含有足够的氯,一般不至于缺乏。食物中的氯大部分以氯化钠的形式摄入,每日的摄入量有 $69 \sim 260$ mmol 或 $2.4 \sim 9.2$ g,随个人饮食习惯而有明显差异。每日从尿液排出的氯平均为 119 mmol(相当于氯化钠 6.96 g)。在病理情况下,氯的丧失往往与钠平行,但两者丧失的比例不一定一致,因为 Cl^- 的丧失可通过 HCO_3^- 的增加来补偿,以维持电中性;Na^+ 丧失时,则往往仅伴随 Cl^- 的丢失,少数情况下也可能伴随 HCO_3^- 丢失,并伴随水的丧失。

Darrow 和 Pratt 指出,丧失 Cl^- 对细胞外液和细胞内液所产生的影响与丧失 K^+ 所产生的影响相似。Cl^- 和 K^+ 任何一种缺乏常引起另外一种缺乏,即氯缺乏时多伴钾缺乏;反之亦然。例如 Cl^- 缺乏时 HCO_3^- 增加以补偿氯的缺乏,产生代谢性碱中毒;碱中毒使细胞外液 K^+ 转入细胞内增多,同时肾小管 $K^+ - Na^+$ 交换的比例超过 $H^+ - Na^+$ 交换比例,使 K^+ 排入尿液增多,发生低钾血症。同理,当钾缺乏时,HCO_3^- 继发性增加引起碱中毒,而 Cl^- 转入红细胞内的量和由尿液排出的量皆增加,发生低氯血症。

2. **碳酸氢根离子** HCO_3^- 主要在细胞外液,平均为 24 mmol/L;细胞内的含量较低,以每升水计算为 10 mmol。在正常情况下,体内 HCO_3^- 不断产生,也不断排出,不至于缺乏或增多。血浆 HCO_3^- 浓度的升高或降低反映体液的酸碱平衡,代谢性酸中毒时 HCO_3^- 浓度下降,代谢性碱中毒时浓度升高;呼吸性酸中毒时 HCO_3^- 浓度升高,呼吸性碱中毒时浓度下降。

3. **磷酸盐离子** 习惯上用磷表示。成人体内磷含量约为 11.6 g/kg(不含脂肪),新生儿约为 5.4 g/kg。天然食物含丰富磷,若饮食中钙量能满足人体需要,则磷供应亦能够满足。在机体生长时期,如儿童期、妊娠期及哺乳期等,钙的摄入量应等于或超过磷的摄入量,钙与磷比例为 $(1 \sim 1.5) : 1$,但在成人该比例可小于 1。

在许多方面,磷代谢与钙相似。磷大部分存在于骨骼中,其余的 $10\% \sim 20\%$ 存在于其他软组织中,这一部分磷往往参与代谢活动。磷约有 60% 从尿液排出,其余 40% 从粪便排出。每日通过尿液排出的各种磷酸盐总量(以磷计算)约等于 30 mmol 或 0.93 g。在胃肠道,维生素 D 对磷吸收的作用不大,但能增加肾小管对磷的再吸收。影响磷排泄的其他因素包括摄入量、酸碱平衡及内分泌激素等。

第七节　体液的动态平衡

血浆、组织间液、细胞内液的量和成分不同,但相互之间不断进行交换,且保持动态平衡。胃肠道、肾脏、皮肤、肺等器官参与体液的代谢,肾脏发挥核心作用,多种因素参与体液的调节,其中内分泌激素起主要作用。

一、血浆和组织间液的平衡

与组织间液的相对稳定不同,血浆的流速很快,而且毛细管壁的透过性很高,所以除蛋白质外,血浆、组织间液的水及溶解于其中的晶体物质持续进行交换,并维持相对稳定,称为动态平衡。但在病理状态下,稳定可被打破,出现体液的净移动。

1. **血浆与组织间液的正常交换** 根据 Starling 学说,血管内外体液的净移动符合以下规律。

$$滤过压 \propto (毛细血管静水压 + 组织胶体渗透压) - (毛细血管胶体渗透压 + 组织静水压)$$

滤过压大于 0,毛细血管液体进入组织间液;反之则回流入血管腔。正常情况下,组织胶体渗透压和组织静水压皆非常低,血浆中的液体穿过毛细管壁进入组织间液主要依靠毛细血管内较高的静水压;而组织间液回流入毛细血管内则主要依靠血浆的胶体渗透压,因此体液的流动方向主要是这两种相反力量综合作用的结果。在毛细管动脉端,静水压非常高,滤过压大于 0,体液由血管内向外流出,血液浓缩;在毛细管静脉端,滤过压小于 0,体液又重新回流入毛细血管,血液稀释。淋巴管对消除组织间液中多余的蛋白质起主要作用,对多余水分和晶体的吸收亦有一定作用。总体上毛细血管动脉端滤出的液体和静脉端(主要)、淋巴管(少量)回吸收的液体相等,故维持动态平衡。

2. **血浆与组织间液的交换异常** 血浆与组织间液的总体滤过压明显大于 0 时,将发生水肿,否则发生脱水和血液浓缩。若淋巴循环发生障碍，组织间液的蛋白质就会增加而引起局部水肿。由于不同组织的静水压差别较大，发生水肿的部位也有一定的特点，组织松弛的部位，如眼部周围和生殖器等处的组织静水压低，比较容易发生水肿。胸腔、心包腔和肺间质为负压，也容易发生积液或水肿。

临床上，水肿主要见于血浆白蛋白浓度降低或静脉回流障碍，如肾病综合征、肝硬化、营养不良、静脉炎、静脉血栓形成，以及外部受压或炎症等造成的淋巴阻塞。一般而言，水肿是上述因素综合作用的结果，任何单一因素都不容易发生水肿，因为单一因素导致的"间质水分增多"可通过其他因素代偿而消失，即使发生水肿也常呈一过性。但多种因素同时存在时，机体缺乏必要的代偿途经或代偿不足，则必然发生水肿，比如肝硬化腹水是门静脉压力增高、血浆蛋白降低和腹膜结构松弛等因素的综合作用的结果。

若发生组织炎症或损伤，毛细血管通透性增加，组织胶体渗透压显著升高，也将发生器官组织的局限性或弥漫性水肿，如肺炎或急性呼吸窘迫综合征。

二、细胞外液与细胞内液之间的交换和平衡

正常情况下，细胞外液通过组织间液与细胞内液的水和晶体物质持续交换，但两部位的体液量和性质皆保持稳定，称为动态平衡。

（一）细胞内外不同物质的交换特点

细胞膜是半透膜，对不同物质的通透作用不同。水、CO_2、O_2、尿素能自由地透过细胞膜；营养物质，如葡萄糖、氨基酸等的通透性非常高；部分代谢产物，如肌酐、尿酸等，部分电解质，如 Cl^-、HCO_3^- 等的通透性也较高（主要限于红细胞）。多数电解质，如 Na^+、K^+、Ca^{2+}、Mg^{2+} 等受到限制而不容易透过。蛋白质的通透性最差。水可自由透过细胞膜，细胞外液与细胞内液水分的交换主要取决于渗透压，特别晶体渗透压。

（二）体液交换模型

为便于理解细胞外液与细胞内液之间渗透压和电解质离子浓度的变化，可用下列模型描述。假定机体只有细胞外液和细胞内液两个空间，而无循环的血液系统和肾脏的调节机制（事实上这种情况在人体是不存在的，但短时间内可以假定如此），则有下列结果。

1. 理想模型的初始水平 为避免混淆，特别说明所谓体液"渗透压"实质是"渗透压浓度"，单位是 mOsm/L；而各部分体液的"总渗透压"是体液粒子产生的渗透压的总和，单位为 mOsm。

以健康人体重 70 kg，渗透压 310 mmol/L 计算。

总体液量为体重的 60%，即 70×60% = 42 L。

细胞外液为体重的 20%，即 70×20% = 14 L。

细胞内液 = 42 L−14 L = 28 L。

正常情况下，细胞外液和细胞内液的渗透压相等，均为 310 mOsm/L，血钠浓度为 142 mmol/L，也为 142 mOsm/L。

细胞外液的总渗透压 = 细胞外液渗透压×细胞外液容量（L）= 310 mOsm/L×14 L = 4 340 mOsm。

细胞内液的总渗透压 = 细胞内液渗透压×细胞内液容量（L）= 310 mOsm/L×28 L = 8 680 mOsm。

体液的总渗透压 = 4 340 mOsm + 8 680 mOsm = 13 020 mOsm。

2. 细胞外液水丢失后的变化 当细胞外液损失 3 L 水而渗透压平衡尚未形成时，细胞外液容量将降低至 14 L−3 L = 11 L。因为只有水分丢失而无电解质丢失，结果 11 L 细胞外液的总渗透压仍为 4 340 mOsm，渗透压升高至 4 340 mOsm ÷ 11 L = 394 mOsm/L。

假如血钠浓度为 X，则有 142：X = 310：394，X = 180，即血钠浓度升高至 180 mmol/L；而细胞内液渗透压仍为 310 mOsm/L。这必然导致细胞内液中的水转移至细胞外液，细胞外和细胞内的体液容量、离子浓度、渗透压都将发生改变，计算结果如下。

由于损失水 3 L，总体液量变为 42 L−3 L = 39 L。

细胞外液和细胞内液的总渗透压保持不变，仍为 13 020 mOsm。

通过水的自由转移，细胞内、外液的渗透压达到平衡，皆为 13 020 mOsm/39 L = 334 mOsm/L。

假如血钠浓度为 X，则有 180：X = 394：334，X = 152，即血钠浓度由 180 mmol/L 降低至 152 mmol/L。所以细胞外液的渗透压和钠浓度皆有所恢复，同时伴随细胞内液渗透压的升高。

细胞外液和细胞内液的容量可根据平衡后的渗透压公式计算。

细胞外液总渗透压 = 334 mOsm/L×细胞外液量 = 4 340 mOsm。

细胞外液量 = 4 340 mOsm ÷ 334 mOsm/L =

13 L。

细胞内液总渗透压＝334 mOsm/L×细胞内液量＝8 860 mOsm。

细胞内液量＝8 860 mOsm ÷ 334 mOsm /L ＝ 26 L。

所以平衡后的细胞外液量有所恢复，同时伴随细胞内液量下降。该模型可以作为理解细胞膜特性及其作用的理想模型。

三、渗透压和细胞外液量的调节机制

细胞外液和细胞内液的渗透压改变皆与水分进入或移出细胞有关，因而与细胞外液容量的改变有关。为了保证代谢功能的正常进行，人体具备调节能力，以保障细胞外液的渗透压和容量维持在生理限度之内。

细胞外液的渗透压和容量主要受口渴中枢（thirst center）、垂体后叶分泌的抗利尿激素（antidiuretic hormone，ADH）及肾素-血管紧张素-醛固酮系统（renin-angiotensin-aldosterone system，RAAS）的控制，其他多种神经-体液因素也发挥一定作用，各种因素相互影响。本节主要阐述口渴中枢、ADH 和醛固酮的作用。

（一）口渴中枢对水代谢的调节

口渴是一种主观感受，其中枢在下丘脑，与渗透压感受器及 ADH 的合成部位相连接。

从发生机制上讲，产生口渴的原因可分为渗透性和非渗透性两种。

1. 渗透压对口渴中枢的调节 脱水时，血浆晶体渗透压升高，刺激口渴中枢，患者饮水增加，从而纠正血浆的高渗状态；若血浆晶体渗透压降低，抑制口渴中枢，减少患者饮水量，纠正血浆的低渗状态。

一般血浆晶体渗透压 295 mOsm/kgH$_2$O 为口渴中枢的刺激阈，升高 2%～3% 时，对口渴中枢产生刺激作用而出现口渴感。285 mOsm/kgH$_2$O 为 ADH 的分泌域值，升高 1% 就可刺激 ADH 的分泌。故口渴中枢不如 ADH 敏感，在口渴感产生以前，ADH 已开始分泌。

昏迷患者或因其他原因不能饮水的患者，容易发生高渗血症；老年人口渴中枢对血浆渗透压的变化不敏感，容易发生脱水和水中毒。

2. 非渗透性因素对口渴的调节

（1）血容量：血容量降低可产生口渴感，但降低至较大程度才会出现。因为血容量降低主要通过 RAAS 发挥作用。血管紧张素（angiotensin Ⅱ，AG）Ⅱ 对口渴中枢有刺激作用。血容量升高导致 AG Ⅱ 水平下降，抑制口渴中枢。

（2）其他因素：主要是饮食习惯、口腔的局部感受影响口渴感和饮水量。

（二）ADH 的调节作用

抗利尿激素又称为血管加压素（vasopressin，VP），为 9 肽激素，除猪外其他哺乳类动物在第 8 位的氨基酸均为精氨酸，故又称为精氨酸血管加压素（arginine vasopressin，VAP）。

ADH 在下丘脑合成，储存于垂体后叶。当神经冲动传导至垂体后叶的神经末梢时，引起 ADH 的释放。

1. 基本作用

（1）抗利尿作用：正常情况下人每日约有 180 L 水从肾小球滤过，其中 85%～90% 的水在近端肾小管和髓袢重吸收，其余部分进入远曲小管和集合管，ADH 即作用于该部位，将其余的水重吸收，最终只有 1% 的肾小球滤液排出体外。ADH 在肾小管作用的受体为 V$_2$ 受体。

（2）兴奋平滑肌：ADH 可作用于平滑肌上的 V$_1$ 受体，使血压升高。但 ADH 只有大剂量分泌时，才有升压作用。

2. 作用机制　根据 Verney 等观察，在颈内动脉分支的血管床中有特殊的渗透压感受器（osmoreceptor）。促使脑垂体后叶分泌 ADH 的刺激因素主要是细胞内外晶体渗透压的相对关系、循环血流量和动脉血压。

（1）晶体渗透压：当细胞外液晶体渗透压升高时，渗透压感受器兴奋，刺激垂体后叶分泌 ADH，促进远曲小管和集合管的细胞重吸收水，同时又可能排出一定钠离子等电解质离子，以使细胞外液的渗透压恢复正常。若细胞外液的渗透压因某种原因而降低时，则丘脑下部就会减少对脑垂体的刺激而抑制 ADH 的分泌，远曲小管和集合管又可再吸收较多的钠离子而产生所谓生理性的利尿作用。如正常人一次饮水 1 000 ml 后，血液被稀释，血浆晶体渗透压下降，ADH 分泌减少，肾对水的吸收减少，约半小时后，尿量就开始增加；1 h 后，尿量达最高值；2～3 h 后，尿量恢复到原来水平，血浆晶体渗透压也恢复正常。若饮用生理盐水，则排尿量就不会出现上述变化。上述饮清水后尿量增加的现象称为"水利尿"。水利尿现象远较肾脏对钠、钾、碳酸氢根等电解质离子调节作用迅速而强大的多，这对理解、评估和防治电解质和酸碱平衡紊乱有重要作用。由于上述调节机制，机体就能适应渗透压的变化，使细胞外液的渗透压尽可能保持平衡。晶体渗透压调节 ADH 大体水平为：当渗透压小于 285 mOsm/kgH$_2$O 时，ADH 分泌完全被抑制；大于 285 mOsm/kgH$_2$O 时，ADH 的分泌量与渗透压的升高呈线性关系。

（2）有效晶体渗透压：体内总渗透压的改变可能并不影响 ADH 的分泌，如注射尿素可增加细胞外液渗透压而无抗利尿作用。其机制是尿素能自由地透过细胞膜，从而增加细胞内液的渗透压，并迅速与细胞外液平衡。但是若因某种情况而改变了细胞内液和细胞外液之间渗透压的正常关系，则 ADH 分泌会减少或增加。细胞膜对绝大多数电解质离子为半透膜，离子转运缓慢，故产生的晶体渗透压为有效晶体渗透压，调节 ADH 的分泌。

（3）其他因素：一般情况下，ADH 分泌的主要刺激因素是水丢失。水丢失使细胞外液的渗透压升高，ADH 分泌增多；血容量和血压下降也会分别通过刺激心房的容量感受器和颈动脉窦的压力感受器刺激 ADH 的分泌，最终通过增强肾小管的重吸收作用以减少水的丢失。刺激 ADH 分泌的因素还有恐惧、疼痛、创伤、外科手术、感染、麻醉药、β 受体激动剂等。人紧张时多尿即主要通过该机制发挥作用。

（三）RAAS 对细胞外液容量的调节

1. 肾素分泌的刺激因素　肾素的形成部位在肾脏的球旁复合体，也称肾小球旁器，它由球旁细胞、致密斑、球外系膜细胞组成。球旁细胞为入球小动脉在进入肾小球之前的一段血管壁上的平滑肌细胞演变而成的上皮样细胞。细胞呈立方形；胞核呈圆形，位于细胞中央；胞质呈碱性、浅染，内有分泌颗粒，即为肾素分泌颗位。肾小球入球小动脉有牵张感受器，当动脉血压下降时，牵张感受器兴奋，肾素的合成及分泌增加；肾脏灌注压下降时，肾小球滤过率降低，Na$^+$ 滤过减少，到达致密斑的 Na$^+$ 减少，激动致密斑的钠感受器，促使肾素的合成及分泌增加。由于机体的调节作用，收缩压在 80 mmHg 以上时，致密斑的感受器不起作用。血容量降低，如体液丢失；有效循环血量减少，如休克等均可使肾素分泌增加。

2. 肾素的作用　肾素是一种水解酶，可使肝脏合成的血管紧张素原（angiotensinogen）分解形成 AG I。AG I 可刺激肾上腺髓质分泌肾上腺素。AG I 在血管紧张素转换酶（angiotensin converting enzyme，ACE）的作用下，形成 AG II。ACE 广泛存在于血管内皮细胞，肺血管内皮最丰富。AG II 在氨基肽酶的作用下，转变为 AG III。AG II 及 AG III 皆有很强的生物活性，可使血管平滑肌收缩，血压升高；刺激肾上腺皮质球状带，促进醛固酮的合成及分泌；刺激 ADH 分泌，使尿量减少；刺激口渴中枢，引起口渴感。

3. 醛固酮的作用　醛固酮是调节 Na$^+$、血容量和细胞外液量的重要激素，主要通过调节肾脏对 Na$^+$ 的重吸收而发挥作用。醛固酮的作用部位主要在远端肾小管。若 RAAS 兴奋，肾小管重吸收 Na$^+$ 增多，同时保留一定量的水分以维持渗透压的稳定，从而导致全血容量增加；反之，醛固酮分泌减少，促使远端肾小管减少，甚至停止对 Na$^+$ 的再吸收，结果较多的 Na$^+$ 就排入尿液；钠盐的排出必然伴随一定量的水分排出，以维持体液渗透压的稳定，并导致全血容量减少。

四、体液与外界的交换

体液的流动性大。若保持体液稳定，水、电解质的摄入量与排出量就必须相等。除了儿童生长、妇女妊娠及病后恢复等情况需要增加新组织而保留一部分水和某些电解质外，正常情况下人每日水与电解质的摄入量与排出量相等，维持平衡。水平衡的维持与电解质的平衡的维持相互依存，两者皆依靠胃肠道、肾脏、皮肤及其他器官组织的完整性，主要依靠中枢神经系统和内分泌系统的控制和调节作用。

胃肠道、肾脏、皮肤、肺是水与电解质出入人体的 4 个途径，但作用特点不同，阐述如下。

（一）胃肠道

胃肠道为健康人的营养物质（包括水分和电解质）进入身体的唯一途径，亦为排出食物残渣和肠道细菌等代谢产物的主要出路。

1. 正常胃肠道的分泌液　健康成人每日由粪便失去的水分有 100~150 ml，但每日有大量的分泌液出入于胃肠道。正常情况下人每日平均分泌唾液 1 500 ml、胃液 2 500 ml、胰液 700 ml、胆汁 500 ml、肠液 3 000 ml，共计 8 200 ml（表 1-8）。正常情况下，这些分泌液几乎全被重吸收，且大部是在回肠和结肠近端被吸收。胃肠道还吸收由饮食中所摄入的水分约 2 300 ml（表 1-9）。

表 1-8 成人每日产生的胃肠分泌液

分泌液	平均数量(ml/24 h)	范围(ml/24 h)
唾液	1 500	500~1 500
胃液	2 500	1 000~5 000
胆汁	500	100~1 000
胰液	700	700~1 000
肠液	3 000	700~3 000
总量	8 200	3 000~11 500

表 1-9 成人每日水分出入量

水的来源	入水量(ml/24 h)	水的排出	排水量(ml/24 h)
固体和半固体食物	1 200	尿液排出	1 500
饮料(水、茶、汤及其他流质)	1 000	皮肤蒸发	500
物质代谢产生	300	肺呼出	350
		粪便排出	150
共计	2 500	共计	2 500

2. 病理变化 病理情况,如呕吐、腹泻、胃肠减压、胃肠瘘等都能引起胃肠分泌液的大量丢失,导致水、电解质、酸碱平衡紊乱。临床处理时,必须根据丢失液体及其所含的电解质特点制定治疗方案。

(二)肾脏

1. 肾脏对细胞外液的调节 肾脏是调节细胞外液的主要器官,对维持水、电解质平衡发挥极其重要的作用。肾脏能准确地调节体内水、电解质,特别是氯化钠的排泄,以适应机体的摄入量,从而维持细胞外液的容量、电解质浓度、酸碱度和渗透压的恒定。

正常情况下从肾脏排泄和分泌出来的尿液中,各种物质的比例、渗透压和酸碱度都与血浆有巨大差别,某些物质在尿液的浓度比在血浆中高出若干倍,某些物质则比血浆低得多,表明肾脏具有极强的调节能力(表 1-10),这以非电解质性和非选择性的扩散物质尿素的表现最为明显,但是尿素在酸碱平衡和渗透平衡中都不起作用。尿素占细胞外液所需运输物质的一半,但由于肾脏的高度效能,尿素在血浆中的浓度维持在一个极低的水平。

尿液所含物质的总浓度比血浆总浓度超过1倍,pH 为 5.2,也与血浆 pH 7.4 相差甚远。血浆中的下述 3 种成分:蛋白质、葡萄糖、碳酸氢盐则皆在尿液中不存在或含量极少。正常情况下,蛋白质并不渗入肾小球滤液中,葡萄糖则完全通过肾小管重

表 1-10 肾小球滤液和尿液所含各种溶质浓度的比较

溶质名称	肾小球滤液	尿液
尿素	0.15 g/L	15 g/L
钠	142 mmol/L	120 mmol/L
氯	104 mmol/L	110 mmol/L
钾	4.5 mmol/L	50 mmol/L
磷酸盐	1 mmol/L	25 mmol/L
硫酸盐	1 mmol/L	20 mmol/L
葡萄糖	3.5~6 mmol/L	0
氨	0	30 mmol/L

吸收,碳酸氢盐浓度随尿液 pH 变化,pH 为 5.2 时,尿液碳酸氢盐浓度接近 0。

在神经控制和内分泌的调节作用下,肾脏具有保留大量水分的强大功能(具体调节机制详见第二章)。24 h 进入肾小管的肾小球滤液有 180~190 L,但仅有一小部分(一般为 1~2 L)排入膀胱形成尿液,表明 99% 的肾小球滤液被重吸收。正常情况下,肾小球滤液中 65%~70% 的水分、全部葡萄糖、大部分尿素和 Na^+ 在近端肾小管被重吸收。其余部分排入远端肾小管,24 h 的总量仍有 25~30 L,其中较大量的钠、钾、氯及其他溶质在远端肾小管被重吸收;而远端肾小管细胞亦分泌 K^+ 和 H^+ 进入肾小管腔。最后在肾小管末端,水从低渗溶液中被重吸收一部分,仅留下很少量的溶液形成尿液(表 1-11)。由此可见,肾脏调节体液的机制是异常复杂而完善的。临床上任何影响肾小球滤过或肾小管重吸收功能的情况都将对体液容量、电解质浓度和酸碱平衡产生巨大影响。

表 1-11 肾小球滤液中水和电解质再吸收的百分率

电解质	血浆浓度(mmol/L)	滤过量(mmol)	尿液中含量(mmol)	再吸收量(mmol)	再吸收率(%)
Na^+	142	25 560	111	25 449	99.6
Cl^-	103	18 540	119	18 421	99.4
K^+	5	900	60	840	93.4
HPO_4^{2-}	1	180	30	150	83.4
SO_4^{2-}	0.5	90	23	67	74.4
水分		180 L	1.2 L	178.8 L	99.4

2. 尿容量与比重(溶质浓度)的关系 在正常情况下,肾脏每日排泄的固体溶质 35~40 g,而尿液中每克溶质溶解时最少需要液体 15 ml,所以即使正常肾脏发挥最大浓缩功能时,也至少需要 500 ml 的

尿量才能完成排泄代谢产物的任务。因此日常生活中,水的摄入量总是要超过其需要量,以保障代谢物的充分排出。

(1)影响肾脏排出物质的因素:尿液排出物质的容量除受神经、内分泌激素的影响外,主要取决于3个因素:① 肾脏的浓缩功能;② 尿液溶质的浓度;③ 血液的成分。机体水分必须先供给肺呼出、皮肤蒸发和肠胃排出所需的量以后,最后才由尿液排出。一般情况下,尿容量与排泄的溶质成正比,因此当肾小管中有过量的溶质时,无论是电解质,还是非电解质,都能使大量水排出;而过量水亦同样使更多的溶质排出,尽管程度较轻。在病理情况下(如高分解代谢)或肾功能改变时,若溶质经过远端肾小管而未被重吸收,则从肾小管重吸收的水亦将相应减少。

(2)尿溶质的浓度:主要取决于摄入的饮食,特别是蛋白质和各种无机盐类的摄入量,以及身体消耗热量的程度。尿液中溶质浓度一般用 mOsm/L 表示,其与尿液的比重成正比。正常人普通饮食时,在 24 h 内所产生的溶质约为 1 200 mOsm。在近端肾小管中,肾小球滤液的溶质浓度约为 300 mOsm/L(与血浆相同)或比重为 1.008,在这一低浓度(或低比重)下,需要 4 L 尿液才能排出总量 1 200 mOsm 的溶质。但如果肾脏能够浓缩至最大限度 1 400 mOsm/L 或比重 1.035 时,则排出这些溶质所需的尿液则可减少至 900 ml。

在禁食情况下,由于身体组织的分解代谢,每日产生的溶质约为 800 mOsm,约需要 2 500 ml 肾小球滤液才能含有如此数量的溶质;若肾功能正常,远端肾小管可将其浓缩至 600 ml,比重为 1.035。摄入 100 g 葡萄糖可以减少组织的分解代谢,溶质的产生量减少,排出溶质所需水分亦相应减少。高糖、低蛋白和低盐饮食时,24 h 产生的溶质只有 200 mOsm,这些溶质可溶解在 700 ml 的肾小球滤液中;经过远端肾小管处理之后,可浓缩成 150 ml 尿液,并有效排出,其比重也为 1.035。一般情况下,尿液的溶质为每升 600~800 mOsm 或比重 1.015,需要 1 500~2 000 ml 的水分排泄。

(三)皮肤

1. 非显性出汗 皮肤的主要功能是调节体温,对水分和溶质的排泄作用较小,非显性出汗时,皮肤仅排出少量水分,一般不含电解质,但非显性出汗总是不可避免地持续进行着,即使在寒冷季节也不例外。一般成人每日通过皮肤蒸发的水分有 300~600 ml。非显性出汗加上呼吸时由肺部丧失的水气(约 350 ml/24 h)就构成非显性失水。非显性出汗的蒸发作用是体内热量丧失的机制之一,人体产生的总热量有 24%~25%通过蒸发丧失,其中大约 60%通过皮肤,40%通过呼吸丧失。由于非显性出汗的水分不是汗腺活动产生,电解质含量甚微,故在临床实践中,这种体液的丧失只作为单纯的水分丢失对待。

2. 显性出汗 也是机体调节体温的机制之一,当体内产热量超过一定程度时发挥作用。它代表汗腺活动,其中含有电解质,如钠、氯、钾等离子。显性出汗时,汗液容量的变化范围很大,特殊情况下每日可达 14 L 之多。体力劳动,特别是炎热环境下从事较重体力劳动时,体内产热量显著增加,机体为了维持正常体温,必须通过排汗增加热量散失,这就要丧失相当多的水分和一部分电解质。在病理状态下,如高热,呼吸增强、增快,也会排出大量的水分和一部分电解质,处理不当,将发生水、电解质紊乱。

(1)基本特点:显性出汗的汗液是一种低张溶液,其中 Na^+ 和 Cl^- 的浓度为 10~70 mmol/L,亦含有少量 K^+。与肾脏相似,汗腺活动也受肾上腺皮质激素的调控,其效应也是保 Na^+、排 K^+。

(2)体液紊乱特点:由于汗液是低张性的,显性出汗所失去的水分往往比失去的 Na^+ 和 Cl^- 多,故容易发生脱水和浓缩性高钠、高氯血症,特别是在急性危重症患者。在炎热环境下持续从事较重的体力活动,或患者原已有电解质丢失时,则大量显性出汗也可丧失大量 Na^+、K^+、Cl^-,并可能达到危险的程度,特别是水分补充较多而电解质补充不足时。因此,在临床上对患者所丢失的体液容量及其电解质含量做一估计是有实际意义的。

(四)肺

肺的主要功能是气体交换,并调节酸碱平衡,但呼吸时也丧失一定量的水分(伴散热),丧失量主要取决于呼吸的速度和深度。肺泡中的气体不仅温度与血液相同,且与有较大面积的湿润肺泡上皮密切接触,故几乎完全被水气饱和。显而易见,这种肺泡气所含的水分远比一般空气多。一般而言,快而浅的呼吸,由于大部分空气来自气道无效腔而未与体温平衡,所含水分较少,故丧失水分亦较少;反之深而慢的呼吸所丧失的水分较多。建立人工气道的患者丢失水分增多。正常情况下人每日由呼吸丧失的水分为 200~400 ml。除 CO_2 之外,呼出气中也可能含有一些挥发性物质,如酒精(乙醇)和丙酮,但无固体溶质,因此对钠、钾、氯的丢失不起作用。

小　　结

1. 在亿万年的演变过程中,海洋生物向陆地演变,机体细胞外液成分发生变化,但与早期海洋成分和作用仍有一定的相似性。

2. 研究体液的化学组成时,质量单位(g/L,mg/L)不能正确估计某成分的相对比例及相互之间的关系,也不能表明各种物质在体液中所起的化学作用或物理作用,应首选功能单位。

（1）mmol/L 是表示体液粒子浓度的最常用功能单位,可用于电解质离子,也可用于非电解质粒子,1 mol＝1 000 mmol,1 mol 物质所含的粒子数为 6.02×10^{23}。mmol/L 可以客观表示体液中的粒子组成及每一成分的相对比例。1 mmol/L＝1(mg/L)/原子量(或分子量)。

（2）mEq/L 是常用的功能单位,表示溶液中电解质离子进行化学反应的活力、维持电中性和电解质平衡的等效性。1 Eq＝1 000 mEq,mEq 反映液体中离子的电荷数量。mEq/L 仅能用于电解质离子,不能用于非电解质粒子。对单一电解质离子而言,1 mEq/L÷电荷数＝1 mmol/L。

（3）mOsm/L 是表示渗透压的功能单位。1 Osm＝1 000 mOsm,渗透压与溶液中的粒子数成正比,与粒子大小无关。对单个粒子而言,1 mOsm/L＝1 mmol/L。

3. 体液有两种最基本的特性:电离和产生渗透压。

（1）能够电离的物质称为电解质,电解质离子分为阴离子和阳离子。不同电解质的电离程度可能不同,有些完全电离为离子,有些仅部分电离为离子。

（2）渗透压是体液中溶质粒子对水的吸引力。渗透压的大小与体液中的粒子数目成正比,与粒子大小无关。血浆渗透压有晶体渗透压、有效晶体渗透压、胶体渗透压等概念。组织间液、细胞内液的晶体渗透压、胶体渗透压与血浆有较大不同,从而决定体液分布、血容量的多少和细胞形态。

4. 成人总体液约占体重的 60%,随年龄、性别、体重等有所变化,更与肥胖、消瘦等病理状态有关,并影响患者对体液紊乱的耐受性。

（1）体液分细胞外液和细胞内液,前者又分为血浆和组织间液。正常情况下细胞外液和血浆含量皆比较恒定;病理状态下,体液紊乱首先是细胞外液,尤其是血浆的紊乱。

（2）组织间液对其他部位的体液有重要调节作用,间接影响血浆和细胞内液的变化和功能。水肿主要是组织间液的增多,常伴有效血容量下降。

（3）细胞外液的水是游离水,流动性大;细胞内水多是结合水,流动性小。不同器官、组织的含水量有较大差异。

5. 细胞外液、细胞内液的电解质浓度有较大差异,但各部位阴、阳离子的电荷数相等。

（1）血浆和组织间液的阳离子以钠离子为主,阴离子以氯离子和碳酸氢根离子为主,两个部位略有差异,主要与血浆蛋白阴离子明显高于组织间液有关。

（2）细胞内液的阳离子以钾离子为主,阴离子以磷酸根离子和蛋白质阴离子为主。

（3）组织间液的蛋白质浓度特别低,大约仅为 1 mEq/L,而血浆和细胞内分别高达 16 mEq/L 和 47 mEq/L,对水、电解质的分布有重要影响。

6. 成人体内的总钠量约 3 912 mmol,其中 44% 在细胞外液,9% 在细胞内液,47% 在骨骼。细胞外液和细胞内液的钠皆为可交换性钠;骨骼钠有 45% 是可交换性钠,55% 为非可交换性钠。人体总可交换性钠占 74%,在钠代谢及钠紊乱中发挥作用。

（1）急性缺钠是细胞外液 Na^+ 的缺乏,但持续一定时间后 Na^+ 丢失量超过细胞外液部分,其他部位的可交换性钠减少;急性钠增多是细胞外液 Na^+ 的增多,但持续一定时间也为可交换性钠的增多。慢性缺钠是可交换性钠的缺乏,慢性钠增多是可交换性钠的增多。

（2）肾脏有强大的保钠功能,但有一定滞后性,约 72 h 充分发挥作用。

7. 成人钾含量约 4 000 mmol。天然食物含钾量丰富,肾脏保钾功能稍弱,也有一定滞后性,约 72 h 充分发挥作用。

8. 成人体内钙含量约为 20.1 g/kg(不含脂肪),且 99% 沉积在骨骼和牙齿,1% 在细胞外液,细胞内液仅含少量 Ca^{2+}。钙通过胃肠道、肾脏和骨骼等进行代谢,磷和内分泌激素是主要的调节因素。血浆蛋白质和酸碱度影响血钙和离子钙浓度。

9. 成人体内总镁量约为 0.36 g/kg(不含脂肪),天然食物含丰富镁,控制镁在胃肠道代谢的因素大致与钙相同,镁绝大部分储积在骨骼和组织细胞中,Mg^{2+} 的功能广泛、复杂。

10. Cl^- 是人体内含量最高的阴离子,成人体内含量约为 1.66 g/kg(不含脂肪)。食物中的氯大部分是以氯化钠形式摄入,Cl^- 代谢与 Na^+、HCO_3^-、K^+ 等多种离子密切相关。

11. HCO_3^- 在细胞内含量为 10 mmol/LH_2O。体内不断产生,也不断排出,肾脏发挥主要调节作用。HCO_3^- 浓度升高或降低反映体液酸碱平衡。

12. 成人体内磷含量约为 11.6 g/kg(不含脂肪)。天然食物含有丰富的磷。磷的代谢与钙相似,且两者相互影响。磷大部分存在于骨骼,10%~20% 存在于其他软组织,且参与代谢活动。

13. 毛细血管壁的透过性高,除蛋白质外,血浆、组织间液的水和溶解于其中的晶体物质可持续进行交换,并维持相对稳定。

血浆和组织间液之间的交换取决于毛细血管静水压、毛细血管胶体渗透压、组织胶体渗透压、组织静水压等,生理情况下主要取决于前两者。淋巴管对清除组织间液中多余的蛋白质起主要作用。在病理状态下,毛细血管通透性对体液,特别是蛋白质的交换发挥更重要的作用。不同脏器的组织静水压差别很大,对水肿的发生有重要影响。

14. 细胞膜是半透膜,对不同晶体物质的通透性不同,水可以自由透过。细胞形态的维持主要取决于细胞内液胶体渗透压,细胞外液与细胞内液的交换主要取决于晶体渗透压。

15. 调节细胞外液渗透压和容量的因素主要有口渴中枢、抗利尿激素(ADH)、肾素-血管紧张素-醛固酮系统(RAAS)。口渴中枢主要感受血浆晶体渗透压的变化,调节饮水量多少;ADH 主要感受血浆晶体渗透压变化,调节肾小管和集合管对水的吸收;RAAS 主要感受血容量和钠离子的变化,调节肾小管对钠离子的吸收和对钾离子的排泄,各种因素之间相互影响。

16. 胃肠道、肾脏、皮肤、肺是水与电解质出入人体的四大途径,各途经发挥作用的性质和强度不同。肾脏是调节细胞外液的主要器官,尿量除受神经-内分泌因素影响外,主要取决于:① 肾脏的浓缩、稀释功能;② 尿液中溶质的浓度;③ 血液成分。肾脏对水的调节非常迅速、强大。

（朱 蕾）

第二章
肾脏对体液代谢的调节

高等生物的各种器官都高度分化,自成系统,分别承担着特殊功能。维持机体内环境稳定并非某一器官单独完成,需要多器官、系统协同作用,涉及胃肠道、皮肤、肾脏、心血管、神经、内分泌等。其中肾脏是最终、最重要的器官,而肾脏的作用也受神经-内分泌、体液等因素的调节,故该系统称为肾脏-体液调节系统。

第一节　肾小球的结构和功能特点

肾脏的基本结构和功能单位是肾单位,每个肾脏由 100 多万个肾单位组成,每个肾单位包括肾小球、肾小囊和肾小管三个部分。肾小球是个血管球,由肾动脉分支形成,球外有肾小囊包绕。肾小囊分两层,两层之间有囊腔与肾小管的管腔相通。肾小管汇成集合管,若干集合管汇合成乳头管,尿液由此流入肾小盏,最终排出体外。肾小球和肾小囊组成肾小体。肾单位的重要功能是肾小球的滤过、肾小管的选择性重吸收和分泌。

一、肾小球滤过率

肾小球实际上是一个毛细血管网,总面积约 1.6 m^2,相当于人体的体表面积,肾小球滤过率(GFR)可用下列公式表示。

$$GFR = K_f[(P_b - P_c) - \pi_b]$$

K_f 指有效滤过压时的超滤分数,与肾小球毛细血管的面积及通透性有关,通常为 5×10^{-6} ml/(s·mmHg·cm^2);P_b 指肾小球毛细血管压(静水压),正常为 70~85 mmHg;P_c 指肾小球囊内压,正常为 0~15 mmHg;π_b 指肾小球毛细血管胶体渗透压,约为 25 mmHg,其中 P_b 易受全身动脉血压影响,而其他参数相对恒定,即调节 GFR 的主要因素是肾小球毛细血管压。当入球小动脉扩张或出球小动脉收缩时,P_b 升高,GFR 增大;反之 GFR 降低。在休克、出血、失液时,由于血容量降低和血压下降,P_b 降低,GFR 也显著减退。若血压降低过甚(动脉收缩压低于 70 mmHg),P_b 可降至 35 mmHg 以下,甚至低于 P_b 和 π_b 之差,此时尽管入球小动脉极度扩张,出球小动脉极度收缩,滤过压仍不能维持在有效水平,滤过作用完全停止,从而出现少尿或无尿。

二、肾血流量与肾小球滤过率

正常肾小球的血液供应十分丰富,每分钟接受的血流量高达 1 200 ml,按血细胞比容为 45% 计算,血浆流量为 660 ml/min,肾小球滤过液约为 125 ml/min,滤过分数即肾小球滤过率与肾血浆流量(RPF)之比为 125/660,约等于 0.19。也就是说进入肾小球的血浆中,19% 将以滤液形式被清除。肾小球每日形成的滤液约为 180 L,除蛋白质外,组成成分与血浆基本相同,含有大量的电解质离子和非电解质粒子。

第二节　肾小管对体液代谢的调节

正常生理状态下,肾脏对水、电解质、酸碱离子的排泄首先决定于肾小球 GFR,但更取决于肾小管对水、电解质的重吸收,仅少量肾小球滤液以尿液的形式排出体外,可见肾小管具有强大的体液调节功能,是维持内环境稳定的最重要部位。

一、肾小管的结构和功能特点

(一)基本结构和功能

按不同的形态结构、分布位置和功能,肾小管主要分为近曲小管、髓袢和远曲小管三部分。髓袢(medullary loop)也称为亨利袢(Henle's loop)。

1. 近曲小管　是肾小管中最粗的一段,盘曲在所属肾小体周围。管壁由单层立方上皮细胞组成。管腔小而不规则,是肾小管重吸收功能的重要组成部分。细胞游离面有刷状缘,由微绒毛组成,这种结构可扩大细胞表面积,有利于重吸收。

2. 髓袢降支和升支　髓袢为"U"形小管,主要由三段组成:第一段为降支粗段,第二段为细段,呈"U"形,第三段为升支粗段,分别由扁平和立方上皮构成。不同部位肾单位的髓袢长度不同,皮质肾单位髓袢较短,细段很短或缺如;近髓肾单位的髓袢较长,一直深入髓质,可达锥体乳头,对尿液浓缩具有特殊功能。

3. 远曲小管　较短,迂曲盘绕在所属肾小体附近,与近曲小管相邻。管壁由立方形上皮细胞组成,管腔大而规则。末端与集合管相连。

髓袢及远曲小管合称远端肾小管,是离子转运和分泌的重要场所,主要吸收水、Na^+,排泌 K^+、H^+、氨(NH_3),并受醛固酮和抗利尿激素(ADH)调节。

4. 集合管　集合管是由肾皮质走向髓质锥体乳头孔的小管,沿途有许多肾单位的远曲小管与之相连,管径逐渐变粗,管壁逐渐变厚,管壁由立方上皮或柱状上皮构成,与远曲小管共同参与重吸收和分泌功能,在功能上实质是肾小管的延伸。

(二)肾小管调节体液的机制

在肾髓质部位,肾小管的髓袢段及其周围的直小血管皆呈"U"形排列。液体在髓袢降支段和升支段呈逆向流动,降支段管壁的通透性很高,水、钠能自由通过,而升支段管壁对水的通透性极低。髓袢升支厚壁段(粗段)主动重吸收 Cl^-,伴随 Na^+ 逆浓度差的被动重吸收。Cl^-、Na^+ 转运至小管外,提高了组织间液的晶体渗透压,使肾髓质的组织间液经常处于高渗状态。这一高渗区又存在浓度梯度,由皮质从外向内,渗透压逐步增大,越靠近乳头部,渗透压越高。当小管液最后流经集合管时,水分就能按照管内外的渗透压差进入组织间液,集合管内水分显著减少,形成浓缩尿。在远曲小管和集合管液的尿素也被大量重吸收(约占总量的50%),进一步加

强髓质部的高渗状态,促进降支段的水分重吸收,使降支段液体的 NaCl 浓度增高,从而增强逆流倍增作用。在上述基础上,ADH 对远曲肾小管和集合管发挥作用,影响对水的通透性,改变渗透压梯度,从而最终调节尿液的浓缩和稀释程度。若大量饮水后,血浆晶体渗透压下降,肾间质晶体渗透压也相应下降,AHD 分泌减少,肾小管对水重吸收迅速减少,排出大量稀释尿,并维持细胞外液晶体渗透压的稳定。该作用在进水后数小时内即完成,称为"水利尿"。

在生理状态下,尿量与渗透压在 24 h 内有一定的变化规律,白天尿量多而渗透压低,夜间尿量明显减少而渗透压明显增大。肾脏疾病所致肾功能减退初期,这一尿量的昼夜变化规律被扰乱,表现为夜尿增多,昼尿减少,肾小管浓缩能力显著减退,尿渗透压低而固定。临床上应用袢利尿剂后引起的"钠利尿"现象,实际上是药物抑制了肾小管升支粗段 Cl^- 的主动重吸收(伴 Na^+ 被动重吸收),进而影响髓质高渗区的结果。

二、水平衡的调节

1. 肾脏调节水代谢的基本特点　肾脏对水代谢的调节通过强大的浓缩和稀释功能完成。正常尿渗透压为 $50 \sim 1\,200\ mOsm/kgH_2O$,变化范围很大,这不仅是调节体内水代谢平衡的需要,也是维持体内渗透压相对恒定的需要。

肾小球滤过液体的99%在肾小管被重吸收,仅1%(1 000~2 000 ml)以尿液形式排出体外。只要肾小管对水重吸收稍有改变,便足以对尿液形成产生重要影响;若重吸收量减少1%,尿量可增加1倍。水的重吸收通过被动重吸收和主动重吸收两种形式完成。

2. 水的被动重吸收　在近曲小管液,由于大量葡萄糖、氨基酸等生物分子和 Na^+、K^+、Cl^-、HCO_3^- 等电解质离子重吸收,肾小管腔内液的渗透压低于肾小管周围毛细血管的渗透压,致使滤过水分的80%~90%顺渗透压梯度差从肾小管腔向小管周围间质和毛细血管弥散。这种弥散借助理化原理进行,不耗能,故吸收量相对恒定。此处所谓的理化原理是指渗透压差、溶质浓度差与化学电位差,其中水吸收取决于渗透压差,非电解质粒子取决于溶质浓度差,电解质离子吸收取决于溶质的浓度差与化学电位差的共同作用。

3. 主动重吸收　在远曲小管和集合管,小管细胞能依靠膜载体的转运或胞饮作用逆上述理化原

理,依靠小管细胞新陈代谢产生的能量主动重吸收水分,重吸量占总量的 10%~15%,主要受 ADH 调节,后者又主要受细胞外液渗透压控制。因此以重吸收量而言,主动重吸收的比重不大,但其是肾脏调节体内渗透压和体液容量的关键。

4. 尿液的浓缩和稀释 浓缩和稀释是将尿液的渗透压与循环血浆的渗透压相比较而言,尿液浓缩、稀释过程主要在肾髓质进行,其机制主要是肾脏的逆流倍增作用。

三、钠平衡的调节

钠盐是细胞外液最主要的电解质,是决定细胞外液晶体渗透压的主要成分。机体维持一定体液量和一定晶体渗透压主要通过肾脏对 Na^+ 吸收的调节完成。血浆钠绝大部分以氯化钠(约 104 mmol/L)形式存在,其次是碳酸氢钠(约 24 mmol/L),还有少量磷酸钠、乳酸钠等(约 14 mmol/L)。正常人每日由肾小球滤过钠达 20 000~40 000 mmol,99.4% 被肾小管重吸收,随尿液排出仅 10~200 mmol。

1. 肾小管对钠重吸收的基本特点 肾小管对钠的重吸收直接与肾小球滤过液的钠量有关,如肾小球滤过量减少 25%,则肾小管重吸收量相应减少约 20%,称为球-管平衡。该调节机制尚未完全明了,但主要与肾脏本身的自我调节机制有关。肾脏重吸收钠所消耗的能量占肾脏消耗能量的大部分。肾小管重吸收钠的主要部位是近曲小管(占 70%),该处管周膜上有钠泵存在,其余分别在髓袢升支、远曲小管和集合管等部位完成。近曲小管对钠的重吸收有一定限度,即不能使肾小管管腔液内的钠浓度低于血浆的 75%,达到该水平后,近曲小管便不再增加重吸收量,但肾小管其余部分对钠的重吸收并无这一限制,因此存在严重低钠血症时,钠可接近完全被重吸收而形成"无钠尿"。

2. 肾脏重吸收钠的机制 肾脏对钠的保留有一套完善的机制,其中起主导作用的有:① 肾素-血管紧张素-醛固酮系统(RAAS),是调节肾脏排钠的最重要因素。肾血流量减少刺激肾小球旁器分泌肾素增加,肾素将血浆中的血管紧张素原转化为血管紧张素Ⅰ,再经转化酶作用转化为血管紧张素Ⅱ,促进肾小管上皮细胞致密斑分泌醛固酮。醛固酮是肾上腺盐皮质激素中作用最强的内分泌激素,主要作用是促进钠泵运转,加强远曲小管和集合管对钠的主动重吸收,促进钾的排出;间接促进水的被动重吸收。醛固酮约可影响滤过液中 2% 钠的重吸收

量,即每日约有 30 g 钠在醛固酮的作用下重吸收。醛固酮分泌受有效循环血量、血钾浓度、血钠浓度等影响,在某些情况下也受促肾上腺皮质激素(ACTH)的影响,从而构成完整的调节与反馈调节系统。② 前列腺素系统,前列腺素是体内具有广泛生物活性的一类物质,存在于各组织内。肾脏合成前列腺素的部位主要在肾髓质,越靠近乳头部位合成量越多,皮质含量较少,与肾素分布相反。在肾髓质内主要有 3 种前列腺素:PGA_2、PGE_2 和 PGF_2。PGE_2、PGF_2 在进入血循环后迅速被肺灭活,仅在肾脏局部发挥作用;PGE_2 是肾内合成最多的前列腺素,能够扩张肾血管、增加肾血流量,并与血管紧张素Ⅱ的缩血管作用相制约,共同调节肾脏对钠的转运和排泄。③ 激肽释放酶-激肽系统,激肽释放酶是一种蛋白酶,90% 存在于肾皮质,能使激肽原转化为激肽。激肽有增加肾血流量及利尿、利钠作用,其机制可能是抑制了远段肾小管对钠的重吸收。上述三个系统对机体钠、水平衡的调节互相影响,共同完成。

利钠激素为一类能抑制肾小管重吸收钠的多肽。当容量负荷增加时,其释放增加,使近曲小管对钠和水的重吸收减少,排钠量增多;反之,排钠、排水减少。

四、钾平衡的调节

1. 钾代谢的基本特点 钾是体内含量丰富的单价阳离子,具有许多重要的生理功能。男性含量平均为 50~55 mmol/kg,女性为 40~50 mmol/kg。机体钾的 98% 存在于细胞内液,仅 2% 存在于细胞外液。该两部分钾可通过细胞膜相互交换,但速度远较水为慢。肾脏是排钾的主要器官,摄入钾盐的 90% 以上由尿液排出。肾小球每日滤过钾量可达 590 mmol,但随尿液排出的仅为 50~100 mmol,约占滤过钾总量的 10%。与对钠的调节相比,肾脏保钾能力相对偏弱。在钾摄入量逐步减少时,肾脏减少钾的排泄,但在严重低血钾患者中,其每日尿液内仍可排出 20 mmol 以上的钾,这与缺钠时肾脏几乎全部重吸收钠有一定差别。

2. 肾小管调节钾吸收和分泌的基本特点 肾小管滤液内的钾分别有 60% 和 20%~25% 在近曲小管和髓袢被重吸收,这一比例十分恒定,不受机体钾平衡状态的影响。滤液中剩余的小部分钾在经过远曲小管起始段时,还可被继续重吸收,占总吸收量的 5%~10%,缺钾时重吸收量进一步增大;同时远曲小管终末段又不断分泌钾入管腔,随尿液排出。集合

管上皮细胞兼有重吸收和分泌钾的功能,其中皮质集合管在重吸收钠的同时主动分泌钾,髓质集合管具有重吸收和分泌钾的双重功能,因此肾小管对钾的重吸收功能相当强大,尿液中钾排出量主要由远曲小管和集合管分泌量决定。

3. 影响肾脏对钾重吸收和排泄的因素　肾脏对钾的重吸收和排泄受多种因素影响,包括醛固酮、酸碱平衡状态、血钾浓度、血钠浓度、肾小管内液流量等。

醛固酮能增强近曲小管、髓袢升支、远曲小管和集合管等各段肾小管细胞的 Na^+,K^+-ATP 酶的活性,促进钠的重吸收和钾的排出。醛固酮还通过增强肾小管细胞膜对钾的渗透性,促进钾的排出。醛固酮的分泌除受 RAAS 调节外,还受到血钾浓度、血钠浓度的影响。当血钾浓度升高、血钠浓度降低时,醛固酮的合成与分泌增多;反之减少。此种反馈调节在较大程度上保障机体的钾、钠平衡,这对体液钾、钠的比例及细胞膜的静息电位和动作单位的维持有重要作用。酸碱平衡变化也严重影响肾脏对钾的重吸收和分泌能力。酸中毒时,尿液中钾排出增多;碱中毒时,尿钾减少。有学者认为,酸碱代谢主要是通过增加或减少肾小管细胞内钾的传送对肾脏的排钾功能产生影响,而调节钾进入或逸出细胞膜的是血浆碳酸氢盐,并非氢离子浓度。无论血钾浓度如何,钾的分布与细胞外液碳酸氢盐的浓度直接有关,血 pH 的影响相对较弱。

血钠浓度升高,肾小管内液流量增多,尿液中钾排出增加;反之减少。钠的主动转运使肾小管呈负电位,周围间质液呈正电位,这种电位梯度促进氯的重吸收和钾的分泌,也有助于氢的主动分泌,即钾分泌对钠主动转运存在膜电位差的依赖性。

五、氢离子的调节

H^+ 排出和摄入与 Na^+ 平衡调节密切有关(见前述),但在某些情况下则不一致。如在尿液酸化过程中,Cl^- 可与 H^+、NH_3 结合成 NH_4Cl,随尿液排出,Na^+ 被重吸收;又如大量丢失胃液时,为了保持体液阴离子的总量,HCO_3^- 必然补偿 Cl^- 的丢失,伴 Na^+ 的重吸收,并导致碱中毒。

六、酸碱平衡的调节

参与酸碱平衡的调节机制主要涉及三个方面:体液缓冲系统(血液或细胞外液缓冲系统、细胞内液缓冲系统、脑脊液缓冲系统)、肺和肾脏。肾脏通过重吸收碳酸氢根离子和排出酸性物质发挥作用。

1. 近曲小管对碳酸氢盐的重吸收　经肾小球滤过的 HCO_3^- 有 80% ~ 90% 在近曲小管被重吸收,其余在髓袢及远曲小管重吸收,尿液中几乎无 HCO_3^- 排出。重吸收方式为:① $NaHCO_3$ 在小管腔解离为 Na^+、HCO_3^-,Na^+ 主动重吸收,并与小管细胞排出的 H^+ 交换;同时伴随部分 HCO_3^- 被动重吸收。② 腔液的 H^+ 与 HCO_3^- 结合成 H_2CO_3,后者分解为 CO_2 和 H_2O,CO_2 弥散入细胞内,H_2O 随尿液排出。③ 弥散入肾小管细胞内的 CO_2 在碳酸酐酶(CA)催化下,与 H_2O 结合成 H_2CO_3,然后再解离为 H^+ 和 HCO_3^-。H^+ 由从肾小管细胞排泌至管腔,与 Na^+ 交换,Na^+ 进入细胞后与肾小管细胞内的 HCO_3^- 结合为 $NaHCO_3$,再重吸收至血液,从而保存体内的碱储备。

2. 远曲小管对尿液的酸化　远曲小管将 H^+ 排泌至管腔,与腔液中的 Na_2HPO_4 及少量无机盐或有机酸盐(硫酸钠、乳酸钠等)所解离的 Na^+ 进行交换,Na^+ 进入细胞后与 HCO_3^- 结合,重吸收至血液。腔液中的 H^+ 与碱性磷酸盐(Na_2HPO_4)结合成酸性磷酸盐(NaH_2PO_4),或与有机酸盐的阴离子相结合为游离的有机酸,随尿液排出。远曲小管细胞中的谷氨酰胺通过谷氨酰胺酶的作用或者某些氨基酸通过氧化脱氨作用分解出 NH_3,扩散至管腔中,与 H^+ 结合成 NH_4^+,后者再与腔液的强酸盐($NaCl$、Na_2SO_4 等)所解离的 Na^+ 交换,并与后者解离出的阴离子(Cl^-、SO_4^-)结合成铵盐[NH_4Cl、$(NH_4)_2SO_4$ 等],随尿液排出。Na^+ 进入肾小管细胞,与 HCO_3^- 一起重吸收入血。上述保碱、排酸过程均在肾小管进行,受神经、内分泌、酶、电解质浓度等多种因素调节。若尿 NH_4^+、固定酸排出减少或 HCO_3^- 排出增多,将发生代谢性酸中毒;反之则发生代谢性碱中毒。

七、镁代谢的调节

肾脏是镁排泄的主要器官,且有强大的调节作用。血浆中 75% 的镁为非蛋白结合镁,可经肾小球滤过,且大部分在肾小管重吸收。正常人每日尿镁排泄量为 4.15 ~ 6.25 mmol(100 ~ 150 mg),相当于肾小球滤过量的 3% ~ 5%。血镁浓度升高时,排出量增加;血镁浓度降低时,排出量几乎为 0,因此肾小管不仅是排泄器官,更是调节器官,且调节功能非常强大。

在肾小管的不同部位,镁的重吸收量不同,大体为：① 近曲小管，约 20%；② 髓襻，降支约 20%，升支约 50%；③ 远曲小管，5%~10%。肾脏对 Mg^{2+} 的重吸收和排泄与 K^+ 有一定的相似性，一般排 K^+ 增多者，排 Mg^{2+} 也增多，这也是低钾血症患者容易合并低镁血症的机制之一。

增加肾脏排镁的因素主要有高血镁、高血钙、低血磷、糖皮质激素、醛固酮、甲状腺素、胰岛素、细胞外液增加。使用利尿剂的患者，尿液中镁排出量显著增加。减少肾脏排出镁的因素主要有低血镁、低血钙、甲状旁腺激素、血容量减少、高碳酸血症、胰高血糖素减少。

八、钙、磷平衡的调节

钙、磷除通过粪便排出外，20% 钙和 60% 磷随尿液排出。从数量上看，肾脏排出钙、磷所占比例并不很大，但对维持正常血浓度有重要的意义。

每日从肾小球滤过的钙总量约为 10 g，30%~50% 在近曲小管重吸收，约 20% 在髓襻升支重吸收，其余部分在远曲小管和集合管重吸收。正常情况下人每日最多从尿液中排出 500 mg 钙。在血钙浓度降低而血浆蛋白浓度正常的情况下，滤过钙几乎完全被重吸收。

肾脏是排磷的主要器官，排泄量因摄入量而异。滤液中 85%~95% 的磷在肾小管，主要是在近曲小管被重吸收。肾小管对磷的重吸收与钠的重吸收相平行，当钠重吸收减少时，尿液中磷排泄增加。肾脏对钙、磷的排泄受甲状旁腺激素、降钙素和维生素 D 等多种内分泌激素的调节。

血浆钙、磷浓度之间有比较恒定的关系，用毫克数表示时，正常情况下成人每 100 ml 血浆钙、磷浓度乘积等于 35~40。在病理情况下，上述乘积发生改变，可导致一系列病理生理和代谢功能变化。

九、肾脏调节体液代谢的特点

肾脏对体液代谢的调节作用强大，其中对钠、钾、氯、碳酸氢根和其他电解质离子的调节都有明显的滞后性，一般 72 h 达高峰；对水的调节则非常迅速，约 1 h 达高峰，这对临床判断和治疗水、电解质、酸碱平衡紊乱非常重要，但容易忽视。

小　结

1. 肾脏的基本结构和功能单位是肾单位，主要包括肾小球和肾小管。肾小球的结构和功能特点决定其有强大的滤过作用，并与丰富的肾血流量相适应。

（1）肾小管的结构和功能特点决定其在体液平衡的调节中发挥核心作用。在肾髓质，肾小管的髓襻段及其周围的直小血管呈"U"形排列，通过逆流倍增作用完成尿液的浓缩和稀释功能。滤过液在髓襻降支段和升支段呈逆向流动，降支段管壁的通透性高，水、钠自由通过，髓襻升支粗段主动重吸收 Cl^-，伴 Na^+ 被动重吸收；升支段管壁对水通透性极低，且受 ADH 的调节，调节水的吸收。

（2）肾小球滤液的 99% 在肾小管被重吸收，1% 以尿液形式排出体外。水重吸收有两种基本形式：被动重吸收和主动重吸收，前者在近曲小管，随大量生物小分子和电解质离子重吸收，占滤过水分的 80%~90%；后者在远曲小管和集合管，依靠小管细胞产生的能量主动重吸收，吸收量占 10%~15%，主要受 ADH 调节，是肾脏调节体内渗透压和体液容量的关键。

2. 肾小管对钠重吸收与肾小球滤过液的钠量有关，如肾小球滤过量减少 25%，肾小管重吸收量相应减少约 20%，称为球-管平衡。钠主要在近曲小管（约占 70%）重吸收，其余分别在髓襻升支、远曲小管和集合管重吸收。近曲小管对钠重吸收有一定限度，不能使肾小管管腔液的钠浓度低于血浆的 75%。

肾脏调节钠代谢的作用强大而完善，除肾脏本身的特点外，起主导作用的还有：RAAS、前列腺素系统、激肽释放酶-激肽系统、利钠激素。醛固酮主要促进钠泵运转，增强远曲小管和集合管对钠的主动重吸收，促进钾排出，间接促进水的被动重吸收。

3. 肾脏保钾能力相对偏弱。肾小管滤液中的钾分别有 60%、20%~25% 在近曲小管和髓襻重吸收。滤过液剩余钾经过远曲小管起始段重吸收 5%~10%。远曲小管终末段不断把钾分泌入管腔，随尿液排出；集合管上皮细胞也兼有重吸收和分泌钾的功能，尿液中钾排出量主要由肾小管和集合管分泌量决定。

4. 氢离子的排出和摄入与钠平衡的调节密切相关，也有一定程度的不一致。

5. 钙、磷除通过粪便排出,20%的钙和60%的磷随尿液排出。肾小球滤液中的钙30%~50%、20%分别在近曲小管、髓袢升支重吸收;其余在远曲小管和集合管重吸收。肾小球滤液中的磷85%~95%在肾小管,主要在近曲小管重吸收。肾小管对磷的重吸收与钠的重吸收平行。肾脏对钙、磷的排泄受甲状旁腺激素、降钙素和维生素 D 等的调节。血浆钙、磷浓度的乘积比较恒定。

6. 肾脏通过重吸收碳酸氢根离子和排出酸性物质调节酸碱平衡,机制包括近曲小管对碳酸氢盐的重吸收和远曲小管对尿液的酸化,且受神经、内分泌、酶、电解质浓度等多种因素的共同调节。

7. 与对水的迅速调节不同,肾脏对电解质和酸碱离子调节皆有明显滞后性。

(朱 蕾)

第三章

白 蛋 白

白蛋白是血浆最重要的胶体,对维持血容量和体液平衡有重要作用,在其他许多方面也有重要作用。人血白蛋白是一种重要的血液制品,在临床上有广泛应用。

第一节 白蛋白的生理代谢

白蛋白是血浆的基本成分,对维持胶体渗透压和调节血容量发挥核心作用,在其他许多方面也有重要作用。

一、白蛋白的代谢

白蛋白又称清蛋白(albumin,A),在自然界广泛分布,几乎存在于所有动植物中,如卵白蛋白、血清白蛋白、乳白蛋白、肌白蛋白、麦白蛋白、豆白蛋白等。人体白蛋白由肝实质细胞合成,是血浆中含量最多的蛋白质,占血浆总蛋白的 40% ~ 60%,半衰期为 15 ~ 19 日。白蛋白的合成率受食物中蛋白质含量的影响,但主要受血浆浓度调节,在肝细胞中没有储存,在组织间液的含量非常低。白蛋白在肾小球的滤过量甚微,约为血浆白蛋白的 0.04%,按此计算每日从肾小球滤过液中排出的白蛋白可达 3.6 g,为终尿中蛋白质排出量的 30 ~ 40 倍,可见滤过液中的绝大多数白蛋白被肾小管重新吸收。实验证实白蛋白在近曲小管中吸收,在小管细胞中被溶酶体的水解酶降解为小分子片段而进入血循环。在不同组织中,白蛋白可被细胞内吞而摄取,其氨基酸可用于组织修补。

二、白蛋白的理化特性

血浆白蛋白是溶于水且遇热凝固的一种球形单纯蛋白,分子结构于 1975 年阐明,为含 585 个氨基酸残基的单链多肽,分子量为 66 458,分子中含 17 个二硫键,不含糖的组分。在体液 pH 7.4 的环境中,它表现为负离子,每个分子带有 200 个以上的负电荷,对缓冲酸碱平衡紊乱有一定作用。白蛋白是血浆中最主要的载体,许多水溶性差的物质可以通过与白蛋白的结合而被运输,包括胆红素、长链脂肪酸(每个白蛋白分子可结合 4~6 个脂肪酸分子)、胆汁酸盐、前列腺素、类固醇激素、金属离子(如 Cu^{2+}、Ni^{2+}、Ca^{2+})、药物(如阿司匹林、青霉素)等。

三、白蛋白的生理作用

1. 维持血浆胶体渗透压 血浆胶体渗透压是使静脉端组织间液返回血管内的主要动力,而胶体渗透压主要由白蛋白产生。当血浆白蛋白浓度下降时,血浆胶体渗透压下降,可导致血液水分过多的进入组织间液而出现水肿。

2. 运输功能 血浆白蛋白能与体内许多难溶性的小分子有机物和无机离子可逆地结合形成易溶性的复合物,并成为这些物质在血液循环中的运输形式。由此可见白蛋白属于非专一性的运输蛋白,具有重要生理意义,与人体健康密切相关。

3. 对球蛋白的稳定作用 血浆白蛋白含量远比球蛋白多,亲水作用又比球蛋白大,对球蛋白起到一种胶体保护的稳定作用。白蛋白浓度明显下降可使血浆球蛋白失去胶体保护作用,而稳定性下降。血浆球蛋白稳定性下降将引起红细胞沉降率(ESR)增快,容易导致微循环障碍和血栓。

4. 营养作用 白蛋白是人体的重要营养物质。白蛋白在血浆中不断代谢,分解产生氨基酸,可用于合成组织蛋白;也可氧化分解供应能量或转变为其他含氮物质。

5. 酸碱缓冲作用 在体液 pH 7.4 的环境中,白蛋白为负离子,每个分子带有 200 个以上负电荷,对酸碱平衡紊乱有一定缓冲作用,其中缓冲酸中毒的作用较强。

6. 调节血浆中物质的活性　具有活性的激素或药物与白蛋白结合后,可以不表现其活性,而为储存形式。由于这种结合的可逆性和处于动态平衡,白蛋白在调节这些激素和药物的代谢上具有重要意义。

7. 保护作用　白蛋白是具有黏性、胶质性的物质,在人体内遇到重金属离子时,会自动与其结合,由排泄系统排出体外,起到解毒作用。因此,食用含白蛋白丰富的食物,可避免重金属离子吸收。白蛋白对胃壁也有保护作用。

四、白蛋白的检查

血浆白蛋白常规在肝功能检查中完成。不同年龄段的白蛋白正常值有所不同,新生儿正常值范围为 $28 \sim 44 \, g/L$,14 岁后为 $38 \sim 54 \, g/L$,成人为 $35 \sim 50 \, g/L$,60 岁后 $34 \sim 48 \, g/L$,常规选择 $35 \sim 45 \, g/L$。

1. 白蛋白浓度升高　主要见于血液浓缩,如严重脱水和休克、严重烧伤、急性出血、慢性肾上腺皮质功能低下;腹泻、呕吐、高热时,急剧失水也可导致血白蛋白浓度升高。

2. 白蛋白浓度降低　见于合成不足、分解代谢增强加或渗出增加,常见于慢性消耗性疾病;毛细血管通透性增高性疾病,如急性肺损伤、创伤、手术、危重病;肝脏疾病,如肝硬化、腹水,急性肝坏死,中毒性肝炎;糖尿病;严重肾脏疾病,如肾病综合征、重症肾炎、肾功能不全等。当白蛋白降低至 $25 \, g/L$ 以下易产生水肿。消化道疾病,不能很好地消化、吸收,缺乏制造蛋白的原料,如胃癌、肠癌、肝癌。

第二节　白蛋白的补充治疗

人血白蛋白是一种重要的血液制品,从健康人的血液中提炼加工而成,临床应用时直接静脉注射到患者体内。

一、应用指征

临床上主要用于失血、创伤、烧伤、感染等引起的低蛋白血症;休克、脑水肿、肝硬化或肾病引起的水肿、腹水;以及慢性低蛋白血症患者。原则上出现低蛋白血症就可补充,但实际上并非如此,若急性危重症患者的血压稳定,血浆白蛋白 $>30 \, g/L$ 时;或为慢性轻中度低蛋白血症,宜随访。

二、应用方法

1. 注意事项　存在广泛组织损伤时,大量蛋白质通过通透性增强的毛细血管进入间质,加重水肿,特别是急性肺损伤患者,应严格控制白蛋白的补充,若循环功能稳定,血浆白蛋白 $>30 \, g/L$ 宜随访。随着病情好转,毛细血管通透性迅速改善,补充的白蛋白不会造成明显丢失或加重病情,可以补充至正常水平,然后停用或减量后继续补充数日,进一步改善患者的状况。若存在严重低蛋白血症,则必须给予较大剂量补充。

2. 具体应用指征和方法　白蛋白 $<25 \, g/L$ 时,应给予 10 g 静脉点滴,8 h 给 1 次;$<30 \, g/L$ 时,可 12 h 给 1 次,连用 $2 \sim 3$ 日后减量或停用。也可应用相当剂量血浆(5 g 白蛋白相当于 100 ml 血浆),但前者更优越,因为少量白蛋白多次输注可逐渐脱水,减轻组织水肿;同时缓慢扩容,不加重心脏负担,改善组织循环;改善肾血流量和产生利尿作用。当然两者联合应用,可改善机体的免疫功能,补充凝血因子,但注意补充的速度,避免诱发或加重心功能不全。

不同白蛋白制剂的用法有所不同。一般 10 g/支的白蛋白的液体量是 50 ml,在各种情况下应用皆非常安全。但 12.5 g/支的液体量是 250 ml,若存在左心功能不全或严重水肿,则尽可能不用,否则需缓慢静滴,用完后适当应用利尿剂。若用血浆则不仅需要控制滴速,更应严格控制生理盐水的冲洗量,以刚好冲完或不超过 10 ml 为原则,否则容易诱发或加重左心衰竭。

三、临床应用的常见问题

问题 1:白蛋白的半衰期很长,发病只有这么几日就降至这么低,无法解释;或者患者住院前肯定存在营养不良,基础白蛋白水平很低,不然不会下降这么快。

解答:正常白蛋白的代谢半衰期确实非常长,但在危重症患者中,其代谢速度显著增快;更多患者存在广泛性毛细血管通透性增强,大量蛋白质漏出,下降速度更快,故危重症患者 $2 \sim 3$ 日就可出现血浆白蛋白的显著下降。所以白蛋白的下降速度可以作为评估疾病严重程度的依据。

问题2：我每日都补白蛋白，还这么低，怎么解释？

解答：如前述，在急性危重症患者中，血浆白蛋白的下降速度非常快，每日补充10g赶不上或刚好赶上白蛋白的下降速度，仅能延缓疾病的进展速度，不可能达到提高白蛋白水平和治疗疾病的目的。此时白蛋白10g，静脉滴注，q12h或q8h，甚至q6h的补充是必需的。为减少白蛋白的过度漏出，可适当应用糖皮质激素。

问题3：我一次补充30g白蛋白，为什么病情反而加重？

解答：除非是严重低血容量，在急性危重症患者，白蛋白30g静脉滴注，1次／日或20g静脉滴注，每日2次，皆是不合适的。白蛋白的快速大量补充容易导致血容量迅速增加，诱发或加重心功能不全；迅速漏至组织间液，并分解为肽链，加重组织水肿，特别是肺水肿的后果更为严重。

问题4：在低血压的水肿患者中，仍需补充大量的晶体液，其理由是"患者血压太低，补液可以升高血压"。

解答：事实上血压下降的主要原因是有效循环血容量不足，而后者的主要原因是胶体渗透压太低，尽管患者细胞外液较多，但不能容纳在血管里，导致"旱涝"不均，"血管内缺水，血管外水过多"，后者会进一步加重血压下降和组织供氧的恶化。若适当控制水、盐的入量，适当补充白蛋白或其他胶体物质，则随着胶体渗透压升高，组织间液进入血液，血压恢复，水肿改善，组织供氧也进一步改善。

小　　结

1. 白蛋白是肝细胞合成、血浆含量最多的蛋白质，血浆半衰期为15~19日。

（1）白蛋白是维持血浆胶体渗透压和血容量的主要物质，对球蛋白有胶体保护的稳定作用，也有重要的运输、营养和解毒作用。

（2）在体液pH 7.4的环境中，白蛋白为负离子，每个分子可带有200个以上负电荷，对酸碱平衡紊乱有一定缓冲作用。

（3）白蛋白浓度升高主要见于血液浓缩，降低则见于合成不足、分解代谢增强或毛细血管通透性增加。

2. 白蛋白的临床应用有严格指征，并非血浆白蛋白浓度下降就可应用。具体应用时以达到改善血容量不足，同时又无明显副作用为原则。

（朱　蕾）

第四章
电解质平衡的基本规律

与电解质平衡有关的基本规律主要有红细胞、肾小管上皮细胞的氯转移,体细胞和肾小管上皮细胞的钠泵调节和 K^+-Na^+ 交换、H^+-Na^+ 交换的竞争,电中性定律。

一、氯离子转移

1. 红细胞内外的转移 生理情况下 Cl^- 转移发生在红细胞内外,伴随 HCO_3^- 的反向移动,从而保持细胞内外的渗透压平衡和细胞内外两个区域的电中性,并最终达到运输 CO_2 的目的,该过程非常迅速。

(1)组织中的转移:从组织扩散入血液的大部分 CO_2,在红细胞内与水反应生成碳酸,碳酸又解离成 HCO_3^- 和 H^+,在碳酸酐酶(CA)催化下,反应速度增加 13 000 倍,不到 1 s 反应即达平衡,因此该反应极为迅速,产生的 H^+ 被血红蛋白(Hb)缓冲,HCO_3^- 迅速转移至血浆。在该过程中,红细胞内 HCO_3^- 不断增加,并顺浓度梯度通过红细胞膜扩散进入血浆。理论上红细胞内阴离子的减少可伴随同等数量的阳离子向外扩散,以维持电中性,但红细胞膜不允许阳离子自由通过,小的阴离子容易通过,Cl^- 便由血浆扩散进入红细胞,称为氯离子转移(chloride shift),简称氯转移。更重要的是红细胞膜上有特异性的 $HCO_3^--Cl^-$ 载体,迅速运载这两类离子的跨膜交换,从而保障 HCO_3^- 不会在红细胞内堆积,有利于 CO_2 的运输。在红细胞内,HCO_3^- 主要与 K^+ 结合,在血浆主要与 Na^+ 结合。CA 的作用和氯转移是导致红细胞内迅速形成 HCO_3^- 的主要原因,也是红细胞转运 CO_2 的主要机制。Hb 的缓冲作用是加速 HCO_3^- 形成的重要机制。上述反应中产生的 H^+,大部分和 Hb 结合,其结合位置为 Hb 组氨酸残基的咪唑基团,SO_2 下降促进缓冲反应的进行。

(2)肺部的转移:在肺部,反应向相反方向(产生 CO_2 的方向)进行,血二氧化碳分压(PCO_2)下降。因为肺泡气 PCO_2 比静脉血低,血浆溶解的 CO_2 首先扩散入肺泡,CA 催化红细胞内的 HCO_3^- 和 H^+ 生成 H_2CO_3,又催化 H_2CO_3 分解成 CO_2 和 H_2O。CO_2 从红细胞扩散入血浆,血浆 HCO_3^- 便进入红细胞以补充消耗的 HCO_3^-,Cl^- 则转出红细胞,这样以 HCO_3^- 形式运输的 CO_2,在肺部转变成 CO_2 分子,呼出体外。

2. 肾脏的转移 上述类似反应也发生在肾小管,但进入小管腔的 Cl^- 随尿液排出体外,从而调节机体 HCO_3^- 和 Cl^- 的含量,该过程较缓慢,约 72 h 达最大调节水平,称为肾功能代偿。肾功能代偿在慢性高碳酸血症型呼吸衰竭和慢性呼吸性碱中毒患者中发挥重要作用,特别是前者。该过程引起电解质离子浓度的升高或降低是代偿性变化,不需要也不应该强行去除或补充,随着酸碱平衡紊乱的改善而自然纠正。详见第五章、第十三章第七节和第十八章。

二、钠泵调节和 K^+-Na^+ 交换、H^+-Na^+ 交换的竞争

1. 体细胞变化

(1)基本变化特点:发生在细胞内外,一般情况下 3 个 Na^+ 转移至细胞外伴随 2 个 K^+ 和 1 个 H^+ 转移入细胞内,该过程消耗能量,称为 Na^+,K^+-ATP 酶,简称钠泵。钠泵的主要作用是维持细胞内高钾和细胞外高钠,从而维持细胞的正常功能和内环境的稳定。

(2)影响因素:钠泵不仅需要充足的能量供应,也需要一系列的辅酶,故在代谢障碍患者,如低温、缺氧、低镁、CO 中毒等,钠泵活动受抑制,发生细胞内高钠和低钾,并出现高钾血症和低钠血症。因此纠正 Na^+、K^+ 紊乱必须注意代谢功能的改善,注意 Na^+、K^+ 之间的关系。其他因素,如胰岛素、儿茶酚胺、合成代谢增强也会激活钠泵,故临床上常用胰岛素、葡萄糖、氨基酸治疗高钾血症,但容易忽视 Na^+、K^+ 之间的关系。

(3)负反馈调节:是维持钠泵调节钠、钾正常水平的重要因素。细胞外 K^+ 浓度升高或细胞内 Na^+ 浓度升高是激活钠泵,促进离子转移的最主要

因素。Na^+ 紊乱时,钾的不适当调整;K^+ 紊乱时,钠的不适当调整是导致严重或顽固性离子紊乱的重要因素。在 K^+ 和 H^+ 浓度变化不平衡的情况下发生 H^+-Na^+ 和 K^+-Na^+ 竞争,即 K^+ 和 H^+ 转运的相对比例发生变化,同时转移的总量也发生变化,该过程较缓慢,约需 15 h 完成,故酸碱平衡紊乱不仅和钾离子紊乱有关系,也和 Na^+ 紊乱有关系,但影响幅度小,临床上容易忽视。

（4）钠、钾的弥散:Na^+、K^+ 借助浓度梯度在细胞内外的转运过程称为弥散。弥散不仅是主动转移的相反过程,更是发挥生理作用的过程,如 K^+ 弥散导致神经-肌肉细胞产生静息电位;而 Na^+ 弥散则导致动作单位的产生和一系列生理学效应的出现。钠泵导致的离子浓度梯度和电荷梯度就是为 Na^+、K^+ 的弥散和发挥生理功能的创造条件。临床医师经常将弥散和主动转移混淆。

2. 肾脏的变化

（1）基本变化特点:上述反应也发生在肾小管,变化过程相似,但进入小管液的离子随尿液排出体外,调节体内离子的含量,其变化更缓慢,大约72 h 后达最大调节水平。故尽管肾脏调节钠离子的能力非常强大,但短时间丢失过多或补入较多钠后仍会发生低钠血症或高钠血症。详见第九章。

在红细胞和体细胞的离子变化仅影响血浆离子浓度的变化,机体含量不变;在肾小管上皮细胞内外的变化则影响机体的含量,称为肾功能代偿,是机体调节各种电解质离子和酸碱离子的主要机制。

（2）对肾功能的合理评价:为便于对肾功能的理解,理论上可大体可分为"有无尿蛋白""有无肌酐升高""有无水、电解质、酸碱平衡的异常"三个层次,因此"尿蛋白阴性、肌酐正常"就认为肾功能正常的结论是错误的,因为它忽视了肾小管功能,特别是肾小管对水、电解质、酸碱平衡的调节功能。

还要强调,肾小管对不同物质的调节作用也有很大不同,其中对水的调节迅速而强大,约 30 min 发挥作用,1 h 达高峰;对 Na^+、K^+、HCO_3^- 等电解质离子或酸碱离子的调节虽有所不同,但差别不大,约72 h 达高峰。

三、电中性定律

细胞膜内外离子浓度可以不平衡而产生电位差,但两个区域内的正、负电荷数是相等的,从而保持电中性,称为电中性定律。酸碱物质也是电解质,即 H^+ 带正电荷,OH^- 带负电荷,也必须遵循电中性原理。任何一种性质离子浓度的上升必然伴随另一性质离子浓度的上升或同种性质其他离子浓度的下降。这一点也说明离子紊乱都是复合型的,而不可能是单一的。

上述三个关系涉及一般电解质离子和 HCO_3^-、H^+ 等酸碱离子,故不仅影响电解质平衡,也影响酸碱平衡。在红细胞或一般体细胞的离子转移或离子交换的竞争,导致血浆浓度的变化,但机体总含量不变;在肾小管上皮细胞的变化,则调节机体电解质和酸碱离子的含量。总之,急性离子转移仅导致一般电解质离子和酸碱离子浓度的变化,但机体总量不变;慢性离子转移时,则血浓度和机体总含量都会发生变化,但临床上容易忽视或错误解读。同样,任何电解质和酸碱离子的变化不是单一的,而是复合型的。总之,由于忽视或错误解读离子之间的必然联系,临床处理经常是缺什么补什么、多什么去什么,容易导致严重复合型离子紊乱或顽固性离子紊乱。

小　结

1. 电解质平衡的基本规律主要有红细胞和肾小管上皮细胞的氯离子转移,体细胞和肾小管上皮细胞的钠泵调节和 K^+-Na^+ 交换、H^+-Na^+ 交换的竞争,电中性定律。

2. 急性离子转移导致红细胞和体细胞内外电解质离子和酸碱离子浓度的变化,机体总含量不变;红细胞内外氯离子转移的速度非常迅速,体细胞内外离子转移的速度较缓慢,约 15 h 达到平衡。

3. 慢性离子转移时,不仅有红细胞和体细胞内外离子浓度的变化,也有肾小管上皮细胞排出量的变化,导致机体总含量的变化,称为肾功能代偿。

4. 电解质离子浓度的变化多伴随水的变化,但变化不一定同步,肾脏对水的调节作用迅速、强大。

5. 任何电解质离子或酸碱离子的变化都不是单一的,而是复合型的。

（朱　蕾）

第五章
酸 碱 平 衡

酸碱有广义和狭义之分,狭义上氢离子(H^+)为酸,氢氧根离子(OH^-)为碱;广义上能产生H^+的物质是酸,能结合H^+的物质是碱。

第一节　酸碱的表达与临床意义

酸碱状态可用H^+浓度($[H^+]$)表示,但一般用$[H^+]$的负对数$-lg[H^+]$,即pH表示。

一、$[H^+]$和pH的关系

1. H^+和pH的基本关系　$[H^+]$反映实际酸碱度变化,pH反映相对酸碱度变化,pH与$[H^+]$并非线性关系,因此在某些特殊情况下,用pH评估酸碱状态要慎重。

2. $[H^+]$和pH的对数换算　根据公式计算是最精确的换算方法,2、3、5的对数值分别为0.3、0.5、0.7,这些对常用换算有极大帮助,如$[H^+]$32 nmol/L对应pH=$lg[32×10^{-9} mol/L]$=$lg[2^5×10^{-9} mol/L]$=9-0.3×5=7.5;反之,0.3、0.5、0.7的反对数分别为2、3、5,由此可将pH换算为$[H^+]$。

二、pH与$[H^+]$的简单换算

pH与$[H^+]$在一定范围内接近线性关系,可用简单函数公式大体推算。

1. 以pH 7.4对应$[H^+]$40 nmol/L为标准换算　当pH<7.4,每降低0.3个对数单位,换算$[H^+]$时用40×2,如pH 7.1,对应$[H^+]$为40×2 = 80 nmol/L;

pH 6.8,对应$[H^+]$为40×2×2 = 160 nmol/L。当pH > 7.4时,每升高0.3个对数单位,换算$[H^+]$时用$[H^+]$为40÷2 = 20 nmol/L,如pH 8.0时,$[H^+]$为40÷2÷2 = 10 nmol/L。上述结果与实际数值非常接近。

2. pH与$[H^+]$关系可近似划分为三段换算　在pH 7.1~7.5的范围内,两者近似直线关系,pH降低0.1,$[H^+]$升高1 nmol/L;pH<7.1时,随着pH降低,$[H^+]$比pH发生更大幅度的变化,或者说$[H^+]$的显著改变仅导致pH的轻度变化;pH>7.5时,pH比$[H^+]$发生更大幅度的变化,即$[H^+]$轻度变化导致pH的显著变化。这是所谓"机体易耐受酸中毒而不易耐受碱中毒"的主要机制。

3. 0.8/1.25法　为了换算的精确和方便,pH与$[H^+]$的关系也可用"0.8/1.25"法估算。pH>7.4和<7.4时,pH每变化0.1,换算因子分别为0.8和1.25乘以40。

4. 正常值和极限值换算　正常动脉血pH是7.35~7.45,对应的$[H^+]$为45~35 nmol/L;pH 6.8~7.8是机体细胞维持生命活动的极限,对应的$[H^+]$为158~15 nmol/L。

第二节　机体的酸碱

细胞外液和组织细胞处于合适的$[H^+]$或pH范围,才能完成正常的生理和代谢活动。在正常生命活动中,体内不断产生酸性代谢产物(如碳酸、乳酸)和碱性产物(如碳酸氢盐、磷酸盐等)。还有相

当数量的酸性或碱性物质进入机体,但正常情况下机体酸性与碱性物质总是保持一定数量和比例,使体液的酸碱度(pH)稳定在一个狭窄的范围内,称为酸碱平衡。机体不同组织的代谢特点不同,不同组

织,尤其是细胞的 pH 可以不同,但正常血液 pH 总是维持在 7.35~7.45 的狭窄范围内。酸碱物质量的变化或分布异常称为酸碱平衡紊乱(或酸碱紊乱),通常指血浆的变化。

一、体液的酸性和碱性物质及其来源

(一)基本酸碱物质

1. 酸性物质 如碳酸(H_2CO_3)、磷酸二氢钠(NaH_2PO_4)、磷酸二氢钾(KH_2PO_4)、蛋白质($H-Pro$)、与氢离子结合的血红蛋白(HHb)、乳酸($C_3H_6O_3$)、硫酸(H_2SO_4)等。

2. 碱性物质 碳酸氢钠($NaHCO_3$)、碳酸氢钾($KHCO_3$)、磷酸氢二钠(Na_2HPO_4)、磷酸氢二钾(K_2HPO_4)、蛋白质的钠盐($Na-Pro$)或钾盐($K-Pro$)、与钾盐结合的血红蛋白(KHb)。

(二)酸性物质的来源

1. 碳酸 由糖、脂肪和蛋白质氧化分解的最终产物 CO_2 衍生而来。CO_2 与水作用生成碳酸。成人安静状态下产生 CO_2 数量相当可观,平均每日有 300~400 L。任何情况导致的代谢增强都可使 CO_2 产生量显著增加。由于碳酸可变成气态的 CO_2 由肺排出体外,所以称为挥发性酸。

2. 其他代谢产物 物质分解代谢过程中会产生一些有机酸,如 β 羟丁酸($C_5H_{10}O_2$)、乙酰乙酸($C_4H_6O_4$)、乳酸、尿酸($C_5H_4N_4O_3$)等。正常情况下大多数物质在体内继续被氧化成 CO_2 或进入其他代谢途径;尿酸则是嘌呤分解代谢的终产物,随尿液排出,量不多,酸性也很弱;含磷酸根的物质,如磷脂、核蛋白等在代谢过程中水解后,可释放出磷酸盐类物质;含硫有机物,如含硫氨基酸可产生硫酸类物质。这些酸类的总量不如碳酸多,也不像碳酸那样变成气体由肺呼出,故称为非挥发性酸或称固定酸。

固定酸经肾脏排出体外。健康人每日从固定酸产生的 H^+ 约 50~90 mmol。

3. 摄入 酸性物质的另一来源是从饮食直接摄入,包括服用酸性药物。

(三)碱性物质的来源

机体代谢过程可产生碱性物质,如氨基酸脱氨基所生成的氨,但氨在肝中代谢成尿素,并不直接出现于尿液中;肾小管直接泌氨,用于中和尿液中的酸而保留碱。食物摄入的碱主要来自蔬菜、水果等,这些物质常含有较多的有机酸及盐。有机酸在体内代谢后所产生的 Na^+、K^+ 进入体液,导致 $[HCO_3^-]$ 升高,故该类食物称为产碱食物。

二、酸碱物质与电解质的关系

酸碱物质是特殊类型的电解质,其变化也遵循电中性原理,酸碱离子常通过以下规律与普通电解质离子发生关系。

1. 氯转移 发生部位在红细胞内外,伴随 HCO_3^- 的反向转移,以保持细胞内外的渗透平衡和细胞内外两个区域的电中性,该过程发生极为迅速,主要用于 CO_2 的运输。类似反应也发生于肾小管,但起效缓慢,作用强大,称为肾功能代偿。

2. 钠泵与 K^+-Na^+ 交换和 H^+-Na^+ 交换 发生在细胞内外,一般情况下,3 个 Na^+ 转移至细胞外伴随 2 个 K^+ 和 1 个 H^+ 转移入细胞内,由钠泵完成,消耗能量。在 K^+ 和 H^+ 变化不平衡的情况下发生 H^+-Na^+ 和 K^+-Na^+ 竞争,即 K^+ 和 H^+ 转移的相对比例发生变化,同时转移总量也发生变化,过程较缓慢,约 15 h 达平衡。该反应也发生在肾小管,但更缓慢,作用也更强大,称为肾功能代偿。详见第四章。

上述两个反应皆涉及 HCO_3^- 和 H^+,故不仅影响电解质平衡,也影响酸碱平衡,或者说上述规律将酸碱平衡与电解质平衡结合在一起。

第三节 酸碱平衡调节的基础知识

酸碱平衡的调节一般指血液的调节,涉及血液(也包括细胞外液)的缓冲作用、细胞内液的缓冲作用,以及肺、肾的调节作用等多个方面。

一、酸碱的关系与 pH

1. 共轭酸与共轭碱 根据酸碱的概念,酸碱的关系可表示为:酸 = H^+ + 碱,因此一个酸必然对应一个碱,称为共轭碱;反之亦然。体液中,不同酸、碱组合的作用差别较大(表 5-1)。水溶液中 H^+ 解离的程度取决于各种酸的特性,可用解离常数 K 表示,K 的负对数称为 pK,因此 K 越大,pK 越小,H^+ 越容易解离,酸性越强(强酸);而与此对应的碱则与 H^+ 的结合作用越弱（弱碱）；反之，弱酸的共轭碱为强碱。

表5-1 体液中主要酸和碱的酸碱强度比较

	酸		碱		K	pK
强酸	HCl	$\rightleftharpoons$	$H^+ + Cl^-$	弱碱	约10^7	约-7
	OH_3^+	$\rightleftharpoons$	$H^+ + H_2O$		约10^2	约-2
	H_2CO_3	$\rightleftharpoons$	$H^+ + HCO_3^-$		$10^{-6.1}$	6.1
	$H_2PO_4^-$	$\rightleftharpoons$	$H^+ + HPO_4^{2-}$		$10^{-6.8}$	6.8
	HPr	$\rightleftharpoons$	$H^+ + Pr^-$		$10^{-4} \sim 10^{-10}$	$4 \sim 10$
弱酸	NH_4^+	$\rightleftharpoons$	$H^+ + NH_3$	强碱	$10^{-9.3}$	9.3
	H_2O	$\rightleftharpoons$	$H^+ + OH^-$		10^{-7}	7

注：Pr代表蛋白质。蛋白质是酸碱两性电解质，具有数种酸根、碱根，且不同蛋白质的组成、结构差异较大，因此pK有一个较大的范围，其中Hb的pK在氧合血红蛋白（$HHbO_2$）中为6.6、还原血红蛋白（HHb）中为7.85。

2. 酸碱二重性和溶液的pH H_2O可释放出H^+而形成OH^-（强碱）而为弱酸；也可以接受H^+形成OH_3^+（强酸）而为弱碱。同样，HCO_3^-可以接受H^+形成H_2CO_3而为碱，也可释放出H^+形成CO_3^{2-}而为酸；其他酸性或碱性物质也如此，故称为酸碱两重性。至于该物质以酸作用为主还是以碱作用为主，主要取决于溶液的pH与该物质的两个pK的关系。

根据上述解离关系，[酸]×K=[H^+]×[碱]，或[HA]×K=[H^+]×[A^-]，可按以下公式计算。

$$[H^+] = K \times \frac{[HA]}{[A^-]}$$

$$pH = -\lg[H^+] = -\lg K + \left(-\lg\frac{[HA]}{[A^-]}\right)$$

$$= pK + \lg\frac{[A^-]}{[HA]}$$

因此，溶液的pH由酸和碱的浓度比决定；反之，酸和碱的浓度比取决于溶液的pH。实际上血液的几组酸碱缓冲对同时存在，且存在着共同的H^+浓度，即pH相同，故可用各种缓冲对表示血液的pH，举例如下（碳酸氢盐缓冲系统的pK虽以6.1为常数，但实际上随pH变化而有所不同）。

$$pH = pK + \lg\frac{[HCO_3^-]}{[H_2CO_3]} = pK + \lg\frac{[HCO_3^-]}{0.03 PCO_2} = 6.1 + \lg\frac{24}{1.2} = 7.4$$

盐酸缓冲系统，$pH = -7 + \lg\frac{[Cl^-]}{[HCl]} = 7.4$。

磷酸盐缓冲系统，$pH = 6.8 + \lg\frac{[HPO_3^{2-}]}{[H_2PO_4^-]} = 7.4$。

铵盐缓冲系统，$pH = 9.3 + \lg\frac{[NH_3]}{[NH_4^+]} = 7.4$。

Hb和HbO_2缓冲系统，$pH = 7.85 + \lg\frac{[Hb^-]}{[HHb]} = 6.6 + \lg\frac{[HbO_2^-]}{[HHbO_2]} = 7.4$。

二、缓冲作用

根据酸$\rightleftharpoons H^+ +$碱的平衡关系，任何酸碱组合的平衡溶液中，一个酸相应地皆有一个碱（共轭碱），反之亦然。当加入强酸后，酸与碱基结合，反应将向左进行，即加入的H^+部分呈非离子化，溶液中增加的H^+比实际加入的要少；反之亦然。因此，酸碱组合的存在使pH的变化幅度变小，称为缓冲作用，具有缓冲作用的酸碱组合称为缓冲系统或缓冲对。

pH=pK时，[酸]=[碱]，缓冲系统的缓冲能力最大，反之缓冲能力变小。正常代谢情况下，血液pH维持在7.4左右，主要与血液中强大缓冲系统的缓冲作用有关，其主要缓冲对的pK维持或接近于7.4±2.0（表5-1）。

三、机体的缓冲系统

根据缓冲特点，体液可大体分为三个缓冲池：血液缓冲池（细胞外液缓冲池）、细胞内液缓冲池和脑脊液缓冲池。三部分通过一定"隔膜"隔开，独立发挥作用，但也相互影响，其缓冲特点决定不同酸碱平衡紊乱的临床表现和治疗。因为组织间液可与血液迅速交换，是血液缓冲池的延伸部分，故血液缓冲池也可称为细胞外液缓冲池，临床常用的碱剩余（BE）概念也有全血BE（BEb）和细胞外液BE（BEecf），后者即考虑到组织间液的缓冲作用。机体的其他部位在一定情况下也发挥一定的缓冲作用，如骨骼对慢性代谢性酸中毒的缓冲作用，但总体强度有限，多数情况下可忽略不计。

1. 血液缓冲系统 包括血浆和细胞（主要是红细胞）两部分，其中前者约占体液量的5%，占血液量的55%；后者占血液量的45%。由于体液容积大，缓冲对合理；加之红细胞的特殊调节，使血液缓冲池具有强大的缓冲作用。

（1）血浆缓冲对系统：包括可变缓冲对$NaHCO_3/H_2CO_3$和不变缓冲对Na_2HPO_4/NaH_2PO_4、$Na-Pro/H-Pro$。

（2）红细胞缓冲系统：包括可变缓冲对 $KHCO_3/H_2CO_3$、$K-Hb/H-Hb$、$K-HbO_2/H-HbO_2$ 和不变缓冲对 K_2HPO_4/KH_2PO_4。

在血浆，HCO_3^-/H_2CO_3（CO_2）缓冲对是最主要的缓冲对，缓冲作用最强大，这与其特点有关：① 是可变缓冲对；② pK 接近血液 pH；③ 含量高，约占血浆缓冲物质总量的 90%，血液缓冲物质总量的 35%；④ 红细胞可通过碳酸酐酶（CA）的作用、Cl^- 转移、（氧合及还原）Hb 的缓冲作用等显著放大其作用；⑤ 在慢性化的过程中，肺脏和肾脏的代偿作用（通过排出酸、碱增加或减少）调节其总量的变化。因此，该缓冲对最常用于表示酸碱状态。

$$pH = 6.1 + \lg \frac{24}{1.2} = 7.4。$$

根据等氢原理（isohydric principle），任何缓冲对皆可表示酸碱状态。

$pH = pK + \lg \dfrac{[A^-]}{[HA]}$，代入相应数值也可得正常 $pH = 7.4$，但较少应用。

（3）组织间液冲系统：除缺乏蛋白质和红细胞外，组织间液的成分与血液极其相似，且可与血液迅速自由交换，因此可认为是血液缓池的延伸部分，即组织间液是血液缓冲池的一部分。但由于缺乏红细胞的强大作用，加之其比例较低（占体液的 15%），其缓冲作用有限。

（4）血液的缓冲特性：① 上述公式说明了 pH 与 $[NaHCO_3]/[H_2CO_3]$ 的依赖关系，只要 $[NaHCO_3]/[H_2CO_3]$ 维持在 20：1，血浆 pH 即可维持 7.4 不变，如 $[NaHCO_3^-]$ 18 mmol/L，$[H_2CO_3]$ 0.918 mmol/L，pH 仍为 7.4。② 20：1 的比例显示，在 pH 7.4 附近，有较多接收 H^+ 的碱，即对酸的缓冲能力强，这与人体代谢产生的酸远多于碱的生理情况相适应。这也是机体对代谢性酸中毒耐受性较好的原因之一，同样机械通气（MV）过度导致的呼吸性碱中毒，应迅速降低每分通气量（VE），否则由于血液对碱的缓冲能力较弱，容易发生缺氧。③ 碳酸氢盐缓冲系统来源于 CO_2 的水合作用，其中 CO_2 通过肺的呼吸作用调节，HCO_3^- 通过肾脏的保留作用调节，明显放大两者的作用，使两者的比例和 pH 相对恒定；也使 $NaHCO_3/H_2CO_3$ 缓冲对成为血液最主要的缓冲对；其他缓冲系统则因在体液中的变化速度慢，直接缓冲作用有限。④ 血浆容积占体重的比例达 5%，缓冲对合理，占体重 15% 的组织间液作为其

延伸部分，放大血浆的作用；红细胞数量多，也有较强的缓冲作用；红细胞的调节作用（包括 CA 的催化作用、氯转移）则是维持碳酸氢盐缓冲系统发挥迅速、强大作用的主要因素。红细胞内缓冲能力比红细胞外强 3~6 倍。

2. 细胞内液缓冲系统　细胞外液 $[H^+]$ 变动必然影响到细胞内，特别是大量肌肉细胞成为巨大的酸碱缓冲池。酸中毒时，H^+ 自胞外进入细胞内，被细胞内液缓冲系统缓冲，从而减轻细胞外液酸中毒的程度；反之也可减轻碱中毒的程度。

一般而言，体液的总缓冲能力是血液缓冲能力的 6 倍，细胞内缓冲能力最强，血液次之，脑脊液的缓冲能力最弱。与血液对酸的缓冲能力更强相似，细胞内液缓冲酸的能力也远超过对碱的缓冲能力。

（1）细胞内液缓冲系统：在体细胞（不包括红细胞）内，磷酸根离子（严格讲是 $H_2PO_4^-$、HPO_4^{2-}）和蛋白质阴离子（Pr^-）的浓度比细胞外液要高得多，大约为 80 mmol/L + 47 mmol/L = 127 mmol/L，约占阴离子总量的 70%，主要与钾盐（主要是 K_2HPO_4/K_2HPO_4、$K-Pro/H-Pro$）构成细胞内的主要缓冲系统，与血液缓冲系统（主要是 $NaHCO_3/H_2CO_3$）HCO_3^- 的含量占大部分有显著区别。由于体细胞数量众多；有丰富线粒体（红细胞无线粒体）进行强大的有氧代谢，通过 ATP、ADP 之间的转换迅速补充磷酸根离子的消耗；细胞器上的质子泵可将 H^+ 泵入细胞器，迅速降低细胞质 $[H^+]$，因此在细胞结构正常、功能完好的情况下，细胞内的磷酸根离子和蛋白质阴离子成为最强大的缓冲物质，对细胞内酸中毒有巨大的缓冲作用。

临床上因肾功能不全等原因导致代谢性酸中毒很常见，可先后被细胞外液、细胞内液的缓冲系统缓冲。但细胞代谢障碍（多见于危重症患者）导致的细胞内酸中毒更多见，此时细胞内缓冲作用有限，需重视改善细胞损伤和改善组织供氧等措施的综合实施。

（2）细胞内外酸碱缓冲的相互作用：由于细胞膜的半透膜作用及细胞内液缓冲系统的特点不同，体细胞对不同酸碱平衡紊乱的缓冲强度并不一致。受细胞膜半透膜特性的影响，H^+ 进出细胞的速度非常缓慢，但 CO_2 可迅速进出体细胞，故在代谢性酸中毒或碱中毒时，细胞内液的缓冲作用相对缓慢且弱。在呼吸性酸中毒或碱中毒时，只要不存在明显缺氧或其他原因的代谢障碍，细胞内液的缓冲作用迅速

且强大。对急性呼吸性酸中毒而言，一般 15 min 缓冲作用达 60%，3 h 达峰值。这也是急性呼吸性酸中毒患者，血浆 pH 很低，而患者生命体征仍稳定，并能进行正常代谢活动的主要原因；同时也是 MV 时采取"允许性高碳酸血症（PHC）"策略的主要理论基础之一。

（3）血液与细胞内液缓冲作用的主要异同：血液缓冲系统的组成和功能特点与体细胞内液有显著不同。血液主要为碳酸氢盐缓冲系统和血红蛋白缓冲系统，细胞内主要为磷酸盐和蛋白质缓冲系统。血液细胞主要为红细胞，有丰富 CA，可明显放大碳酸氢盐缓冲系统的作用，但红细胞数量较少，缺乏线粒体等细胞器结构，代谢功能弱；体细胞数量巨大，有丰富的线粒体等细胞器，代谢活跃，可迅速补充因缓冲作用而减少的酸碱物质。因此，尽管 CA 的催化作用和 Hb 的缓冲作用非常强，但总体而言，其缓冲能力比体细胞弱。有试验证实，在血液中输入强酸后，有 42% 被细胞外液缓冲系统缓冲，58% 被细胞内液缓冲系统缓冲。由于半透膜作用，且 H^+ 需通过 H^+-Na^+ 交换增强，并抑制 K^+-Na^+ 交换而逐渐进入细胞内，故体细胞对代谢性酸中毒的缓冲作用需 2~4 h 才能发挥。对急性呼吸性酸中毒而言，由于 CO_2 可自由进出细胞，细胞内液的缓冲作用迅速、强大。

3. 脑脊液缓冲系统　相对于血液缓冲池和细胞缓冲池，脑脊液缓冲池是更加封闭的系统，脑脊液和血液之间存在血脑脊液屏障，H^+ 和 HCO_3^- 移出和进入脑脊液的速度非常缓慢，仅 CO_2 可迅速进出脑脊液。脑脊液缺乏有效的缓冲物质（与血液相比仅有类似的血浆成分，比体细胞更差）；也缺乏细胞和氧化代谢活动（几乎无细胞成分），故其缓冲能力非常弱，与血液的交换也非常缓慢。在呼吸性酸中毒，尽管血液的代偿作用强大，体细胞的代偿作用更强大，但若 $PaCO_2$ 显著升高或迅速下降，患者容易出现神经-精神症状，并影响呼吸中枢，出现呼吸节律的改变；代谢性酸碱紊乱对脑功能的影响要弱得多，且缓慢。

四、固定酸、固定碱的缓冲

1. 对固定酸的缓冲作用　固定酸进入血液（与代谢障碍首先发生细胞内酸中毒不同），分别在血浆和红细胞内缓冲。

（1）血浆缓冲：H^+ 首先与血浆缓冲对的抗酸成分，主要是 H_2CO_3/HCO_3^- 缓冲对中的 $NaHCO_3$ 作用，生成 H_2CO_3。部分 H_2CO_3 分解为 CO_2 和 H_2O，形成的 CO_2 又有部分溶解于体液，部分进入肺循环，呼出

体外。CO_2 的形成、溶解、排出促进 H_2CO_3 的形成。

$$H^+ + NaHCO_3 \longrightarrow H_2CO_3 + Na^+$$

$$H_2CO_3 \longrightarrow CO_2 + H_2O$$

其他缓冲系统对也承担部分缓冲作用，但血浆浓度低，生成物也不像 CO_2 那样迅速被肺脏排出，故缓冲作用有限。

$$H^+ + NaHPO_4^- \longrightarrow NaH_2PO_4$$

后者可通过肾脏排泄调节。

$$H^+ + Pr^- \longrightarrow HPr$$

后者的浓度不发生变化，缓冲作用可忽略。

（2）红细胞内缓冲：H^+ 进入红细胞内，与缓冲对发生作用，主要与 Hb 缓冲系统和 H_2CO_3/HCO_3^- 缓冲系统的 $KHCO_3$ 发生作用，生成相应的弱酸，主要形成 H_2CO_3。

$$H^+ + Hb^- \longrightarrow HHb$$

$$H^+ + HbO_2^- \longrightarrow HHbO_2$$

$$H^+ + KHCO_3 \xrightarrow{CA} H_2CO_3 + K^+$$

$$H_2CO_3 \xrightarrow{CA} CO_2 + H_2O$$

CO_2 顺压力梯度进入血浆，同时各有一部分 CO_2 分别溶解于红细胞内液和血浆，部分进入肺循环被排出体外，CO_2 的形成、溶解、排出促进 H_2CO_3 的形成。由于 CA 的作用，反应速度要快得多，血液的缓冲作用约 92% 直接或间接通过红细胞发挥作用（下同），故综合作用的结果使红细胞内 H_2CO_3/HCO_3^- 缓冲系统的作用和血液的总体缓冲作用比血浆或细胞外液强大得多。

因此，通过上述反应，进入机体的强酸被弱酸（H_2CO_3、HHb、$HHbO_2$）所取代，血浆 H^+ 浓度不至于明显升高。机体生成的 H_2CO_3 又可分解成 CO_2，部分溶解于体液，部分通过肺脏迅速排出体外，进一步促进上述缓冲作用。

2. 对固定碱的缓冲作用　碱性物质首先与血浆缓冲对的酸性成分，即弱酸发挥作用。

（1）血浆缓冲：血浆 H_2CO_3/HCO_3^- 缓冲对中的 H_2CO_3 浓度很低，但 CO_2 来源丰富，所以仍是起缓冲作用的重要成分。

$$CO_2 + H_2O \longrightarrow H_2CO_3$$

$$OH^- + H_2CO_3 \longrightarrow HCO_3^- + H_2O$$

（2）红细胞内缓冲：碱性物质进入红细胞后，与红细胞内的缓冲对发生作用，主要是与 Hb 缓冲系统和 H_2CO_3/HCO_3^- 缓冲系统的 H_2CO_3 发生作用。

$$OH^- + HHb \longrightarrow Hb^- + H_2O$$

$$OH^- + HHbO_2 \longrightarrow HbO_2^- + H_2O$$

$$CO_2 + H_2O \xrightarrow{CA} H_2CO_3$$

$$OH^- + H_2CO_3 \xrightarrow{CA} HCO_3^- + H_2O$$

由于 CA，红细胞内 H_2CO_3/HCO_3^- 缓冲对发挥的作用也比血浆迅速、强大。

其他缓冲系统，如蛋白质缓冲系统和磷酸盐缓冲系统也发挥一定作用，但作用强度要弱得多。

$$OH^- + HPr \longrightarrow Pr^- + H_2O$$

$$OH^- + H_2PO_4^- \longrightarrow HPO_4^{2-} + H_2O$$

因此，通过上述反应，进入血液的强碱被弱碱（HCO_3^-、HHb^-、$HHbO_2^-$）所取代，血浆中 OH^- 浓度不至于明显升高（或 H^+ 浓度不至于明显降低）。生成的 H_2O 经肾脏等迅速排出体外，但 HCO_3^-、HPO_4^{2-} 仅能通过肾脏缓慢排出，这也是机体不容易耐受碱中毒的原因之一。但与呼吸性碱中毒相比，代谢性碱中毒患者的细胞内碱中毒的程度多较轻，不容易出现严重代谢障碍和精神症状。

总之，血液中代谢产生的酸、碱物质的缓冲主要与 H_2CO_3/HCO_3^- 缓冲对有关，更与红细胞内的 CA 的催化作用和 Hb、HbO_2 的缓冲作用有关，因此适当数量和功能的红细胞是必要的，但是其作用不像对呼吸性酸碱平衡紊乱那样重要。

五、骨骼的缓冲作用

骨骼在持续时间较长的代谢性酸中毒中发挥作用，主要是钙盐分解增多，有利于对 H^+ 的缓冲。

$$Ca_3(PO_4)_2 + 4H^+ \longrightarrow 3Ca^{2+} + 2H_2PO_4^-$$

第四节　临床常用的动脉血酸碱参数

酸碱平衡与紊乱一般是指血液，主要是动脉血的平衡与紊乱，故常用动脉血气参数反映酸碱状态，主要有气体、酸碱度和碱性指标。

一、动脉血二氧化碳分压

动脉血二氧化碳分压（$PaCO_2$）是动脉血中溶解状态的 CO_2 所产生的张力。组织代谢所产生的 CO_2 由静脉血携带到右心，然后通过肺血管进入肺泡，随呼气排出体外。肺泡气二氧化碳分压（P_ACO_2）主要与每分钟 CO_2 产生量、肺泡通气量（$\dot{V}_A$）有关。在 CO_2 产生量恒定的情况下，P_ACO_2 与 $\dot{V}_A$ 成反比。

动脉血的 CO_2 总量（TCO_2）与 $PaCO_2$ 的关系曲线称为 CO_2 解离曲线，在生理范围内 $PaCO_2$ 与 TCO_2 呈线性关系（图 5-1）。而在相同 PCO_2 条件下，氧合血的 TCO_2 较还原血少。

肺泡气和动脉血 PCO_2 差（$P_{A-a}CO_2$）可忽略不计，因此 $PaCO_2$ 是反映肺通气功能的良好参数。$PaCO_2$ 正常值为 35 ~ 45 mmHg。$PaCO_2 < 35$ mmHg 为通气过度，但不一定是呼吸性碱中毒；$PaCO_2 > 45$ mmHg 为通气不足，不一定是呼吸性酸中毒。合理机械通气（MV）使 $\dot{V}_A$ 增加，氧耗量和 CO_2 产生量

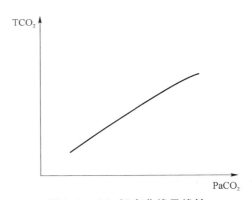

图 5-1　CO_2 解离曲线呈线性

下降，$PaCO_2$ 下降。

二、动脉血 pH

1. 正常 pH　pH 是反映血液酸碱度的参数，如前述 $pH = -lg[H^+]$。正常动脉血 pH 为 7.35 ~ 7.45，平均 7.40。pH < 7.35 为酸血症，> 7.45 为碱血症。实际计算时常采用公式：$pH = 6.1 + lg[HCO_3^-]/0.03PCO_2$。因此，pH 受呼吸和代谢因素的双重影响，如果 $[HCO_3^-]$ 变化伴随 PCO_2 的相应变化，$[HCO_3^-]/0.03PCO_2$ 保持 20：1，pH 即能保持正常。

一般情况下，MV 是否合适不以 $PaCO_2$ 是否正常为标准，而以 pH 是否在正常范围或是否合适为原则，若通气压力导致气压伤的机会显著增加时，pH 可允许在较低范围，称为允许性高碳酸血症（PHC）。但无论何种情况，皆尽量避免 pH 显著升高。

2. **pH 的调节** 机体动脉血 pH 能够维持在狭窄范围内，主要靠血液缓冲系统的缓冲作用和肺、肾的调节作用。强酸或强碱经过缓冲系统缓冲后即转化为弱酸或弱碱。以碳酸-碳酸氢盐缓冲对为例说明。

$$HCl+BHCO_3 \rightarrow H_2CO_3+BCl（强酸变为弱酸）$$

$$H_2CO_3 \rightarrow CO_2\uparrow+H_2O$$

$$BOH+H_2CO_3 \rightarrow BHCO_3+H_2O（强碱变为弱碱）$$

缓冲产生的 CO_2 和 HCO_3^- 最终分别由肺和肾脏排出。

当血液[H^+]增加或 $PaCO_2$ 上升时，呼吸中枢兴奋，每分通气量（VE）增加，$PaCO_2$ 降低，从而使 pH 维持正常。当血液[H^+]减少或 $PaCO_2$ 降低时，呼吸中枢受抑制，VE 减少，PCO_2 增高，使 pH 维持正常。

正常人每日体内产生 50～100 mEq 固定酸，由肾脏排出。当体内固定酸增多时，肾脏排 H^+、回吸收 HCO_3^- 增多，以保持 pH 的相对稳定。

三、综合性参数

1. **二氧化碳总量（TCO_2）** 存在于血浆中的一切形式的 CO_2 的总含量，包括物理溶解 CO_2、与蛋白质氨基结合 CO_2、HCO_3^-、CO_3^{2-} 和 H_2CO_3，因此 TCO_2 受呼吸和代谢因素的双重影响，是反映酸碱平衡的综合性参数，其中 H_2CO_3 仅为溶解状态 CO_2 量的 $1/800$，CO_3^{2-} 的含量也可以忽略不计。HCO_3^- 浓度最高，是血浆 CO_2 运输的主要形式，约占 95%（表 5-2），TCO_2 的正常值为 23～31 mmol/L，平均值为 27 mmol/L。

表 5-2 动脉血浆中各种形式 CO_2 的浓度

成 分	浓度（mmol/L）
H_2CO_3	0.0017
CO_3^{2-}	0.03
溶解 CO_2	1.20
氨基甲酰 CO_2	0.17
HCO_3^-	24

2. **实际碳酸氢盐（AB，HCO_3^-）** 动脉血在实际 $PaCO_2$ 及血氧饱和度（SaO_2）条件下的血浆 HCO_3^- 浓度。正常值为 22～27 mmol/L，平均值为 24 mmol/L。AB 受呼吸和代谢因素的双重影响。一方面 HCO_3^- 是血液 CO_2 运输的主要形式，进入血液的 CO_2 大多进入红细胞内，在 CA 作用下，与 H_2O 迅速反应生成 H_2CO_3，进而解离成 H^+ 和 HCO_3^-。H^+ 被还原血红蛋白缓冲；HCO_3^- 由红细胞内转移至血浆，血浆 HCO_3^- 浓度升高；血浆 Cl^- 转移至红细胞内，血浆 Cl^- 浓度下降，从而保障 CO_2 的运输和碳酸的缓冲，保持 pH 的稳定，因此 HCO_3^- 受呼吸因素的影响。HCO_3^- 是缓冲碱，当体内固定酸过多时，H^+ 与 HCO_3^- 结合形成 HCO_2，后者分解为 CO_2 和 H_2O，分别通过呼吸和肾脏排出体外。该反应主要在红细胞内进行，通过 CA 的作用和 Cl^- 转移而迅速完成，并使 pH 保持稳定，因此 HCO_3^- 受代谢因素的影响。

总之，HCO_3^- 浓度受 H^+ 影响，H^+ 浓度升高，血浆 HCO_3^- 浓度下降；H^+ 浓度下降，血浆 HCO_3^- 浓度升高。HCO_3^- 浓度也与 PCO_2 有关，$PaCO_2$ 升高，血浆 HCO_3^- 浓度升高；反之血浆 HCO_3^- 浓度下降，因此 HCO_3^- 是反映代谢性和呼吸性酸碱平衡的综合性参数。

四、代谢性参数

1. **标准碳酸盐（SB）** 血液在 37℃、血红蛋白充分氧合、PCO_2 40 mmHg 的条件下测定的血浆 HCO_3^- 浓度。由于排除了呼吸影响，SB 是反映代谢性酸碱平衡的参数。正常值与正常 AB 相同。

2. **缓冲碱（BB）** 血浆中含有等量的阳离子和阴离子，BB 是指血液中具有缓冲能力的各种阴离子总量（表 5-3）。

表 5-3 全血缓冲碱的组成

成 分	含量百分比
血浆 HCO_3^-	35%
红细胞 HCO_3^-	18%
氧合和还原血红蛋白	35%
血浆蛋白	7%
有机、无机磷酸盐	5%

（1）BB 的主要成分：HCO_3^- 是最重要的缓冲碱，不仅是由于其含量高，占全血缓冲碱的 50% 以上，而且能顺利通过红细胞膜，并通过红细胞放大其缓冲作用。更重要的是 HCO_3^- 受肾脏调节，而 HCO_3^-

缓冲 H^+ 后产生的 CO_2 由肺脏排出，进一步放大 HCO_3^- 的作用。当循环血液流经组织时，氧合血红蛋白解离氧供组织利用，还原血红蛋白的碱性较氧合血红蛋白强，可缓冲由组织细胞代谢产生、进入血液的 CO_2，因此血红蛋白缓冲系统在 CO_2 运输和呼吸性酸碱平衡紊乱的缓冲中有重要作用。贫血患者不仅运输氧的能力下降，对呼吸性酸中毒和碱中毒的耐受能力也显著下降，因此在合并贫血的呼吸衰竭患者，适当输血有多方面的价值，而新鲜血的作用更强，这在临床上容易被忽视。血浆磷酸盐和蛋白质的含量低且稳定，缓冲作用远不如上述两种缓冲物质。

（2）正常缓冲碱：BB 含血液全部碱性物质，理论上作为碱储备的参数较前述 AB 等参数有所进步，但受一些因素的干扰，如血液 pH 和电解质离子都会影响 BB 的含量，但主要是呼吸因素的影响。为此有学者用标准条件（即 37℃、血红蛋白充分氧合、PCO_2 40 mmHg）处理血液后测定缓冲碱，称为正常缓冲碱（normal buffer base，NBB），并由实际测定的缓冲碱与标准条件下测定的缓冲碱的差值来表示人体碱储备。用公式表示为：

$$\Delta BB = BB - NBB$$

与 NBB 相比，ΔBB 进一步排除了电解质等因素的干扰，因而反映机体碱储备更合理。

BB 是反映代谢性酸碱平衡的参数，正常值为 46~54 mmol/L。

（3）BB 的不同形式：BB 可分为碳酸氢盐缓冲碱（HCO_3^-）和非碳酸氢盐缓冲碱（Buf^-）组成，两者的关系如下。

$$CO_2 + H_2O \Longleftrightarrow H_2CO_3 \Longleftrightarrow H^+ + HCO_3^-$$

$$Buf^- + H^+ \Longleftrightarrow HBuf$$

由上述公式可见，当 $PaCO_2$ 升高时，为缓冲 H_2CO_3 消耗了 Buf^-，但 HCO_3^- 浓度相应升高，BB 总量不变。

3. 实际碱剩余（ABE） 将 1 L 全血的 pH 滴定至 7.40 时所需的酸或碱的数量，正常值范围为 ±3 mmol/L。ABE 与 AB 意义相似，但因反映血液酸碱物质总的缓冲能力，故可能更合理，但实际上涉及因素较多，临床应用较少。

4. 标准碱剩余（碱剩余，SBE，BE）

（1）基本概念：37℃、血红蛋白与氧充分结合、PCO_2 为 40 mmHg 的条件下，将 1 L 全血的 pH 滴定至 7.40 所需的酸或碱的数量。BE 即上述 ΔBB。用酸滴定表示碱剩余，正值表示；用碱滴定表示碱不足，负值表示。由于排除了呼吸影响，BE 被认为是反映代谢性酸碱平衡的参数，与 SB 的含义相似，但因前者反映血液酸碱物质总的缓冲能力，故可能更有价值。正常动脉血 pH 在 7.40 左右，因此 BE 在 0 左右，正常值范围为 ±3 mmol/L。BE 能反映血液缓冲碱绝对量的增减，故用来指导临床补充酸或碱的剂量时，可能比根据 $[HCO_3^-]$ 更准确。

$$补碱（酸）量 = 0.6 \times BE \times 体重（kg）$$

一般先补充计算值的 1/2~2/3，然后根据动脉血气复查结果决定第二次补充量。应注意，测定的血液只是细胞外液和总体液的一小部分，而且体外测定的结果也不能完全代表整体情况，因此实际应用时应结合临床特点客观评价。

（2）BE 的概念：临床常用的 BE 有全血 BE（BEb）及细胞外液 BE（BEecf）。BEb 受 Hb 浓度的直接影响，因此需要用 Hb 进行校正。只要测得 pH 和另外一个参数（如 $[HCO_3^-]$ 或 $PaCO_2$），理论上就能方便地在 Siggaard-Anderson 列线图上读出已经用 Hb 校正的 BE 值。

因为血浆和组织间液不断进行交换，从细胞外液角度讲，BE 值受 Hb 浓度的影响就大为减少，用公式表示则为：

$$细胞外液 Hb \times 细胞外液容量 = 血液 Hb \times 血容量$$

$$血容量 = 体重 \times 8\%$$

$$细胞外液容量 = 体重 \times （20\% \sim 30\%）$$

$$\begin{aligned}细胞外液 Hb &= 血液 Hb \times 体重 \times 8\% / 体重 \\ &\quad \times （20\% \sim 30\%） \\ &= 血液 Hb \times （0.3 \sim 0.4）\end{aligned}$$

以正常 Hb 150 g/L 为标准，则细胞外液 Hb 为 50~60 g/L，一般情况下细胞外液 BE 用 Hb 浓度 50~60 g/L 校正比较合适。与 BEb 受 Hb 浓度变化影响较大相比，Hb 浓度变化对 BEecf 的影响非常有限，可忽略不计，因此可用以细胞外液 Hb 为 50~60 g/L 进行固定校正。上述情况的变化随不同的血气分析仪而变，使用时应参考说明书。一般情况下上述各种 BE 的价值相似，可同等对待。

第五节 肺、肾调节在酸碱平衡中的作用

血液是缓冲酸碱平衡紊乱的第一道屏障,细胞内液和总体液发挥更强大的作用,但总体作用有限,通过呼吸调节和肾功能代偿使机体(主要是血液)的代偿作用明显增强。

一、肺通气调节

肺通气发挥调节作用较迅速,约数小时达高峰。延髓呼吸中枢通过调整呼吸运动的深度和频率,加速或减慢 CO_2 的排出。$PaCO_2$ 升高或 pH 降低,呼吸运动加深加快,CO_2 排出量增多;反之,$PaCO_2$ 降低或 pH 升高,则呼吸运动变浅变慢,减少 CO_2 的排出。因此,通过呼吸中枢对呼吸运动的调控调整血液 H_2CO_3(CO_2)浓度,使血液[$NaHCO_3$]/[H_2CO_3]尽可能维持正常,pH 相对稳定。原发性 $PaCO_2$ 升高患者多有呼吸功能(包括呼吸器官和调节系统)的显著减退,导致肺通气的实际调节作用有限,主要用于代谢性酸碱平衡紊乱的调节。

(一)呼吸调节的基本环节

1. 运动神经元、呼吸肌或呼吸相关肌群 驱动呼吸肌或呼吸相关肌群的运动神经元位于脊髓的不同节段和脑干的不同部位,支配膈肌的运动神经元在 $C_3 \sim C_5$,支配肋间肌的位于 $T_1 \sim T_{12}$,支配腹壁肌群的位于 $T_4 \sim L_3$。控制气道肌群的运动神经元主要位于脑干疑核和迷走神经核,分别通过舌咽神经和迷走神经支配咽喉部肌群和气管平滑肌。膈肌和肋间外肌、肋间内肌和腹肌分别是最重要的吸气肌和呼气肌。最重要的呼吸道肌肉是气管平滑肌和上气道骨骼肌。

2. 呼吸节律和基本调节 呼吸中枢的节律性运动是呼吸的基础。呼吸调节可分为两个方面:自主性呼吸调节和行为性呼吸调节,前者主要包括脑干的直接调节、化学性调节和机械性调节;后者主要是大脑皮质对呼吸的调节。在健康人,化学性调节起重要作用,详见下述。屏气、唱歌、说话时的呼吸受大脑皮质调节,即大脑皮质能在一定限度内随意控制呼吸,称为行为性呼吸调节,也称为随意性呼吸调节。清醒时呼吸调节由两者共同完成,两者作用的强度取决于人体状态,总体而言自主性呼吸调节起决定作用,行为性呼吸调节可随时发挥作用。当

人体由清醒转为睡眠时,特别是非快速眼动睡眠期,行为性呼吸调节失去作用,完全依赖于自主性呼吸调节。

3. 影响呼吸中枢调节的因素 除脑干呼吸调节中枢的直接调节外,主要有化学性和机械性两类。正常情况下,化学性因素(主要是 $PaCO_2$、pH 和 PaO_2)起主要作用(图 5-2、图 5-3)。在气道-肺实质疾病患者,机械性因素(肺牵张反射、呼吸肌本体感受性反射、肺毛细血管旁感受器引起的反射)可能发挥更主要的作用。

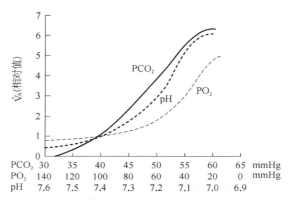

图 5-2　$PaCO_2$、PaO_2、pH 单一改变对肺泡通气量的影响

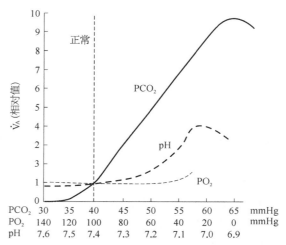

图 5-3　$PaCO_2$、PaO_2、pH 综合改变对肺泡通气量的影响

(二)中枢神经的调节

呼吸肌由脊髓前角运动神经元支配,而后者又

受呼吸中枢控制,所以呼吸运动的节律来自呼吸中枢神经系统,参与启动与调节呼吸运动的细胞群及其连接称为呼吸中枢,位于脑干,不同部位的神经细胞群相互协调、制约,共同完成对呼吸运动的调节,其中延髓是呼吸节律的起源部位,脑桥部位的调节可使呼吸节律更完善,脊髓上位神经元是与呼吸肌进行神经联系的主要通路,大脑皮质主要在随意呼吸运动中发挥作用。

(三)呼吸的化学性调节

1. $PaCO_2$ 除呼吸中枢的自律性活动和脑干本身调节外,$PaCO_2$变化是健康人调节呼吸中枢的主要因素。$PaCO_2$对呼吸中枢的影响主要通过两条途径实现:① 延髓的中枢化学感受器,该部位对PCO_2的变化(主要通过 H^+ 的变化)非常敏感。$PaCO_2$升高 2 mmHg 即出现通气加强反应。② 通过外周化学感受器间接影响呼吸中枢的兴奋性,但其敏感性要低得多,$PaCO_2$升高 10 mmHg 才会出现通气加强反应。不仅如此,$PaCO_2$通过中枢化学感受器直接兴奋呼吸中枢的作用强度也远超过外周化学感受器,前者作用大约占 80%,后者大约占 20%。在下述情况下,外周化学感受器的作用可能是主要的:① 中枢化学感受器的反应速度减慢,如 $PaCO_2$突然升高时,外周化学感受器可能起主要作用。② 中枢化学感受器受抑制时,外周化学感受器起主要作用。$PaCO_2$变化兴奋呼吸中枢有一定限度,当$PaCO_2$明显升高时抑制呼吸中枢,产生 CO_2 麻醉。CO_2麻醉出现与否不仅取决于$PaCO_2$水平,还取决于$PaCO_2$的上升速度,短时间$PaCO_2$迅速升高者更易出现 CO_2 麻醉。

2. 动脉血 pH 或[H^+] 与$PaCO_2$变化对呼吸中枢的影响相似,pH 变化对呼吸中枢的影响也通过中枢和外周化学感受器实现。中枢化学感受器对 pH(或 H^+)变化的敏感性比对外周化学感受器要高得多,前者大约是后者的 25 倍。脑脊液 H^+是中枢化学感受器最有效的刺激物,PCO_2对中枢化学感受器的作用主要通过 H^+实现。由于血-脑脊液屏障的作用,血液 H^+进入脑脊液的速度非常缓慢,故代谢性酸碱平衡紊乱时,其调节作用的发挥速度受到限制,但持久;CO_2可自由通过血-脑脊液屏障,故呼吸性酸碱紊乱时,中枢感受器可迅速发挥作用,但容易耐受。

正常状态下,脑脊液与血液 pH 一致,但因HCO_3^-不易透过血-脑脊液屏障,所以发生代谢性碱

中毒或酸中毒时,脑脊液的代偿速度非常缓慢。CO_2可自由通过血-脑脊液屏障,故呼吸性酸碱平衡紊乱极易出现 HCO_3^-、$PaCO_2$变化的不一致,出现明显的脑脊液酸碱平衡紊乱和相应的临床症状。如慢性高碳酸血症患者(伴随 HCO_3^-代偿性升高)MV 治疗后,若 VE 过大,$PaCO_2$下降速度过快,即使 $PaCO_2$仅降至正常,患者仍表现为呼吸抑制,其原因之一就是脑脊液仍呈碱性,是撤离机械通气时失败的常见原因。

3. PaO_2 氧虽不是酸碱物质,但 PaO_2通过影响呼吸中枢而影响酸碱平衡。PaO_2降低通过外周化学感受器提高呼吸中枢的兴奋性,但对呼吸中枢的直接作用是抑制性的。一般情况下,PaO_2对呼吸中枢的影响最不敏感,PaO_2下降至 80 mmHg 才可能出现可觉察的通气反应增加;下降至 60 mmHg 以下时,才可出现通气反应的明显增加(与呼吸衰竭的诊断标准和临床纠正低氧血症的基本标准一致)。因此,正常情况下,PaO_2对呼吸中枢兴奋性的影响微乎其微。在慢性 CO_2潴留患者中,呼吸中枢对$PaCO_2$的变化逐渐适应,低 PaO_2对呼吸中枢的兴奋作用才更重要。

4. $PaCO_2$、pH、PaO_2 在调节呼吸中的相互作用 $PaCO_2$、pH、PaO_2可单独发挥调节作用,但更多是共同发挥作用。图 5-2 显示保持两个因素不变而仅改变一个因素时的通气效应变化,其中 PaO_2变化对呼吸增强的影响最弱、最慢,只有当 $PaO_2 < 60$ mmHg 时,才逐渐出现通气反应的明显增强。$PaCO_2$和 pH 则不同,只要稍有升高,VE 就明显增大,高 $PaCO_2$的反应尤其明显。图 5-3 为一种因素改变时,其他因素不加控制的情况,$PaCO_2$升高、pH 降低时,VE 增加较单独 $PaCO_2$升高时大。pH 降低时,VE 增大,使 CO_2排出量增加,$PaCO_2$降低,抵消了一部分 pH 降低的兴奋作用;PCO_2下降也使 pH 升高,VE 增加幅度进一步减弱。PaO_2降低时,VE 增加,排出较多 CO_2,使 $PaCO_2$降低,pH 升高,从而使低氧的刺激作用减弱。若同时出现低氧血症和高碳酸血症,则两者作用叠加,VE 明显增大。

总之,$PaCO_2$升高、pH 降低或 PaO_2降低,呼吸中枢兴奋,呼吸加深、加快,CO_2排出量增多,血液 H_2CO_3浓度降低;$PaCO_2$降低、pH 升高或 PaO_2升高,呼吸变浅、变慢,CO_2排出量减少,血液 H_2CO_3浓度增加,即通过呼吸中枢对呼吸运动的调控调整血液 H_2CO_3(CO_2)的浓度,使[$NaHCO_3$]/[H_2CO_3]尽量维持正常,pH 也维持相对稳定。但需强调,不同化

学刺激或相同化学刺激在不同条件下对呼吸中枢影响的强度不同,与上述试验结果可能有较大差异;多数疾病状态情况下,机械性刺激发挥更大的作用(见后述)。

(四)神经反射性调节

与其他神经系统的反射活动相同,呼吸的神经反射性调节过程也大体包括感受器、传入神经、中枢、传出神经和效应器五部分,发挥复杂的调节作用,但主要在疾病条件下发挥作用(见后述)。

(五)临床呼吸系统疾病患者的真实呼吸调节

1. **基本现象** 呼吸调节的影响因素众多,呼吸首先是自律性运动,在健康人,化学性调节发挥重要作用。但在出现气道-肺实质严重疾病的情况下,化学性因素的调节作用往往减弱,如临床上更多见的是 CO_2 麻醉和低 PaO_2 对呼吸无明显刺激作用,此时机械性刺激或其他化学性刺激可能发挥更大作用。

2. **临床悖论** 在慢性高碳酸血症患者中,临床上强调低流量吸氧以维持低氧血症对呼吸中枢的兴奋性,又强调 $PaO_2 \geq 60$ mmHg 或 $SaO_2 \geq 90\%$ 以维持适当氧合,两者实际上是相互矛盾的,因为 $PaO_2 \geq 60$ mmHg 时,PaO_2 对呼吸中枢的兴奋作用基本不存在,此时气道-肺实质的力学变化才是兴奋呼吸中枢的主要因素。

3. **常见疾病的特点与合理解释** 对于哮喘急性发作等急性通气障碍患者,国内许多教科书或参考书将低氧血症作为兴奋呼吸中枢的主要因素,但这是有问题的,因为该类患者很容易纠正低氧血症,但呼吸增强、增快照样存在,并发生呼吸性碱中毒。在急性呼吸窘迫综合征(ARDS)或急性肺水肿等换气功能障碍患者中,也常将低 PaO_2 作为兴奋呼吸中枢的主要因素,实际上也是错误的,因为将 PaO_2 纠正至 60 mmHg 以上,即使 SaO_2 达 100%,呼吸加快、加强也照样存在,且存在呼吸性碱中毒。加之应激反应等导致肾脏重吸收 HCO_3^- 增多,排出 H^+ 减少,又合并代谢性碱中毒(吸收性碱中毒),仍不能对呼吸产生抑制作用,因此肺实质容积变化(主要影响牵张感受器)、气道阻力变化(主要影响呼吸肌本体感受器)和毛细血管张力变化(主要影响肺毛细血管 J 感受器)等才是呼吸兴奋的主要因素。只有气道阻力降低,肺水肿和肺损伤改善,呼吸增强才会改善,否则需镇静-肌松剂抑制过强的自主呼吸。详见《临床呼吸生理学》第 2 版(朱蕾主编)。

二、肾 的 调 节

肾的调节作用缓慢,约 72 h 达高峰。肾脏(主要是肾小管)通过排出过多的酸、碱和(或)重吸收过多的酸、碱维持机体的酸碱平衡,其中主要通过调节血浆 $NaHCO_3$ 浓度维持血液 pH 的相对稳定。当血浆 $NaHCO_3$ 浓度降低时,肾脏代偿性排出酸性物质和重吸收 $NaHCO_3$ 增多,以尽可能恢复正常 $NaHCO_3$ 水平。血浆 $NaHCO_3$ 水平升高,则代偿性减少酸性物质的排出和减少 $NaHCO_3$ 的重吸收,以尽可能恢复正常 $NaHCO_3$ 水平。正常膳食条件下,尿液固定酸的排出量比碱多,尿液 pH 一般在 6.0 左右;在酸碱失衡的情况下,尿液 pH 可降至 4.4 或升至 8.0,变动幅度可相差 3 个 pH 单位以上,相应 H^+ 浓度差在 1 000 倍以上,说明肾脏有强大的调节酸碱物质排泄和维持血液正常 pH 的能力。

(一)肾脏的基本调节机制

在肾脏的功能结构中,远曲小管和集合管是肾脏调节酸碱物质吸收、排泄的主要部位。原尿的 pH 与血浆相同,但原尿流经远曲小管后,pH 显著下降,说明尿液的酸化过程主要经过远曲小管的泌氢作用实现,并同时伴随钠的重吸收。集合管也发挥相似的作用。

1. **分泌氢、重吸收钠** 是肾脏调节 pH 的最基本过程,其中 Na^+ 主要以 $NaHCO_3$ 形式重吸收。肾小球滤过的原尿,其 pH 与血浆相同,平均为 pH 7.4;$[NaHCO_3]/[H_2CO_3]$ 和 $[Na_2HPO_4]/[NaH_2PO_4]$ 也与血浆相同,分别为 20:1 和 4:1。原尿通过近曲小管流经远曲小管后,pH 下降。若 pH 降至 4.8,$NaHCO_3$ 几乎测不出,$[Na_2HPO_4]/[NaH_2PO_4]$ 降为 1:99,说明原尿流经远曲小管的过程中,$NaHCO_3$ 几乎全部被吸收,绝大部分 Na_2HPO_4 转变为 NaH_2PO_4。该过程有 H^+ 的排出和 Na^+ 的重吸收。肾小管细胞富含 CA,能催化 CO_2 与 H_2O 迅速生成 H_2CO_3,后者又迅速解离出 H^+ 和 HCO_3^-,其中 H^+ 被分泌到管腔;而管腔中 $NaHCO_3$ 和 Na_2HPO_4 的 Na^+ 被重吸收至肾小管上皮细胞。分泌一个 H^+,重吸收一个 Na^+,以保持电中性,Na^+ 和肾小管上皮细胞中 HCO_3^- 同时重收到血液,补充肾小球滤过的 $NaHCO_3$,Na_2HPO_4 转变为酸性的 NaH_2PO_4 排出体外。

经过远曲小管和集合管的 H^+-Na^+ 交换,尿液 pH 最低可降至 4.4,对比血浆 pH 7.4,两者相差 3 个

pH 单位,H^+ 浓度比血浆高 1 000 倍,说明肾脏的酸化功能极其强大。

（1）远曲小管和集合管的 H^+-Na^+ 交换

1）肾小管上皮细胞:见下反应式。

$$CO_2+H_2O \xrightarrow{CA} H_2CO_3 \xrightarrow{CA} HCO_3^-+H^+$$

2）H^+ 分泌入肾小管腔,伴随等量 Na^+ 重吸收入肾小管上皮细胞;产生的酸性物质和水分排出体外。

$$H^++NaHCO_3 \longrightarrow Na^++H_2CO_3 \longrightarrow CO_2+H_2O$$

$$H^++Na_2HPO_4 \longrightarrow Na^++NaH_2PO_4$$

3）肾小管上皮细胞内,Na^+ 与 HCO_3^- 结合为 $NaHCO_3$,重吸收入组织间液,然后进入血浆。

$$Na^++HCO_3^- \longrightarrow NaHCO_3$$

其他有机酸的钠盐（含量少得多）也以相同的方式进行 H^+-Na^+ 交换,而酸性代谢产物随尿液排出体外。

（2）影响碳酸氢钠重吸收因素:① $PaCO_2$,$PaCO_2$ 升高,CO_2 水化作用增强,重吸收的 HCO_3^- 和 Na^+ 增加;反之,重吸收减少,这是呼吸性酸中毒或碱中毒发生后,机体代偿的主要机制之一。② 细胞外液容量,细胞外液容量减少,重吸收 $NaHCO_3$ 增加;反之,重吸收减少,这是机体代偿性恢复血容量或排出过多体液的主要机制之一。③ 血 K^+ 浓度,血 K^+ 浓度降低,重吸收增加;反之重吸收减少,主要是 K^+-Na^+ 交换与 H^+-Na^+ 交换相互竞争性抑制的结果,在酸碱平衡紊乱的发生、发展中有重要作用。④ 血 Cl^- 浓度,血 Cl^- 浓度降低,重吸收增多;反之重吸收减少。⑤ 碳酸酐酶活性,CA 活性增加,重吸收增加;反之,重吸收减少。在碱中毒患者,适当应用乙酰唑胺等 CA 抑制剂,补充钾、氯可较快改善碱血症。

（二）K^+-Na^+ 交换与 H^+-Na^+ 交换

该机制主要调节 K^+ 的排泄。在病理状态下对调节血液酸碱度也有重要作用。原尿中的 K^+ 在近曲小管几乎全部被重吸收,而尿液（终尿）中的 K^+ 则由远曲小管和集合管主动分泌产生。远曲小管和集合管分泌的 K^+ 可与管腔中的 Na^+ 交换,即排出 K^+,重吸收 Na^+,称为 K^+-Na^+ 交换。由于 H^+-Na^+ 交换也在远曲小管和集合管的上皮细胞进行,与 K^+-Na^+ 交换存在竞争性抑制作用,该作用与普通体细胞的竞争关系相似。若 H^+ 分泌增多,K^+ 分泌便减少,故 H^+-Na^+ 交换占优势将抑制 K^+-Na^+ 交

换,这是酸中毒伴随高钾、碱中毒伴随低钾的原因之一。相反,K^+ 分泌增多,K^+-Na^+ 交换占优势将抑制 H^+-Na^+ 交换,这也是高钾血症伴随酸中毒、低钾血症伴随碱中毒的原因之一。

（三）氨的分泌

远曲小管和集合管细胞分泌 NH_3,并与管腔中的 H^+ 结合形成 NH_4^+ 排出体外;同时重吸收 Na^+,与 HCO_3^- 结合形成 $NaHCO_3$,提高组织间液和血浆的 $NaHCO_3$,这是肾脏排 H^+ 保 Na^+ 的一种形式。该过程是放大肾脏调节酸碱能力的主要机制。

远曲小管和集合管上皮细胞的 NH_3 主要来自血液中的谷氨酰胺,部分由肾小管上皮细胞内氨基酸的氧化脱氨基反应生成。NH_3 被分泌入管腔,与 H^+ 结合形成 NH_4^+,取代了原尿中的 Na^+,生成铵盐排出,而重吸收的 Na^+ 则伴随 HCO_3^- 进入组织间液和血液循环。在 NH_4^+ 的生成过程中,尿液 H^+ 浓度减少,有利于肾小管继续分泌 H^+,重吸收更多的 Na^+。氨的分泌量也随尿液 pH 变化,尿液酸性越强,NH_4^+ 排出越多;若尿液呈碱性,NH_4^+ 生成便停止。

肾脏排 H^+ 保 Na^+、排 NH_4^+ 保 Na^+ 是其重吸收 $NaHCO_3$,保持体内酸碱平衡的有效措施,其中排 NH_4^+ 保 Na^+ 作用显著放大了肾脏的排 H^+ 能力,在酸中毒时尤为突出;反之在碱中毒情况下,上述反应减弱,H^+ 排出减少,$NaHCO_3$ 的重吸收减少。

正常血浆 $NaHCO_3$ 浓度为 22~27 mmol/L,若其浓度在 13~22 mmol/L 时,原尿中的 $NaHCO_3$ 全部重吸收;若超过 28 mmol/L 时,则重吸收显著减少。

（四）必要的说明

HCO_3^- 不仅以 $NaHCO_3$ 的形式重吸收,也与其他阳离子,比如 K^+、Mg^{2+} 结合重吸收,只是后者的浓度非常低,常被忽略。

与调节 Na^+、K^+ 相似,肾脏调节酸碱的作用非常缓慢,这也是发生急性酸中毒或碱中毒时,细胞内外酸碱状态差别巨大的原因之一。尽管肾脏代偿时间缓慢,理论上需 3~5 日才能达最大代偿水平,但临床实际达最高代偿水平的时间要短得多,大约为 72 h。因为体细胞代偿后,生成的碱性物质将以相对较快的速度向细胞外液转移。因脑脊液缺乏缓冲物质和放大缓冲能力的细胞成分,转运速度又比较缓慢,完全达最大代偿多超过 72 h。

缓冲作用的发挥必然伴随体液三个缓冲池不同

组分的浓度与比值的变化,肺通过呼吸调节 $PaCO_2$,间接调整缓冲系统内的碳酸含量;肾通过调节酸、碱的排出量调节血浆内碳酸氢盐等的浓度。肺、肾脏的作用相辅相成,任何一方功能失调皆会造成或加重酸碱平衡紊乱。

小　结

1. 能产生 H^+ 的物质是酸,能结合 H^+ 的物质是碱。酸碱状态一般用 pH 表示,$pH = -lg[H^+]$。

(1) pH 与 $[H^+]$ 并非线性关系,某些特殊情况下,用 pH 评估酸碱状态要慎重。

(2) pH 与 $[H^+]$ 之间有多种换算方法。

2. 体内酸性物质有挥发性酸(碳酸)和非挥发性酸(固定酸)两类,皆主要通过机体的代谢活动产生,前者从肺部经呼吸排出,后者则主要经肾脏排出,部分通过代谢活动消耗。碱性物质皆为固定碱,与固定酸的代谢相似。每日有相当数量的酸性或碱性物质(包括消化液等)进入机体。

酸碱离子与一般电解质离子主要通过氯转移、K^+-Na^+ 交换和 H^+-Na^+ 交换竞争联系在一起。

3. 酸碱关系可表示为:酸=H^++碱,每种酸皆有一种对应碱,称为共轭碱;反之则有对应的共轭酸,称为酸碱组合。

(1) 水溶液中 H^+ 离解的程度用解离常数 K 表示,K 的负对数称为 pK。

(2) 由于酸碱组合的存在,体液中进入较大量的酸性或碱性物质后,pH 的变化较小,称为缓冲作用,具有缓冲作用的酸碱组合称为缓冲系统或缓冲对。

(3) 许多物质具有酸碱两重性,主要取决于溶液 pH 与该物质两个 pK 之间的关系。

(4) pH=pK 时,[酸]=[碱],缓冲系统的缓冲能力最大。血液主要缓冲对的 pK 皆维持或接近于 7.4±2.0 范围内,缓冲能力强大。

4. 根据缓冲特点,体液可分为三个缓冲池:血液缓冲池(细胞外液缓冲池)、细胞内液缓冲池、脑脊液缓冲池。三部分通过一定的"隔膜"隔开,单独发挥作用,相互之间也有影响,其缓冲特点决定不同酸碱平衡紊乱的临床特点。

(1) 血液缓冲系统分可变缓冲对和不变缓冲对,前者起主要作用,且发挥作用迅速。血浆 HCO_3^-/H_2CO_3 缓冲对常用来表示 pH,$pH=pK+lg[NaHCO_3]/[H_2CO_3]$;只要 $[NaHCO_3]/[H_2CO_3]$ 维持在 20:1,血浆 pH 即可维持在 7.4;在 pH 7.4 附近,对酸的缓冲能力强大,这与人体代谢特点相适应;CO_2 含量可通过肺的呼吸作用调节,HCO_3^- 浓度可通过肾脏调节,故 $NaHCO_3/H_2CO_3$ 缓冲对的缓冲作用最强大。

(2) $HbO_2^-/HHbO_2$ 和 Hb^-/HHb 是红细胞内最主要的缓冲对;还原血红蛋白和氧合血红蛋白的不同特点决定 CO_2 在组织和肺部的运输;红细胞碳酸酐酶(CA)使 HCO_3^- 和 H_2CO_3 相互之间的转化速度显著加快。红细胞内的缓冲作用要比红细胞外强 3~6 倍,血液对 H_2CO_3 的缓冲作用的绝大部分(92%)直接或间接通过红细胞实现。红细胞的特性也决定血液对其他类型的酸碱平衡紊乱有明显的缓冲作用。

(3) 体细胞内磷酸盐和蛋白阴离子是最主要的缓冲物质,其中磷酸盐类缓冲对主要是 KH_2PO_4/K_2HPO_4,而蛋白质缓冲对可简单表示为 HPr/KPr。由于体细胞数量众多;有丰富的线粒体,可进行强大的代谢作用;细胞器上的质子泵可将 H^+ 泵入细胞器,在细胞功能完好的情况下,细胞内液的缓冲作用比血液强大得多。

(4) 脑脊液缺乏缓冲物质,主要是 $NaHCO_3/H_2CO_3$;也缺乏细胞和代谢活动,缓冲作用微弱。脑脊液和血液之间存在血-脑脊液屏障,进而影响神经-精神改变和呼吸变化。

5. 表示动脉血酸碱物质的参数主要有:气体参数 $PaCO_2$,酸碱度参数 pH,代谢性参数:SB、BE(BEb、BEecf)、BB 等,综合性参数:TCO_2、AB。准确理解不同参数的本质和意义是评估酸碱平衡的基础。

6. 肺调节主要是通过呼吸运动调节血液 CO_2 的含量。该作用较迅速。除延髓呼吸中枢的自律性活动和脑干的调节外,正常情况下化学性因素(主要 $PaCO_2$、pH 和 PaO_2)尤其是 PCO_2 起主要调节作用。在气道-肺实质疾病,化学性调节的作用减弱,机械性因素(肺牵张反射、呼吸肌本体感受性反射、肺毛细血管旁感受器引起的反射)可能发挥更主要的作用。

7. 肾脏通过肾小管排出过多的酸或碱调节血浆 HCO_3^- 的浓度,保持血液 pH 的相对稳定。肾脏的调节作用强大,但发挥作用的速度缓慢。

分泌 H^+、重吸收 Na^+ 是肾脏调节 pH 的最基本过程,其中 Na^+ 主要以 $NaHCO_3$ 形式回吸收。远曲小管和集合管细胞分泌 NH_3,与管腔中 H^+ 结合形成 NH_4^+ 排出体外;重吸收 Na^+,与 HCO_3^- 结合形成 $NaHCO_3$,是肾脏排 H^+ 保 Na^+ 的一种形式,是放大肾脏调节酸碱能力的主要机制。

(朱　蕾)

第六章
葡萄糖的代谢

葡萄糖(glucose)是机体的主要供能物质,膳食中糖类供给全身总热量的 60%~70%。维持正常血糖水平对于维持机体组织、器官的功能,特别是大脑组织的功能有重要作用。因为大多数情况下,葡萄糖是大脑唯一和最重要的能量来源。脑组织不含其他可利用的能量,只能依靠葡萄糖,血糖浓度过低时,容易发生脑功能障碍。正常情况下机体通过一系列调节机制维持血糖的稳定。

一、葡萄糖的特点

葡萄糖是有机化合物,分子式为 $C_6H_{12}O_6$,分子量为180,是自然界分布最广且最重要的一种单糖。纯净的葡萄糖为无色晶体,有甜味,易溶于水,微溶于乙醇,不溶于乙醚。天然葡萄糖在水溶液旋光向右,属于"右旋糖"。

二、葡萄糖的作用

葡萄糖在生物学领域具有重要地位,5%葡萄糖溶液和10%葡萄糖溶液是临床常用的补液用液和治疗用液,不同浓度的高渗葡萄糖是临床治疗时常用的能量来源。葡萄糖在机体内也有多种作用,代谢途径多样,如生成糖原、脂肪、氨基酸,参与磷酸戊糖途径,但其主要代谢途径是氧化供能,包括无氧氧化和有氧氧化供能,用简易公式可表示为:

$$C_6H_{12}O_6+6O_2+6H_2O=6CO_2+12H_2O+能量$$

1. 无氧氧化 也称为无氧酵解,即当机体相对缺氧(如剧烈运动)时葡萄糖分解产生能量的过程,在细胞质中进行。

(1)基本过程:无氧氧化可分两个阶段。首先葡萄糖通过氧化磷酸化等一系列过程转变丙酮酸,产生能量,1 分子葡萄糖产生 2 分子 ATP,用简易公式可表示为:

$$C_6H_{12}O_6+2NAD+2ADP+2Pi$$
$$=2CH_3COCOOH+2NADH_2+2ATP$$

第二阶段是在无氧条件下,丙酮酸被还原为乳酸,不产生能量,由乳酸脱氢酶催化。最终 1 分子葡萄糖在缺氧条件下转变为 2 分子乳酸,净产生 2 分子 ATP。

(2)生理意义:主要生理功能是在缺氧时迅速提供能量,正常情况下为一些细胞提供部分能量,糖酵解是糖有氧氧化的前段过程,某些中间代谢物是脂类、氨基酸等合成的前体。

2. 有氧氧化 是指葡萄糖生成丙酮酸后,在有氧条件下,进一步氧化生成乙酰辅酶 A,经三羧酸循环彻底氧化成水、CO_2 和产生能量的过程。这是葡萄糖氧化的主要方式,是机体获得能量的主要途径。

(1)葡萄糖氧化生成丙酮酸:该阶段和糖酵解过程相似,在细胞质中进行。在有氧条件下,丙酮酸进入线粒体生成乙酰辅酶 A。

(2)三羧酸循环:在丙酮酸脱氢酶复合体催化下,丙酮酸进行氧化脱羧反应,生成乙酰辅酶 A,经过三羧酸循环产生大量能量。

(3)三羧酸循环的特点:① 三羧酸循环是乙酰辅酶 A 的彻底氧化过程。草酰乙酸在反应前后并无量的变化,主要来自丙酮酸的直接羧化。② 三羧酸循环是能量的产生过程,1 分子乙酰辅酶 A 通过三羧酸循环经历 4 次脱氢(3 次脱氢生成 $NADH_2$,1 次脱氢生成 $FADH_2$)、2 次脱羧生成 CO_2、1 次底物水平磷酸化,共产生 10 分子 ATP。③ 三羧酸循环中的柠檬酸合酶、异柠檬酸脱氢酶、α-酮戊二酸脱氢酶复合体是反应中的关键酶,是反应的调节点。

(4)三羧酸循环的生理意义:① 三羧酸循环是糖类、脂肪和蛋白质三大物质代谢的最终代谢通路。糖类、脂肪和蛋白质在体内代谢最终都生成乙酰辅酶 A,然后进入三羧酸循环彻底氧化分解成水、CO_2,产生大量能量。② 三羧酸循环是糖类、脂肪和蛋白质三大物质代谢的枢纽。

(5)产能特点:糖的有氧氧化的主要功能是提供能量,人体内绝大多数组织细胞通过糖的有氧氧化获取能量。体内 1 分子葡萄糖彻底有氧氧化生成 32(或 30)分子 ATP,其中在肝、肾、心等组织生成 32 分子 ATP,在骨骼肌、脑组织生成 30 分子 ATP。差别的原因是葡萄糖到丙酮酸阶段的反应在细胞质进行,而 $NADH_2$ 必须在线粒体内进行氧化磷酸化,因此 $NADH_2$ 要通过穿梭系统进入线粒体。由于穿梭系统不同,最后获得的 ATP 数目不同。

三、血糖的正常水平

空腹时正常血糖浓度为 3.9~6.1 mmol/L,餐后 1 h 为 6.7~9.4 mmol/L,餐后 2 h ≤7.8 mmol/L。

由于人们进食是间歇性过程,因此机体得到的葡萄糖数量在时间上将处于不稳定状态。作为健康人的必备生存条件,血液葡萄糖浓度又要求保持稳定,这就限定了血液葡萄糖浓度的可偏离中心值的程度,即正常值中线和变化范围。

四、胰 岛 素

1. 基本作用 胰岛素的主要作用是促进糖类、脂肪、蛋白质三大营养物质的合成代谢。最主要的功能是降低血糖,是机体唯一能降低血糖的激素,一旦缺乏或不能正常发挥作用就会使血糖升高,发生糖尿病或反应性高血糖。

2. 降血糖原理 进食后,碳水化合物的多糖被消化水解成葡萄糖,并迅速吸收入血液,葡萄糖升高直接刺激胰岛细胞,产生胰岛素并释放进入血液。血液胰岛素与肝脏、肌肉和脂肪等组织细胞表面的胰岛素受体结合发挥作用,将血液葡萄糖转运到细胞内,供身体利用。胰岛素相当于"钥匙",胰岛素受体相当于"锁",只有当钥匙插入锁内才能打开葡萄糖进入细胞的大门。

进入细胞内的葡萄糖经过复杂的生物化学反应,产生能量,其中一部分直接供细胞活动;另一部分合成糖原或合成脂肪,以能源形式储存起来,以备需要时使用。

五、调节血糖水平的因素

(一)血糖的来源

血糖的来源:① 食物中的糖是血糖的主要来源;② 肝糖原分解是空腹时血糖的直接来源;③ 非糖物质,如甘油、乳酸及生糖氨基酸通过糖异生作用生成葡萄糖,在长期饥饿时作为血糖的来源。

(二)血糖的去路

血糖的去路:① 在各组织中氧化分解提供能量,这是血糖的主要去路;② 在肝脏、肌肉等组织进行糖原合成;③ 转变为其他糖及其衍生物,如核糖、氨基糖和糖醛酸等;④ 转变为非糖物质,如脂肪、非必需氨基酸等;⑤ 血糖浓度过高时,由尿液排出。

(三)血糖的调节因素

正常机体主要依靠化学、物理和激素系统三种方式调节血糖水平。

1. 化学调节 当血糖水平高于正常值时,可以通过加快糖原合成速度,下调血糖浓度;血糖水平低于正常值时,可以通过加快糖原分解速度和糖异生速度提升血糖浓度。

2. 物理调节 实际上通过肾脏进行。对于正常功能的机体而言,肾脏能全部重吸收进入原尿的葡萄糖。肾脏吸收的"血糖阈值"称为"肾糖阈",为 8.96~10.08 mmol/L(160~180 mg/dl)。当血糖浓度高于阈值时,近端小管上皮细胞对葡萄糖的吸收达到极限,葡萄糖就不能被全部重吸收,随尿液排出体外,并持续至血糖浓度回复到阈值以内。

3. 激素系统调节 机体存在两个作用相反的激素调节系统。胰岛素降低血糖,肾上腺素和胰高血糖素等升高血糖。通过激素系统的调节,当血糖浓度过高时,葡萄糖将加速转化为糖原,并抑制糖异生;当血糖浓度下降时,糖原将加速分解为葡萄糖,糖异生作用也相应加强。

需强调仅仅依靠机体的自身调节,葡萄糖及相关联成分供应不足,在长时间范围内仍可能导致低血糖反应。无论是糖原的合成和分解过程,还是糖异生作用,归根结底都需要有均匀、充足的饮食加以保障。轻视早餐,依靠血糖调节,可能会给自身带来一系列的不良后果。

六、糖类的消化和吸收

食物中的糖类主要是淀粉,也包括一些双糖及单糖。多糖及双糖都必须经过酶的催化水解生成单糖,才能被吸收。

1. 口腔的消化 唾液中的 α-淀粉酶催化淀粉中的 α-1,4-糖苷键水解,产物是葡萄糖、麦芽糖、麦芽寡糖和糊精。由于食物在口腔的停留时间短,淀粉的主要消化部位在小肠。

2. 小肠的消化和吸收

(1)糖的消化:小肠含有胰腺分泌的 α-淀粉酶,催化淀粉水解成麦芽糖、麦芽三糖、α-极限糊精、含分支的异麦芽糖。小肠黏膜刷状缘上含有 α-糊精酶,能催化 α-极限糊精的 α-1,4-糖苷键及 α-1,6-糖苷键水解,使 α-糊精水解成葡萄糖;刷状缘上还有麦芽糖酶,可将麦芽三糖、麦芽糖水解为葡萄糖。小肠黏膜还有蔗糖酶和乳糖酶,前者将蔗糖分解成葡萄糖和果糖,后者将乳糖分解成葡萄糖和半乳糖。有些成人缺乏乳糖酶,食用牛奶后发生乳糖消化、吸收障碍,引起腹胀、腹泻等症状。

(2)糖类的吸收:糖类被消化成单糖后的主要吸收部位是小肠上段,己糖尤其是葡萄糖被小肠上皮细胞摄取是依赖 Na^+ 的主动摄取过程。小肠上皮细胞的刷状缘存在着与细胞膜结合的 Na^+-葡萄糖联合转运体,当 Na^+ 经转运体顺浓度梯度进入小肠上皮细胞时,葡萄糖随 Na^+ 一起进入细胞内。该过程所需的能量由 Na^+ 的浓度梯度(化学势能)提供,从而将葡萄糖从低浓度区转运至高浓度区。小肠上皮细胞内的葡萄糖浓度升高至一定程度时,葡萄糖就会经小肠上皮细胞基底面的单向葡萄糖转运体(unidirectional glucose transporter)顺浓度梯度被动扩散至血液。小肠上皮细胞内增多的 Na^+ 通过钠泵从基底面被泵出小肠上皮细胞,进入血液,从而降低小肠上皮细胞内的 Na^+ 浓度,维持刷状缘两侧 Na^+ 的浓度梯度,使葡萄糖能不断被转运。

七、葡萄糖在肾小管的重吸收

每日的肾小球滤液高达 180 L,其葡萄糖浓度与血浆相同,但最终尿液的糖浓度为 0,说明葡萄糖被全部重吸收,吸收部位在近曲小管,尤其是前半段。与小肠相似,葡萄糖重吸收也是依赖 Na^+ 的主动摄取过程。在管腔膜,葡萄糖与 Na^+ 依赖载体的同向偶联转运入细胞内,Na^+ 转运由钠泵提供能量;在管周膜,葡萄糖顺浓度差经载体易化扩散进入细胞间隙,再弥散入血液。

葡萄糖重吸收有一定限度,可能与协同转运载体的数量有限有关,因此血糖浓度超过一定水平,将不再重吸收,而是随尿液排出体外,该限度称为肾糖阈,即尿液中刚出现糖时的血糖浓度或不出现尿糖的最高血糖浓度。正常值为 160~180 mg/dl(8.96~10.08 mmol/L)。

八、血糖的正常调节

1. 葡萄糖在机体的代谢特点　葡萄糖在肠道被吸收后,一部分以糖原形式储存于肝脏和肌肉中。肌糖原是骨骼肌中可以随时动用的储备能源,以适应骨骼肌在紧急情况下的需要。肝糖原也是一种储备能源,储存量不大,主要作用是维持血糖浓度的相对稳定。体内组织、细胞储存的糖原很少,必须经常从血液中摄取葡萄糖以满足能量代谢和维持脏器功能的需要。血液葡萄糖主要通过易化扩散的方式进入组织、细胞。在人类,骨骼肌是由胰岛素介导的葡萄糖摄取的主要场所。骨骼肌摄取葡萄糖后进行磷酸化,或者以糖原的形式储存,或者进行糖酵解后进入三羧酸循环、通过氧化磷酸化产生能量。所以血液葡萄糖浓度维持在一定水平具有重要意义。若血糖浓度太低,则不利于葡萄糖进入组织和细胞;若浓度太高,大量葡萄糖将经过肾脏随尿液流失。

2. 葡萄糖的调节特点　在非糖尿病的健康个体,血糖浓度基本上是恒定的,餐后有所升高,但伴随有胰岛素的释放增加,外周组织对葡萄糖摄取和利用增加,过多的血液葡萄糖在肝脏和脂肪等组织中合成糖原或转换成脂肪,同时抑制糖异生,血糖浓度下降。当血糖浓度降至正常水平以下时,交感神经兴奋,胰高血糖素、儿茶酚胺、糖皮质激素和生长激素浓度升高,通过刺激肝糖原分解、糖异生及抑制外周胰岛素介导的葡萄糖摄取,使血糖浓度升高,从而维持血糖浓度的稳定。

总之,在健康个体中,激素、神经和器官共同参与血糖的调节,维持血糖浓度的稳定。

小　结

1. 葡萄糖是主要的供能物质,特别是对大脑的作用更为重要,血糖维持稳定水平有重要价值。

食物主要在小肠中分解为葡萄糖,伴随钠离子吸收,肾小球滤液的葡萄糖在近曲小管伴随钠离子全部重吸收,超过肾糖阈将随尿液排出体外。

2. 血糖的调节涉及物理调节、化学调节和激素系统调节。

胰岛素在糖类、蛋白质、脂肪的代谢的调节中发挥核心作用。

3. 健康机体在胰岛素和升高血糖类激素的共同作用下,通过调节肝脏葡萄糖异生和外周组织对葡萄糖利用等维持血糖浓度的相对稳定。

(朱　蕾)

第二篇

体液代谢紊乱

第七章
水代谢的平衡与紊乱

水是人体含量最多的物质,在健康成年男性中约占体重的 60%,女性约占 55%。新生儿和婴儿含水量更高,3~4 岁后接近健康成人水平。实际上,机体不存在单纯的水,其中含一定数量和比例的电解质以及其他有机物质,且以不同的形态存在。正常情况下人每日有大量的水和电解质摄入和排出,变动性很大,但机体拥有完善的调节系统,能及时调节,从而保证水、电解质的动态平衡和内环境稳定。

第一节　水的正常代谢

机体水含量约占体重的 60%,以细胞内液最多,约占体重的 40%;细胞外液较少,约占体重的 20%,其中组织间液占 15%,血浆占 5%。

一、水的分布和状态

1. 水在不同器官的分布　水在不同器官、组织中的含量有很大差别,如血液含水量占总重量的 83%、肾脏占 82%、肺脏和心脏皆占 79%、肌肉占 76%、肝脏占 79%,而骨骼为 22%,脂肪组织仅约为 15%。

2. 水的状态　水以 3 种状态存在。

(1) 自由水:流动性大,绝大部分存在于血浆、淋巴液、消化液、脑脊液及尿液中,还存在于细胞间隙和组织间隙中(组织间液)。有许多电解质和非电解质成分溶解在自由水中,且溶质和水之间保持着恒定的分布形式和浓度比例,这些含有各种电解质和非电解质成分的水称为体液。

(2) 结合水:指与蛋白质、多糖及磷脂等亲水性胶体结合的水。蛋白质、多糖和磷脂即以亲水胶体均匀分布于体液中,否则将沉淀,不能实现其生理功能。电解质离子如 Na^+、K^+、Ca^{2+}、Mg^{2+} 等离子都与水结合为水化离子,如 $[Na(H_2O)_x]^+$、$[K(H_2O)_x]^+$ 等。葡萄糖和水形成水化分子。结合水与自由水的物理特性明显不同,如失去流动性,溶解力减低。结合水不断进行水化和脱水反应,并保持动态平衡,含量较为稳定。

(3) 不易流动水:被细纤维网裹,存在于纤维结构或细纤维与膜之间。这种形态的水能溶解盐和其他物质,在稍低于 0℃ 时即结冰。以上 3 种形态的水互有联系,相互之间可以转换。由于各器官、组织的 3 种形态水的比例不同,其形态表现也有很大差异。例如,心脏组织含水仅比血液少 4%,但结合水比例高,故心脏形态坚实不变,而血液则流动循环,这在一般概念上和临床上皆容易被忽视。

二、水的生理功能

水的沸点、蒸发点、比热及介电常数皆比其他氢化物高得多。水的这些物理特性与水的含量直接影响其生理功能。

1. 调节体温　水在体内含量最多、沸点高达 100℃、蓄热量大,所以体内生物氧化过程中产生大量热能(即使是剧烈运动)不至于使体温明显上升;外界体温显著变化时也不至于使体温有明显变化。皮肤散热和汗腺出汗也有助于调节体温。

2. 溶解作用　水是良好的溶剂,体内许多体积很小的分子或离子皆溶解于水中,且多与水结合为水化分子或水化离子。蛋白质、多糖和磷脂以亲水胶体的形式均匀分布于体液中,实现其生理功能。

3. 运输作用　水是很好的溶剂,流动性大,能运输营养物质和氧至各组织、器官,同时又从各周围组织将代谢废物运至排泄器官而排出体外。

4. 促进化学反应　水的介电常数高,使溶解或混悬于其中的物质便于游离,而水溶物质和游离物质极有利于化学反应。水还直接参加体内水解、氧化和还原等反应。

5. 润滑作用　在胸腔、腹腔、关节腔等处的水起重要的润滑作用;泪液防止眼球干燥,唾液有利于咽部湿润和吞咽;呼吸道和胃肠道的黏液均有良好的润滑作用。

6. 营养作用 水是重要的养料,人若绝食但饮水尚能生存数十日,但若绝水则只能生存数日。

三、水的摄入与排出

生理情况下,正常成人每日的出入水量平衡,皆约 2 500 ml。

(一)水的摄入

机体主要通过两个途径获得水分。

1. 食物和饮料 与饮食习惯有关,个体差异很大。一般情况下,经过食物和饮料获得的水大约分别为 1 200 ml 和 1 000 ml。

2. 内生水 即食物在体内氧化形成的水,是糖类、蛋白质及脂肪的最终代谢产物。1 g 糖氧化产生的水为 0.6 ml,1 g 蛋白质产生 0.4 ml,1 g 脂肪产生 1.07 ml。内生水比较恒定,约每日 300 ml。代谢显著变化时,内生水的量也相应变化。

(二)水的排出

机体主要通过以下途径排出水分。

1. 肾脏排出 肾脏是主要的排泄器官,在维持水代谢平衡方面起主要作用。

2. 皮肤排出 包括非显性出汗和显性出汗,其中非显性出汗量比较恒定,约每日 500 ml,而显性出汗量则明显受环境温度、湿度,以及本身状态,如体温、体力活动等因素的影响。

3. 呼吸道排出 正常人每日由呼吸道排出的水比较恒定,大约为 350 ml。但同皮肤排出一样,也明显受环境状态和机体本身状态的影响。

4. 胃肠道排出 粪便中丧失的水分较少,每日约 150 ml。

四、水代谢的调节

(一)水代谢调节的机制

生理状态下,机体体液含量比较恒定,体液的恒定主要受神经-内分泌机制等的调节,其中抗利尿激素(ADH)、醛固酮、口渴反应发挥主要调节作用。人体下丘脑视上神经核和视旁核分泌的 ADH 储存于脑垂体后叶,当机体失水后,体液浓缩、血浆渗透压升高将刺激 ADH 释放,ADH 通过作用于肾脏远曲小管和集合管,使水重吸收增加,尿量减少。血浆渗透压升高也能刺激下丘脑的口渴中枢,通过主动饮水使血容量增加,渗透压降低。血容量减少导致肾脏血流量减少和肾血流重新分布,肾素-血管紧张素-醛固酮系统(RAAS)兴奋,肾脏重吸收钠、水增加,增加血容量。反之当机体水过多使血浆渗透压降低时,ADH 释放减少,水重吸收减少;口渴中枢兴奋性减弱,饮水量减少;RAAS 兴奋性减弱,肾脏重吸收钠、水减少。其他神经-内分泌因素对水代谢调节也有一定作用,且相互之间有一定关系(图 7-1、图 7-2)。

(二)与水代谢异常有关的重要概念

1. 溶液的渗透压(osmotic pressure) 是指溶液中溶质微粒对水的吸引力。渗透压的功能单位是渗量(Osm)和毫渗量(mOsm)。其大小与溶质的颗粒数成正比,与颗粒的种类、大小无关。单位液体容积产生的渗透压称为渗透压浓度,简称渗透压。若无特别说明,所谓渗透压实质是渗透压浓度,用 Osm/L 或 mOsm/L 表示。

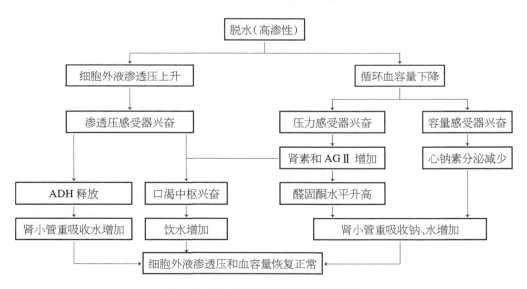

图 7-1 脱水时机体调节作用示意图

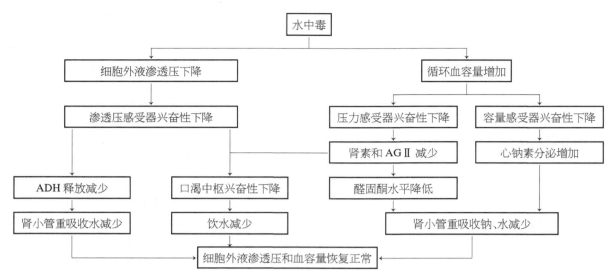

图 7-2　水中毒时机体调节作用示意图

2. 等渗溶液（iso-osmotic solution）　是指渗透压与血浆相等的溶液，正常变化范围为 280～320 mOsm/L。渗透压可用人造的理想半透膜以物理化学实验方法求得，因而等渗是物理化学概念。

3. 等张溶液（isotonic solution）　是指与红细胞张力相等的溶液，在等张溶液中既不发生红细胞体积改变，也不发生溶血，所以等张是生物学概念。溶质分子不能自由通过细胞膜的等渗溶液就是等张溶液，如生理盐水。某些物质存在于溶液时同样产生渗透压，但能够自由通过细胞膜，其产生的渗透压为无效渗透压，如 1.8% 尿素溶液虽和生理盐水的渗透压相同，但由于能通过细胞膜，能使红细胞肿胀、破碎、溶解。因此，等张溶液必然是等渗溶液，但等渗溶液不一定是等张溶液。

4. 渗透物（osmolyte）　是指体液中起渗透作用的物质，其中主要是电解质，血浆和组织间液的渗透压有 90%～95% 来源于单价的钠盐（NaCl 和 NaHCO$_3$），剩余的 5%～10% 由其他电解质离子、葡萄糖、氨基酸、尿素及蛋白质等构成。血浆 Na$^+$ 张力几乎占总张力的一半。

五、水 的 转 运

水的转运主要包括血管内外的转运和细胞内外的转运，见第一章第七节。

第二节　脱　水

体液分为细胞内液和细胞外液，分别占总体液的 2/3 和 1/3。通常，经消化道、肾脏或其他途径摄入或缺失的液体首先影响细胞外液，而后影响细胞内液，两者之间逐渐达到平衡。水平衡紊乱主要是指细胞外液的变化。由于细胞外液的主要阳离子是 Na$^+$，细胞外液变化必然有 Na$^+$ 的变化，所以临床上水、钠代谢紊乱常是并存的。

钠盐（主要是 NaCl、NaHCO$_3$）是决定细胞外液渗透压的主要无机盐，因此血钠浓度是决定血浆晶体渗透压高低的主要因素。水、钠缺失的比例不同，将导致不同的血钠浓度变化和渗透压变化。临床上常根据血钠浓度的高低将脱水分为三类：等渗性脱水、低渗性脱水和高渗性脱水。

一、等 渗 性 脱 水

等渗性脱水是指同时失水、失钠，且两者丢失比例相同或大体相同，血浆钠浓度和渗透压皆维持在正常范围，是临床上最常见的脱水类型。

（一）主要病因

1. **经消化道丢失**　呕吐、腹泻、胃肠引流、肠胰胆瘘等引起的消化液丢失，虽消化液钠浓度仅略低于血浆，但绝大多数患者能够通过口服补充一定水分，故血浆渗透压大多正常。

2. **反复多次胸腔、腹腔穿刺放液或引流**　一般发生在漏出液患者,主要见于心、肝、肾功能不全或低蛋白血症患者,由于漏出液中的物质(蛋白质除外)与血浆相似,故容易发生等渗性脱水。

3. 大出血 血浆中水和电解质均按正常比例丢失,故表现为等渗性脱水。

4. 经皮肤丢失 大部分皮肤失液患者的失水量远大于失钠量,容易发生高渗性脱水,但部分烧伤和剥脱性皮炎患者经创面大量渗液,失水和失钠比例基本相同,也可导致等渗性脱水。

5. 经肾脏丢失 在肾小管功能减退或各种尿崩症患者中,肾小管不能对水分进行有效浓缩,失水量和失钠量的比例与肾小球滤液相似,导致等渗性脱水。

(二)病理生理

主要是细胞外液丢失,血容量可明显下降,出现血容量不足的表现。但因血浆晶体渗透压在正常范围,故细胞内液变化不大。因血容量减少,RAAS 兴奋,钠、水重吸收增加;刺激 ADH 分泌,进一步增加水的重吸收。

(三)临床表现

主要表现为低血容量、血压下降或体位性低血压,如倦怠、疲劳,站起时头晕眼花,甚至晕厥,意识不清,部分患者出现脏器动脉供血不足的表现,如胸痛、腹痛。常见体征有皮肤弹性差,皮肤黏膜干燥、苍白,脉搏快而弱,表浅静脉萎陷,尿量减少,四肢皮温降低或四肢厥冷等。

(四)实验室检查

1. 血液检查

(1)血液浓缩:红细胞(RBC)数量、血红蛋白(Hb)浓度、血细胞比容(HCT)、血浆蛋白浓度增加或较基础值升高。但失血者出现血液稀释现象。

(2)红细胞形态:正常,平均红细胞体积(MCV)、平均红细胞血红蛋白浓度(MCHC)均正常。

2. 尿液检查 由于肾脏代偿,尿钠、尿氯浓度降低,24 h 排出量减少;尿钾排出增多,尿比重增加。

二、低渗性脱水

失钠多于失水,血钠浓度低于 135 mmol/L 的病理生理状态。血浆渗透压低于 280 mOsm/kgH$_2$O。实质是低容量性低钠血症(缺钠性低钠血症)。此部分给予简述,具体详见第九章第三节。

(一)主要病因

1. 脱水治疗不当 高渗性或等渗性失水纠正过程中补水过多,而电解质、特别是氯化钠补充不足。

2. 肾功能损害 急慢性肾功能不全的多尿期,失盐性肾炎,肾小管酸中毒,肾脏的保钠功能下降,个别患者尿钠丢失可达 100 mmol/d。

3. 利尿剂使用 适当电解质浓度是利尿的前提,呋塞米(速尿)等袢利尿剂和噻嗪类利尿剂主要是通过抑制 Na$^+$、Cl$^-$、K$^+$ 的重吸收产生利尿,因此长期应用会导致电解质丢失,若氯化钠等补充不足,容易导致低渗性脱水。

4. 危重症患者 机体的调节能力下降,常需补充大量液体,若水的补充远超过电解质的补充,将出现低渗性脱水。

(二)病理生理改变

血浆渗透压降低导致细胞外液和细胞内液出现渗透压差,通过渗透机制的调节,细胞外液水分将向细胞内液转移,发生细胞水肿,并使细胞外液量进一步减少。

血浆渗透压降低,ADH 释放减少,肾脏排水增加,故在早期,可排出较多低渗尿,以尽量保持细胞内外渗透压的平衡。该作用较细胞内外水转运发生的时间早,因而虽有脱水,尿量却无减少。低钠血症和血容量减少,还可刺激醛固酮分泌增加,增加钠、水的重吸收,故逐渐出现尿少。

由于上述原因,低渗性脱水时细胞外液量减少更为显著,细胞外液量减少的症状和体征较等渗性脱水更为显著;同时出现细胞水肿,脑细胞水肿时可出现嗜睡或昏迷。

(三)临床表现

患者无口渴感,皮肤、黏膜脱水明显,主要表现为血容量不足和脑水肿的症状和体征。详见第九章第三节。

(四)实验室检查

主要是血和尿的改变。详见第九章第三节。

三、高渗性脱水

失水多于失钠,血钠浓度>145 mmol/L,血浆渗透压高于 320 mOsm/kgH$_2$O 的病理生理状态。实质是低容量性高钠血症(浓缩性高钠血症),详见第九章第四节。

四、脱水的治疗

根据病史、症状和体征,不难做出脱水的诊断,但危重症患者由于病情复杂容易被忽视。诊断脱水后,还需根据血钠浓度确定脱水的类型。

脱水均需适当补液治疗,但补液的计算公式皆不能精确计算出脱水量,而且不同学者的报道也有所不同。水代谢与钠代谢密切相关,故本章主要提出治疗原则和注意事项,并简述等渗性脱水,余详见第九章第三节、第四节。

（一）脱水的治疗原则

尽快恢复不足的血容量和细胞外液;根据脱水性质恢复紊乱的电解质,主要是钠离子、氯离子、钾离子。

（二）等渗性脱水的治疗原则

等渗性脱水对血容量的影响比较大,首选补充生理盐水,迅速扩充血容量。在循环功能基本稳定的情况下,继续补充生理盐水、水(包括胃肠道补液和静脉应用 5% 葡萄糖溶液)和氯化钾,以弥补非显性失水的继续丢失,恢复细胞外液的容量和电解质。

（三）注意事项

（1）有低血容量休克时,应同时给予等张电解质溶液和胶体,开始输液速度要快,第 1 h 通常给予 1 000~2 000 ml。

（2）脱水不仅是水的丢失,也包括电解质,主要是氯化钠的丢失,因此纠正脱水和纠正电解质紊乱应同时进行。除非等渗性脱水,高渗性脱水和低渗性脱水实质分别是低容量性高钠血症和低容量性低钠血症,故其治疗见第九章。事实上临床上的计算公式也以 Na^+ 浓度变化为计算依据。

（3）何种类型的脱水都可能因脱水而尿少,甚至并发肾功能不全,因此输液初期不宜使用含钾溶液,除非合并明显低钾血症。当排除肾功能不全或尿量增加至 40 ml/h 后,应适当补钾。

（4）不同类型的脱水宜选用不同的溶液,低渗性脱水首选等渗氯化钠溶液(生理盐水,实际上比正常血 Na^+ 浓度和血 Cl^- 浓度高)或高渗氯化钠溶液,两者皆有利于提高血钠浓度和血氯浓度。等渗性脱水应在补充生理盐水的同时,补充 5% 或 10% 葡萄糖溶液。因为任何脱水的患者皆存在不显性失水,且不显性失水基本不排出电解质;而生理盐水的 Na^+ 和 Cl^- 浓度比血浆高,尤其是后者,因此两者混合补充时有助于保障正常的血钠和血氯浓度。高渗性脱水时,若存在严重高钠血症,只能输入 5% 葡萄糖溶液,避免快速输入高渗葡萄糖溶液,否则葡萄糖来不及进入细胞内代谢而容易加重高渗血症,甚至引起脑功能障碍。如果不是严重高钠血症,应同时补充一定比例的电解质溶液,通常选用 1/4~1/3 张的电解质溶液或含氯化钠 20 mmol/L 和乳酸钠 10 mmol/L 的低张电解质溶液。实际操作时,大体根据葡萄糖溶液和生理盐水的比例补充即可,无须严格配置,比如两瓶 500 ml 的 5% 葡萄糖溶液和一瓶 500 ml 的生理盐水为 1/3 张的氯化钠溶液,可先补充葡萄糖溶液,再补充生理盐水;或按葡萄糖溶液—生理盐水—葡萄糖溶液的方法补充,从而保障细胞外液恢复的同时,血钠浓度逐渐下降。若实验室检查尚无结果时,可首选生理盐水与 5% 葡萄糖溶液各 1/2 配制的 1/2 张电解质溶液,或 5% 葡萄糖溶液 3 份/生理盐水 2 份/1.4% 碳酸氢钠溶液 1 份配制的 3：2：1 溶液。

（5）补液总量应包括继续丢失量和生理需要量。继续丢失量应注意继续丢失液体的性质。生理需要量一般不低于 1 500 ml,以水或葡萄糖溶液为主。

（6）补液原则为先快后慢,补液同时需密切观察周围循环状况,如血压、脉搏、尿量等。在循环状况稳定的患者,避免血钠浓度升高过快或降低过快。

（7）胃肠道补液是最安全有效的方法,除非有明显禁忌证。能口服者尽量口服,不能口服者,应尽早给予胃管鼻饲,口服液体的原则与静脉补液相同。

第三节　水　　肿

水肿(dema)又称浮肿,指过多液体在组织间隙或体腔内聚集。水肿发生于体腔内称为积水。水肿多由心血管功能障碍、肾功能障碍、肝功能障碍及营养缺乏或低蛋白血症、内分泌功能紊乱等原因所引起。临床特点为凹陷性水肿,表现为皮肤紧张、发亮,原有的皮肤皱纹变浅、变少或消失,甚至有液体渗出,或以手指按压局部产生凹窝。严重时可出现腹水、胸腔积液、心包积液。

水肿与水中毒(详见本章第四节)不同,前者主要是组织间液的异常增多,以局限性增多为主要表现;后者指总体液,特别是细胞内液的全身弥漫性增多,以低渗血症为主要临床表现,但两者容易并存,因此除非存在明显的脏器功能障碍,处理原则与水中毒相同。

一、水肿的发生机制

1. 毛细血管内外的体液平衡失调　根据 Starling 公式,液体的净转运量与滤过系数成正比,与静水压、胶体渗透压构成的驱动压成正比。

液体移动(F) = 滤过系数×驱动压

驱动压 = (平均毛细血管静水压
　　　　　 - 平均毛细血管周围静水压)
　　　　 - (血浆胶体渗透压
　　　　　 - 毛细血管周围胶体渗透压)

因此,水肿的因素主要有:① 毛细血管静水压升高或组织间液静水压降低;② 血浆胶体渗透压降低或组织间液胶体渗透压升高;③ 毛细血管通透性增强、通透面积增加;④ 淋巴回流受阻。

2. 肾脏调节异常　肾脏皮质、髓质的血流重新分布,醛固酮、ADH 分泌增多,均增加肾脏对水、钠的重吸收。在毛细血管内外的体液失平衡的基础上,肾脏的调节异常可诱发或加重水肿。

3. 其他　临床上导致水肿的原因众多,如营养不良性、心源性、肝源性、肾源性等,不同重要脏器病变或功能障碍皆可导致水肿,但发生机制不完全相同,在增加水分排出的同时,应主要针对原发病治疗,且不同疾病有不同要求,此处不赘述。

需强调,除一般所讲的下垂部位容易发生水肿外,胸腔、心包腔为负压,也容易出现积液。

二、与水肿有关的重要概念

1. 积液(hydrops)　也称为积水(dropsy),指水肿发生于体腔或室管内的病理生理状态。

2. 局限性水肿(localized edema)　身体某一个或几个局部呈现的水肿。它是由全身性疾病或局部疾病导致的局部静脉、淋巴回流受阻,或炎症、毒素、神经性营养障碍所致。

3. 全身性水肿(anasarca)　身体各部分或大部分均可查见的水肿。临床常见于心脏疾病、肾脏疾病、肝脏疾病。营养缺乏、妊娠高血压、某些内分泌障碍疾病、结缔组织疾病、某些药物性水肿等也常表现为全身性水肿。全身性水肿实质是水中毒。

4. 隐性水肿(occult edema)　已有组织间液积聚而未出现凹陷的水肿。临床主要见于轻度水肿,也可见于部分较重的水肿,有学者认为组织间液增多,但并达原体重的 10%时可不出现凹陷性水肿,这与分布在组织间隙中的透明质酸、胶原及其他黏多糖等凝胶体相互交织构成的网状物有关。此种网状物具有强大吸附力和膨胀力,施加压力也难于游离。由于这种特性,在水肿液量尚未超过凝胶体的吸附力和膨胀力时,用手按压局部皮肤不会出现凹陷,但可通过测量体重来判断有无水肿及水肿的增长速度。

5. 凹陷性水肿(pitting edema)　也称为显性水肿(apparent edema)。它是指组织间液积聚过多,按压时出现凹陷的水肿表现。临床常见于轻、中度水肿。

6. 非凹陷性水肿(non-pitting edema)　皮肤具有水肿的特征,但按压不产生明显凹陷的水肿。它是组织液蛋白含量较高所致。其特点是常在颜面及下肢出现水肿,皮肤常苍黄、干燥并有毛发脱落。临床主要见于甲状腺功能低下者。

7. 细胞内水肿(intracellular edema)　也称为细胞水化,是指细胞内液过多。当缺氧、中毒等原因导致 ATP 产生障碍时,膜钠泵功能降低,钠和水进入细胞内,导致细胞内水分过多聚集,细胞肿胀。低渗性水肿也容易继发细胞内水肿。多为可逆性损伤,也可发展为细胞死亡。应与通常所说的水肿区别。

8. 全身性水肿的分度

(1) 轻度水肿:仅见于眼睑、眶下软组织,胫骨前、踝部的皮下组织,指压后可见组织轻度凹陷,体重可增加 5%。

(2) 中度水肿:全身软组织均可见明显水肿,指压后可出现明显的或较深的组织下陷,平复缓慢,体重增加 5%～10%。

(3) 重度水肿:全身严重水肿,低体位皮肤饱满发亮,甚至有液体渗出,胸腔、腹腔、鞘膜腔积液,外阴部明显水肿,体重增加 10%～15%或更多。

三、水肿的治疗

水肿的治疗常是原发病与水肿本身的综合治疗,后者以控制水钠入量、促进水钠排出为原则,详见各相关章节。多数情况下全身性水肿分两种基本情况:① 血钠浓度不下降(高容量);② 血钠浓度下降(稀释性低钠血症)。前者以限制晶体为主要措施,血钠浓度下降 5 mmol/L,阴离子浓度也相应下降 5 mmol/L,晶体渗透压下降 10 mmol/L。在肾功能正常或有一定功能的患者,晶体渗透压下降必然伴随水排出增多。在重症或严重肾功能减退的患者常需血液净化治疗,后者以限制水为主要措施,水入量减少、排出增多必然伴随水肿减轻和血钠浓度的恢复,详见第九章第三节。

第四节 水 中 毒

水中毒(water intoxication)又称水过多,指机体入水总量超过排水量,以致水在体内潴留,引起血液渗透压下降和循环血流量增多。

一、急性水中毒

较少发生,主要是在 ADH 分泌过多或肾功能不全的情况下,机体摄入水分过多或接受过多的静脉输液,造成水在体内蓄积,在危重症患者也容易发生。由于水容量扩张,血浆和组织间液溶质稀释,出现稀释性低钠血症和渗透压降低,水分向细胞内转移。

严格讲水中毒与水肿不同,后者主要是指组织间液的异常增多,以局限性增多为主要临床表现;前者是指总体液,包括细胞内液的全身弥漫性或广泛性增多,以低渗血症为主要临床表现,容易发生脑细胞水肿及颅内压升高,但可以不出现明显的凹陷性水肿或肺水肿等情况,临床上容易忽视。

二、慢性水中毒

长期卧床的老年人,有慢性心、肺、肾、脑疾病,糖尿病或低蛋白血症的长期住院患者,机体对水的调节能力多显著下降,而补液又常偏多,容易出现慢性水中毒,但容易忽视。

1. 基本特点 皮肤饱满、发亮。由于该类患者上腔静脉引流的面部、颈部活动少,容易受压,下垂部位,如背部、臀部等长期受压,血液回流不畅,皆容易出现慢性水中毒,表现为软组织增厚,可有指压无凹陷或凹陷不明显。部分患者出现阴囊水肿。因长期卧床,下肢血液的回流较好,故常无明显水肿或水中毒的表现。

2. 分类 根据血钠水平可分为单纯慢性水中毒和慢性稀释性低钠血症,前者血钠水平正常或基本正常,后者则明显降低。

3. 常见问题 无论何种情况都必须严格控制液体的摄入和输入。但临床上经常以保证"能量供应"和静脉补充所谓"抗炎症、提高免疫力、促进组织合成的新药等"为理由不能很好地控制液体入量。这是错误的,因为在机体一般状况很差的情况下,上述治疗不能有效发挥作用,相反随着水肿加重,循环功能进一步恶化,内环境紊乱加重,组织供血、供氧能力进一步减退。这样不仅存在水中毒,肺、心、肝、肾、脑、胰腺等也会出现脏器损伤或功能减退。

三、临床处理

由于水代谢与钠代谢密切相关,水中毒或严重水肿常表现为稀释性低钠血症,本章简述治疗,详见第九章第三节。血钠降低者的治疗原则、基本方法与稀释性低钠血症相似。

1. 原则 以预防为主,一旦发生,必须严格限制水的摄入,并在适当补充高渗氯化钠的基础上利尿。一般禁水后每日可通过皮肤、呼吸道、胃肠道净排出水分 650 ml。高渗氯化钠可迅速缓解细胞外液的低渗状态,减轻细胞水肿;呋塞米等襻利尿剂通过抑制 Cl^- 和 Na^+ 的吸收产生利尿作用,降低细胞外液量。

2. 注意事项 利尿剂在创伤、危重症患者的应用广泛,除注意一般应用原则外,还需重视与此有关的其他问题:① 根据利尿剂的特点选择用药。利尿剂大体分三类:排钾利尿剂,呋塞米最常用,主要用于水肿的治疗;保钾利尿剂,常用螺内酯和氨苯蝶啶,主要作为联合用药防治低钾血症。排碱利尿剂,常用乙酰唑胺(或其他类似药物),主要用于代谢性碱中毒的治疗,该类药容易忽视。碱中毒是创伤及危重症患者的常见情况,该类药物的应用应受到重视。② 脱水剂(如高渗葡萄糖溶液)通过本身的高渗作用首先超滤组织间液的水分进入血液,使血容量增加,然后产生利尿作用,可导致低钠血症暂时加重,有诱发或加重心功能不全的可能,应慎用。③ 利尿剂初始应用时,电解质、水分大量排出,故短期效应为血容量下降,但长时间应用也并非仅导致低钠血症和低渗血症。在创伤患者,皮肤、呼吸道丢失水分较多,常规补液(含较高电解质浓度)后利尿更容易发生高钠血症和高渗血症,但容易被忽视。④ 急性呼吸窘迫综合征(ARDS)患者的毛细血管通透性弥漫性或广泛性增强,肺间质胶体渗透压显著升高,应用利尿剂将导致正常组织脱水,降低血容量,对肺水肿几乎无作用,故不宜常规应用。⑤ 在水肿合并低血压而应用升压药的患者,应控制利尿剂的使用。因为血压下降多是有效循环血量不足的表现,水肿仅意味着组织间液或细胞内液增多。严重血容量不足时,肾小球滤过率(GFR)显著下降,利尿无效;若利尿有效,则进一步降低血容量,加重水肿,故需补充胶体后应再适当利尿。⑥ 补充高渗

氯化钠,因为呋塞米等主要通排出 Na^+、Cl^- 利尿,Na^+、Cl^- 浓度过低会显著降低利尿效果,故不能单纯强调严格限钠。⑦ 常存在 RASS 活性的过度增强,适当应用血管转换素酶抑制剂(ACE)可改善肾脏的血供,增强利尿剂的效果。

第五节　有效血容量的评估

水肿、脱水、电解质紊乱等除有各自的特点外,皆主要通过影响组织血供和组织对氧的利用影响组织、器官的功能;该部分患者也常同时合并不同供氧环节的问题,因此判断和处理水、电解质和酸碱平衡紊乱必须重视组织供氧的各个环节。

一、有效血容量不足时的机体代偿与失代偿

脱水或其他因素除通过渗透压影响机体的功能外,更主要是通过循环血容量不足发挥作用,因此准确判断有效循环血容量非常重要。

有效血容量不足时,由于以应激反应为主的机体代偿作用,心肌收缩力增强,心率增快,心排血量(CO)增加,血流重新分布,皮肤、肾脏和肠道血管首先收缩,血流量减少,以保障心、脑等生命器官的血供,但也容易发生肾前性氮质血症和肾功能不全、消化道应激性溃疡、肝功能损害。在呼吸衰竭、心力衰竭、重症感染和创伤患者中容易导致不可逆损害,并成为影响预后的重要因素。

二、评估有效血容量的指标及误区

评估血容量的有传统指标,也有氧代谢指标,本节阐述前者,后者见《临床呼吸生理学》(朱蕾主编)。

1. 尿量　是评估血容量是否充足的最常用指标。在循环血容量不足的情况下,通过机体代偿,肾脏血液循环首先受到影响,故一般认为在无肾功能不全的患者中,尿量对判断血容量是否充足有重要价值。

(1)血容量不足时的变化:在休克早期或无休克的血容量不足患者中,肾血管代偿性收缩,肾血流量显著减少;肾血流重新分布,皮质血流量明显减少,髓质血流量相对增多,可出现少尿或无尿。当尿量<0.5 ml/(kg·h)时需液体复苏,使尿量增加并维

持在>0.5 ml/(kg·h)的水平。

(2)不同病理生理状态时的尿量变化:正常情况下至少需 400 ml 尿液才能将机体的代谢产物排出,故将 400 ml 作为少尿的标准,1 500 ml 左右的尿量比较合适,低于 1 000 ml 多意味着细胞外液不足。但创伤或重症感染的患者,由于应激反应,肾脏重吸收钠、水的能力显著增强,尿量在 1 000 ml 时也不一定有血容量不足,甚至可能存在细胞外液增加;加之患者分解代谢增强,排出代谢产物需要的尿量也相应增加,故尿量在 400 ml 以上也可能发生肾前性氮质血症。合并糖尿病或应激性高血糖的患者,由于高渗性利尿,尿量达 1 500 ml 也可能存在明显血容量不足。老年患者,由于肾脏的浓缩功能减退,需要更多的尿量排出代谢产物,因此尿量<1 000 ml 时就容易发生氮质血症。在急危重症患者中,血容量可以在数小时内出现显著变化,故应该以小时为单位计算尿量,以 24 h 为单位则不利于病情的判断。

(3)影响尿量的其他因素:尿量改变容易受多种治疗措施影响,如补液速度和类型、利尿剂、血管活性药物等,还显著受电解质离子浓度、患者和基础肾功能状态的影响,特异性较差,因此用尿量作为评估标准时应充分考虑这些因素的影响。

2. 血压　血压降低也常作为判断血容量不足的标准,但临床应用时常忽视血压的实际意义。

(1)血压降低的原因和处理中的问题:血压下降可由多种原因引起,如血容量不足、心功能不全、呼吸衰竭、严重酸中毒、血管张力下降,其中绝大多数为有效血容量不足引起,多并发尿量减少,临床处理时习惯用升压药治疗,且在效果不佳的情况下,不断加大升压药的剂量和补液的速度。随着病情恶化,常出现机体水肿,因此又一边升压一边利尿,结果导致病情进一步恶化。其主要原因是忽略了血压的影响因素和实际价值。

(2)血压下降合并水肿的特点与处理原则:血

压下降是有效血容量不足的表现,尽管存在水肿,但这仅意味组织间液增多。随着水肿加重,组织间液静水压升高,对毛细血管的压迫增强,并使毛细血管与组织细胞之间的氧扩散距离增大,导致组织供血、供氧不足加重,形成恶性循环。因此主要处理不是升压和利尿,而是迅速扩充血容量,且以胶体为主,白蛋白或血浆皆可。在白蛋白浓度太低的情况下,避免补充球蛋白,特别是避免白球蛋白比例倒置,否则使白蛋白的胶体保护作用减弱,加重微循环障碍,此时常出现红细胞沉降率增快。补充胶体后可适当利用利尿剂。

在血容量严重不足的情况下,肾小球滤过率显著下降,此时利尿是无效的;若利尿有效,则进一步降低有效循环血容量,导致恶性循环。

(3)血容量不足时的血压升高:在早期轻度血容量不足时,应激反应增强,特别是交感神经-儿茶酚胺兴奋,血压常升高,伴心率异常增快,应给予适当补充液。

(4)合理的血压水平:平均动脉压(MAP)较单纯收缩压能更好地反映组织的血液灌注水平,休克患者的液体复苏要求是 MAP ≥ 65 mmHg 作为目标。

3. 皮肤改变

(1)皮肤颜色改变:皮肤苍白多意味着血容量不足,这对青壮年和无皮肤病变的患者价值较大,但对老年人价值有限,因为后者的皮肤比较苍老、皱缩,因此皮肤苍白对判断贫血和血容量不足并不可靠。若皮肤出现花斑样改变,多意味着周围循环的严重障碍。

(2)皮肤饱满度:皮肤饱满、发亮多是细胞外液增多的指征,凹陷性水肿往往意味着细胞外液增多,但有效血容量仍可能不足,特别是水肿明显的患者。长期卧床的老年患者或危重症患者,容易发生慢性水中毒,以细胞内水肿为主,多出现皮肤饱满、发亮;上腔静脉引流的面部、颈部软组织,下垂部位,如背部、臀部等的软组织常明显增厚。因主要表现为细胞内水肿,故指压时凹陷不明显。因下肢血液回流较好,故皮肤可正常甚至有皱缩变化。

(3)皮肤温度:对循环状态的判断比较可靠,四肢末梢温暖提示有效血量充足,四肢发凉则意味着循环功能不良。需注意排除外界环境温度的影响。

(4)手背部静脉变化:也有较高价值,如果手下垂 4～5 s,手背静脉不充盈,表示有效血容量不足;若举手 4～5 s 手背静脉不排空,表示循环血容量过多。

4. 脉搏 有效血容量不足出现脉搏细弱、增快,但单纯脉搏增快受许多因素的影响,对判断血容量不足价值不大。

5. 体温 体温过低可引起心肌功能障碍、心律失常,当体温低于 34℃时可产生严重的凝血功能障碍;体温过高也会导致代谢率升高,加重心血管系统负担,故危重症患者治疗过程中,体温应尽量控制在 36～38℃。

6. 中心静脉压(central vein pressure ,CVP)

(1)传统认识:CVP 是反映循环血容量和心功能的综合指标,一般认为在右心功能正常的情况下,CVP 的变化对判断血容量是否充足非常可靠,CVP 下降,血容量不足;反之则血容量增加。

(2)容易忽视的影响 CVP 的因素:影响 CVP 的因素众多,不仅与血容量、心功能(包括心包)有关,更与胸腔内压变化密切相关,如机械通气压力较高时、或胸肺部手术后应用固定带后、或大量腹水的患者,胸腔负压显著下降,CVP 可明显升高;机械通气压力不足、急性左心功能不全、急性肺实质疾病、大气道阻塞等原因导致呼吸增强、增快时,胸腔负压显著升高,CVP 可明显下降。因此在病理状态下CVP 的变异范围较大,即 CVP 显著下降不一定有血容量不足,而 CVP 上升也不一定有血容量过多或心功能不全,应结合具体临床情况判断,特别是呼吸变化时。当然心包积液、三尖瓣反流也可引起 CVP 升高,但容易判断。

(3)特别容易忽视或解读错误的问题与对策:一是急性肺水肿患者,由于呼吸代偿,CVP 多下降而不是升高;二是机械通气患者,呼气末正压(PEEP)对 CVP 的影响无固定关系,随肺实质和胸廓(包括横膈)顺应性变化。正常情况下,由于肺实质阻力(包括弹性阻力和黏性阻力)的消耗,PEEP 向胸腔传导过程中必然会逐渐递减,而 PEEP 导致的肺容积增大则使胸廓的限制作用增强,两者共同影响胸腔内压和 CVP 的变化。中低水平 PEEP 向胸腔传导有限,胸廓限制作用也有限,CVP 变化不大或基本无变化,即 CVP 的变化幅度显著小于PEEP 的变化幅度;高水平的 PEEP 使肺容积明显增大,胸廓的限制作用增强,CVP 明显增大,即 CVP 变化的幅度逐渐接近 PEEP 的变化幅度。在肺顺应性减退的患者,PEEP 向胸腔传导显著下降,CVP 变化幅度减小;在胸廓顺应性减退的患者,CVP 变化幅度增大。肺容积显著增大时,PEEP 对 CVP 的影响增大,但不同病理生理状态的变化不同,COPD 患者存在气道陷闭和较高水平的内源性呼气末气压(PEEPi),中低水平的 PEEP 不会导致肺容积的增大和 CVP 变化;急性哮喘患者存在气道阻塞和高水平 PEEPi,PEEP 常导致 CVP 的明显变化。

7. **中心静脉跨壁压**(central veinous transmural pressure, CVTP)　是指中心静脉压与胸腔内压之差。由于排除了胸腔负压的影响,CVTP 是反映循环血容量和右心功能的可靠指标。但该指标的测定较烦琐,需同时测定 CVP 和胸腔内压,故主要用于理解心肺疾病的生理学变化。

8. **肺动脉楔压**(pulmonary artery wedge pressure, PAWP)　又称肺毛细血管楔压(pulmonary capillary wedge pressure, PCWP),即将肺动脉导管末端"楔"入肺动脉或将血管内导管外周气囊充气以闭塞肺动脉某一分支的血流,在血液不流动的情况下记录到的压力。该压力反映下游未闭塞血管网的压力变化,即肺小动脉末端、毛细血管、小静脉、左心房的压力变化。因为在楔入部位和二尖瓣之间形成一"密闭管道",各处压力相等,故 PAWP 可反映左心功能。但与 CVP 相似,肺毛细血管和肺静脉也受肺泡内压和肺间质压影响,故呼吸显著变化时,其特异性也受影响,只是影响幅度远较 CVP 小。PCWP 是判断左心功能或血容量比较可靠的指标。

由于 CVP、PAWP 的局限性,近年来常结合每搏量变化率、脉压变化率、血管外肺水、胸腔内总血容量对休克患者或肺损伤患者等进行液体管理。

9. **心排血量(CO)和每搏输出量(SV)**　休克或左心功能不全患者,CO 与 SV 均有不同程度的降低。连续、动态监测 CO 与 SV 有助于动态判断容量复苏的效果与心功能状态。需注意有创测定 CO、SV 的难度较大,无创测定的可靠性较差。

10. **经皮动脉血氧饱和度(SpO_2)**　SpO_2 主要反映末梢组织的血液灌注和氧合状态,是监测循环功能和指导液体复苏的常用参数。当 CO 下降而导致外周血流灌注不良时,SpO_2 在 2 min 内即可出现变化。局部血流量充足时,SpO_2 随血氧饱和度变化,故最初被用于肺功能和呼吸衰竭的监测;局部血流量不足时,SpO_2 随血流量变化,因此 SpO_2 降低时应同时检测动脉血气以鉴别 SpO_2 降低的原因。还应注意,血管活性药物应用、皮肤状态、组织水肿等皆可导致 SpO_2 变化,误差较大,需合理评估。

11. **休克指数(SI)**　休克指数为脉搏(次/分)与收缩压(mmHg)的比值。该指标起源于对休克严重度的评估,也能比较客观地反映体液盈亏的状况。对健康成人而言,$SI = 0.5$ 表示液体容量相对正常或接近正常;$SI = 1$ 表示丢失的体液量占血液总量的 $1/4 \sim 1/3$,即 1 000 ~ 1 500 ml;$SI = 2$ 表示丢失的体液量占血液总量的 $1/2 \sim 2/3$,即 2 500 ~ 3 000 ml。SI 非常灵敏,在创伤性休克患者,若止血及时彻底,液体迅速补足,在数小时内,SI 可从 2 下降到正常值(0.5),故需动态监测 SI 的变化,及时调整补液速度。由于影响脉搏和收缩压的因素较多,故影响 SI 的因素同样众多,其价值也需结合临床情况综合考虑。

第六节　输液治疗与组织器官氧供的维持

脱水或其他危重症患者皆涉及充分的补液治疗,但由于对有效血容量评估方面有较多问题(见本章第五节),绝大多数教材和实际临床处理上也皆有较多问题或错误,需重点阐述。任何补液治疗的核心皆应为改善组织供氧和氧的有效利用,补液治疗主要涉及下列诸方面的问题。

一、增加动脉血氧运输量

判断组织供氧量或治疗措施是否合适不能单纯以改善 PaO_2 或 SaO_2 为目的,强调改善动脉血氧运输量(oxygen delivery in arterial blood, DaO_2)更重要。$CaO_2 = SaO_2 \times Hb$,$DaO_2 = CaO_2 \times CO$,因此维持适当 DaO_2 的方法是维持适当氧合、适当 Hb 浓度和适当 CO。实际应用时,上述指标的维持皆有一定的限度,简述如下。

1. **适当的动脉血氧分压**　正常情况下,$PaO_2 = 60$ mmHg 时可保持适当氧合($SaO_2 = 90\%$)。若 $PaO_2 < 60$ mmHg,SaO_2 将显著下降;若 $PaO_2 > 60$ mmHg,继续升高 PaO_2,SaO_2 增加有限,故强调 PaO_2 稍高于 60 mmHg 即可。一般情况下,若存在明显高碳酸血症或肺泡萎陷,需严格控制 SaO_2,使其维持在 90% ~ 97% 比较合适;为防止可能出现的多种问题,避免长时间出现 SaO_2 100%。

2. 合适血红蛋白水平 氧含量（oxygen content，CaO_2）是指每 100 ml 血液中所带氧的毫升数,包括物理溶解氧和与 Hb 相结合氧。

$$CaO_2 = 0.003 \times PaO_2 + 1.39 \times SaO_2 \times Hb (ml)$$

0.003 是氧的溶解系数,即每 100 ml 血液中每 1 mmHg PO_2 有 0.003 ml 物理溶解状态的氧。在生理范围内,溶解的氧量极少,在 PO_2 100 mmHg 时,溶解氧量仅占氧含量的 1.5%,其余绝大部分是 Hb 结合氧。以 SaO_2 98%、Hb 15 g 代入公式,正常情况下人动脉血 Hb 结合氧量为 19.7 ml/100 ml 血液,氧含量为 20 ml/100 ml 血液;若 Hb 下降至 75 g/L,氧含量大约下降 50%。由上可见 CaO_2 主要与 SaO_2 及 Hb 浓度密切相关,因此改善氧含量不仅要改善氧分压和影响氧离曲线的因素,也应改善 Hb 的量和质,Hb 以 90~140 g/L 为宜,Hb 过低则 CaO_2 下降,过高则增加血流阻力。在维持适当 Hb 水平的情况下,SaO_2<90%,甚至在 80%~85% 也是相对安全的。

3. 适当的胶体渗透压和血容量 血容量的维持取决于胶体渗透压、晶体渗透压和水的综合作用,其中主要取决于胶体渗透压。

白蛋白是产生血液胶体渗透压的主要成分,而创伤、重症感染等患者不仅分解代谢显著增强,也存在白蛋白的迅速丢失,故蛋白质的合理补充非常重要。疾病初期不宜补充或大量补充蛋白质、氨基酸,否则由于高分解代谢,会导致大量代谢产物产生,加重心、肝、肾等脏器负担;蛋白质在损伤部位渗出增加,加重组织水肿,并严重影响将来的恢复。应激反应早期,合并全身炎症反应的急性危重症患者,能量供给在 20~25 kcal/(kg·d) 被认为是能够接受并可实现的能量供给目标,称为允许性低热量策略（permissive underfeeding）。

存在广泛组织损伤时,若无休克或血容量不足的表现,血浆白蛋白>30 g/L 应随访;若存在严重低蛋白血症,需给予较大剂量补充,每日补充 10 g 白蛋白是不足的。白蛋白<25 g/L 时,应给予 10 g 白蛋白静脉点滴,q8h;白蛋白<30 g/L 时,可 12 h 给 1 次,连用 2~3 日后减量或停用。也可用相当剂量血浆（5 g 白蛋白相当于 100 ml 血浆）,但前者更优越,因为白蛋白少量、多次输入可逐渐脱水,减轻组织水肿;同时缓慢扩容,不加重心脏负担,改善组织循环;改善肾脏的利尿作用。当然两者联合应用,可改善机体的免疫功能,补充凝血因子,但注意补充的速

度,避免心功能不全的发生。

不同白蛋白制剂的基本特点一致,但也有明显不同,临床应用时容易忽视。一般 10 g/支的白蛋白的液体量是 50 ml,在各种情况下应用皆非常安全;12.5 g/支的液体量是 250 ml,若存在左心功能不全或严重水肿,则尽可能不用,否则需缓慢静滴,用完后适当应用利尿剂;若用血浆则不仅需要控制滴速,更应严格控制生理盐水的冲洗量,以刚好冲完为原则,否则容易诱发或加重左心衰竭。

4. 合适的晶体渗透压 晶体渗透压是维持细胞外液容量的主要因素。在危重病患者中,机体通过一系列应激反应使肾脏尽量保留细胞外液,以维持有效的循环血容量。实际上,参与细胞外液保留的组织还有消化腺、汗腺等,其分泌的唾液、胰液、肠液、汗等分泌液中的钠浓度均较低。由于细胞外液渗透压与 Na^+ 浓度密切相关,故保持细胞外液量必须保留 Na^+。醛固酮和抗利尿激素共同作用,使肾脏具有强大的保 Na^+、保水能力,因此就机体的应激反应而言,机体排出钠、水的能力减弱。但创伤或危重症患者本身也存在体液的显性和非显性丢失,导致细胞外液量不足,因此合理的体液评估和补液治疗非常重要,应特别注意出入液体量和质的平衡,不仅要避免补液不足,也要避免补液过量,并特别注意改善肾脏的血供。上述因素导致高血钠或稀释性低钠血症的机会皆较多,故应特别注意钠的输入和摄入。

5. 晶体液和胶体液 当有低血容量休克且没有水肿时,应迅速给予胶体和等张电解质溶液,且初始输液速度要快,第 1 h 通常大约给予 1 000~2 000 ml。然后根据脱水性质（低渗、等渗、高渗）和程度决定补液。各种补液都必须注意电解质及酸碱物质的补充及纠正。

存在水肿时一般仅给予胶体液。血压下降是有效血容量不足的表现,严重水肿仅意味着组织间液增多,有效血容量仍然严重不足;随着水肿加重,对循环功能的影响进一步加大,导致恶性循环。故主要处理不是升压和利尿,而是迅速扩充血容量,以胶体为主,白蛋白和血浆最好,补充胶体后适当应用利尿剂。

6. 合适心排血量 通过上述措施维持循环血容量,在此基础上改善心功能,保障适当心排血量。

（1）肺实质疾病与心排血量:肺实质疾病导致的重症呼吸衰竭患者常需机械通气治疗,此时确定合适心排血量比较困难。增加心排血量一般通过提

高前负荷(主要是补液量,特别是胶体渗透压和晶体渗透压的维持)、降低后负荷(左心室跨壁压)和心肌收缩力完成,且三者之间有密切关系。比如充足补液量是维持心排血量的基础,在血容量不足的患者强调迅速有效的扩容治疗,但在急性左心衰竭或急性肺损伤患者时又需降低输液量以减轻肺水肿和降低静动脉血分流率($\dot{Q}s/\dot{Q}t$)。维持适当氧合常需增加通气压力,维持适当 CO 常需降低通气压力,因此需结合具体情况综合考虑。

(2)实际操作要求:在以急性肺实质病变为主的大部分患者,为保障氧合与 CO 之间的适当平衡,应适当控制输液量,CO 维持正常偏低限水平,因为机体可通过一系列调节,包括血流量重新分布,维持血压稳定和重要脏器血供。但若出现明显肾血流量不足的表现,应增加补液量,维持 CO 在正常中等水平。血容量不足或通气压力较大导致动脉血压下降时,则必须充分补充血容量。

二、改善微循环

正常的微血管结构、适当循环血流量和适当的血液凝血功能是维持正常微循环功能的基本因素,故需特别注意以下情况。

1. 正常循环血流量是改善微循环的基础 任何危重症患者皆需首先维持循环功能各方面,见前述。

2. 注意微循环的特点 微循环的静水压低,易受组织压力变化的影响,特别是严重水肿的患者,须尽快纠正。

3. 积极监测和处理微循环障碍

(1)高危因素:与健康人相比,危重症患者更容易发生凝血功能紊乱和弥散性血管内凝血(DIC),特别是在创伤、手术、严重感染、脓毒症患者。因为其发生 DIC 的高危因素皆存在,包括创面或损伤的毛细血管膜容易激活凝血,血小板和凝血因子(主要是纤维蛋白原)应激性升高,卧床、脱水、水肿等因素导致的血流缓慢。

(2)DIC 的评估和处理原则:DIC 大体分为高凝期、凝血因子消耗期和纤溶亢进期三个阶段,强调早期阶段的诊断和治疗。由于创伤或感染的患者的纤维蛋白原、血小板常应激性升高,因此纤维蛋白原在正常范围时可能已存在 DIC 或严重微循环障碍,这与血液科患者不同,需特别注意。

4. 注意医源性因素的影响 主要包括两种情况:① 具有高损伤性的药物,如造影剂、部分抗生素;② 质量可能欠佳的药物,特别是静脉用药。一般静脉用药的质量包括:标示量(含量)、无菌、pH、不溶性微粒等,特别是 pH 和不溶性微粒是微循环障碍的常见致病因素,但容易被忽视。美国 FDA 要求 $\geq 10\ \mu m$ 的不溶性微粒(HIAC 法)不多于 2 000 个,$\geq 25\ \mu m$ 的不多于 200 个。对于已有微循环障碍的危重症患者,各种微粒极易造成多器官功能损害,若沉积在肺部和脑部则可导致脑缺血和弥漫性肺损伤,故需特别重视。

5. 抗凝治疗的时机 对有明显高凝状态(可参考纤维蛋白原、D-二聚体、血小板等基本指标),但未达 DIC 标准的患者就应适当抗凝治疗,以低分子肝素或普通肝素为主。

三、改善组织对氧的利用

包括改善血液与组织之间氧的交换,改善组织的代谢和降低氧耗量,其中改善组织代谢是治疗的核心。

(一)血液与组织之间氧的交换

血液经过体循环毛细血管时与组织进行气体交换,其扩散原理与肺内气体交换相同,但净扩散方向相反。气体分压差是血液 O_2 跨过毛细血管进入周围组织、CO_2 由周围组织进入毛细血管的直接动力。不同组织的代谢率不同,其 PO_2 和 PCO_2 不同。即使同一组织也存在区域性和时间性差异,如毛细血管静脉端 PO_2 低于动脉端,细胞内 PO_2 低于毛细血管,线粒体 PO_2 最低,接近于 0。由于同一组织不同部位的 PO_2 不同,局部血流又受 PO_2 调节,不同部位毛细血管可交替开放。在 O_2 分压差作用下,毛细血管 O_2 扩散至组织,再扩散至细胞,最后进入线粒体进行有氧氧化。氧化磷酸化的持续进行,导致线粒体内 PO_2 持续处于低水平,从而保障 O_2 分压差的持续存在和 O_2 扩散的持续进行。中毒常抑制三羧酸循环的顺利进行,导致组织缺氧。组织 PO_2 高低主要取决于下列因素。

1. 与毛细血管的距离 组织细胞距离毛细血管越远,其 PO_2 越低。与肺泡和肺泡周围毛细血管的距离(两者融合在一起形成肺泡毛细血管膜,距离非常短)相比,组织细胞与毛细血管的距离远得多,其 O_2 分压差也大得多。在骨骼肌中,每个毛细血管的供氧半径约为 $200\ \mu m$,脑细胞约为 $20\ \mu m$,因此骨骼肌细胞内的 PO_2 远低于脑组织。水肿显著延长弥散距离,导致组织缺氧。

2. 毛细血管血流量 增加毛细血管的血流量

不影响动脉端的 PO_2，但增加静脉端的 PO_2，可增加 O_2 的弥散，提高组织 PO_2。

3. 开放的毛细血管数量 开放数量越多，供血、供氧越充分，组织 PO_2 越高。心功能不全、休克患者不仅血管收缩，毛细血管开放数量也显著减少。

4. 组织代谢率 在代谢旺盛的组织，局部氧耗量大，PO_2 低，pH 低，PCO_2 高，温度也高，因此不仅增大 O_2 分压差，促进 O_2 弥散；也使氧离曲线右移，促进 O_2 释放。

上述因素及其他代谢产物共同作用，使局部微血管扩张、毛细血管开放、血流量增加，O_2 弥散量增加，从而提高局部 PO_2，以维持组织的高代谢需求。这主要见于脑、心等组织，也见于运动时的骨骼肌组织。

（二）组织的代谢

1. 氧离曲线和氧的释放 组织细胞只能利用游离状态的氧，故已运送至组织器官的血红蛋白结合氧必须解离后才能供组织利用。氧离曲线决定了 PaO_2 与 SaO_2 的相互关系，当 $PaO_2>60$ mmHg 时曲线平坦，意味着 PaO_2 升高仅能使氧含量微小增加；$PaO_2<60$ mmHg 时曲线陡直，有利于微循环 Hb 结合氧的解离。$PaCO_2$ 升高、pH 降低、2,3-二磷酸甘油酸（2,3-DPG）增加、体温升高引起氧离曲线右移，有利于氧的释放，这与组织代谢一致；反之则左移，抑制氧的释放，不利于组织器官的供氧。机械通气过度时，组织器官不仅面临碱中毒，也面临着缺氧的威胁，对机体危害更大。即使充分供氧，碱中毒也容易导致氧的释放困难和组织缺氧。

在低温状态下，Hb 与氧的亲和力增加。20℃、PO_2 50 mmHg 时，Hb 已处于氧饱和状态（$SO_2=100\%$）；即使在 PO_2 为 40 mmHg，SO_2 也在 90% 以上，此时虽然氧含量高，血液呈红色，但组织氧释放困难，仍呈缺氧状态。进行低温麻醉时，因患者口唇泛红，容易疏忽组织缺氧。

在慢性缺氧、贫血和心功能不全患者中，红细胞 2,3-DPG 生成增多，使得 HbO_2 在组织中可释放出更多氧；而氧释放增加使肢体末梢更容易出现发绀。新鲜红细胞的 2,3-DPG 含量较高，陈旧血红细胞 2,3-DPG 含量减少，氧离曲线左移，因此在低氧血症和其他影响组织供氧的情况下应尽可能输新鲜血。

2. 保障充足的能量供应

（1）维持适当的血糖水平：机体的能量供应主要通过碳水化合物的有氧氧化获得。危重症患者容易发生反应性高血糖或使原有的糖尿病高血糖加重，导致机体代谢障碍，故需及早发现和处理。为更好控制血糖，维持水、电解质平衡，需建立单独的补液通道给予胰岛素治疗；若无高钠血症，可选择生理盐水，但必须确保血糖浓度的下降，否则会出现高血糖和高钠血症并存，导致更严重的高渗血症；若存在高钠血症，则应避免 Na^+ 的摄入或输入，改用葡萄糖溶液，或用生理盐水微泵注射；血糖控制后则应结合患者的血电解质水平调节。在急性心肌梗死、急性脑梗死及局灶性缺血患者，为减轻缺血-再灌注损伤，发病 24 h 内不宜输入高渗葡萄糖溶液。

（2）目标血糖：视患者的基础血糖和病情需要制定个体化方案，并避免低血糖的发生。一般认为血糖浓度在 5~10 mmol/L 是合适、安全的，因疾病早期的高代谢状态是防御性应激反应，目标血糖可以较正常稍高，同时也有利于避免低血糖、低血钾的发生及血容量不足。随着患者病情恢复，可逐渐从分解代谢为主转为以合成代谢为主，组织逐渐修复，宜逐渐将血糖控制至正常范围，并补充更多的能量、氨基酸、K^+、Mg^{2+} 和水溶性维生素。

3. 水溶性维生素和电解质的补充 无论是急性加重期的过度分解代谢还是缓解期的合成代谢增强，皆需补充足够的水溶性维生素和电解质，特别是防治缺钾和缺镁，以保障代谢的正常进行。

4. 水过多的防治 对水肿、水中毒和稀释性低钠血症患者，在维持适当氧合血红蛋白、Hb、血浆白蛋白、血糖、pH、电解质水平的基础上，暂时禁止饮食及"无必要的药物"应用数日是可行的。合适的治疗可使体内过多的水分在 3 日左右的时间明显消除，然后可逐渐恢复正常进食。

（三）降低组织的能量代谢

能否维持适当氧合和组织供氧也与机体的代谢有关。在机体代谢旺盛的情况下，混合静脉血氧含量显著降低，静脉血经分流的肺循环后将导致更严重的低氧血症，故应注意降低机体的代谢，如降温，应用镇静剂和肌松剂抑制过强的自主呼吸等。

（四）评估组织的氧代谢

氧代谢障碍概念的提出是对休克认识的重大进展，使休克复苏由既往狭义的血流动力学指标调整向细胞水平氧代谢状态的监测与调控转变。目前认为传统临床监测和血流动力学指标往往不能对组织氧合改变做出敏感反应，经过治疗后的心率、血压也可在组织灌注与氧代谢未改善前趋于稳定。因此，提倡同时监测和评估全身血流灌注指标和局部灌注指标，前者有动脉血氧运输量（DaO_2）、氧耗量（$\dot{V}O_2$）、血乳酸浓度、混合静脉血氧饱和度（$S\bar{v}O_2$）或中心静脉血氧饱和度（$ScvO_2$）；后者有胃黏膜内pH（pHi）、胃黏膜CO_2张力（$PgCO_2$）等。

1. 氧代谢参数

（1）$S\bar{v}O_2$：是外周组织代谢消耗氧后的平均值，故能较好反映机体的整体代谢情况。大量研究也证实$S\bar{v}O_2$是指导严重感染和感染性休克液体复苏的良好指标，复苏终点为$S\bar{v}O_2 \geqslant 70\%$。

（2）DaO_2：反映心血管系统（包括红细胞等）供氧能力，比单纯PaO_2或SaO_2的价值高得多。

$S\bar{v}O_2$、DaO_2皆可作为组织供氧和休克早期复苏效果评价的良好指标，前者主要反映氧的利用，后者主要反映氧的供给，两者联合、动态监测有较大价值。但由于危重症的复杂性，用于指导液体复苏时很难获得有力的循证医学证据。

（3）动脉血乳酸浓度：乳酸是无氧代谢的产物，是反映组织缺氧的高度敏感的指标，且检测简单、方便，在重症感染或休克患者中更具价值。其正常值$\leqslant 1$ mmol/L，危重症患者$\leqslant 2$ mmol/L。

任何原因（包括基础病、并发症、机械通气等）的休克和低灌注都将导致有氧代谢障碍，无氧代谢增强，血乳酸堆积，形成高乳酸血症。血乳酸浓度升高常先于休克的其他征象，持续动态监测对休克的早期诊断、评估组织缺氧、指导液体复苏及预后评估皆有重要价值，以乳酸清除率的正常化作为复苏终点比传统的血压、尿量、心脏指数、DaO_2更有优势。

研究结果显示血乳酸浓度与低血容量休克患者的预后密切相关，高乳酸血症迅速恢复正常（$<12\sim24$ h）提示预后良好，持续（>48 h）高水平（>4 mmol/L）存在提示预后不良。

高乳酸血症也可见于应激状态、肝功能不全、碱血症等情况，因此结合临床表现、动态监测更有价值。非缺氧所致的高乳酸血症，一般<3 mmol/L，乳酸/丙酮酸$\leqslant 10：1$；缓冲系统正常发挥作用，pH多正常。缺氧所致的高乳酸血症则较严重，且常伴代谢性酸中毒。

（4）血乳酸清除率（clearance of lactic acid）：是初始动脉血乳酸浓度和观察点动脉血乳酸浓度的差值与初始结果的比值，比单纯血乳酸浓度能更好地反映病情变化和预后。

（5）pHi和$PgCO_2$：与胃组织局部供氧直接相关，故可反映消化道的血流灌注和病理损害。由于存在循环功能障碍的患者发生分流重分布，肾、胃肠道的血流首先减少，故两者也能反映全身组织的供血、供氧状态，对评估组织代谢有较高价值。

2. 不同类型参数价值的客观评估　尽管血流动力学参数较氧代谢参数的变化有一定的滞后性和不一致性，但多数情况下两者变化是一致的，故常规采用一般情况和血流动力学参数评估循环功能和组织代谢情况。

（五）液体复苏及相关概念的评价

1. 液体复苏的基本概念

（1）脓毒症集束化治疗策略（sepsis bundle strategy）：早期目标性血流动力学支持治疗是严重感染及感染性休克治疗指南的关键内容，除此之外，还需要联合其他有效治疗手段，形成一个联合治疗的套餐，称之为"集束化治疗"。

（2）脓毒症复苏集束化策略（sepsis resuscitation bundle）：在诊断严重脓毒症后的6 h内，完成包括早期血乳酸水平等生化指标测定；抗生素使用前留取病原学标本；急诊3 h内，ICU 1 h内开始经验性抗生素治疗；如果有低血压或血乳酸>4 mmol/L，立即给予液体复苏（20 ml/kg），如低血压不能纠正，加用血管活性药物，维持平均动脉压（MAP）$\geqslant$ 65 mmHg；若持续低血压或血乳酸>4 mmol/L，要求液体复苏使中心静脉压（CVP）$\geqslant 8$ mmHg，中心静脉血氧饱和度（$ScvO_2$）$\geqslant 70\%$，称为脓毒症复苏集束化策略。

（3）早期目标指导治疗（early goal-directed therapy，EGDT）：以感染性休克发病6 h内达到复苏为目标，力争在感染性休克早期即能识别，以便及早纠正血流动力学异常和全身组织缺氧，防止发生更严重的炎症反应和急性心血管功能衰竭。接受EGDT的患者在6 h内输血、输液量及多巴酚丁胺使用量均大于常规治疗，6～72 h均少于常规治疗。EGDT策略强调早期识别休克或组织低灌注，利用组织灌注指标指导复苏，扭转氧供-氧耗失衡，改善疾病预后。

（4）液体复苏（fluid resuscitation）：短时间内大量补液，纠正低血容量，以保证有效的心排血量和器官的血流灌注。复苏失败往往导致患者发生多器官功能不全综合征（MODS）。

2. 注意事项　上述概念针对脓毒症，不适合其他疾病（如失血性休克、慢性阻塞性肺疾病呼吸衰竭）。液体复苏的核心是短时间内给予大于常规的补液量,特别是大量晶体液。在补液无效的情况下,应用以去甲肾上腺素为主的血管活性药物。这些概念的完善和推广为重度脓毒症患者的治疗发挥了积极作用,但也出现了较多问题,即过度强调通过增加血流量改善组织的供血和供氧,忽视上述改善组织供氧的多个环节,在病情复杂患者的治疗中容易顾此失彼;忽视不同患者的个体差异,在老年患者或合并心功能损害、肾功能损害的少尿患者,大量晶体液补充容易导致左心衰竭和肺水肿;在合并急性肺损伤的患者,大量晶体液和胶体液的补充容易加重肺水肿;去甲肾上腺素的应用在老年人、心功能损伤患者、胶体渗透压不足的患者中出现问题的机会更多。故上述概念是脓毒症诊治的初级

要求,对提高低年资医师的水平和规范临床治疗有重要作用,在此基础上需不断深化,强调改善组织供血、供氧。

3. 毛细血管渗漏综合征(capillary leak syndrome)指突发性、可逆性的毛细血管高渗透性,血浆迅速从血管渗透至组织间隙,引起进行性全身性水肿、低蛋白血症,血压、中心静脉压均降低,体重增加,血液浓缩,严重时可发生多器官功能障碍,该概念也指脓毒症患者。毛细血管渗漏实质是传统意义上的弥漫性或广泛性毛细血管通透性增强,并无新意,但强调了其导致的后果,为以液体复苏为核心的重症脓毒症的综合治疗提供了依据。

小　结

1. 细胞内液水约占体重的 40%,组织间液占 15%,血浆占 5%。水在不同器官、组织的含量有很大差别,肌肉占 76%,脂肪组织仅为 15%。

(1) 水以自由水、结合水、不易流动水三种状态存在,各器官、组织中三种状态水的比例不同,导致其形态有很大差异。水的沸点、蒸发点、比热及介电常数都比其他氢化物高得多,具有调节体温、溶解物质、运输物质和促进化学反应等多种作用。水的来源包括食物和饮料摄入以及食物在体内氧化形成的内生水。

(2) 机体主要通过肾脏、皮肤、呼吸道和胃肠道排出水分。

(3) 渗透物质、渗透压、等渗溶液、等张溶液皆是水代谢的重要概念。

(4) 水代谢主要受神经-内分泌机制调节,其中抗利尿激素、醛固酮、口渴反应发挥主要调节作用。

2. 经消化道、肾脏或其他途径摄入或缺失的液体首先影响细胞外液,而后逐渐与细胞内液达到平衡。水平衡紊乱主要是细胞外液的变化。

(1) 临床上常根据血钠浓度将脱水分为等渗性脱水、低渗性脱水和高渗性脱水。不同类型脱水的病因、病理生理、临床表现和实验室检查结果不同。

(2) 各种类型的脱水均需适当的补液治疗,关于补液的计算公式皆不能精确计算脱水量,需结合临床综合评估;有低血容量休克时,应及时给予等张电解质溶液和胶体溶液,初始输液速度宜较快。

(3) 脱水不仅是水的丢失,也包括电解质,主要是氯化钠的丢失,因此应同步纠正脱水和电解质紊乱,根据尿量和血钾浓度适当补钾。

(4) 不同类型脱水的补液宜选用不同溶液,并充分考虑不显性失水和继续丢失量对补液性质的影响。补液总量应包括继续丢失量和生理需要量。补液原则为先快后慢,补液时需密切观察周围循环状况,并避免血钠浓度升高过快或降低过快。

(5) 胃肠道补液是最安全、简单、有效的治疗方法。

3. 水肿是较常见的临床征象,其发生机制主要为毛细血管内外的体液平衡失调和肾脏的调节异常,是多种疾病的一种表现。不同情况和程度的水肿有所不同。

4. 水中毒与水肿不同。急性水中毒较少发生,慢性水中毒在危重症患者的发生率较高,其发生、临床表现和治疗皆有一定的特点。

5. 尿量、血压、脉搏、皮肤改变、中心静脉压、中心静脉跨壁压、肺动脉楔压是评估有效循环血容量不足的指标,但在不同病理生理状态下,不同指标的临床价值与传统认识有较大差异。

（1）改善组织供氧涉及多个环节，包括改善动脉血氧运输量、改善微循环、改善内环境、降低氧耗量等。临床处理不当是导致各环节出现问题的常见原因。

（2）液体复苏及相关概念的出现对重症脓毒症治疗有重要作用，但其忽视了改善组织供氧的多个环节，有较大的局限性或问题，其应用指征和评估指标皆需客观评估。

（朱　蕾　胡莉娟）

第八章
钾代谢的平衡与紊乱

钾是细胞内液中含量最高的阳离子,且主要呈结合状态,直接参与细胞代谢;适当血钾浓度及其在细胞膜两侧的比值对维持神经-肌肉组织的静息电位,以及电兴奋的产生、传导有重要作用;钾离子也直接影响酸碱平衡的调节。钾代谢紊乱是最常见的电解质紊乱之一,且常和其他电解质离子紊乱同时存在。

第一节　钾的正常代谢

钾离子的血浆浓度非常低,但细胞内液中含量非常高,且主要呈结合状态,钠泵(Na^+,$K^+ - ATP$酶)是导致细胞内外液钾浓度巨大差别的主要原因。钾离子对维持晶体渗透压的作用有限,但参与机体代谢,维持神经-肌肉细胞的静息电位、电兴奋的产生与传导,也直接影响酸碱平衡调节。钾主要通过饮食和胃肠道分泌液从胃肠道进入体内,以肾脏排出为主。机体对钾离子的调节主要通过细胞内外转运以及肾脏的重吸收、分泌两个环节实现。

一、钾在体内的含量与分布

1. 机体钾含量　钾为体内重要阳离子之一,为一价元素,原子量为39。健康成人每千克体重含钾量约50 mmol(1.95 g)。若体重为60 kg,体内含量总量为3 000 mmol(117 g)。

2. 钾在体内的分布　钾主要存在于细胞内液,约占98%。细胞种类不同,含钾量亦有一定差异,其中在神经、肌肉细胞含量最高,为140~150 mmol/L。只有2%的钾在细胞外液。正常情况下人血钾浓度为3.5~5.5 mmol/L。细胞内外液中的钾浓度之所以有如此大的差别,主要由于Na^+,$K^+ - ATP$酶的作用。

二、钾的生理作用

（一）参与细胞的代谢

机体的多种代谢活动皆需要钾离子参与,如糖原合成和糖氧化、蛋白质合成的某些酶需要钾离子作为激动剂;ATP的产生也需钾离子的参与,因此钾代谢紊乱容易导致严重代谢紊乱。每合成1 g糖原约需钾0.15 mmol,合成1 g蛋白质约需钾0.45 mmol,所以联合应用胰岛素、葡萄糖、氨基酸常作为高钾血症的治疗方法。

（二）维持神经、肌肉的静息电位和兴奋性

神经、肌肉细胞的静息电位和兴奋性的维持,不仅需要适当的血钾浓度,也需要细胞膜内外的钾离子浓度维持在一定的比例。血钾浓度升高,神经、肌肉细胞的应激性增强。

1. 产生静息电位　细胞处于安静状态时,存在于细胞膜内外的电位差,称为静息单位。不受刺激时,非自律性细胞(即无自动兴奋能力的细胞)静息电位保持恒定。静息电位的正常是保障动作单位产生、传导,以及发生生物反应的基本条件。例如哺乳动物的神经、肌肉细胞内侧膜的静息电位为-70~-90 mV。当神经、肌肉细胞受到外来刺激并达到一定的强度,即阈值后,可发生去极化,从而产生动作电位,使细胞发生生理变化。K^+可以通过静息电位影响动作电位的大小,进而影响神经、肌肉细胞的功能。

2. 静息电位的产生机制　在静息状态下,细胞内K^+浓度高于细胞外,K^+可自细胞内弥散到细胞外,而Na^+几乎不能外移。K^+自细胞内外移后,细胞内的阴离子(主要是蛋白质阴离子和磷酸根离子,分子量大或通透性差,不能外移)增加,造成细胞外正电荷,细胞内负电荷,抑制K^+的外移,故K^+外移至一定程度后,浓度梯度和电荷梯度即处于平衡状态,因此神经、肌肉细胞的静息电位是由细胞内外K^+的浓度差决定的。

3. 钾效应器官的不同特点　K^+对心脏细胞和

一般神经、肌肉细胞的影响不同,即 K^+ 浓度升高,心肌细胞的兴奋性减弱,其根本原因在于 K^+ 不仅影响心肌细胞的静息电位,也影响心肌细胞的复极过程。

4. 血钾浓度变化的效应特点 正常情况下,K^+ 在血浆的浓度很低,稍有改变即对神经、肌肉的膜电位产生巨大影响。如果细胞内液的 K^+ 有1%进入细胞外液,心肌细胞即可发生兴奋和传导的严重异常,发生致命性的心律失常。

(三)维持细胞形态和酸碱平衡

钾大部分存在于细胞内,且多与糖原、蛋白质及磷酸根结合,只有小部分呈游离状态,故 K^+ 虽对细胞内的晶体渗透压有一定影响,但远不如 Na^+ 对细胞外液晶体渗透压那样重要。体内蛋白质以细胞内浓度最高,血浆稍低,组织间液特别低,因此胶体渗透压是维持细胞形态的主要因素;细胞外液 K^+ 虽呈游离状态,但因浓度非常低,对细胞外液晶体渗透压的影响也非常有限,因此低钾血症或高钾血症伴细胞内 K^+ 浓度变化本身不会伴随细胞形态变化,这与钠代谢紊乱有显著区别。但原发性低钾血症多伴随细胞内 Na^+ 浓度升高,也可发生轻度细胞水肿。部分继发性 K^+ 紊乱,如缺氧性高钾血症伴随细胞内 Na^+ 浓度升高,可出现明显的细胞水肿。

体内 K^+ 浓度变化与 Na^+ 浓度、H^+ 浓度变化也有密切关系,故钾代谢紊乱常导致复合型电解质紊乱及酸碱平衡紊乱。见下述。

三、钾的摄入与排出

(一)钾的摄入

正常情况下,钾主要通过饮食和胃肠道分泌液从胃肠道进入体内。平均每日从食物中摄入体内的钾约100 mmol。各种食物大都含有高浓度钾,其中肉类、水果最丰富。如果大量吃水果、肉类,钾摄入增加,每日可达500 mmol。除脂肪细胞外,大多数细胞的钾离子浓度是细胞外的30倍以上,因此正常饮食即意味着"吃细胞","吃细胞"即为吃钾;反之,若进食很少,则钾摄入相应减少。因此正常饮食患者极少发生低钾血症;同样在高钾血症患者,若不严格控制饮食,也容易导致顽固性高钾血症。消化液含丰富的钾,每日吸收量占很大比例(表8-1)。

由于消化液的含钾量丰富,常超过每日摄入量,故频繁呕吐、胃肠道引流、大量腹泻等皆容易导致严重低钾血症。一般情况下,这些钾进入胃肠道后,大部分在胃及小肠上部被吸收,只有约 10 mmol (0.39 g)从粪便中排出。

表 8-1 各种消化液的含钾量

消化液	含钾量 (mmol/L)	分泌量 (ml/d)	总量 (mmol)
唾液	16	1 500	24
胃液	14	2 500	35
胰液	4.5	700	31.5
胆汁	6.6	500	3.3
小肠液	6.0	3 000	18
结肠液	90	100	9

当大量的钾进入体内后,4~6 h 后从尿液的排出量仅为摄入量的一半,但血钾浓度升高不明显。这除与肾小管的调控有关外,也与组织细胞的调控直接相关。进入血液中的钾,大部分先进入细胞内,因而也就防止了因摄入量过大而发生严重高钾血症的危险;随着尿钾的排出,血钾浓度降低,细胞内钾又进入血浆,并随尿液排出体外。这样经过细胞转移的钾可占总摄入量的80%。正常情况下,血浆、细胞内、肾小管内的钾不断转移,但始终处于平衡状态。钾进入细胞内较慢,约 15 h 左右才能达平衡,因此静脉注入或短期内大量滴入钾盐可以致死。

(二)钾的排出

摄入钾如超过生理需要量,就从尿液、粪便、汗液排出,以肾脏排出为主(图8-1)。

1. 肾脏排出 正常每日从肾小球滤过的钾为 600~800 mmol(23.5~31.3 g),但从尿液排出的钾只占肾小球滤液量的1/8左右。当摄入钾过多时,每日从尿液排出钾可达 500 mmol(19.6 g);摄入过低时,则每日仅排出 10 mmol(0.39 g),说明肾脏具有强大的调节能力。通过肾脏调节,血钾浓度维持在正常水平。

肾脏通过钾的重吸收及分泌两个过程完成对钾的调控,这与其他阳离子有很大不同;其他阳离子,如 Na^+、Ca^{2+}、Mg^{2+} 只通过肾小管上皮细胞重吸收。

(1) K^+ 在肾小管的重吸收:K^+ 主要在近曲小管及髓袢(也称为亨利袢或 Henle 袢)重吸收,为主动重吸收,与 Na^+ 的重吸收相似。

肾小球滤过的 K^+ 约65%在近曲小管重吸收,27%在髓袢,只有8%的 K^+ 进入远端肾小管,且又被重吸收,因此从肾小球滤过的 K^+ 几乎全部被肾小管重吸收。但远端肾小管可分泌 K^+,这是肾脏调控血 K^+ 浓度的重要机制。

(2) K^+ 从肾小管的排出:K^+ 在远曲小管及集合管主动分泌是肾脏排钾的主要机制。当 Na^+ 自肾小管上皮细胞进入间质液时，K^+则从间质液进入到细胞内，该过程通过 Na^+,K^+-ATP 酶进行。当 K^+ 进入肾小管上皮细胞后，就可通过浓度梯度扩散到肾小管的管腔液中，从尿液排出。

（3）影响肾脏远曲小管及集合管分泌 K^+ 的因素

1）K^+ 的摄入量：摄入 K^+ 过多时，肾间质液 K^+ 浓度升高，通过钠泵泵入肾小管上皮细胞的 K^+ 量增多，浓度升高；肾小管上皮细胞与管腔液的 K^+ 浓度梯度增大，分泌到远曲小管和集合管的 K^+ 增多，经尿液排出的 K^+ 也相应增多。

2）远曲小管和集合管上皮细胞内的 H^+ 浓度：K^+ 和 H^+ 分泌皆与 Na^+ 进行交换，故 K^+-Na^+ 与 H^+-Na^+ 交换之间有竞争作用。若肾小管上皮细胞 H^+ 浓度增加，则 Na^+-H^+ 交换增加，Na^+-K^+ 交换减少，K^+ 排出减少；反之亦然。这是酸中毒发生高钾血症、碱中毒发生低钾血症的原因之一。

3）血钠浓度：K^+ 排出是 Na^+ 重吸收的结果。在低钠血症患者，Na^+ 在近曲小管和髓袢几乎完全被吸收，到达远曲小管的 Na^+ 近乎为 0，Na^+-K^+ 交换就无法进行，K^+ 排出减少；反之亦然，因此低钠血症患者容易并发高钾血症，高钠血症患者容易并发低钾血症。

4）肾血流量：肾血流量影响肾小球滤过率，决定 Na^+ 的滤过量和肾小管液的 Na^+ 浓度，并最终影响 K^+ 的分泌量。如当肾小球滤过率明显降低时，Na^+ 在近曲小管和髓袢几乎完全被吸收，到达远曲小管的 Na^+ 几乎降至 0，Na^+-K^+ 交换无法进行，K^+ 排出减少，因此有效血容量减少或肾血流量减少常伴随高钾血症。

5）醛固酮：醛固酮使远曲小管和集合管分泌 K^+ 和重吸收 Na^+ 增多。

2. 肠道排出　钾在肠道中的吸收是被动的，吸收速度较钠慢。钾从粪便排出量约为摄入量的 10%。但若肾衰竭时，自粪便排出的钾可达摄入量的 35%。腹泻时，大量钾从粪便排出。

3. 汗腺排出　正常情况下，从汗腺排出的钾很少；大量出汗时，每日从汗腺排钾可高达 150 mmol。

四、钾代谢的调节

机体调控血钾水平和细胞内外液钾的浓度比是行之有效的，如一个 70 kg 的人连饮 3 杯纯橘汁，摄入钾可达 40 mmol（1.56 g），如果钾不能较快进入细胞内，血钾浓度升高 3 mmol/L 左右，但实际上仅轻微升高，其原因是存在完善的调控机制：肠道对钾的吸收缓慢，进入血液的钾大多先进入细胞内，而后多余的钾在 6~8 h 从尿液中排出体外；同样在短时间内摄入钾过少，血钾浓度下降也有限。若发生调节异常，将出现 K^+ 紊乱，如溶血或骨骼肌溶解使细胞内 1.5%~2.0% 的钾转移到细胞外液，就可使细胞外液的钾浓度达 8 mmol/L，对人体是致命的；同样若短时间内输入过多 K^+，使其来不及转入细胞内和经肾脏排出，也发生严重高钾血症。

（一）钾在细胞内外的转运

影响钾在细胞内外的转运机制的有生理因素，也有病理因素。

1. 生理因素

（1）钠泵活性：Na^+,K^+-ATP 酶是调控钾在细胞内外转移的主要因素。细胞内外 K^+ 不断地进行交换，以维持细胞内外液 K^+ 浓度的稳定。若摄入大量 K^+，细胞外液 K^+ 浓度升高，Na^+,K^+-ATP 酶活性增强，K^+ 可较快进入细胞内；K^+-Na^+ 交换增加，尿排钾也增多，使血钾浓度不会有较明显变化。同样大量摄入 Na^+，细胞外液 Na^+ 浓度升高，细胞内外钠浓度差增大，通过被动弥散，使细胞内液 Na^+ 浓度升高，激活 Na^+,K^+-ATP 酶，使 K^+ 转运至细胞内，降低血钾。多数影响细胞内外 K^+ 转运的因素皆直接或间接通过钠泵发挥作用。

洋地黄类药物可抑制 Na^+,K^+-ATP 酶活性，使 K^+ 主动转移至细胞内液的量减少，可发生高血钾，因此用洋地黄治疗慢性心力衰竭时，应注意发生高钾血症的风险，特别是在合并肾功能及肝功能障碍的患者。

（2）儿茶酚胺：兴奋 β_2 受体可使 Na^+,K^+-ATP 酶活性增加，促使钾进入细胞内。但作用强度有限，血钾变化幅度仅可达 0.5~0.6 mmol。

（3）胰岛素：可促进钾进入细胞内，其机制也是通过增强 Na^+,K^+-ATP 酶的活性发挥作用。给予生长抑素后，胰岛素分泌减少，血钾可升高 0.4~0.5 mmol/L。

（4）血糖浓度：葡萄糖可刺激胰岛素分泌，同时伴随糖原的异生作用（结合钾），使血钾浓度降低。

静脉滴注葡萄糖和胰岛素，可明显降低血钾浓度，但停用后数小时血 K^+ 浓度又可回升，故仅可作为高钾血症的临时治疗措施。

治疗低钾血症时，若将钾盐放入葡萄糖溶液快速静脉滴入，容易出现血钾浓度的一过性降低，因为葡萄糖可促使钾进入细胞内。

（5）血钠浓度：细胞外液 Na⁺ 浓度升高，细胞内外 Na⁺ 浓度差增大，通过弥散使细胞内液 Na⁺ 浓度升高，激活 Na⁺，K⁺ - ATP 酶，使 K⁺ 转运至细胞内，降低血钾，因此 Na⁺ 不仅可直接对抗高钾对心肌的毒性，也可通过离子转移降低血钾浓度。同样治疗低钾血症时，如将钾盐放在生理盐水（钠浓度高于血钠浓度）中静脉快速滴入会使血钾浓度更低。

5% 葡萄糖盐溶液的临床应用非常普遍，若在低钾血症患者应用，可能增加葡萄糖和 Na⁺ 共同转运 K⁺ 的作用，明显降低血 K⁺ 浓度。

（6）血钾浓度：血钾浓度升高，Na⁺，K⁺ - ATP 酶活性增强，钾进入细胞内液的量增加，反之则减少。腹泻、大量应用排钾利尿剂后，细胞外液钾浓度降低，钾从细胞内移至细胞外；同时钠泵活性减弱，钾从细胞外液转入细胞内液的量减少，避免血钾浓度过度下降，该过程不受儿茶酚胺、胰岛素等控制。因此，正常血钾浓度可大体反映体内总钾量的多少。

（7）运动：运动时钾从细胞内转移到细胞外。高强度、剧烈运动后，血钾可达 6 mmol/L，休息后逐渐恢复正常。

2. 病理因素

（1）血液 pH：酸碱平衡紊乱时，血液 pH 改变与血钾浓度变化有密切关系。pH 下降，即酸中毒时，血钾浓度上升；pH 上升，即碱中毒时，血钾浓度下降（表 8-2）。

表 8-2　血液 pH 与酸碱平衡紊乱的关系

酸碱平衡紊乱	ΔpH	Δ[K⁺]
代谢性酸中毒（盐酸）	0.1	0.7
代谢性酸中毒（有机酸）	0.1	0 或仅轻度变化
呼吸性酸中毒	0.1	0.1
代谢性碱中毒	0.1	0.3
呼吸性碱中毒	0.1	0.2

当血液无机酸，如盐酸浓度升高时，血液 pH 下降，H⁺ 大量进入细胞内，但由于细胞膜的半透膜作用，Cl⁻ 进入细胞内的量较少；通过细胞内外 H⁺ - Na⁺ 交换和 K⁺ - Na⁺ 交换的竞争性抑制作用，K⁺ 进入细胞的量减少（H⁺ - Na⁺ 交换抑制 K⁺ - Na⁺ 交换），血钾浓度升高。

有机酸增加时，如血乳酸浓度升高，虽也有 pH 降低，但血钾浓度上升并不显著，可能是有机酸与 H⁺ 同时进入细胞内，避免 K⁺ 在细胞内外的重分布；另外，乳酸增加多为细胞内代谢障碍的结果，因此细

胞内乳酸较高，pH 较低，从而避免 H⁺ 向细胞内的转移。

严重腹泻时，虽然血 pH 也明显下降，但因 K⁺ 从肠道大量排出，反而容易发生低钾血症。

呼吸性酸碱平衡紊乱的血钾浓度变化一般弱于代谢性紊乱，机制尚不太清楚。

（2）高渗状态：血浆晶体渗透压每升高 10 mOsm/L，血钾浓度可升高 0.4~0.8 mmol/L。其原因：① 细胞内水外移，细胞内水减少，钾在细胞内浓度升高，钾外移；② 血液浓缩，血电解质包括钾浓度升高；③ 钠泵功能受损，血钾升高。

（3）组织破坏：细胞破坏必然导致细胞内钾释放，血钾浓度必然升高。升高幅度取决于：① 细胞破坏的数量和程度；② 正常细胞摄取钾的能力；③ 血液的酸碱状态，因为高分解代谢多存在刺激呼吸兴奋的因素，容易发生呼吸性碱中毒，降低血钾升高的幅度；④ 肾脏排钾的能力。

（4）高分解代谢状态：血钾浓度升高，其机制与组织破坏相似，但程度较轻。

（5）细胞快速生长或高合成代谢：若细胞增长过速，则有大量钾进入细胞内，使血钾浓度降低，如用维生素 B₁₂、叶酸治疗巨细胞贫血，或感染、创伤、危重病患者的恢复期。

（二）钾在机体内外的调节

钾在机体内外的调节除了与摄入量，细胞内外的交换量，粪便、汗腺的排出量有关外，更主要取决于肾脏排出的多少（图 8-1）。影响肾脏排钾的因素众多（见本节钾的摄入与排出），其中醛固酮起主要作用，其次为糖皮质激素。

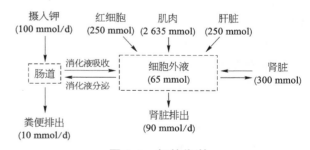

图 8-1　钾的代谢

1. 醛固酮　醛固酮对维持血钾平衡起重要作用。当血钾浓度升高时，直接刺激肾上腺皮质分泌醛固酮，使肾脏排钾增加。血 K⁺ 较正常水平升高 0.1~0.2 mmol/L 时即可刺激醛固酮分泌，使肾小管分泌 K⁺ 增多；血 K⁺ 浓度降低时，醛固酮分泌减少，肾脏排 K⁺ 也减少。

醛固酮作用于肾脏远曲小管和集合管,促进 K^+ 分泌;具体作用机制涉及增加远曲小管和集合管上皮细胞膜管腔侧 Na^+、K^+ 通道的开放数目;也使远曲小管和集合管上皮细胞基底部 Na^+,K^+- ATP 酶的活性增强,从而使 Na^+ 从远曲小管和集合管管腔进入细胞内的量增加,而 K^+ 进入管腔内的量增加。细胞基底膜的 Na^+,K^+- ATP 酶将进入细胞内的钠泵到间质液,进入血液循环;又将间质液

中的 K^+ 泵到细胞内。当 Na^+ 进入远曲小管和集合管的上皮细胞后,管腔液负电荷增加,故有利于 K^+ 排出,因此醛固酮主要通过调节排钾量来保持体内钾的平衡。

2. 糖皮质激素　主要是皮质醇,对潴钠、排钾有一定作用,且作用机制与醛固酮相似,但作用强度要弱得多;人工合成的糖皮质激素保钠、排钾的作用更弱。

第二节　与钾代谢紊乱有关的基本规律

与钾代谢紊乱有关的基本规律有体细胞和肾小管上皮细胞的钠泵调节和 K^+-Na^+ 交换、H^+-Na^+ 交换的竞争,电中性定律(详见第四章)。

一、钠泵和 K^+-Na^+ 交换、H^+-Na^+ 交换的竞争

1. 基本作用特点　发生在细胞内外,一般情况下 3 个 Na^+ 转移至细胞外伴 2 个 K^+ 和 1 个 H^+ 转移入细胞内,该过程消耗能量,称为钠泵或钠-钾 ATP 酶(Na^+,K^+- ATP 酶),其作用主要是维持细胞内高钾和细胞外高钠,从而维持细胞的正常功能和内环境的稳定。

2. 影响因素　若存在代谢障碍,如低温、缺氧将抑制钠泵活动,发生细胞内高钠和高钾血症,血钠浓度降低。细胞外 K^+ 浓度升高或细胞内 Na^+ 浓度升高激活钠泵,促进离子转移。其他因素,如胰岛素、儿茶酚胺也会激活钠泵,但作用较弱。

3. K^+-Na^+ 交换和 H^+-Na^+ 交换的竞争　在血 K^+、H^+ 浓度变化不平衡的情况下发生 H^+-Na^+ 交换和 K^+-Na^+ 交换的竞争,即 K^+ 和 H^+ 转运的相对比例发生变化,同时转移总量也发生变化,该过程较缓慢,需 15 h 完成。Na^+、K^+ 借助浓度梯度在细胞内外的弥散不仅仅是主动转移的相反过程,更是发挥生

理作用的过程,如 K^+ 弥散导致神经、肌肉细胞产生静息电位和一系列生理学效应。钠泵导致的离子浓度梯度和电荷梯度为 Na^+、K^+ 弥散和发挥生理功能创造条件。理论上和实践上,临床医师经常将弥散和主动转运混淆,应特别注意。上述反应也发生在肾小管,进入小管液的离子随尿液排出体外,调节体内离子的含量,但过程更缓慢,大约 72 h 达最大调节水平,称为肾功能代偿。

二、电中性定律

细胞膜内外的离子浓度可以不平衡而产生电位差,但两个区域内的正负电荷数是相等的,从而保持电中性,称为电中性定律。与 Na^+ 不同,影响 K^+ 浓度的因素众多,K^+ 浓度上升或下降常伴随多种离子(Na^+、HCO_3^-、H^+)浓度的变化。

上述关系涉及 K^+ 和其他电解质离子(Na^+),以及 HCO_3^-、H^+ 等酸碱离子,故不仅影响电解质平衡,也影响酸碱平衡,即 K^+ 浓度变化不是单一的。在一般体细胞,K^+ 转移仅导致血浆中多种离子浓度的变化,但机体总含量不变;肾小管上皮细胞则调节机体 K^+、Na^+、HCO_3^-、H^+ 等多种电解质离子和酸碱离子的含量。由于容易忽视离子之间的必然联系,经常是钾低补钾、钾高去钾,结果容易导致顽固性钾代谢紊乱和复合性离子紊乱。

第三节　低 钾 血 症

低钾血症(hypokalemia)是指血钾浓度 < 3.5 mmol/L 的病理生理状态,其中 <3.0 mmol/L、

<2.5 mmol/L 分别为中度和重度低钾血症。低钾血症的原因可以是机体钾丢失,称为钾缺乏

（potassium depletion）；也可以是钾转移至细胞内或体液量过多而稀释，而机体总钾量不缺乏。重度低钾血症容易出现严重并发症，危及生命，需积极处理。低钾血症主要有急性缺钾性低钾血症、慢性缺钾性低钾血症、转移性低钾血症和稀释性低钾血症四类。

一、急性缺钾性低钾血症

急性缺钾性低钾血症（acute potassium-deficit hypokalemia）简称急性低钾血症。由于钾丢失增多和（或）合并摄入不足导致血钾浓度短时间内（一般指 48 h 内）下降至正常值水平以下的病理生理状态，同时机体钾含量减少，容易出现各种类型的心律失常或肌无力。

（一）原因

1. 摄入不足

（1）禁食或厌食：由于普通饮食和肠道营养饮食中都含较多钾，多数细胞内 K^+ 浓度是细胞外的 30 倍以上，肾脏又有较强的保钾能力，因此一般饮食减少不容易发生低钾血症。但严重摄食不足，静脉补液缺钾时容易发生，主要见于昏迷、手术后、危重症、消化道疾病等导致的不能进食或严重进食不足的患者。慢性消耗性疾病患者的肌肉组织少，储钾量少，进食不足，也容易发生低钾血症。心功能不全、肝硬化、血液病、肿瘤疾病等容易发生严重进食不足。

（2）偏食：少数严重偏食者可发生缺钾。

2. 丢失增多　主要见于各种分泌液的急性丢失；或大量利尿而补钾不足的患者，常与低钠血症、低氯血症并存；更常见于急性危重症患者。

（1）经消化道丢失：各种消化液的钾浓度几乎皆比血浆高，且分泌量大，在炎症等病理因素刺激下分泌更多；该类疾病一旦发生，进食量少，甚至完全禁食，因此消化道疾病非常容易发生低钾血症，且容易合并其他电解质离子紊乱。由于不同部位消化液的成分不同，因此合并其他电解质紊乱的类型也不相同。如胃液 Cl^-、H^+ 浓度高，呕吐和胃液引流容易合并低钾、低氯血症和代谢性碱中毒；肠液 HCO_3^- 浓度高，因此胆管和胰液引流、腹泻等容易合并高氯性酸中毒。使用泻药不当也可发生低钾血症。

（2）经肾脏丢失：各种原发或继发肾小管功能减退皆容易引起钾丢失过多，肾脏以外的疾病或病理因素也可使肾脏排钾增多。

1）肾小管功能损害：各种原因的近端或远端肾小管酸中毒可因钾重吸收减少或分泌增多而发生严重低钾血症。药物如氨基糖苷类抗生素、免疫抑制剂（器官移植患者常规应用）、抗病毒药物或慢性缺钾、缺镁等容易损害肾小管功能，发生低钾血症。该类患者的常规肾功能检查（主要是肌酐）多正常，甚至尿蛋白也阴性，但可能合并其他电解质离子缺乏、尿崩症、代谢性酸中毒等，因此可以称为"隐匿性肾小管功能损害"，实质是肾小管的重吸收或分泌功能异常。

2）肾功能不全：多尿期伴随大量 Na^+、K^+ 丢失而发生低钾血症。

3）肾上腺糖皮质激素或盐皮质激素水平升高或效应增强：皮质醇或醛固酮均有保钠、排钾功能，尤其是后者，因此容易发生低钾血症。

A. 分泌增多：皮质醇和醛固酮有某些相似的刺激因素和生成部位（肾上腺皮质），病理状态下可表现为一种激素水平升高，也可表现为两种激素水平同时升高。其分泌增多主要见于：下丘脑、垂体疾病导致的肾上腺皮质增生和激素分泌增多，肾上腺皮质腺瘤或癌；各种急性、重症疾病，如创伤、重症感染、手术等导致的应激反应。危重症的应激反应是最常见且容易忽视的因素。

B. 外源性增多：多种炎症性疾病或器官移植患者需大量口服或静脉应用糖皮质激素治疗，容易导致低钾血症。使用吸入激素不当也可发生低钾血症。

C. 灭活减少：主要见于肝硬化、右心功能不全，常并发低钾血症。

4）RAAS 活性增强：是比较常见的内分泌紊乱疾病或病理生理状态，导致肾小管重吸收钠、排出钾增多，发生低钾血症。

5）甘草及其衍生物：盐皮质激素和糖皮质激素在远端肾小管起始部和皮质集合管的受体结构相似，皆可与两种受体相互结合。糖皮质激素的血浓度远较盐皮质激素高，应该有较强的作用，但实际上并非如此，因为这些部位有一种称为 11β 羟类固醇脱氢酶的物质，可阻碍糖皮质激素与盐皮质激素受体的结合，因此前者影响电解质代谢的作用有限，甘草类物质可阻断上述结合，导致盐皮质激素样作用，产生低钾血症。

6）利尿剂：包括呋塞米等袢利尿剂和氢氯噻嗪等噻嗪类利尿剂以及甘露醇、高渗葡萄糖等渗透性利尿剂，皆可导致尿钾大量排出。

7）肾小管内阴离子过多：使管腔内负电荷增加，有利于 K^+ 分泌，如应用大剂量青霉素，特别是合并血容量不足时。

8）其他：如低镁血症、Bartter 综合征、棉酚中毒等。

（二）病理生理特点和临床表现

由于急性低钾血症和慢性低钾血症有较多的共性表现，故一起阐述，但重点阐述急性表现，部分单纯涉及慢性低钾血症的内容给出说明。

1. 神经-肌肉系统

（1）骨骼肌无力和瘫痪：低钾血症，细胞内外 K^+ 的浓度差增大，静息电位负值增大，动作电位的触发域值增大，神经-肌肉的兴奋性和传导性下降，出现肌无力。肌无力一般从下肢开始，特别是股四头肌，表现为行走困难、站立不稳；随着低钾血症加重，肌无力加重，并逐渐累及躯干和上肢肌肉，直至影响呼吸肌，发生呼吸衰竭。急性低血钾，血钾浓度<3 mmol/L 时可发生肌无力，<2.5 mmol/L 时可发生瘫痪，也容易并发呼吸衰竭。

在肺功能不全患者，低钾血症导致呼吸衰竭或呼吸衰竭加重更常见，但临床上容易忽视。

（2）平滑肌无力或麻痹：主要是肠道平滑肌和泌尿道平滑肌无力，表现为腹胀、便秘、肠胀气，严重时发生麻痹性肠梗阻，也可发生尿潴留。

2. 循环系统 低钾血症导致心肌细胞及传导组织细胞的功能障碍，也可导致心肌多发性、小灶性坏死，单核及淋巴细胞浸润，以及瘢痕形成。

（1）心律失常和心电图异常：与自律性细胞的兴奋性和传导组织的传导性异常有关，主要表现为窦房结兴奋性下降，房室交界区传导减慢，异位节律细胞兴奋性增强，故可出现多种心律失常，包括窦性心动过缓、房性或室性期前收缩、室上性心动过速和心房颤动、房室传导阻滞，甚至室性心动过速和心室颤动。容易发生洋地黄中毒。

心电图的早期表现为 ST 段降低，T 波降低，出现 U 波，QT 间期延长；随着低钾血症加重，可出现 P 波、QRS 波群增宽以及上述各种心律失常的表现。

（2）心功能不全：严重低钾血症导致心肌功能和结构改变，可直接诱发或加重心功能不全，特别是基础心功能较差的患者。

（3）低血压：可能与自主神经功能紊乱导致的血管扩张有关。

3. 横纹肌溶解症 正常横纹肌收缩时，细胞内 K^+ 释放，血管扩张，以适应能量代谢增加的需要。严重低钾血症患者，上述作用减弱，肌肉组织相对缺血、缺氧，容易出现横纹肌溶解，溶解释出的肌球蛋白大量进入肾小管，可诱发急性肾衰竭。当血钾浓度<2.5 mmol/L 时就有发生肌溶解的可能。

4. 肾功能损害 主要病理变化为肾小管功能减退，上皮细胞变性，肾间质淋巴细胞浸润，长期、严重低钾血症可有纤维样变。临床表现：① 肾小管上皮细胞钠泵活性减弱，细胞内 K^+ 浓度降低，H^+-Na^+ 交换增多，尿液呈酸性，发生和维持代谢性碱中毒；细胞内 Na^+ 增多，小管液 Na^+ 重吸收减少，发生低钠血症。② 浓缩功能减退。多尿，夜尿增多，低比重尿，低渗尿，对 ADH 反应差。③ 产氨能力增强，排酸增加，HCO_3^- 重吸收增加，发生代谢性碱中毒。④ 慢性肾功能减退。肾功能损害在急性者不常见，主要见于慢性低钾血症。

5. 消化系统 主要导致胃肠道平滑肌张力、收缩力减退，容易发生食欲不振、恶心、呕吐、腹胀、便秘，甚至肠麻痹。急性、慢性低钾血症皆常见。

6. 酸碱和其他电解质离子紊乱 是急性或慢性低钾血症的共同特点。

（1）基本特点：低钾血症导致钠泵活性减弱，细胞内、外离子的主动转运减少，被动弥散相对增加；H^+-Na^+ 交换比例超过 K^+-Na^+ 交换，出现血 Na^+ 浓度降低或低钠血症、细胞外碱中毒（代谢性碱中毒），细胞内 Na^+ 浓度升高和酸中毒。肾小管上皮细胞钠泵活性减弱，加重碱中毒和低钠血症；产氨能力增强，加重代谢性碱中毒，伴排氯增多，出现血氯浓度降低。

（2）低钾血症和钠离子的关系：低钾对机体的影响与是否低钠也有密切关系，钠、钾同时缺乏时，缺钾症状较轻；缺钾而钠摄入量正常时，缺钾症状反而比较明显，其主要原因可能与钠转移有关，也与钠、钾比例改变影响静息电位和动作单位有关。若缺钾而机体钠含量正常，K^+ 向细胞外转移，Na^+ 向细胞内转移，直接影响机体代谢；Na^+ 向细胞内转移，可发生细胞内水肿；K^+、Na^+ 大量转移导致细胞内外 K^+ 和细胞内外 Na^+ 的比值严重失衡，直接影响静息电位、动作电位，出现相应的临床症状。Na^+、K^+ 同时缺乏时，细胞内外离子转移不明显，对细胞代谢和电生理的影响反而不大，因此严重低钾血症患者应严格限制钠的摄入或输入，特别是进食，生理盐水或葡萄糖盐溶液的输入，而不仅仅是避免应用 10% 氯化钠溶液。

（三）实验室检查

1. 常用血液检查 血钾浓度下降，<3.5 mmol/L，血 pH 正常，血 Na^+ 浓度在正常低限或<135 mmol/L。

2. 常用尿液检查 尿钾浓度降低（"肾小管功

能损害"或"隐匿性肾小管功能损害"除外),尿 pH 偏酸,尿钠排出量较多。

(四)治疗

1. **原则** 急性低钾血症主要是细胞外液钾的丢失,伴一定程度细胞内液钾的丢失,也多伴细胞外液量和其他电解质离子的丢失,多有明确的基础病或诱发因素,尤其是医源性因素,故治疗原则是首先去除致病因素和尽早恢复正常饮食。食物含大量钾盐,只要恢复正常饮食,并设法纠正大量钾丢失,可很快纠正低钾血症;在暂时不能纠正大量钾丢失的情况下,应给予较大补钾量。只要评估和治疗适当,低钾血症也容易预防和治疗。

2. **补充量** 按体液比例补充。补钾量(mmol)=(4.2-实测值)×体重(kg)×0.6+继续丢失量+生理需要量。由于主要是细胞外液钾的丢失,且细胞内外、钾的交换需 15 h 左右才能平衡,因此一般第一日补充 2/3,次日补充 1/3,且应控制补液速度,开始较快,其后减慢,使液体在 24 h 内比较均匀地输入,必要时 2~6 h 复查一次。一般选择氯化钾溶液,血 K^+ 浓度正常后,仍需补充数日。

3. **注意事项** 补充葡萄糖可刺激胰岛素分泌,同时伴随糖原异生(结合钾),使血钾浓度降低;给予生理盐水或碳酸氢钠补液时,细胞外液和细胞内液的钠浓度均升高,激活 Na^+、K^+-ATP 酶,使钾转运至细胞内,降低血钾。因此治疗低钾血症时,若将钾盐置于 5% 或 10% 葡萄糖溶液(糖浓度明显高于血糖浓度)中或生理盐水(钠浓度高于血钠浓度)中静脉滴入,输液过快时可能导致血钾浓度暂时性降低,在重度低钾血症患者应注意。5% 葡萄糖盐溶液作为常用补液则可能通过葡萄糖和钠离子转运钾离子的双重作用使低钾血症暂时恶化,故也需特别注意。

少尿、无尿患者一般不补钾,除非严重低钾血症。无尿 1 日,血钾浓度升高约 0.3 mmol/L。

4. **口服保钾利尿剂** 如螺内酯或氨苯蝶啶,有助于低钾血症的恢复。

5. **口服 ACE 抑制剂** 如卡托普利(开博通)等通过抑制醛固酮的产生而保钾。一般而言,应用 ACE 抑制剂对肾脏的调节作用和全身降压作用有较大不同,前者所需剂量显著小于后者。保钾利尿剂、ACE 抑制剂、钾的联合应用是理论上和实践上最强的升高血钾浓度的组合,并对肾脏功能有一定调节作用,有较高的推广价值,但需注意定期复查血钾浓度,以免发生高钾血症。

6. **补钾方法** 在轻度低钾血症患者,以口服氯化钾缓释片或溶液为主,每日约 3 g,不能口服者可静脉给予相同剂量。在中度低钾血症患者,应同时给予口服和静脉应用,每日约 6 g。在重度患者,应同时给予氯化钾和谷氨酸钾,约相当于氯化钾 9 g/d。

若血钾浓度在正常低限水平(3.5~4.0 mmol/L),动态随访呈下降趋势时,常意味着机体钾缺乏,特别是在老年人、危重症或使用洋地黄治疗的患者,必须补钾。

7. **重症低钾血症的治疗** 推荐 10% 氯化钾 15 ml 加入 5% 葡萄糖溶液 500 ml 静脉点滴,每日 1 000~1 500 ml;31.5 的谷氨酸钾 20~40 ml 加入 5% 葡萄糖溶液 500 ml,每日 500~1 000 ml;每日口服氯化钾 3~4 g,分 3~4 次口服,2 h 左右复查血钾浓度 1 次,每次升高 0.1~0.3 mmol/L,直至正常。在需要严格控制入液量的患者,可选择深静脉置管,提高钾浓度,减少入水量,也可使用微泵缓慢注射。若血钾浓度持续不升或降低,也需选择深静脉留置导管,提高补钾浓度,并进行心电图监测。

该类患者还需同时应用保钾利尿剂、ACE 抑制剂,控制钠的输入或摄入(除非合并钠的大量丢失),避免大量葡萄糖、氨基酸和胰岛素同时应用。

二、慢性缺钾性低钾血症

慢性缺钾性低钾血症(chronic potassium-deficit hypokalemia)简称慢性低钾血症。由于钾丢失增多和(或)合并摄入不足导致血钾浓度逐渐下降(一般指超过 48 h)至正常值水平以下,同时机体钾含量减少的病理生理状态。即不仅存在细胞外液钾的缺乏,更主要是细胞内液钾的缺乏。

低钾血症的发生速度较慢,有一定的代偿和适应,故临床症状较轻,以乏力、食欲不振、多尿和肾小管的隐匿性损害为主要表现(详见急性失钾性低钾血症)。治疗原则与急性低钾血症相似,不赘述。但因患者有一定适应和代偿,细胞内外钾的交换缓慢,细胞内液钾补足的更缓慢,故强调补钾速度要慢,一般使血钾浓度每日升高 0.2~0.4 mmol 即可。在重度低钾血症时应控制或避免钠的输入,否则会导致钾向细胞内的持续转移和经肾小管的持续排出,发生顽固性低钾血症。由于发病时间长,机体钾含量(主要是细胞内液钾含量)显著减少,肾脏重吸收钾的能力下降,因此血钾浓度正常后应继续补充氯化钾 1 周左右,甚至更长时间,最终使机体钾含量正常,肾小管调节功能恢复正常。慢性低钾血症多伴随缺镁、缺磷,而磷、镁的缺乏常导致钠泵活性下降和细胞代谢障碍,进一步加重细胞内低钾,使肾脏重吸收 K^+ 的能力下降,因此缺镁和缺磷是顽固性低钾血症的常见原因,需同时补充磷(如磷酸盐、ATP等)和镁(门冬氨酸钾镁、硫酸镁等),当然能进食者,各种要素皆合适,是最佳补充方式。饮食不佳,水溶性维生素摄入不足;或危重症患者持续时间过长,水溶性维生素消耗,也容易导致钠泵活性减弱和慢性低钾血症。还需强调在治疗过程中,可能继续丢失钾,因此实际补充量应增加,特别是隐匿性肾小管功能损害(慢性低钾血症本身即可导致肾小管的功能障碍和器质性损伤)导致的钾丢失,故在血钾升高不明显的患者应常规检查并随访尿电解质,并注意其他电解质离子和水溶性维生素的补充。

三、转移性低钾血症

转移性低钾血症(shifted hypokalemia)是指钾离子过度进入细胞内造成的低钾血症,主要见于周期性麻痹、碱中毒,也见于高血糖时应用胰岛素的患者。主要分以下两种情况。

1. 钠泵功能过度增强 导致 K^+ 迅速进入细胞内,发生低钾血症,主要见于周期性麻痹和不明原因的低钾血症。

(1)基本特点:低血钾的发生速度快,故常有明显的临床症状,而机体 K^+ 含量无变化。K^+ 向细胞内转移,必然伴随 Na^+ 向细胞外转移,同时 H^+ 向细胞内转移减少,出现血钠浓度升高或轻度高钠血症,轻度代谢性酸中毒,酸中毒导致 Cl^- 浓度代偿性升高。这与缺钾性低钾血症导致代谢性碱中毒、低钠血症不同,需注意鉴别。

(2)治疗原则:① 避免葡萄糖应用过多、过快,否则容易导致 K^+ 转移或排泄增加,如不用高渗糖,选择 5% 葡萄糖溶液;若补液速度较快时,应建立深静脉置管,提高补钾浓度,用微泵输注。② Na^+ 浓度升高可促进 K^+ 的转移和排泄,故需避免同时应用氯化钠。因生理盐水或 5% 葡萄糖盐溶液常在不经意间使用,更应特别注意。③ 因血 Cl^- 浓度代偿性升高,也应避免过多 Cl^- 的摄入,可同时补充谷氨酸钾。该类患者低血钾的速度非常快,治疗过程中钾的转移常仍持续进行,因此发生呼吸肌无力、呼吸衰竭及心律失常的机会较多,应特别注意监测、评估和治疗。

2. 其他原因所致转移性低钾血症 临床常见,主要见于各种原因的通气量增加、碱中毒,或应用胰

岛素、高渗糖、氨基酸的患者。

(1)呼吸性碱中毒:多种肺内外原因,如发热、肺水肿、肺炎和其他部位感染、创伤、急性呼吸窘迫综合征(ARDS)可导致通气量增加,发生呼吸性碱中毒和急性转移性低钾血症。由于多同时存在高分解代谢和 K^+ 自细胞内的释放,故低钾血症多不严重,应以处理原发病和降低每分通气量(VE)为主。随着 VE 降低,低钾血症自然恢复。少部分患者血 K^+ 浓度明显下降,则应适当补钾。

(2)慢性呼吸衰竭的机械通气治疗:是发生慢性转移性低钾血症的最主要原因。慢性酸中毒、血 K^+ 浓度正常的患者,多有机体钾含量的缺乏,因此呼吸性酸中毒的好转常伴随低钾血症。pH 升高 0.1,血 K^+ 浓度大约降低 0.1 mmol/L,因此应以预防为主,控制酸中毒的好转速度,同时适当补充氯化钾和谷氨酸钾,避免碱中毒。一旦发生碱中毒,应迅速采取措施使 pH 适当下降,主要治疗方法是迅速、大幅度降低 VE,下降幅度一般为 1/3~1/2 或更大,以减慢呼吸频率(RR)为主。避免应用盐酸精氨酸,因为其可迅速透过细胞膜进入细胞内,加重细胞内酸中毒,进一步影响细胞代谢。细胞内的稳定是细胞正常代谢的基础,其作用远较细胞外环境(即通常所说的机体“内环境”)更重要,故临床医师更应重视“细胞内环境”的电解质紊乱,而不仅仅是机体“内环境”或血液的紊乱。

(3)胰岛素的应用:糖尿病酮症酸中毒、应激性高血糖或其他原因高血糖的好转过程中,由于 pH 升高和胰岛素的双重作用,也可出现严重低钾血症,因此控制高血糖或酮症酸中毒的好转速度,适当增加钾的摄入或输入,同时在 K^+ 浓度偏低的患者,应避免血糖浓度过快下降。

(4)其他:如应用儿茶酚胺制剂,也可激活钠泵活性,导致低钾血症,但程度较轻,临床价值不大。

(5)缺钾和转移性低钾:在各种消耗性疾病或危重症的急性期,由于细胞分解代谢旺盛,细胞内钾释放,为保持血钾浓度正常,肾脏排出也增加,导致机体缺钾,但血钾浓度正常。在疾病好转过程中,由于合成代谢增强,钾大量转移至细胞内,出现低钾血症,因此钾的日常需要量相应增加。当然其他电解质离子、水溶性维生素、能量和蛋白的补充也应增加。

四、稀释性低钾血症

稀释性低钾血症(dilutional hypokalemia)是指血容量或细胞外液量增加所导致的低钾血症,同时

伴随有稀释性低钠血症。一般血钾下降程度有限。治疗应以严格控制水的摄入为主,在补充氯化钾和氯化钠的基础上适当利尿。

五、常用含钾物质

1. 10%氯化钾溶液　包装为 10 ml,氯化钾含量为 1 g(13.4 mmol),可用于静脉滴注、微泵注射、口服或鼻饲。

2. 氯化钾缓释片　包装为 0.5 g/片、1 g/片,用于口服。

3. 31.5%谷氨酸钾　包装为 20 ml,谷氨酸钾的含量为 6.3 g(34 mmol),相当于氯化钾 2.5 g。

4. 门冬氨酸钾镁　包装有溶液和片剂。溶液为 10 ml/支,静脉应用,每支含镁 33.7 mg、钾 103.3 mg;片剂供口服用,每片含镁 11.8 mg、钾 36.2 mg。因含钾量较低,主要用于预防和治疗低镁血症。

5. 正常饮食　食物含钾丰富,恢复正常饮食是补钾的最基本和最主要手段。

六、不同病理状态的低钾血症

(一)慢性高碳酸血症伴低钾血症

1. 低钾血症的原因　① 患者的钾摄入减少;② 钠泵功能减弱,肾脏保钾功能较差,血 K^+ 浓度较低时仍排出较多 K^+;应用利尿剂或机械通气(MV)后,K^+ 排出进一步增加;③ 肾功能代偿,HCO_3^- 重吸收增多,Cl^- 排出增多,补充氯化钾时,必然伴随 K^+ 的排出增加,即肾脏保钾功能减弱;④ 钾转移:呼吸衰竭初期,酸中毒导致细胞内外 K^+-Na^+ 交换减弱,K^+ 在细胞内的水平较低。一旦呼吸性酸中毒纠正,K^+-Na^+ 交换增强,K^+ 进入细胞内迅速增多,经肾小管和集合管的排出量也增多。

2. 低钾血症的类型　实质是缺钾性低钾血症,但钾转移发挥重要作用,故可以诊断为缺钾性低钾血症合并转移性低钾血症。

3. 低钾血症的防治原则　在血 K^+ 浓度低于正常或正常低限患者,应首先补充氯化钾;VE 需逐渐加大,使高碳酸血症逐渐改善,否则容易导致严重低钾血症。在血 K^+ 浓度正常中等水平时,MV 后即补充氯化钾。在血 K^+ 浓度非常低的情况下,应同时补充谷氨酸钾和氯化钾,提高补钾效率。在确保血 K^+ 浓度逐渐升高的情况下,增加 VE,使 $PaCO_2$ 缓慢下降;一旦出现血 K^+ 浓度不升高或下降,应迅速降低

VE,待血 K^+ 浓度升高后再逐渐增加 VE,避免出现“过度通气”和碱血症。

还应强调避免较多 Cl^- 和 Na^+ 的摄入或输入,避免高渗葡萄糖快速滴注,原因见前述。pH 回升(可以正常或超过正常值)导致的严重低钾血症,必须迅速降低 VE,使 pH 恢复至接近治疗前的水平,同时增加钾的补充。

(二)低钾血症合并低钠血症

1. 急性　常为消化液或细胞外液的急性丢失,实质是急性缺钾性低钾血症合并低钠血症(也合并脱水);只要同时补充含 Na^+ 和 K^+ 的溶液即可,如应用复方氯化钠注射液(林格液)或氯化钾加入生理盐水静脉滴注。

2. 慢性　处理比较困难。慢性低钾血症常导致体细胞钠泵活性减弱和转移性低钠血症,肾小管上皮细胞钠泵活性减弱和肾脏排钠增多,加重低钠血症,因此慢性低钾血症合并低钠血症实质是慢性缺钾性低钾血症伴转移性低钠血症,部分合并缺钠性低钠血症,应以补钾、纠正低钾血症为主,避免补钠或大量补钠。

因常规补液中 K^+ 浓度需严格控制,一般氯化钾浓度不超过 0.3%,补液中 Na^+ 则允许较高浓度,一般可用至 3%,后者是前者的 10 倍,生理盐水是常规使用的液体,其浓度为 0.9%,是常规静脉补液时允许的最高氯化钾浓度的 3 倍,故临床上常存在补钠超过补钾的情况。随血钠浓度升高,进入细胞内的 Na^+ 增多,细胞内 Na^+ 浓度升高,激活钠泵,促进 K^+ 向细胞内转移和经过肾脏排泄增加,导致“顽固性低钾血症”;低钾血症又反过来抑制钠泵活性,促进 Na^+ 向细胞内转移和经过肾脏的排泄,导致 Na^+ 浓度不能有效升高,故又可能合并“顽固性低钠血症”。若较快将血 Na^+ 补充至正常水平,反而容易加重低钾血症的症状,因此慢性低钾血症合并低钠血症,应以补 K^+ 为主,随着 K^+ 浓度恢复,钠泵活性增强,细胞内 Na^+ 转移至细胞外,Na^+ 浓度自然升高或恢复正常,同时伴随细胞内水肿减轻和细胞功能的恢复。合并严重低钠血症的患者则需在有效补充 K^+ 的同时适当补 Na^+。

该类患者常合并镁的缺乏或磷的缺乏,也常合并隐匿性肾小管功能损害,需注意尿电解质的检查和相应离子的补充。

(三)低钾血症合并高钠血症

1. 发生原因和特点　主要见于重症感染、创伤和其他危重病患者导致的应激反应,或同时应用

糖皮质激素的患者;也常见于脑出血、创伤或下丘脑-垂体疾病导致的内分泌紊乱。应激反应释放的绝大部分激素发挥保钠、排钾作用;而常用补液中氯化钠的含量较高、氯化钾含量较低,因此容易出现低钾血症和高钠血症,且主要类型为缺钾性低钾血症合并钠增多性高钠血症;也容易合并反应性高血糖。

2. 防治原则　强调预防为主,在治疗原发病和

纠正诱发因素的同时,控制 Na^+ 的摄入和输入,增加 K^+ 的补充,避免碱中毒和血糖浓度下降过快,注意血电解质离子、血糖和肝肾功能的随访。一旦出现低钾血症和高钠血症,应尽可能暂时停止 Na^+ 的摄入和输入,包括胃肠道摄入、氯化钠或碳酸氢钠输入;继续增加 K^+ 的补充。严重低钾血症、高钠血症的出现常常是病情危重的标志,应加强监护和治疗的力度,并注意对患者的综合评估和治疗。

第四节　高 钾 血 症

高钾血症(hyperkalemia)是指血钾浓度 >5.5 mmol/L 的病理生理状态,其中 >6.0 mmol/L、>6.5 mmol/L 分别为中度和重度高钾血症。高钾血症患者机体钾含量不一定高于正常。正常情况下,机体具有调节钾浓度的有效机制,故不易发生高钾血症,但一旦短时间或长时间出现不能逆转的调节机制异常,就会发生高钾血症。主要发生原因有:① 钾的入量过多;② 钾排出减少;③ 高分解代谢或组织破坏;④ 分布异常。严重高钾血症容易导致心脏和呼吸肌损害,需积极处理。

一、急性高钾血症

急性高钾血症(acute hyperkalemia)有两种含义,广义上是指短时间内(一般指 48 h 内)血钾浓度迅速升高而超过正常值上限,狭义上是指血钾浓度急性升高而正常细胞内浓度不降低的高钾血症类型。发生原因主要有钾摄入或输入过多、肾脏排泄钾减少(机体钾含量增多)和组织破坏(机体钾含量正常),后者是最常见因素。

若无特别说明,一般指后者。容易导致各种类型的心律失常、肌无力。

(一)原因

主要有钾摄入或输入过多、肾脏排出减少和组织破坏。

1. 摄入或输入钾过多　在机体调节功能(细胞内外转移和肾脏排出功能)正常的情况下,消化道摄入过多一般不会导致血钾明显升高;但因细胞内外 K^+ 平衡需 15 h 左右,肾脏排泄更慢,故短时间输入较多 K^+ 也可发生致命性高钾血症。目前单纯输入氯化钾等电解质溶液发生严重高钾血症的机会不多,但因"隐源性"原因输入导致高钾血症的机会并不少见,如

输入库存较久的血液。库存血的钾浓度与储血时间成正比。有报道库存血 2 周后钾浓度可升高 4~5 倍,3 周后可升高 10 倍之多,因此高钾血症或有高钾血症倾向者不宜输入库存过久的血,尤其是大量输血者,也应注意避免发生溶血反应。含钾药物,如青霉素钾盐,在输入量过大、速度过快的情况下也可发生明显高钾血症,尤其是老年人和肾功能不全的患者。

2. 肾脏排钾减少　是发生高钾血症的最主要原因。肾脏有强大调节钾的能力,机体不容易发生高钾血症,但一旦出现肾脏的器质性或功能性损害就容易发生高钾血症。

(1)肾衰竭

1)急性肾功能不全:出现少尿或无尿,通过以下环节导致高钾血症:① 肾小球滤过率(GFR)太低,进入远曲小管的 Na^+ 太少,Na^+-K^+ 交换减少,K^+ 排泄减少;② 肾小管和间质损伤,K^+ 分泌减少;③ 常存在高分解代谢,如大面积损伤、溶血等(也是诱发急性肾衰竭的常见因素),导致细胞内大量 K^+ 释放;④ 常合并酸中毒,导致 K^+ 向细胞外转移。

2)慢性肾功能不全:常存在一定数量有功能的肾小球和肾小管,具有一定调节功能;常无明显酸中毒和机体高分解代谢;血钾升高时刺激醛固酮分泌,可通过有功能的肾小管排泄,饮食适当一般不发生明显高钾血症。但由于肾功能的调节有限,在摄入或输入钾盐过多情况下或应激状态下,也可发生急性高钾血症。

(2)有效循环血流量下降:无论是否伴有低血压,由于机体代偿,肾血流量下降,血钾和其他代谢产物排除减少;GFR 降低,进入远曲小管的 Na^+ 减少,Na^+-K^+ 交换减少,K^+ 排泄减少,故出现高钾血症和肾前性氮质血症。在脱水导致的低血容量的患

者,可同时伴随浓缩性高钾血症。

（3）糖皮质激素水平下降：糖皮质激素具有保钠、排钾功能,其浓度下降容易导致高钾血症。

（4）醛固酮水平下降或 RAAS 功能减退：将导致肾脏保钠、排钾作用减弱,发生高钾血症。这是导致高钾血症的最常见内分泌因素。

（5）保钾利尿剂：主要有氨苯蝶啶和醛固酮受体拮抗剂螺内酯等,应用不当容易发生高钾血症。

（6）非利尿剂类药物：β_2 受体拮抗剂抑制肾素的合成和分泌;转换酶抑制剂如卡托普利,抑制血管紧张素 I 转换为血管紧张素 II;前列腺素 E_2、I_2、D_2 可刺激肾素分泌;非甾体类消炎镇痛剂可抑制前列腺素形成,降低肾素水平;肝素抑制 18 羟化酶的作用,干扰醛固酮合成。因此上述药物应用不当皆可导致高钾血症。

保钾利尿剂和转换酶抑制剂联合应用治疗心血管疾病的机会较多,容易导致高钾血症,需特别注意。

（7）远端肾小管上皮细胞分泌钾功能障碍：容易导致高钾血症,其特点是肾素活性及醛固酮水平正常。主要见于狼疮性肾炎、移植肾、镰状细胞贫血性肾病、梗阻性肾病、假性低醛固酮症等。

3. 细胞破坏 导致血钾浓度急性升高,但正常细胞内浓度不降低,机体钾含量正常,因此与转移性高钾血症有一定相似性（机体钾含量正常）,但也有明显不同,前者是部分组织细胞的严重器质性损伤,其他细胞结构完整,细胞内钾浓度正常,病变广泛时用促进 K^+ 向细胞内转移的药物效果有限;后者是功能性改变,细胞内钾浓度普遍降低,用药物治疗效果良好。由于细胞内 K^+ 浓度远高于细胞外,故部分细胞破坏即可导致严重高钾血症。严重组织损伤,如急性溶血反应、大量肌肉损伤、组织严重缺氧等是发生急性严重高钾血症的最常见原因。

（二）病理生理变化和临床表现

高钾血症容易发生多种损害,其中主要是心脏和神经-肌肉功能障碍。多种因素影响机体对高钾血症的耐受程度,以肾功能占首要地位,在肾功能减退的患者,机体对血钾浓度的调节能力显著减退,对高钾血症的耐受程度明显减弱。酸碱平衡也是影响机体对高钾血症耐受程度的重要因素,酸中毒导致血钾浓度升高,机体耐受能力下降;反之碱中毒患者耐受能力增强。其他电解质离子也有重要影响,如 Na^+、Ca^{2+} 对高 K^+ 的效应有一定抑制作用,因此高钾血症同时合并 Na^+、Ca^{2+} 缺乏容易加重损害。同样

心脏、神经-肌肉功能有损伤的患者,机体对高钾血症的耐受能力下降。

1. 神经-肌肉系统 细胞外液 K^+ 浓度升高,使得细胞内外钾浓度差下降,静息电位负值缩小,兴奋性提高,可发生轻度肌肉颤动和肌痛;血钾浓度明显升高时,动作电位幅度减小,传导减慢,兴奋性反而降低;动作电位幅度减小,Ca^{2+} 向细胞内转移减少,肌肉收缩无力,甚至瘫痪。高钾血症的肌无力一般从下肢开始,特别是股四头肌,表现为行走困难、站立不稳;随着高钾血症加重,肌无力加重,并累及躯干和上肢肌肉。少数情况下呼吸肌也可累及,甚至发生呼吸衰竭。

2. 循环系统 高钾血症影响心脏细胞的静息电位和复极过程,并间接影响动作电位的形成和传导速度,也影响自律细胞的自律性,主要表现在以下几个方面。

（1）抑制心肌：使心肌收缩力减弱、心脏扩大、心音低弱,心跳停于舒张期。

（2）心律失常和心电图改变：几乎各种心律失常皆可发生,主要有窦性心动过缓、传导阻滞和室性异位心律失常,如心室期前收缩和心室颤动。

心电图对高钾血症的诊断和评估有一定价值。一般高钾血症早期出现 T 波高尖,QT 间期缩短;随着高钾血症加重,出现 QRS 波群增宽、幅度下降,P 波形态逐渐消失。由于高钾血症常同时合并低钙血症、酸中毒、低钠血症等,心电图的变化更为复杂,需加以区别。

（3）血管收缩：出现面色苍白、肢体湿冷,高钾初期常血压升高。

3. 中枢神经系统 高钾血症抑制中枢神经,表现为表情淡漠、反应迟钝、嗜睡、昏迷。

4. 消化系统 也以抑制作用为主,表现为恶心、呕吐、腹痛,严重者可出现肠麻痹。

5. 对酸碱平衡和其他电解质离子的影响 高钾血症时,钠泵活性增强,细胞内外离子主动转运增加（被动弥散相对减少）,K^+-Na^+ 交换比例超过 H^+-Na^+ 交换,出现高钠血症、细胞外液酸中毒、细胞内 Na^+ 浓度降低和碱中毒。

肾小管上皮细胞钠泵活性增强,细胞内 K^+ 浓度升高,K^+-Na^+ 交换增多,H^+-Na^+ 交换减少,尿液呈碱性,并加重酸中毒;细胞内 Na^+ 减少,小管液 Na^+ 重吸收增多,加重高钠血症。

由于基础血钠浓度高、基础血钾浓度低,故高钾血症导致的高钠血症的程度多较轻。

（三）实验室检查

1. 常用血液检查　血钾浓度升高，>5.5 mmol/L，血 pH 在正常低限或<7.35，血 Na^+ 浓度在正常高限或稍>145 mmol/L。

2. 常用尿液检查　主要有两种情况，肾外因素导致的高钾血症出现代偿性排钾增多，尿钾浓度升高，24 h 尿钾排出量增加，尿 pH 偏碱，尿钠排出量减少；肾脏本身因素或内分泌紊乱导致者表现为尿钾浓度降低和尿钾排出量减少，也常同时合并肾脏排出钠、氯离子异常。

（四）防治措施

高钾血症多有明确的诱发因素，应以预防为主。一旦发生，应采取综合性治疗措施，包括静脉应用 Ca^{2+}、Na^+ 对抗高 K^+ 对心脏的毒性作用，Na^+ 还可促进 K^+ 向细胞内转移；补充碱性溶液促进 K^+ 向细胞内转移；静脉应用葡萄糖、胰岛素，给予必需氨基酸，促进合成代谢和 K^+ 向细胞内转移。应用利尿剂或钾离子交换树脂促进 K^+ 的排出；在严重高钾血症、出现并发症和有急性肾功能不全的患者应紧急透析治疗。处理原发病和诱发因素。

1. 对抗高 K^+ 对心肌的毒性作用

（1）钙盐的应用：高钾血症使心肌细胞静息电位负值缩小，与阈电位的差值减小，兴奋性提高。Ca^{2+} 可抑制 Na^+ 内流，使阈电位上移，静息电位与阈电位的差值加大，从而恢复心肌的正常兴奋性，拮抗高钾血症对心肌细胞的毒性作用。当患者出现心律失常时，无论血 Ca^{2+} 浓度是否正常，皆应立即给予 10% 葡萄糖酸钙或氯化钙 10~20 ml 静脉注射，一般数分钟起效，可维持 30~60 min，对合并低钙血症的患者效果更好。若效果不好，5~10 min 后可重复一次。若仍无效，无须再应用。该方法为紧急救治手段，不能作为长期治疗措施，且对已用或准备使用洋地黄类药物的患者有一定的限制，需注意。

（2）钠盐的应用：高钾血症使细胞膜 Na^+ 通道开放数目减少，传导速度减慢，故输入钠盐有一定对抗作用，特别是合并低钠血症的患者，可以用 3% 高渗氯化溶液 100~150 ml 静脉点滴，用高渗碳酸氢钠或乳酸钠效果更好，见下述。

（3）控制心律失常：根据心律失常的特点，选择抗心律失常的药物。

2. 促进 K^+ 进入细胞内

（1）高渗碳酸氢钠或乳酸钠的应用：作用机制有：① 造成碱血症或血 pH 升高，促进 K^+ 向细胞内转移，有酸中毒时效果更显著；② 高渗作用，使细胞外液容量迅速增加，血钾浓度相对下降；③ 血浆和细胞内液 Na^+ 浓度升高，激活钠泵，使 K^+ 向细胞内转移；④ Na^+ 直接对抗高血钾的毒性作用。

一般首选 5% 碳酸氢钠溶液或 11.2% 乳酸钠溶液 60~100 ml 静脉推注，大约数分钟起效，然后继续用 100~200 ml 缓慢静脉滴注。治疗过程中应密切注意心电图和呼吸变化。由于短时间内大量钠盐进入血管内，有诱发肺水肿的危险，对有高危患者应特别注意。

（2）极化液疗法：常用 10%~25% 葡萄糖溶液 200~250 ml 加入胰岛素静脉滴注，一般葡萄糖和胰岛素的比例为（3~4）：1。葡萄糖在细胞内合成糖原时需 K^+ 参与，结果 K^+ 向细胞内转移；胰岛素激活钠泵，促进 K^+ 向细胞内转移，血钾浓度相应下降。一般短时间内起效，维持 2~4 h。

（3）其他治疗措施：如应用必需氨基酸、生长激素等促进合成代谢，也有利于降低血钾浓度。

3. 促进钾排出体外　是治疗高钾血症的最有效措施。

（1）肾脏排泄：肾脏是排出钾的主要器官，应尽可能加强肾脏的排钾功能。一般情况下，由于脱水、休克、严重缺钠等导致的肾功能不全，在采取适当的措施，如输液、输血后，肾功能可逐渐恢复，尿量增加，高钾血症逐渐缓解。肾功能损害导致的高钾血症，可适当使用利尿剂。

（2）胃肠道排泄：如口服钾离子交换树脂、导泻等。

（3）透析治疗：严重肾功能损害或严重组织损伤患者应给予血液或腹膜透析治疗，严重急性高钾血症的风险极高，需紧急血液透析治疗。

4. 控制钾的摄入　一般钾的摄入量应控制在 30 mmol 以下，但实际控制困难，因为食物中大都含丰富的钾，只要患者开放饮食，就难以控制，因此应严格控制饮食，使钾代谢处于负平衡状态，能量和蛋白质的供应以静脉为主。

高钾血症患者往往进食不多，热量和蛋白质的供应缺乏，分解代谢旺盛，因此必须给予足够的热量和必需氨基酸，保持正氮平衡。

总之，高钾血症患者应静脉给予足够的葡萄糖、脂肪乳剂、氨基酸，必要时给予生长激素等促进机体合成代谢的药物。

5. 治疗原发病和避免诱发因素　是治疗高钾血症的最根本措施。

二、慢性高钾血症

慢性高钾血症(chronic hyperkalemia)广义上是指血钾浓度逐渐升高(一般指超过 48 h)而超过正常值上限;狭义上是指血钾浓度逐渐升高而正常细胞内钾浓度不降低的高钾血症类型。若无特别说明,一般指后者。其发生原因主要有钾摄入或输入过多、肾脏排泄钾减少(机体钾含量增多)和组织破坏(机体钾含量正常),其中后者是最常见因素。因血钾浓度逐渐升高,机体有一定的代偿和适应,细胞内外的离子梯度逐渐趋向正常,故临床表现较轻,治疗时应使血钾水平逐渐下降,否则可能使细胞内外的离子梯度加大,反而出现病理生理异常和临床症状。

三、浓缩性高钾血症

浓缩性高钾血症(concentrated hyperkalemia)是血液浓缩(脱水)导致的血钾浓度升高,多伴有高钠血症、高氯血症和高渗血症,且为一过性。

1. 发生机制和特点　血液浓缩(脱水)可导致血电解质离子(包括 K^+)浓度和尿素氮浓度的普遍升高。血液浓缩也通过以下环节使血钾浓度的升高:血流量下降,GFR 下降,Na^+ 滤过减少,Na^+ 在近段小管充分吸收,到达远曲小管和集合管的 Na^+ 几乎消失,$K^+ - Na^+$ 交换几乎停止,因此 Na^+ 滤过减少将伴随 K^+ 分泌减少,导致血钾浓度升高;血流量不足,组织代谢障碍,钠泵活性降低,细胞内 K^+ 释放增多。因此浓缩性高钾血症常伴高钠血症、高氯血症和高渗血症。血液浓缩也可能导致 K^+ 排出增多,尤其是持续时间较长的患者,主要机制是血容量不足导致醛固酮分泌增加,钠、水重吸收增多,伴 K^+ 排出增多,因此浓缩性高钾血症的幅度多较低,且为一过性,多伴高钠血症和高氯血症。

2. 治疗　浓缩性高钾血症实质是脱水的表现,故治疗原则是迅速增加补液量,以补水或 5% 葡萄糖溶液为主,避免应用电解质溶液。

四、转移性高钾血症

转移性高钾血症(shifted hyperkalemia)是细胞内 K^+ 大量转移至细胞外液导致的高钾血症,常见于酸中毒、低钠血症、高分解代谢和高钾性周期性麻痹。分急性和慢性两种基本情况,前者指细胞内 K^+ 短时间内大量转移至细胞外液导致的高钾血症,常见于急性酸中毒、高分解代谢和高钾性周期性麻痹;后者指细胞内 K^+ 在较长时间内转移至细胞外液导致的高钾血症,常见于慢性酸中毒、慢性低钠血症、高分解代谢状态。

1. 酸中毒　酸中毒使细胞内外 $H^+ - Na^+$ 交换增强,抑制 $K^+ - Na^+$ 交换,血 K^+ 浓度升高;在肾小管,$H^+ - Na^+$ 交换增强,抑制 $K^+ - Na^+$ 交换,血 K^+ 排出减少,进一步升高血 K^+ 浓度,导致高钾血症,可以是急性,也可以是慢性,这与酸中毒的发生速度有关。结合疾病适当补充碱性药物或给予针对性治疗(如呼吸衰竭、糖尿病酮症酸中毒的治疗不同)。由于 K^+ 在细胞内外转缓慢,一般数小时后才出现血 K^+ 浓度升高,15 h 达高峰,因此一旦发现血 K^+ 浓度呈升高趋势,就必须积极处理,进一步发展容易导致严重高钾血症。在 K^+ 血浓度明显升高的紧急情况下,应迅速静滴碳酸氢钠,补充 Na^+(4% 碳酸氢钠 125 ml 约与 500 ml 的生理盐水的钠含量相当)和 Ca^{2+} 对抗高 K^+ 的作用,Na^+ 的补充也可促进 K^+ 的转移和排出;也需密切观察心电监测,并做好心肺复苏和血液透析的准备。

2. 低钠血症　低钠血症导致细胞内钠浓度降低,钠泵活性减弱,K^+ 由细胞内向细胞外转移,导致高钾血症。多见于慢性低钠血症,其实质为慢性转移性高钾血症,治疗核心是补充氯化钠,而不是利尿或口服钾离子交换树脂。因为正常饮食中或肠外营养液很难控制钾的摄入,在"慢性顽固性低钠血症"合并高钾血症的患者中,若采取利尿纠正高钾的方法将容易导致"顽固性低钠血症"和"顽固性高钾症"并存的情况,因为利尿必然伴随 Na^+ 的进一步丢失和转移性高钾血症的持续存在。

3. 高分解代谢　见于重体力劳动、癫痫发作、重症感染、创伤、机体蛋白质供应不足等情况。细胞内 K^+ 大量释放,血钾浓度升高。但患者多合并过度通气和呼吸性碱中毒,K^+ 向代谢正常的细胞转移,血钾升高幅度多有限。该类患者的治疗原则是首先补充能量,在此基础上,补充必需氨基酸,促进合成代谢,必要时应用生长激素。

4. 高钾性周期性麻痹　是一种遗传性疾病,基本特点是钠泵活性的原发性显著减弱,K^+ 大量转移至细胞外,Na^+ 大量进入细胞内。表现为急性血钾浓度升高和肌肉麻痹,而肾上腺功能和肾功能正常。与急性高钾血症的处理类似。

五、常见疾病的高钾血症

(一)慢性阻塞性肺疾病呼吸衰竭合并高钾血症

1. 发生原因　① 多为老年人,机体储钾量低;

77

② 饮食差,钾摄入减少;③ $PaCO_2$ 逐渐升高,HCO_3^- 重吸收增多,Cl^- 排出增多,即肾脏保氯能力下降,而饮食或输液中的补钾物质多为氯化钾,因此肾脏保钾能力也相应下降,在血钾浓度较低时仍可能有较多的尿钾排出;④ 应用利尿剂或机械通气过度导致碱中毒,尿钾排出进一步增加,因此患者容易缺钾,但在慢性呼吸衰竭急性加重或机体对呼吸性酸中毒不能充分代偿的情况下容易出现高钾血症,主要是酸中毒导致钾转移所致。酸中毒导致细胞内外 H^+ - Na^+ 交换增强,K^+ - Na^+ 交换减弱,K^+ 在细胞外水平升高,出现高钾血症。

2. 防治原则　以改善通气和纠正呼吸性酸中毒为主,随着酸中毒改善,高钾血症自然缓解。但因机体缺钾,一旦呼吸性酸中毒明显改善(不一定改善至正常水平),K^+ - Na^+ 交换增强,将导致 K^+ 大量进入细胞内,可能出现低钾血症。故慢性呼吸衰竭伴高钾血症的患者,机械通气量需逐渐加大,使高碳酸血症逐渐改善,在 pH 明显改善、血钾浓度处于正常中等或低限水平的情况下同时补钾,否则容易导致严重低钾血症。治疗过程中需避免出现"过度通气"和碱血症。

（二）高钾血症合并低钠血症

1. 发生机制　缺钠性低钠血症使细胞内钠浓度下降,钠泵活性减弱,K^+ 向细胞外转移;肾小管近段部分几乎完全重吸收钠,远端肾小管液钠浓度几乎为 0,K^+ - Na^+ 交换几乎终止,尿钾排出显著减少,发生高钾血症,因此高钾血症多为低钠血症的结果,实质是缺钠性低钠血症伴转移性高钾血症。

2. 常见处理问题　由于临床上一般认为高钾血症对机体的影响大,而低钠血症对机体影响有限,因此多倾向于治疗高钾血症为主,如用利尿剂排钾,口服钾离子交换树脂排钾等。随着血钾浓度下降,钠泵活性进一步减弱,Na^+ 向细胞内转移增多,导致低钠血症和转移性高钾血症皆持续存在。

3. 防治原则　由于正常饮食、肠内或肠外营养很难控制钾的摄入,在低钠血症合并高钾血症的患者,治疗核心不是增加 K^+ 的排出,而是补充氯化钠。随着血 Na^+ 浓度升高,钠泵活性增强,K^+ 进入细胞内,高钾血症自然纠正。

小　结

1. 钾离子是细胞内液含量最高的阳离子,约占阳离子总量的 98%,且主要呈结合状态。钾离子在神经细胞、骨骼肌细胞内的浓度为 140~150 mmol/L,血浆浓度为 3.5~5.5 mmol/L,细胞内外液钾浓度差主要取决于钠泵的作用。

(1) 钾离子直接参与细胞的代谢活动;适当钾离子浓度及其在细胞膜两侧的比值对维持神经-肌肉细胞膜的静息电位,以及电兴奋的产生和传导有重要作用;钾离子也直接影响酸碱平衡的调节。

(2) 钾主要通过饮食和胃肠道分泌液从胃肠道进入体内。正常饮食含钾量丰富,消化液含钾量巨大,消化液丢失和饮食不佳是发生低钾血症的常见原因。摄入钾超过生理需要量,就可从尿液、粪便、汗液排出,以肾脏排出为主。

(3) 机体对钾离子的调节主要通过两个环节,一是细胞内外的转运,进入血液的钾约有 80% 首先进入细胞内,但速度较慢,约 15 h 达到平衡;一是通过肾脏的重吸收和分泌,但速度更慢,约 72 h 达高峰。

(4) 细胞内外、肾脏对钾离子的调节都伴随其他电解质离子和酸碱离子的变化。影响钾离子在细胞内外分布和肾脏重吸收与排泄的因素众多。一般认为钾离子紊乱多见,且容易发生复合型紊乱,纠正也比较困难,但若掌握发病原因和病理生理,处理得当,多可在较短时间内纠正。

2. 与钾代谢紊乱有关的基本规律主要有体细胞和肾小管上皮细胞内外的钠泵调节,钾-钠交换和氢-钠交换的竞争,电中性定律。钾离子变化不是单一的,而是复合性的,必然伴随其他电解质或酸碱离子浓度的变化。

急性钾离子转移导致血钾浓度变化,机体总含量不变,并伴随其他电解质离子(主要是氢离子)浓度的变化;慢性钾离子转移,伴随肾脏对钾离子和其他电解质离子,主要是钠、碳酸氢根、氯调节的变化,机体钾含量、其他电解质离子的总含量皆发生变化。

3. 低钾血症主要包括急性缺钾性低钾血症、慢性缺钾性低钾血症、转移性低钾血症和稀释性低钾血症四种基本类型。不同类型的病因、病理生理、临床表现、检查结果和治疗有较大差别。

（1）急性低钾血症对机体影响广泛，主要影响运动神经-骨骼肌、心脏传导组织-心肌、自主神经-平滑肌的电活动，表现为骨骼肌无力、心律失常、低血压、腹胀、尿潴留等；也影响细胞代谢和离子转移，主要表现为骨骼肌溶解和肾小管功能损害。钾离子对机体的影响与是否缺钠也有一定关系。

（2）低钾血症多有明确的基础病或诱发因素，应以预防为主，注意钾的补充；强调设法祛除致病因素和尽早恢复正常饮食。氯化钾一般按体液比例和交换特点补充，体液占体重60%，细胞内外钾交换需15 h左右达平衡，故第1日补充计算量的2/3，次日补充1/3，且应控制补液速度，使液体在24 h内比较均匀地输入和摄入。一般选择氯化钾溶液，待血钾浓度正常后仍需补充数日。在重度低钾血症患者，也应给予谷氨酸钾，适当口服保钾利尿剂和ACE抑制剂。

（3）血钾浓度在正常低限水平（3.5~4.0 mmol/L），且呈动态下降时，常意味着钾缺乏，特别是在老年人、危重症患者或使用洋地黄治疗的患者。

（4）在慢性缺钾性低钾血症，患者有一定程度的适应和代偿，主要表现为组织器官的轻度代谢障碍或损伤。补钾速度宜慢，使血钾浓度每日升高0.2~0.4 mmol即可。

（5）"隐匿性肾小管功能损害"导致的钾丢失容易忽视，在慢性低钾血症患者应常规检查并随访尿24 h电解质；并注意镁、磷、钠离子和水溶性维生素的补充。

（6）转移性低钾血症主要见于钠泵功能的原发性显著增强（周期性低钾性麻痹）和碱血症患者，以处理原发病或诱发因素为主。慢性高碳酸血症伴低钾血症患者应控制通气量，避免"过度通气"和碱血症。慢性低钾血症合并低钠血症应以补充钾为主。

（7）任何类型低钾血症皆应注意不同电解质离子或非电解质粒子之间的相互作用，包括高渗葡萄糖、生理盐水等。要重视细胞外液（内环境）钾离子和其他离子紊乱的判断和纠正，更应重视细胞内离子紊乱的判断与纠正。

4. 高钾血症主要有急性高钾血症、慢性高钾血症、转移性高钾血症和浓缩性高钾血症四种基本类型，不同类型的病因、病理生理、临床表现、实验室检查结果和治疗有较大差异。

（1）急性高钾血症是指血钾浓度升高、正常细胞内浓度不降低的高钾血症类型，原因有钾摄入或输入过多、肾脏排泄钾减少（机体钾含量增多）和高分解代谢或组织破坏（机体钾含量正常），后者是最常见因素。

（2）急性高钾血症主要影响运动神经-骨骼肌、心脏传导组织-心肌、自主神经-平滑肌的电活动，表现骨骼肌无力、心律失常、血管收缩、腹胀等；也影响细胞代谢和其他离子转移，表现为肾小管功能障碍、酸碱紊乱和其他电解质离子紊乱。强调预防为主，发生高血钾时采取综合性措施治疗，包括静脉应用Ga^{2+}、Na^+对抗K^+对心脏的作用，Na^+也可促进K^+向细胞内转移和经肾脏排出；补充碱性溶液，促进K^+的转移和排出；静脉应用葡萄糖、胰岛素、必需氨基酸，促进合成代谢和K^+向细胞内转移；应用利尿剂或钾离子交换树脂促进K^+排出。在严重高钾血症、出现并发症和急性肾功能不全患者时应及时血液透析治疗。

（3）慢性高钾血症可以是急性高钾血症的慢性化，也可以是逐渐发生。机体钠含量升高。患者多有一定程度的适应和代偿，病理生理学改变和临床表现皆不明显。治疗要求：使血钾浓度逐渐下降，否则容易导致细胞内外的离子梯度增大，并影响其他离子的转移，反而出现明显病理生理异常和临床症状。

（4）转移性高钾血症常见于酸中毒、低钠血症、高分解代谢和高钾性周期性麻痹，以治疗原发因素为主。急性者容易导致严重问题，应采取针对性措施。

（5）浓缩性高钾血症是血液浓缩所致，多为一过性，浓度升高有限，治疗原则是增加补液量，恢复正常细胞外液量。

（6）慢性呼吸衰竭的高钾血症主要是转移性高钾血症，但多存在细胞内缺钾，治疗不当容易发生低钾血症。高钾血症合并低钠血症实质是低钠血症导致钠泵活性减弱，钾离子向细胞外转移导致转移性高钾血症，治疗核心是补钠。

（7）治疗原发病和避免诱发因素、避免医源性因素；控制饮食；给予充足热量和氨基酸，保持正氮平衡是根本治疗措施。

（朱　蕾　计海婴）

第九章
钠代谢的平衡与紊乱

钠离子是细胞外液含量最高的阳离子,主要参与维持晶体渗透压、神经-肌肉电兴奋的产生和传导,对调节酸碱平衡也有重要作用。钠代谢紊乱是临床上最常见的电解质紊乱,且常和其他离子代谢紊乱并存。

第一节　钠的正常代谢

正常机体的钠含量高,且大部分为可交换性钠。由于钠泵作用,细胞外液钠浓度远高于细胞内液。钠的作用非常广泛,其中在维持细胞外液的晶体渗透压和神经-肌肉动作电位的产生中起主要作用。钠主要来源于饮食摄入和消化道分泌液的重吸收,主要通过肾脏排出。正常肾脏具有强大的调节钠代谢的能力,但其作用有一定的时间滞后性,这与对水的调节明显不同。

一、钠在体内的含量与分布

1. 钠的含量　体内钠以钠离子的形式存在。Na^+是最重要的阳离子,其原子量为23。每千克体重含钠量约为 60 mol(1.38 g),若体重为 60 kg,体内含钠量为 3 600 mmol(82.8 g)。

2. 钠在体内的分布　不同报道不完全一致,但总体差别不大,一般认为有44%的 Na^+ 在细胞外液,9%在细胞内液,47%在骨骼。

正常血钠浓度为 135~145 mmol/L,而细胞内液浓度则低得多,且不同细胞内液的钠浓度也有一定差别,一般神经细胞和横纹肌细胞最低,为 10 mmol/L;反之细胞内钾浓度最高,这与其静息电位、动作单位的高低有直接关系。细胞内外液钠的浓度差的巨大区别主要取决于钠泵的作用。钠泵将细胞内液的 Na^+ 主动泵至细胞外液,将 K^+ 泵到细胞内液,该过程是一个耗能的过程,能量由 ATP 提供。神经细胞和横纹肌细胞的钠泵功能最强,细胞内的钠浓度最低,细胞内外的钠浓度差最大,兴奋时产生的动作单位最大。正常情况下,消耗一个分子的ATP,可将 3 个 Na^+ 从细胞内泵至细胞外,伴 2 个 K^+ 和 1 个 H^+ 由细胞外泵至细胞内。细胞内液 Na^+ 浓度升高或细胞外液的 K^+ 浓度升高是激活钠泵的主要负反馈调节因素。

二、可交换性钠

从功能上讲,钠分为可交换性钠和非可交换性钠,前者的流动性大,可在机体不同部位之间转移,发挥 Na^+ 的各种生理作用。细胞外液和细胞内液的钠皆为可交换性钠。骨骼钠的 45% 是可交换性钠,55% 为非可交换性钠,沉积在骨质深处的磷酸钙结晶体上,不易与细胞外液进行交换,不能发挥钠的生理作用。因此,体内约有74%的钠(约相当于66 g)在机体代谢、电解质紊乱过程中可被自由利用,临床上缺钠达一定时间,Na^+ 丢失量就会远超过细胞外液部分;同样血钠升高超过一定时间,机体钠含量也远超过细胞外液部分。除非是急性钠紊乱的初期,单纯按血钠浓度变化和细胞外液容量补充或祛除钠是不足的。机体通过可交换性钠调节血钠浓度,在这一过程中,首先是细胞外液钠(流动性最大)参与调节,其次是细胞内液和骨骼的钠进行调节,前者主要是在急性钠紊乱发挥作用,后者在慢性钠紊乱发挥更重要作用。该部分内容在现代大部分教科书或工具书的阐述上有较多错误,容易误导临床评估和治疗,需特别注意。

三、钠的生理作用

(一)维持细胞外液的晶体渗透压

1. 细胞外液晶体渗透压　取决于细胞外液中的钠盐、钾盐、葡萄糖、尿素等主要溶质的粒子数量。

根据电中性原理,阳离子与阴离子电荷数相等,而主要阳离子 Na^+、K^+ 和主要阴离子 Cl^-、HCO_3^- 皆为 1 价电荷,因此可用主要阳离子浓度的 2 倍表示电解质的渗透压。

$$细胞外液的晶体渗透压(mOsm/L) \\ = 2([Na^+]+[K^+])+[葡萄糖]+[尿素]$$

正常情况下,尿素和葡萄糖等非电荷粒子在细胞外液的浓度皆非常低,分别为 2.5~6.5 mmol/L 和 3.9~6.1 mmol/L,血钾浓度仅有 3.5~5.5 mmol/L,故上式可简化为:

$$细胞外液的晶体渗透压(mOsm/L) = 2[Na^+]+10$$

2. 细胞外液有效晶体渗透压　晶体渗透压主要影响水的转运。尿素可以自由通过细胞膜,对水转运不起作用;剩余粒子则不能随意通过细胞膜,影响水的转运,因此产生的晶体渗透压称为有效晶体渗透压。

$$细胞外液有效晶体渗透压(mOsm/L) \\ = 2([Na^+]+[K^+])+[葡萄糖]$$

健康人细胞外液葡萄糖和 K^+ 的浓度非常低,对渗透压大小影响有限,可忽略不计,上式可简化为:
细胞外液有效晶体渗透压$(mOsm/L) = 2[Na^+] = (135~145 \ mmol/L)×2 = 270~290 \ mOsm/L$。

由上述各公式可知,钠盐产生的晶体渗透压占细胞外液晶体渗透压的 90% 左右,因此血钠浓度决定了细胞外液晶体渗透压的高低,几乎可以代表细胞外液的晶体渗透压。同样钠代谢紊乱也主要通过晶体渗透压的改变影响机体的代谢和功能。

非电荷粒子的浓度短时间内显著升高也可导致渗透压的显著改变,如血葡萄糖大量输入后或糖尿病急性加重或反应性高血糖,因细胞膜的半透明膜作用,葡萄糖不能迅速进入细胞内,产生较高的晶体渗透压,导致细胞内脱水和高血容量;通过渗透性利尿作用,又可进一步降低血容量,并最终导致脱水和高渗状态。糖尿病酮症酸中毒、高渗性昏迷、用甘露醇和高渗葡萄糖降低颅内压时皆可发生上述变化。

（二）组成体液的缓冲系统

在细胞外液缓冲系统中,$NaHCO_3/H_2CO_3$（血浆和组织间液）和 $KHCO_3/H_2CO_3$（红细胞内）发挥主要作用,其中血浆的浓度最高,因此钠盐（主要是 $NaHCO_3$）的浓度及其与碳酸的比值决定 pH 的高低。

（三）维持神经-肌肉的动作电位、兴奋性和肌肉的收缩功能

神经-肌肉兴奋性的高低受离子浓度的影响,其关系如下。

$$神经肌肉的兴奋性 \propto \frac{[Na^+]+[K^+]+[HCO_3^-]}{[Ca^{2+}]+[Mg^{2+}]+[H^+]}$$

其中分子为"兴奋性"因子,血浆浓度升高,神经-肌肉的兴奋性增强;分母为"抑制性"因子,血浆浓度升高,神经-肌肉的兴奋性减弱。由于神经-肌肉的动作电位主要是 Na^+ 移动产生（图 9-1A）,故钠对兴奋性的影响主要取决于动作电位产生的速度和幅度。神经纤维的动作电位是神经信息的传递者,肌肉细胞的动作电位不仅传递神经和肌肉细胞的信息,更重要的是使肌肉产生收缩反应。随着血 Na^+ 浓度升高,神经-肌肉细胞发生动作电位时,Na^+ 进入细胞内的速度加快,即去极化速度加快,幅度增加,传导性增强;间接导致复极速度加速,不应期缩短,兴奋性增强;Ca^{2+} 内流增加,肌肉收缩加快、加强。反之则导致神经-肌肉的去极化速度减慢,幅度变小,传导性减弱;复极速度也相应减慢,不应期延长,兴奋性减弱;Ca^{2+} 内流减少,肌肉收缩减慢、减弱。

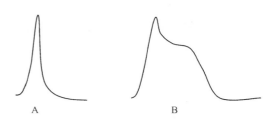

图 9-1　骨骼肌和心肌动作电位模式图
A. 骨骼肌;B. 心肌

上述主要是神经-骨骼肌的变化,神经-平滑肌的变化类似,但钠的作用较弱。

（四）对心肌的作用

1. 影响心肌的兴奋性　电解质离子对心肌的兴奋性与对神经-肌肉的兴奋性并不完全一样,其关系如下。

$$心肌的兴奋性 \propto \frac{[Na^+]+[Ca^{2+}]+[HCO_3^-]}{[K^+]+[Mg^{2+}]+[H^+]}$$

其中 K^+ 与 Ca^{2+} 对心肌的兴奋性与对神经-肌肉的兴奋性相反,Na^+ 对两者无区别,均为兴奋性因子。

2. 影响心肌细胞的动作电位　血 Na^+ 浓度变化

主要影响心肌细胞动作电位的去极化过程。与神经-骨骼肌细胞的动作电位的短暂时程不同,心脏传导组织和心肌细胞动作电位的时程要长得多,分 0 期、1 期、2 期、3 期和 4 期(图 9-1B)。

当血 Na^+ 浓度升高时,在动作电位 0 期,Na^+ 进入心肌细胞内的速度加快,故去极化速度加快、幅度增加,传导性加强;间接使 4 期的复极速度加速,从而使心肌自律细胞的自律性提高。

四、钠的摄入与排出

(一)钠的来源

机体钠主要来源于饮食摄入和消化道分泌液的重吸收。

1. 钠的摄入　主要来源于饮食和食盐中的氯化钠。健康成人每日摄入的氯化钠量相差很大,与饮食习惯有直接相关,一般为 6~12 g。每 1 g 食盐含 Na^+、Cl^- 各 17 mmol。

不同食物的钠含量差别巨大,如肉类每 100 g 含钠 1 g 左右,蛋类含 7.5 g,大米含 7 g,小米含 13 g,黄豆含量 31 g,而水果含量特别低。

2. 消化液钠的重吸收　每日从消化液进入肠道的钠量巨大(表 9-1)。

表 9-1　各种消化液的含钠量

消化液	分泌量 (ml/d)	钠浓度 (mmol/L)	钠含量 (mmol)
唾液	1 500	9	13.5
胃液	2 500	10~115	25~287
胰液	700	115~150	80.5~105
胆液	500	130~160	65~80
小肠液	3 000	80~150	255~450

摄入食物中的钠、摄入食盐中的钠、由消化液分泌到肠道的钠,在正常情况下几乎完全被吸收。通过粪便排出的钠量甚微,仅 1 mmol 左右。腹泻时经肠道排出的钠量可以很大。

(二)钠在肠道的吸收

正常每日食入及通过消化液分泌进入肠道的钠盐(相当于氯化钠)25~35 g,主要通过空肠和回肠吸收。

1. 空肠　钠在空肠的吸收有 3 种基本方式。

(1)钠与葡萄糖、氨基酸共同吸收:糖类中,只有单糖,如葡萄糖、半乳糖才能在空肠吸收,其中葡萄糖吸收需要 Na^+ 存在。小肠黏膜细胞绒毛刷状缘有一种蛋白载体,该载体与 Na^+ 结合后再与葡萄糖结合,形成 Na^+-载体-葡萄糖复合物,依靠 Na^+ 在肠黏膜细胞内外的电梯度差转移到细胞内;然后在细胞内解离,Na^+ 与肠黏膜细胞间质面上的钠泵结合,泵至间质液,进入血液,而葡萄糖则借浓度差弥散入间质液、进入血液。一个载体可与 2 个 Na^+ 及 1 个葡萄糖分子结合。

Na^+ 与氨基酸在空肠的吸收亦通过上述类似的过程完成。

(2)通过 Na^+,H^+-ATP 酶吸收:肠黏膜细胞的肠腔面存在 Na^+,H^+-ATP 酶,通过 H^+ 与 Na^+ 交换而使 Na^+ 进入肠黏膜细胞内,然后通过钠泵泵入间质。

(3)被动吸收:Na^+ 通过空肠黏膜细胞的紧密连接处,与水、Cl^- 共同进入间质液。

2. 回肠　主要通过 Na^+,H^+-ATP 酶而主动吸收。

3. 结肠　吸收量非常小,可忽略不计。

影响 Na^+ 在肠道黏膜吸收的因素所知较少,其中促进吸收的因素有葡萄糖、血管紧张素 Ⅱ;抑制吸收的因素有胰泌素、胰高糖素、血管活性肽、胆固醇等。

(三)钠的排出

机体钠主要通过肾脏排出,还有极少部分通过汗腺和肠道排出。

1. 钠在肾脏的排出　从肾脏排出的钠大部分为氯化钠;其次为碳酸氢钠、磷酸二氢钠、磷酸氢二钠、硫酸钠、乳酸钠等。各种钠盐均可通过肾小球进入肾小管。

从肾小球滤过的钠每日约有 2 500 mmol,但仅有 100~250 mmol 从尿液排出。体内缺钠时,从尿液排出的钠可减少到每日 1 mmol,即 23 mg,可忽略不计;当体内钠浓度显著升高时,每日排出量可达数十克,因此肾脏对血钠浓度有强大调控作用。

从肾小球滤过的钠在近曲小管以等渗液的形式重吸收 67%,吸收机制为 Na^+-H^+ 交换。由于该部分吸收的钠量特别高,因此是维持机体钠含量的基本因素。在 Henle 袢的粗部,因 Cl^- 的主动运转,造成电位差,Na^+ 被动重吸收,只有一小部分 Na^+ 与 H^+ 交换,此处重吸收的 Na^+ 占 20%。Na^+ 在远端肾小管的吸收量约占 12%,吸收方式为主动运转,并接受醛固酮的调控,是肾脏调节排钠量的主要部位,也是常用利尿剂发挥作用的主要部位。

2. 钠从汗腺的排出　不显性出汗的汗液中含钠量甚微。显性出汗时,钠浓度为 10~70 mmol/L。

3. 钠从肠道的排出　见上述。

五、钠代谢的调节

钠代谢的调节主要通过肾脏,且调控作用非常强大。如上述,在钠负荷增加时,每日可从肾脏排出数十克;体内缺钠时则可仅排出数十毫克。与调节酸碱平衡相似,肾脏对钠的调节也是逐渐发挥作用,一般约72 h达高峰。饮食中禁盐,最初2日肾脏排钠量仍较多,3日后明显减少,4日后排出极少,至第4周几乎绝迹。若完全停止进水,从肾脏排出的水迅速减少,并迅速达高峰,但Na^+和Cl^-仍随尿液排出;断水48 h后,肾小管对钠、氯的吸收才极度增强。尽管肾脏调节钠的功能非常强大,但急性失钠或较短时间内补钠过多仍容易发生钠代谢紊乱,临床上容易忽视。肾调控钠代谢主要体现在以下几个方面。

(一)肾小球-肾小管平衡

肾小球滤过钠、肾小管成比例的重吸收钠,即无论肾小球滤过的钠量如何,近曲小管始终以等渗液形式重吸收约67%,称为肾小球-肾小管平衡,简称球-管平衡。当血浆胶体渗透压升高时,肾小管间质液进入血液的量增多,其胶体渗透压随之升高,从而促使水自肾小管细胞基底膜进入间质液,并伴随钠的重吸收。当肾小球滤过压升高时,血液水的滤过量增加,肾小球血管中的水减少,也可使水、钠的重吸收增加,或促使钠自肾小管上皮细胞旁路(paracelluler pathway)重吸收。

(二)RAAS

RAAS是调控水、电解质代谢,特别是钠、钾代谢的主要内分泌因素。

1. 肾素和血管紧张素　肾素在肾小球的球旁复合体形成,后者由球旁细胞、致密斑、球外系膜细胞组成。入球小动脉在进入肾小球之前的一段血管壁上的平滑肌细胞演变为上皮样细胞,称为球旁细胞。其形态呈立方形,胞核为圆形,位于细胞中央;胞质呈碱性、浅染,胞质中有分泌颗粒,即肾素分泌颗粒。

(1)肾素的作用:肾素是一种糖蛋白(α_2球蛋白),有水解酶的作用,可分解产自肝脏的血管紧张素原形成AG I(10肽)。AG I可刺激肾上腺髓质分泌肾上腺素。

AG I 在血管紧张素转换酶(angiotension converting enzyme, ACE)的作用下形成AG II(8肽)。ACE广泛存在于血管内皮细胞,肺部最丰富。AG II在氨基肽酶(aminopeptidase)的作用下转变为AG III(7肽)。AG II、AG III皆有很强的生物活性,其中AG II发挥主要作用。

(2)AG II的作用:① 使血管平滑肌收缩,其中对肾脏局部血管的收缩作用最明显,低浓度即发挥作用;高浓度可引起全身血管收缩,血压升高;② 刺激肾上腺皮质球状带,促进醛固酮的合成及分泌;③ 刺激ADH分泌,使尿量减少;④ 刺激口渴中枢,引起口渴感。

(3)AG III的作用:AG III对血管平滑肌的作用不大,对肾上腺皮质的球状带有刺激作用,使醛固酮合成及分泌增加。AG III在血中的量仅为AG II的20%。

(4)促进肾素分泌的因素

1)肾血管灌注压下降:肾小球入球小动脉有牵张感受器,当肾血管灌注压下降时,牵张感受器受刺激,肾素合成、分泌增加;肾小球滤过率(GFR)降低,Na^+滤过减少,到达致密斑的Na^+减少,激动致密斑的钠感受器,也促使肾素的合成及分泌增加。

由于机体的代偿作用,收缩压在80 mmHg以上时,刺激肾素分泌的作用有限。临床上,血容量降低,如体液丢失;有效循环血量减少,如休克、肝硬化、心功能不全等均可使肾素分泌增加。

2)低血钠:可刺激致密斑的钠感受器,促使肾素的合成及分泌增加。

3)肾素瘤:肾素分泌原发性增加,且很难被抑制。

4)肾动脉狭窄:使肾血管灌注压下降,刺激肾小球入球小动脉的牵张感受器和致密斑的钠感受器,促使肾素的合成及分泌增加。

上述因素皆导致AG II、AG III和醛固酮水平升高,钠、水潴留,可伴高血压。

5)服用ACE抑制剂:如卡托普利,属于负反馈机制发挥作用,结果是AG II、AG III和醛固酮水平下降,肾素水平升高,钠、水潴留减轻,血压下降。

(5)抑制肾素分泌的因素

1)血容量增加:肾血管灌注压上升,肾小球旁器的牵张感受器和致密斑钠感受器的兴奋性下降,肾素合成及分泌减少。

2)高钠血症:抑制致密斑的钠感受器,肾素合成及分泌减少。

上述因素导致AG II、AG III和醛固酮水平下降,钠、水排出增加。

3)原发性醛固酮增多症:醛固酮水平升高,钠、水潴留。但由于负反馈抑制作用,肾素、AG II、

AG Ⅲ 的水平皆下降。

上述因素显示，RAAS 调控水及电解质的代谢主要通过醛固酮介导。

2. 醛固酮 在肾上腺皮质被膜的下方有排列成球状的薄层细胞称为球状带，分泌盐皮质激素，包括脱氧皮质酮（desoxycorticosterone）、醛固酮（aldosterone）。这些物质皆由胆固醇通过一系列代谢演变而成。醛固酮的作用强度比脱氧皮质酮大15倍，是最强的盐皮质激素。

（1）醛固酮的代谢：每日摄入钠 100 mmol、钾 60~100 mmol 时，立位测定醛固酮的血浆浓度为 138~415 pmol/L，卧位为 27.7~138.5 pmol/L。醛固酮的血浆半衰期为 20~30 min，大部在肝脏灭活，在肾脏灭活约 15%，约 1% 以原形从尿液排出。

除血管紧张素调节外，血钾浓度升高、血钠浓度降低皆可直接刺激球状带分泌醛固酮增加，尤其是对钾浓度变化非常敏感，血钾浓度升高 0.5~1.0 mmol/L 即可引起醛固酮分泌，而血钠浓度明显降低才能引起同样反应，这与正常血钾浓度很低，基数非常小，血钠浓度很高，基数非常大有关。另外醛固酮分泌有昼夜节律，清晨分泌多，睡眠时分泌少。

（2）醛固酮的作用：主要通过肾脏发挥调节作用。

1）醛固酮对肾脏的作用：醛固酮作用于肾小管，促进远曲小管和集合管对钠的重吸收及钾的排出。

血浆醛固酮浓度明显升高时，每日尿钠排出量仅十数毫克；排钠减少将伴随水潴留，导致细胞外液量增加，血压升高。血浆醛固酮浓度明显降低时，每日排钠可达数十克，容易出现顽固性低钠血症。

血浆醛固酮大量增加时，血钠浓度虽然升高，但有一定限度，主要是由于细胞外液量增加所致，细胞外液增加使血钠浓度升高幅度下降。发生上述现象的原因是：① 肾小管上皮细胞重吸收钠的同时，水的重吸收同步增加，故有稀释因素；② 钠重吸收增加，血钠浓度升高，血浆晶体渗透压升高，ADH 分泌增多，使水排出减少，水保留在体内的量增多；③ 钠潴留使血浆晶体渗透压增加，引起口渴，饮水量增加，细胞外液量增多。需强调醛固酮的作用具有时间依赖性，给予大量醛固酮后，钠、水的潴留逐渐增强，3 日达高峰，随后出现代偿性利尿作用，原来潴留在体内的钠、水大部分从尿液排出。这种继发于醛固酮增多的钠、水潴留后的利尿作用称为醛固酮脱逸，即慢性醛固酮增加主要导致低钾血症。

在上述多种因素的共同作用下，虽有大量醛固酮分泌，但血钠浓度的升高很少大于正常值的 3%，而细胞外液容量却可增加 10%~20%。无醛固酮分泌时，血钠浓度的降低则较明显，可达 5%~8%，细胞外液量下降更显著，可达 30%。

因醛固酮促进 Na^+ 与 K^+ 在肾小管上皮细胞的交换，故醛固酮分泌过多时，尿钾排出增加，血钾水平可显著下降，出现低血钾的症状；反之若醛固酮缺乏，血钾浓度可高出正常，出现高钾血症。

2）醛固酮对唾液腺的作用：与对肾小管的作用类似，可使分泌入唾液中的 Na^+ 在腺管内又被重吸收，同时促进 K^+ 的排出。

3）醛固酮对汗腺的作用：与对肾小管的作用相似，可使汗腺分泌入汗液中的 Na^+ 在腺管被重吸收，同时促进 K^+ 的排出。

因此，醛固酮的作用是促进肾小管和腺体重吸收 Na^+ 和排出 K^+。

（3）醛固酮的作用机制：醛固酮是一种类固醇激素，分子量小，脂溶性，可通过细胞膜而进入远曲小管和集合管的上皮细胞。进入细胞后，与胞质中的醛固酮受体结合形成醛固酮-受体复合物。此种复合物可穿过细胞核的核膜进入核内，再与染色质结合形成醛固酮-受体-染色质复合物，促进 mRNA 的形成，进一步导致醛固酮诱导蛋白（aldosterone-induced protein，AIP）的合成，最终通过 AIP 发挥生理效应。由于醛固酮通过复杂的合成代谢才能发挥效应，因此起效缓慢，作用时间较长。

1）AIP 的作用：① 增强肾脏远曲小管和集合管上皮细胞膜上的钠泵活性；② 促进线粒体内的生物氧化和 ATP 的形成，为钠泵提供能量；③ 增强远曲小管和集合管上皮细胞对 Na^+ 的通透性。

2）醛固酮的效应特点：由于上述作用，Na^+ 被远曲小管和集合管的上皮细胞主动重吸收，造成肾小管管腔呈负电位，促使 K^+ 分泌并与 Na^+ 进行交换，尿排钾增加；并最终保持肾小管上皮细胞内以及肾小管腔内阴阳离子的平衡和电中性。

（4）影响醛固酮分泌的因素

1）AG Ⅱ：静脉滴注 AG Ⅱ 后可使醛固酮的分泌量升高 8 倍。若持续滴入 1 h，由于负反馈调节，醛固酮分泌量下降，仅比正常水平高出 50%~100%。由于 AG Ⅱ 的形成主要取决于肾素，因此上述任何促进肾素分泌的因素（负反馈调节除外）皆可促进 AG Ⅱ 的形成。

2）血钾浓度：当血钾浓度较正常水平升高
1 mmol/L 时,醛固酮分泌量增加 3 倍,肾脏排钾增
加,从而防止高钾血症的发生。其作用机制可能是
直接作用于肾上腺皮质的球状带。

3）血钠浓度：给动物饲以低钠食物,数日后醛
固酮分泌明显增加,但血钠浓度并无明显的改变,其
原因为：① 血钠降低可直接刺激醛固酮分泌,也可
通过垂体分泌 ACTH 间接促使醛固酮分泌,使肾脏
排钠减少。② 血钠浓度降低使血浆晶体渗透压降
低,ADH 分泌减少,尿量增多,血容量随之减少,血
液浓缩。同时水向细胞内转移,进一步导致血液浓
缩,故血钠浓度变化不明显。血钠浓度下降 4 ~
5 mmol/L 可促进醛固酮分泌。

4）促肾上腺皮质激素（ACTH）：主要作用是调
控肾上腺糖皮质激素的分泌,同时对盐皮质激素的
分泌也有一定作用。

（三）其他内分泌激素对钠的调节作用

1. 抗利尿激素（ADH） ADH 可抑制肾小管亨
利祥粗段上皮细胞对 Na^+ 的重吸收,降低血钠浓度。
ADH 可促进肾脏间质细胞释放 PGA_2、PGE_2。PGE_2
可扩张肾小球出球小动脉,抑制 Na^+、K^+-ATP 酶的
活性,使 Na^+ 主动运转受抑制。ADH 亦可促进集合
管对水的重吸收,使血液稀释,间接降低血钠浓度。

2. 心钠素（atrial natriuretic factor, ANF） ANF
是一种广泛存在于心房细胞、血管平滑肌细胞及许
多脏器细胞内的循环激素,体内半衰期很短,主要在
肝脏、肾脏及肺组织中降解。

（1）ANF 的作用：有强大的利尿、排钠及扩张
血管作用。ANF 与肾小管上皮细胞膜上的受体结
合后,通过 cGMP 关闭钠通道,使钠排出增加;同时
对肾素、醛固酮的分泌有抑制作用。

（2）影响 ANF 分泌的因素：① 血容量增加,心
房扩张、压力升高,ANF 分泌增多;② 心房跳动速度
增加,ANF 释放增加;③ 交感及副交感神经兴奋亦
可影响 ANF 分泌。

3. 糖皮质激素 糖皮质激素,如皮质醇
（cortisol）有轻度的保钠、排钾作用,作用机制与醛
固酮相似。

4. 甲状腺素 甲状腺功能低下时,心排出量和
肾小球滤过率均降低,Na^+-K^+-ATP 酶的活性下
降,Na^+ 重吸收减少。

5. 甲状旁腺素 可抑制 Na^+ 与 K^+ 的交换,抑制
肾小管上皮细胞腔面的钠通道,使 Na^+ 重吸收减少。

（四）神经控制

自主神经对钠、水排出有一定调节作用,如切除
支配动物肾脏的神经可引起近端肾小管重吸收钠减
少,但总体作用有限。

总之,机体通过多种复杂因素对实现对钠代谢
的调节,其中细胞外液 Na^+ 浓度、内分泌因素和个体
主观因素如口渴等发挥主要作用。

六、钠代谢的基本特点

钠主要来源于饮食摄入和消化道分泌液的重吸
收。钠的主要分布区不仅在细胞外液,也在骨骼,且
骨骼的部分 Na^+ 也具有交换功能,与细胞外液钠、细
胞内液钠共同组成可交换性钠。肾脏具有强大调节
钠代谢能力,但其作用有一定的时间滞后性,在血钠
浓度变化时并不能立刻发挥作用,因此临床上出现
钠代谢紊乱,甚至是顽固性钠代谢紊乱的情况并不
少见。认为钠主要发布在细胞外液,肾脏调节功能
强大,钠代谢紊乱不容易发生、容易纠正的观点是不
正确的。

第二节 与钠代谢紊乱有关的基本规律

与钠代谢紊乱的基本规律符合电解质平衡的基
本规律,在相关章节皆有阐述（详见第四章）,本节
简述如下。

一、K^+-Na^+ 交换和 H^+-Na^+ 交换

发生在细胞内外,一般 3 个 Na^+ 转移至细胞外
伴随 2 个 K^+ 和 1 个 H^+ 转移入细胞内,该过程消耗
能量,由钠泵完成,其作用主要是维持细胞内高钾和

细胞外高钠。若存在代谢障碍,如低温、缺氧将抑制
钠泵活动,发生细胞内高钠和高钾血症。细胞外 K^+
浓度升高或细胞内 Na^+ 浓度升高皆会激活钠泵,促
进离子转移。其他因素,如胰岛素、儿茶酚胺等也会
激活钠泵。在 K^+ 和 H^+ 浓度变化不平衡的情况下发
生 H^+-Na^+ 和 K^+-Na^+ 竞争,即 K^+、H^+ 转运的相对比
例发生变化,转移总量也发生变化,该过程较缓慢,
约需 15 h 完成;Na^+、K^+ 顺浓度梯度在细胞内外的弥

散实质是主动转移的反向过程,并完成静息电位和动作电位等功能。实际应用时,临床医师经常将弥散和主动转移混淆,应特别注意。上述反应也发生在肾小管,同样进入小管液的离子随尿液排出,调节体内离子的含量,但更缓慢,大约 72 h 达最大调节水平,称为肾功能代偿。

二、电中性定律

细胞膜内、外离子浓度可以不平衡而产生电位差,但两个区域内的正负电荷数相等,从而保持电中性,称为电中性定律。细胞外液 Na^+ 浓度上升必然伴随阴离子(主要是 Cl^-、HCO_3^-)浓度的上升或同种

性质其他离子(主要是 K^+ 和 H^+)浓度的下降。

上述关系涉及 Na^+ 和其他电解质离子,以及 HCO_3^-、H^+ 等酸碱离子,故不仅影响电解质平衡,也影响酸碱平衡,即 Na^+ 浓度变化必然与其他电解质离子及酸碱离子变化联系在一起。在一般体细胞仅影响离子转移,导致其血浆浓度变化,但机体总量不变;在肾小管上皮细胞的变化则调节机体电解质离子和酸碱离子的含量。急性钠转移仅导致血钠浓度变化,慢性钠转移时则导致血钠浓度和机体总钠含量的变化。由于理论上和临床实践上皆忽视不同离子之间的必然联系,经常是高血钠去钠、低血钠补钠,容易导致复合性离子紊乱或顽固性钠代谢紊乱的出现。

第三节 低 钠 血 症

血钠浓度低于正常水平,即 <135 mmol/L 称为低钠血症。低钠血症仅表示血钠浓度低于正常水平,机体钠含量不一定下降。根据发病急缓,低钠血症分为急性低钠血症和慢性低钠血症,前者是指 48 h 内,血钠浓度降至正常水平以下,反之则为慢性低钠血症。结合发病机制、病理生理和临床特点,低钠血症分为 5 种情况、7 种基本类型。

一、低容量性低钠血症

低容量性低钠血症(hypovolemic hyponatremia)也称为缺钠性低钠血症。是机体内钠离子丢失过多而入量过少引起的低钠血症类型,基本特点是血钠浓度降低,机体可交换性钠减少。

(一) 常见原因

1. 胃肠道消化液丢失 是低钠血症的最常见原因。除胃液外,各种消化液的钠离子浓度与血浆非常接近,且分泌量较大(表 9-1),故腹泻,呕吐,胃肠道引流,胃、肠、胆道、胰腺造瘘都可丢失大量消化液和 Na^+,在输入量不足的情况下容易发生低钠血症。

2. 大量出汗 汗液的氯化钠含量较低,仅为 2.5 g/L(42.7 mmol/L);高温下重体力工作每日出汗可达数升至十数升之多,失钠量相当于生理盐水 1~4 L,因此容易发生浓缩性高钠血症和高渗血症;高热患者大量出汗亦如此。但若仅补充水分而不补充或少补充由汗液失去的电解质,将发生缺钠性低钠血症。

3. 肾性失钠 在原发性肾脏疾病,由于肾小球滤过率(GFR)降低,肾小管滤液的钠量减少,钠的重吸收比较完全,故除非合并呕吐或(和)腹泻,肾病失钠不是临床常见的失钠原因。但若肾小管损害比肾小球更为严重,肾小管重吸收功能低下,则尿钠排出增多,即容易发生肾性缺钠、代谢性酸中毒。由于钾的重吸收也多会受到影响,故可同时失钾,也容易合并镁、磷的丢失。

在多种类型的慢性电解质紊乱中,肾小管的钠泵活性减弱,肾脏调节钠等电解质离子的能力显著减退,多种电解质离子的排出量显著增多,是造成顽固性离子紊乱(包括钠离子紊乱)的常见原因,称为"隐匿性肾小管功能减退"。

4. 内分泌紊乱 肾上腺皮质功能不全(阿狄森病)、醛固酮缺乏症等,钠从尿中排出增多,导致缺钠。各种原因的肾素分泌不足伴醛固酮不足(见本章第一节)也会导致钠的大量排出。

5. 糖尿病控制不良 如血糖浓度过高、高渗性昏迷、糖尿病酮症酸中毒也容易发生钠的大量丢失。血糖浓度过高,超过肾小管的吸收能力,即超过肾糖阈,使肾小管滤液出现高浓度葡萄糖,形成高渗透压,抑制肾小管对水、钠的重吸收;若水分补充量充足,而氯化钠补充不足,则可导致低钠血症。

6. 胸腔积液或腹水的大量放出 胸腔积液或腹水所含钠浓度与血浆相近,故大量放出胸腔积液或腹水容易导致等渗性脱水,但若反复行胸腔、腹腔穿刺放液,而钠补充不足,则容易发生缺钠和低钠

血症。

7. 利尿剂的应用 各种利尿剂皆有利钠、排水作用，应用不当，皆可导致缺钠性低钠血症，特别是袢利尿剂（如呋塞米）等药物的反复或长期使用都能促使过多钠从尿液排出，发生急性或慢性缺钠性低钠血症。

8. 广泛损伤 如大面积烧伤，因大量血浆渗出而失水、失钠。范围广泛的炎症，如大叶性肺炎、急性呼吸窘迫综合征，肺泡内渗出物含大量钠，若钠盐补充不足，机体也会缺钠。

9. 颅内病变 头颅外伤、脑血管意外容易发生高钠血症和高渗血症，也容易发生低钠血症，与下丘脑和垂体激素的分泌异常有关。

（二）急性低容量性低钠血症

急性低容量性低钠血症（acute hypovolemic hyponatremia）也称为急性缺钠性低钠血症。指机体短时间内丢失钠离子过多引起的低钠血症，多伴脱水。其基本特点细胞外液钠减少，血钠浓度降低。主要见于各种分泌液的急性丢失、大量利尿等。

1. 基本特点 急性缺钠多伴随脱水，以及 K^+、Cl^- 等血浆中各种电解质离子的丢失。肾脏具有强大的调节钠代谢的能力，严重缺钠时，肾脏排钠量接近于 0，因此在肾功能正常的情况下，仅饮食中限钠，而无体外失钠，一般不会发生明显缺钠。机体失钠主要见于各种分泌液的急性丢失，如呕吐、腹泻、胃肠手术后引流；或大量利尿，仅补充不含电解质（氯化钠等）或含量很少的液体，导致机体钠含量不足。钠含量不足理论上将使肾脏降低 Na^+ 和 Cl^- 的排出，避免低钠血症发生，但由于肾功能代偿作用的滞后性，最初 Na^+ 照常排出，必然导致低钠血症。

2. 病理生理特点

（1）影响晶体渗透压和血容量：急性失钠后细胞外液 Na^+ 浓度降低，变为低渗，理论上水将进入细胞以保持细胞内外液渗透压的平衡。但在此发生之前，位于下丘脑的渗透压感受器传递兴奋到垂体后

叶，后者即减少或完全停止 ADH 的释放，使肾小管对水的重吸收减少。由于肾脏排水增多，细胞外液张力随之恢复，血钠浓度测定可在正常范围；细胞外液量随钠和水的丧失而减少，但首先是组织间夜减少，血容量可接近正常；若血容量减少程度较高以至有效血浆容量不足以维持生理需要时，将出现循环衰竭。因此，急性缺钠早期的体液变化主要是细胞外液减少，对细胞内液影响较小。

（2）体液的代偿性和失代偿性变化：由于血浆胶体渗透压比组织间液高得多，失钠后毛细血管和静脉的静水压降低，一部分组织间液进入血液循环，故组织间液的减少比血浆更为明显（图9-2）。其后机体为保持细胞外液容量而保留较多水分，导致血钠浓度明显下降，循环功能有所恢复；同时水进入细胞内，细胞体积涨大。血容量下降如未得到有效恢复，则血压下降，为维持心、脑等重要生命器官的血液供应，皮肤和内脏血管反射性收缩，肾血流量减少，GFR 降低，体内氮质潴留而出现氮质血症；GFR 降低使进入肾小管液的 Na^+ 减少，因而 Na^+ 几乎全部重吸收；加之血浆容量减少导致醛固酮分泌增加，Na^+ 的再吸收更为完全，所以尿中氯化物很少或完全缺如。由于尿浓缩功能良好，故尿比重特别低；但若同时合并严重脱水，则尿比重较高，因为代谢产物照常排出，尿少必然使尿比重和尿渗透压升高。

若缺钠原因未祛除，患者仍自由进水或输入低渗液体，细胞外液水分将持续进入细胞内，使细胞内液低张状态持续加重，导致细胞代谢障碍甚至器质性损伤，但在该情况导致严重后果之前，患者常死于循环衰竭。

（3）影响细胞的电生理：在神经-肌肉组织中，当血钠浓度降低时，细胞去极化速度减慢，动作电位幅度变小，传导性减弱；间接导致复极速度减慢，不应期延长，兴奋性减弱，影响中枢神经和周围神经的电活动，尤其是前者；Ca^{2+} 内流减少，导致肌肉收缩减慢、减弱。故临床上可出现多种神经-精神症状，

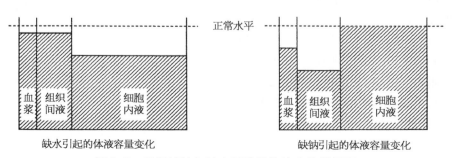

图 9-2 早期缺钠与缺水导致的体液变化模拟图

甚至出现不可逆脑损伤或呼吸衰竭。

在心肌组织,血钠浓度降低导致动作电位 0 期 Na^+ 进入心肌细胞内的速度减慢,动作电位的速度减慢、幅度减小,传导性减弱,3 期的复极速度相应减慢。总体临床表现常不明显。

(4)影响其他电解质或酸碱离子:低钠血症导致钠泵活性减弱,细胞内 K^+ 向细胞外转移,出现血钾浓度升高。根据电中性原理,阳离子下降多伴随阴离子的同步下降,Cl^- 是血浆主要阴离子,因此多伴随低氯血症;HCO_3^- 是血浆中含量处于第二位的阴离子,因此也可伴随低碳酸氢根血症和代谢性酸中毒。

3. 临床表现 缺钠时细胞内、外液均呈低张,故无口渴症状。患者以中枢神经系统和循环系统功能紊乱为主要表现。

(1)神经系统表现:主要是细胞外液低渗,脑细胞来不及代偿,水进入脑细胞较多而发生脑细胞水肿所致,也与重度低钠血症导致脑细胞的功能性或器质性损害有关,当然对动作电位的影响也是发生神经系统症状的重要原因。患者易疲惫、表情淡漠、食欲不振、无神、头痛、视物模糊并常有肌肉痛性痉挛。体格检查可出现肌力下降,腱反射减弱或消失,重症者可出现病理反射和定位体征。部分患者有指或趾端麻木。急性低钠血症患者的尸体解剖可见脑水肿,沟回变浅,并可发生脑疝。低钠血症纠正速度过快时可发生神经脱髓鞘病变。急性低钠血症时,血钠浓度与神经系统表现的关系大致如下。

血钠浓度 >125 mmol/L 时,临床表现较轻。

血钠浓度 <125 mmol/L 时,出现食欲不振、恶心、呕吐、乏力。

血钠浓度 <120 mmol/L 时,出现凝视、共济失调、惊厥、木僵。

血钠浓度 <110 mmol/L 时,出现昏睡、抽搐、昏迷。

(2)循环系统表现:主要是血容量不足的表现,表现为皮肤苍白,脉细而速,尿量减少,静脉充盈时间延长,常发生起立性昏倒及体位性低血压。

临床表现的轻重主要取决于低钠发生的程度和速度,也与基础病的情况、年龄、性别有关,如原有神经系统疾病时,临床表现明显,甚至可出现局灶性定位症状,老年人和儿童较成人敏感,女性较男性更易出现精神症状。患者体重迅速减轻,数日内可骤降 3~10 kg。

4. 实验室检查 主要是血液和尿液结果的变化。

(1)常用血液检查

1)血钠浓度:下降,<135 mmol/L,多伴低氯血症,且两者下降的程度一般一致。血钾浓度可下降或正常,也可能升高。

2)血浆晶体渗透压:下降。

3)血液浓缩:红细胞计数、血红蛋白浓度、血浆蛋白浓度、血细胞比容均升高(失血者除外)。与基础值比较,红细胞变化的价值更大。

4)红细胞水肿:红细胞内水增加,平均红细胞体积增大,平均血红蛋白浓度降低。

(2)常用尿液检查

1)尿钠浓度:肾外因素所致者下降,多 <15 mmol/L,甚至测不出;肾功能损害、调节机制异常或使用利尿剂的患者尿钠升高,多 >20 mmol/L。缺钠患者应常规检查尿电解质,因为初始肾外因素导致的低钠患者也可伴肾脏重吸收功能减退,多见于老年人、慢性低钾血症、慢性低镁血症患者,或应用氨基糖苷类抗生素、万古霉素、免疫抑制剂等药物的患者。

2)尿氯浓度:其与尿钠浓度变化一致或基本一致。

3)24 h 尿钠、尿氯排出量:肾外因素所致者下降,甚至测不出。肾功能损害、调节机制异常或使用利尿剂患者的排出量较高,甚至远超过正常范围。

4)尿渗透压和尿比重:一般与尿钠浓度变化一致。在肾外因素导致低钠血症的患者,由于电解质吸收良好,渗透压和比重皆非常低;但尿少者,由于代谢废物浓缩,尿渗透压和尿比重皆较高;肾脏疾病导致者变异较大,尿渗透压、尿比重的高低主要取决于水分和溶质的比例,常与血浆接近。

5. 诊断和鉴别诊断 根据病史,结合临床表现和检验室检查,诊断不困难。血钠浓度早期可正常,常在较晚期明显下降,因此早期容易与缺水混淆,两者皆表现为体液容量下降(表 9-2 和图 9-2)。

表 9-2 早期缺水与早期缺钠的比较

表 现	缺 水	缺 钠
脱水	原发性脱水,以细胞内液减少为主	继发性脱水,以细胞外液减少为主
口渴	+++	-
疲乏	+	+++
体位性低血压	无	较常见
尿量	极少	正常或轻度减少

（续表）

表现	缺水	缺钠
痛性肌肉痉挛	无	常有
血压	正常	下降
脉搏	基本正常	弱、快
尿氯	多有	极少
尿钠	多有	极少
血钠	升高或正常高限	降低或正常低限
血渗透压	升高	降低
血液浓缩	基本无	有
红细胞体积	减小	增大
血容量	基本正常	减少

6. 治疗

（1）轻、中度低钠血症的治疗：比较简单，按常规细胞外液量占体重的比例补充即可。

$$补钠量（mmol）=（142-实测值）×体重（kg）×0.2+继续丢失量$$

（2）重度低钠血症的评估和治疗：若患者已出现循环衰竭，提示缺钠属重度，需积极治疗。重症缺钠患者的处理比较复杂，须全面考虑。在缺钠性休克患者，必须及时、有效地提高已经显著减少的血浆容量，同时给予生理盐水与胶体溶液；不宜在输液之初即单纯应用间羟胺、去甲肾上腺素等升压药物。在细胞外液容量降低的情况下，单纯应用升压药物将促使内脏小血管收缩而加重组织缺氧。宜及早深静脉插管，测量中心静脉压（CVP），快速输入500 ml 生理盐水，并补充血浆或白蛋白，且在1 h 内完成，作为急救措施。在此期间，根据病史、体检和实验室结果，尽可能对患者的缺钠程度有一个概括估计。根据上述公式的计算量补充氯化钠，一般先输入2/3，然后根据复查的血钠、钾、氯的结果决定补充量。详见第七章第二节、第五节、第六节。

（3）注意事项：对缺钠患者（低张性脱水）补充高渗盐水比生理盐水优越，因为高渗溶液能迅速提高细胞外液的渗透压和容量；并使细胞内液水分移向细胞外液，伴随细胞内液渗透压的降低。

在循环功能稳定的患者，切忌补液速度和血钠浓度升高过快，以免水分转移太快导致脑细胞损伤。

在轻度或中度缺钠早期，血钠水平可正常或稍低于正常。因为缺钠初期，细胞外液变为低渗，水一方面向细胞内转移，另一方面由肾脏排出，细胞外液钠浓度降低不明显，同时骨骼的可交换性钠被动员进入细胞外液，直到达到新的平衡，所以血钠浓度不一定能反映机体缺钠的程度。有报告一体重60 kg 的患者失钠350～500 mmol 时，血钠浓度下降不明显，当失钠量达1 000 mmol 时，才由正常值的142 mmol/L 降至123 mmol/L，因此血钠浓度明显降低时，缺钠多已属重度，需积极处理。

低钠血症患者可同时伴随低钾血症，需优先补钾，在低钾血症改善的同时补钠；部分患者机体缺钾，血钾浓度正常，随着低钠血症改善，细胞内 Na^+ 浓度升高，钠泵活性增强，K^+ 向细胞内转移，出现低钾血症，因此一旦发现血钾浓度下降应适当增加氯化钾的摄入或输入量。

（三）慢性低容量性低钠血症

慢性低容量性低钠血症（chronic hypovolemic hyponatremia）也称为慢性缺钠性低钠血症。

1. 基本特点　是机体可交换性钠的缺乏，血钠浓度降低。与急性缺钠性低钠血症的病理生理以及临床表现常有明显不同，对血容量的影响较小，对神经-肌肉细胞的兴奋性和代谢功能的影响相对较大；发病速度较慢，机体有一定程度的代偿和适应，临床症状较轻。多见于各种慢性消耗性疾病，或急性疾病慢性化的过程中，或长期利尿的患者。

2. 治疗　采用轻、中度低钠血症补钠公式计算的补钠量常难以奏效，需加倍补充。

$$补钠量（mmol）=（142-实测值）×体重（kg）×0.2×2+继续丢失量$$

因为慢性缺钠性低钠血症是可交换性钠的丢失，人体可交换性钠达74%，约为细胞外液钠的2倍，故补充量约为传统意义上的常规补充量的2倍。

3. 注意事项　慢性缺钠性低钠血症患者多有一定程度的代偿，主要是细胞内 Na^+、K^+ 向细胞外转移，同时伴随游离氨基酸向细胞外转移，脑细胞水肿轻得多，故补钠速度不宜过快，否则可因细胞外液渗透压迅速提高而导致脑细胞的脱水性损伤，并可因离子转移导致复杂性电解质紊乱。与一般脏器的细小血管的网状走行不同，脑血管多直线走行，且有较多垂直吻合支，脑细胞脱水引起的脑组织回缩，容易导致血管撕裂和蛛网膜下腔出血。

慢性失钠性低钠血症患者的钠泵活性减弱，细胞内钾浓度降低，机体缺钾。在低钠血症的改善过程中，随着血钠浓度升高，Na^+ 弥散入细胞内，细胞内 Na^+ 浓度升高，钠泵被激活，K^+ 向细胞内转移，导致血钾降低或低钾血症，因此在补钠的同时，必须适当补钾。

即使采取上述措施,部分患者血钠浓度的升高仍不明显,此时多伴随 Na^+ 的继续丢失,特别是"隐匿性肾小管功能损害"导致的继续丢失,因此应常规检查并随访尿电解质,补足继续丢失量,避免可能导致肾小管和肾间质损害的因素。

最后还需强调 K^+ 和 Mg^+ 的补充。 K^+ 或 Mg^+ 浓度降低或在正常低限水平,必然伴随钠泵活性减弱,导致 Na^+ 向细胞内转移和经肾小管排出增多。因此血钾浓度低于 4.2 mmol/L 时必须补 K^+,血镁浓度在正常低限水平也必须补 Mg^{2+},也应注意磷的缺乏、检测和补充。

二、稀释性低钠血症

机体含钠量正常,甚至升高,而细胞外液容量增多导致的血钠浓度降低,也是低钠血症的常见类型。稀释性低钠血症(dilutional hyponatremia)与缺钠性低钠血症皆常见,典型和不典型患者皆存在,但临床治疗有较大不同,需注意鉴别(表 9-3)。

表 9-3 缺钠性低钠血症和稀释性
低钠血症的鉴别要点

鉴别项目	缺钠性低钠血症	稀释性低钠血症
病史	缺钠而自由进水	入水量过多或排出过少
一般症状	无力、淡漠、食欲不振、恶心、呕吐、肌痉挛痛	无力、神志障碍、定向力丧失、惊厥、昏迷
体重	降低	增加
水肿	无	多有
皮肤充盈情况	皱缩,张力和弹性差	饱满、发亮
血压	低,脉压小	正常或升高
脉搏	细速	正常
静脉	塌陷	充盈
血钠	降低	降低
血钾	正常、降低或升高	正常或降低
血浆渗透压	降低	明显降低
血浆蛋白	升高	降低
血细胞比容	升高	降低
血 BUN	正常或升高	一般正常
尿量	少	少或正常
尿比重	一般低	低
尿渗透压	一般低	低
尿钠	明显减少	下降不明显
尿氯	明显减少	下降不明显

注:本表指肾功能正常的患者。

(一)常见原因

1. 肾功能损害 在急慢性肾功能不全、重症肾炎、肾病综合征等患者,由于有功能的肾单位减少,肾脏不能有效迅速排出每日的水负荷,因此即使摄入水量正常也可能发生水中毒和稀释性低钠血症,其中急性肾衰竭少尿期更易发生。

2. 有效循环血容量下降 如心功能不全、低蛋白血症等,使 GFR 下降,水分重吸收增多;刺激醛固酮和 ADH 的分泌,使钠、水的重吸收增加,水重吸收增加更显著。

3. 应激反应 如手术后(一般在术后 12~36 h)、重症感染或机体损伤、休克、剧痛,使 ADH 和醛固酮的分泌增加,水、钠重吸收增加,水重吸收更显著。

4. 肾上腺皮质功能不全 皮质醇分泌减少,减轻了下丘脑对 ADH 分泌的抑制,使水重吸收增加。

在上述疾病的基础上,若不能有效控制钠、水的摄入或输入,则容易发生稀释性低钠血症。由于上述情况多伴随钠的重吸收增加,故尽管存在低钠血症,但机体钠含量常增加。

5. 水摄入过多 肾功能正常的健康人,由于肾脏对水有强大、迅速的调节功能,故一般不会因水摄入过多而发生水中毒。在婴幼儿,肾脏功能尚未发育成熟,老年人肾脏调节水的能力下降,过多给予不含电解质或含电解质不足的溶液则容易发生稀释性低钠血症。

6. 抗利尿激素分泌异常综合征(syndrome of inappropriate secretion of ADH, SIADH) 指 ADH 过多并非有效血容量不足引起,而是其他原因所致,并最终因水潴留而出现一系列病理生理改变和临床表现。如某些肺部疾病,可有 ADH 分泌过多;中枢神经系统疾病,包括脑炎、脑膜炎、脑肿瘤等也可出现 ADH 分泌过多;某些外源性药物可使 ADH 的作用增强,如降糖药(氯磺丁脲)、氨茶碱、阿司匹林、吲哚美辛(消炎痛)等。咯血患者持续静脉滴注脑垂体后叶素常可导致 SIADH。

(二)急性稀释性低钠血症

急性稀释性低钠血症(acute dilutional hyponatremia)指机体含钠量正常,甚至升高,而细胞外液容量短时间内增多导致的血钠浓度降低,是常见的低钠血症类型。它多见于短时间内大量水的输入或摄入,而机体来不及排出的患者。

健康人在输入或摄入较多的水后,细胞外液渗透压下降,ADH 及醛固酮分泌减少,水较快从肾脏排出,不会发生水潴留和稀释性低钠血症。一旦因上述肾脏或肾外原因导致水分不能正常排泄,而入水量又较多时则容易发生。实质是水中毒。

1. 病理生理变化　稀释性低钠血症本质是水潴留于体内,故细胞外液首先转为低渗状态。多余水不能迅速、有效地通过肾脏排出而向细胞内转移,直至细胞内、外液的渗透压达到新的平衡(图9-3),因而细胞内、外液的渗透压均低于正常水平,液体容量则高于正常水平。

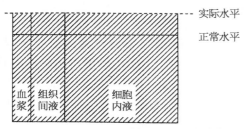

图9-3　稀释性低钠血症引起的体液容量变化

(1) 健康人水增多后的调节和变化特点:当水增多而至细胞外液量增加时,ADH和醛固酮的分泌迅速减少,甚至停止,肾小管对水、钠的重吸收减少,排出增多,其中水的排出更多且迅速,从而降低细胞外液容量,恢复正常的晶体渗透压水平,称为“水利尿”。细胞外液增加约30 min后即出现尿量增多,1 h达高峰,2~3 h基本消失。

(2) 稀释性低钠血症患者的调节和变化特点:上述肾脏的调节作用失灵,导致水分排出减少;或水、钠排出同时减少,水排出减少更明显,前者表现为水分增多,体内含钠量正常,后者表现为水和体内含钠量皆增多。

(3) 体液的变化:由于细胞内、外液的比例为2:1,故稀释性低钠血症患者的水分主要集中于细胞内液,容易发生脑细胞水肿及颅内压升高;可不出现明显的凹陷性水肿或肺水肿等情况,临床上容易忽视。当然严重水肿的患者,细胞外液也明显增加,出现明显水肿表现。

2. 临床表现　发病急,因有脑细胞水肿、颅内压升高,加之 Na^+ 浓度降低对神经细胞动作单位和传导性的影响,患者常出现精神、神经症状,如躁动、精神错乱、抽搐、嗜睡、昏迷等。潜在性癫痫对轻度脑水肿特别敏感,容易引发惊厥发作。细胞外液明显增多的患者多有肺水肿、肢体水肿的表现。

3. 血液检查

(1) 电解质浓度的变化:血钠、血氯浓度降低,血钾多正常,血浆晶体渗透压下降。

(2) 水的变化:部分患者血容量增多,表现为血液稀释现象,血红蛋白浓度降低、红细胞数量减少、血细胞比容降低;同时红细胞水肿,表现为平均红细胞体积增大,平均红细胞血红蛋白浓度下降。

4. 尿液检查　主要表现为尿比重降低,尿钠、尿氯浓度无明显降低,但合并应激反应的患者常出现尿钠、尿氯浓度和24 h排出量的明显下降。

5. 治疗　医源性因素常发挥主要或重要作用,因此应以预防为主。有明显诱发因素的患者,应注意控制输液量、水与盐的比例,必要时适当使用利尿剂。一旦发生稀释性低钠血症,必须严格限制水的摄入和输入,并在适当补充高渗氯化钠的基础上利尿。

(1) 禁水:禁水后,除尿量外,每日可额外净排出水 500 ml(皮肤排水)+350 ml(呼吸排水)+100 ml(粪便排水)-300 ml(内生水)= 650 ml,数量比较可观,因此若有效控制水的入量必然伴随体液量的减少和晶体渗透压的升高。临床上常仅重视单纯控制水的摄入或输入,而忽视禁止食物中水的摄入,特别是在病情急性加重期过度强调胃肠道“营养液”、牛奶、鱼汤、鸡汤等补充,在经胃管鼻饲时更容易忽视,因此为确保入水量的控制,必要时暂时禁止饮食。

(2) 补钠和利尿:高渗氯化钠可迅速缓解细胞外液的低渗状态,减轻细胞水肿;呋塞米等袢利尿剂通过抑制 Cl^- 和 Na^+、K^+ 的吸收产生利尿作用,因此适当的电解质浓度是利尿的前提,高渗氯化钠的补充有利于水的排出。氯化钠的摄入应以口服或鼻饲为主,静脉补充应严格控制速度,也应适当补充氯化钾。注意控制渗透性利尿剂,如甘露醇、高渗葡萄糖的应用,虽然该类药物主要通过本身的高渗作用直接对水分进行超滤排出,排出电解质的比例相对较少,有利于血钠、氯浓度的升高,但因首先超滤组织间液的水分进入血液,使血容量迅速增加,同时导致低钠血症暂时加重,然后产生利尿作用,有发生或加重心功能不全、肺水肿的极高风险,因此应慎用。

(三) 慢性稀释性低钠血症

慢性稀释性低钠血症(chronic dilutional hyponatremia)指机体含钠量正常,甚至升高,细胞外液容量逐渐增多而导致的血钠浓度降低,是低钠血症的常见类型。更多见于慢性呼吸衰竭、慢性心功能不全或肝硬化腹水的患者。

总体上,慢性稀释性低钠血症与急性稀释性低钠血症的病理生理改变、临床表现相似,但因发病速度较慢,机体常有一定程度的代偿和适应,故脑水肿的程度和其他临床表现较轻。其治疗也与急性者的侧重点不同,应以严格控制入水量为主,同时缓慢利尿,适当补充 Na^+ 和 K^+。

需强调长期卧床的老年人,有慢性心、肺、肾、脑疾病及糖尿病的长期住院患者,机体对水的调节能力多显著下降,而补液又较多,容易出现慢性稀释性低钠血症(慢性水中毒),但临床容易忽视。该类患者水肿的基本特点为:皮肤饱满、发亮,由于上腔静脉引流的面部、颈部活动少,下垂部位的背部、臀部等长期受压;而下肢血液的回流相对较好,故容易出现头面部、背部、臀部软组织的明显增厚,下肢水肿多不明显。主要表现为细胞内水肿,故凹陷性水肿的表现可不明显。部分患者出现明显阴囊水肿。

无论急性或慢性缺钠患者皆强调钾的补充,同样急性或慢性稀释性低钠血症也强调钾的补充。如上述,钠泵调节细胞内外离子转运,在离子浓度不平衡的情况下出现钠泵活性的改变和 $K^+ - Na^+$ 交换和 $H^+ - Na^+$ 交换的竞争。血 K^+ 浓度降低出现两种变化,一是钠泵活性减弱,总的主动转移量下降,被动弥散量增加;二是 $H^+ - Na^+$ 交换相对增强,导致细胞外碱中毒(代谢性碱中毒)和血钠浓度下降,细胞内酸中毒和 Na^+ 浓度升高,因此在合并低钾血症应优先补 K^+,随着低钾血症的改善必然伴钠泵活性的增强,Na^+ 向细胞外转移,从而缓解低钠血症。若单纯补充氯化钠或氯化钾的补充不足,将使细胞外 Na^+ 浓度升高,伴随细胞内 Na^+ 浓度升高,钠泵活性增强,促进 K^+ 和 H^+ 向细胞内转移,导致低钾血症和代谢性碱中毒加重。

三、转移性低钠血症

转移性低钠血症(shifted hyponatremia)是细胞外液 Na^+ 向细胞内转移而导致低钠血症类型。主要见于低钾血症、碱中毒和高钾性周期性麻痹。

1. 高钾性周期性麻痹 是一种遗传性疾病,特点是钠泵活性原发性显著降低,K^+ 大量移出细胞外,而 Na^+ 大量进入细胞内。表现发作性高钾血症、低钠血症和肌肉麻痹,而肾上腺功能和肾功能正常。以处理高钾血症为主,主要采取促进 K^+ 向细胞内转移的治疗措施。K^+ 向细胞内的转移必然伴随 Na^+ 向细胞外的转移和低钠血症的恢复。

2. 低钾血症或碱中毒导致的转移性低钠血症 低钾血症导致钠泵活性减弱,Na^+ 向细胞内转移,导致低钠血症;慢性者,肾脏排出钠增多,低钠血症加

重。碱中毒的发病机制类似。治疗以纠正低钾血症、碱中毒为主,两者的改善也必然伴随细胞内 Na^+ 向细胞外的转移,低钠血症自然改善或纠正,在上述基础上可适当补充氯化钠。

四、假性低钠血症

假性低钠血症(pseudohyponatremia)为血浆中某些固体或非水溶性物质增加导致的低钠血症类型。固态或非水溶性物质增多必然导致单位容积血浆中水的含量减少,而 Na^+ 仅能溶解于水,必然导致血 Na^+ 浓度下降;若祛除这些物质,则 Na^+ 浓度恢复正常。常见于高脂血症和高球蛋白血症,后者主要见于骨髓瘤和医源性补充球蛋白过多。若血脂 >10 g/L 或总蛋白量 >100 g/L,应考虑假性低钠血症。该型低钠血症无需治疗,应特别注意避免额外补钠而导致的一系列问题。

五、无症状性低钠血症

无症状性低钠血症(asymptomatic hyponatremia)也称为消耗性低钠血症,其特点是除原发疾病的症状和低钠血症外,基本无低钠血症的表现,尿钠、尿氯与尿量皆正常或基本正常。主要见于正常妊娠和慢性消耗性疾病等。

在妊娠后的 2~3 个月,血钠可持续较正常人低5 mmol/L 左右。在慢性消耗性疾病患者,血钠浓度也常持续降低。

1. 发生机制 具体机制不清,可能与渗透压点的重建有关。妊娠可能主要与激素分泌变化有关,而慢性消耗性疾病则可能主要是营养不良所致。

在慢性消耗性疾病,由于营养缺乏,细胞内蛋白质浓度降低,导致细胞内胶体渗透压降低,水分子和钾离子移出细胞外,而钠离子则进入细胞内,从而维持细胞内外渗透压的平衡。故细胞内、外液均维持在低渗状态,而细胞内液容量减少。细胞内脱水状态反过来引起口渴并导致 ADH 分泌增加,产生水潴留倾向。水潴留又导致细胞外液量增加,并相应引起近端肾小管对钠的重吸收减少,从而出现一种细胞外液容量接近正常、钠浓度降低的状态。

2. 临床特点 除妊娠或原发病的表现外,无明显低钠血症的表现;尿钠、尿氯和尿量皆基本正常。限制水入量后,血钠浓度上升,同时出现口渴感,说明 ADH 分泌正常。限制钠入量后,尿钠排出同样减少,血钠浓度变化不大,说明醛固酮分泌也基本正常。因此,孕妇或患者对细胞外液的低张状态是适

应的,故称为无症状性低钠血症。

3. 治疗 一般无需处理,随妊娠结束以及原发病好转而自然改善。若因其他病理因素导致钠摄入量明显减少或排出量明显增多时,也可以出现低钠

血症的症状,则需适当处理。

由于上述低钠血症的病因、病理生理改变和治疗不同,有必要对上述情况进行概括和总结,加深理解,见图9-4。

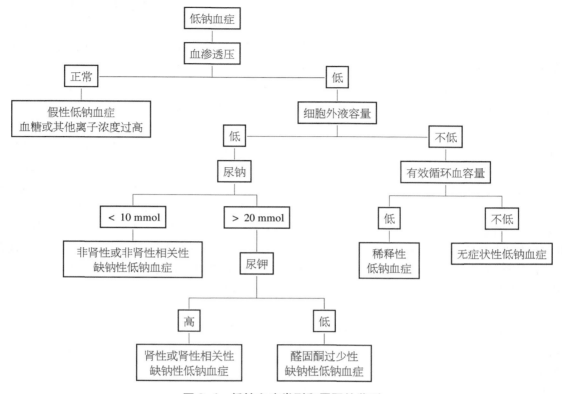

图 9-4 低钠血症类型和原因的鉴别

六、临床常用钠盐

1. 食盐 基本成分是氯化钠,含少量其他微量离子,1 g 食盐相当于 1 g 氯化钠,供口服或鼻饲用。口服或鼻饲食盐是最经济、最安全、最方便的补充方式,但因多种原因,临床少用。

2. 生理盐水或5%葡萄糖盐溶液 基本包装为 500 ml 液体,浓度为 0.9%,含氯化钠 4.5 g。氯和钠的原子量分别为 35.5 和 23,故氯化钠的分子量为 58.5,1 mol 氯化钠相当于 58.5 g,而 1 g 氯化钠相当于 17 mmol,故生理盐水或 5%葡萄糖盐溶液 500 ml 相当于 77 mmol 氯化钠。这两种液体最常用于静脉补钠、补氯。临床上 250 ml 或 100 ml 的液体也比较常用,特别是需要严格控制入液量的患者。

3. 10%氯化钠溶液 基本包装为 10 ml/支,为高渗液体,渗透压是生理盐水的 11 倍,含氯化钠 1 g 或 17 mmol,可用于口服或加入生理盐水或 5%葡萄糖盐溶液静脉点滴,也可以用微泵注射。

4. 5%碳酸氢钠溶液 基本包装为 250 ml。

NaHCO₃的分子量 = 23+1+12+16×3 = 84。5%碳酸氢钠溶液为高渗液体,大约为 3 倍正常渗透压。1 g NaHCO₃为 12 mmol,5%碳酸氢钠溶液 250 ml 含 NaHCO₃ 12.5 g 或 150 mmol,相当于氯化钠 8.8 g。主要用于合并酸中毒的低钠血症或合并高氯血症患者的治疗。

5. 11%乳酸钠溶液 包装为 20 ml/支,主要用于合并酸中毒的低钠血症患者,临床少用。

6. 28.5%谷氨酸钠溶液 包装为 20 ml,含 Na⁺ 30 mmol,大约相当于 2 g 氯化钠。它常用于慢性高碳酸血症或肝昏迷患者合并低钠血症的治疗。

七、补钠方法

前文已有阐述,本部分总结缺钠性低钠血症的治疗方法。

1. 补钠公式 急性失钠性低钠血症实质是细胞外液钠的缺乏,补钠量(mmol) = (142−实测值)× 体重(kg)×0.2。慢性缺钠性低钠血症实质是可交换性钠的丢失,补钠量(mmol) = (142−实测值)×体

重（kg）×0.2×2，一般将上述结果转换为氯化钠的量（g）补充。

2. 常用补钠方法 急性者容易纠正，不赘述；慢性者需综合评估。若患者体重 60 kg，血 Na^+ 浓度 115 mmol/L，则补钠量 = (142-115)×60×0.2×2 = 648 mmol/L，相当于氯化钠 38 g，第一日先补充 2/3，次日补充剩余 1/3，2 天内绝大多数患者可基本纠正低钠血症。如此治疗，我们未再发现"顽固性低钠血症"。实际操作需注意：补充速度不宜快，血钠浓度以每小时升高 1~2 mmol/L（或 0.5~1 mmol/L）为宜，否则容易导致脑细胞脱水性损伤和功能障碍，也容易发生蛛网膜下腔出血。也可采用经验输液方法：将补钠量在 24 h 内比较均匀的输入或经胃肠道补入，以保障血钠浓度缓慢、均匀上升。

一般选择生理盐水或 5% 葡萄糖盐溶液 500 ml 加入 10% 氯化钠 20~40 ml，静滴，氯化钠浓度<2%（理论上可达 3%），1 000~1 500 ml/d；同时给予 10% 氯化钠 30~40 ml 或固体氯化钠 3~4 g，分次口服。在重度慢性失钠性低钠血症患者，首日补充氯化钠约 20 g，次日补充约 10 g，使每日补充量在 24 h 内比较均匀补入，即可保障钠的适当补充，又能避免对脑细胞的损害，减轻或避免对血管、胃的刺激及心功能不全的发生。在需严格控制入液量的患者，可用 10% 氯化钠溶液通过微泵缓慢静脉注射。

"顽固性低钠血症"患者常存在肾小管功能的显性或隐匿性损害，继续丢失量较多，应常规检查 24 h 尿电解质，增加补钠量，同时适当补充其他电解质离子和水溶性维生素。可采用如下补钠方法：按可交换性钠丢失量补钠，若次日血钠浓度升高，可继续按该剂量补充；否则需加倍补充，如此治疗可在数日内纠正低钠血症。

3. 其他注意问题

（1）补钾：除非合并急性肾功能不全或少尿/无尿，任何低钠血症类型，只要血钾浓度<4.2 mmol/L 就必须补钾。

（2）容易忽视的错误方法：临床经常见下述混乱的补钠方法，即 10% 氯化钠 20~40 ml 加入 5% 或 10% 葡萄糖溶液静脉点滴，而不选择生理盐水或 5% 葡萄糖盐溶液，似乎只有高渗盐水才含 Na^+，生理盐水就不含 Na^+。恰恰相反，前者的氯化钠含量仅 2~4 g，而后者为 4.5 g，较前者多；另外前者要增加水的输入，对血钠有稀释作用，不利于低钠血症的纠正。

八、几种常见疾病或病理状态的低钠血症

本部分简述，详见相关章节。

（一）慢性高碳酸血症型呼吸衰竭

1. 低钠血症类型 常为慢性缺钠性低钠血症、稀释性低钠血症、转移性低钠血症，也可以为混合类型。在缺钠性低钠血症和转移性低钠患者，若存在水肿，低钠血症常更显著，为典型的混合类型。

2. 低钠血症的原因 ① 应用利尿剂，致 Na^+ 排出增加。② 食欲减退，钠盐摄入减少。③ 水潴留，致血钠稀释。④ 肾小管代偿性排 Cl^- 增加，进食或补充氯化钠时，Na^+ 排出量也相应增加，即肾小管保钠作用减弱。⑤ 低钾血症和 pH 升高导致的离子转移，特别是机械通气迅速纠正高碳酸血症的情况下。低钾血症和 pH 升高（不一定达碱血症的程度）导致钠泵活性降低和 K^+-Na^+ 交换、H^+-Na^+ 交换普遍减弱，细胞内 Na^+ 浓度升高，血 Na^+ 浓度降低。⑥ 除细胞外液钠丢失外，存在骨骼和细胞内液可交换性钠的丢失。

3. 治疗原则 评估低钠血症的类型和原因，进行针对性治疗（见前述），并与呼吸衰竭的治疗保持一致。

（二）慢性心功能不全

1. 低钠血症类型 主要为慢性稀释性低钠血症，少部分为单纯慢性缺钠性低钠血症。在部分慢性缺钠患者，因水肿和稀释因素，低钠血症常更严重，是稀释性低钠血症和缺钠性低钠血症的混合类型。

2. 低钠血症的原因 ① 心功能不全致肾脏重吸收钠、水增加，尤其是水重吸收增加；② 钠、水摄入或输入控制不良。

3. 治疗原则 严格限制钠、水摄入或输入，尤其是水的摄入或输入；同时在适当补充高渗氯化钠的基础上利尿。我们在适当利尿基础上，补充氯化钠，确保血钠浓度缓慢、逐渐升高，使大部分"顽固性心力衰竭"获得良好改善。

（三）慢性低钾血症合并低钠血症

1. 低钠血症类型 实质是缺钾伴转移性低钠血症，或同时合并钠缺乏，即转移性低钠血症或合并慢性缺钠性低钠血症。

2. 低钠血症的原因 ① 低钾血症导致钠泵活性减弱，Na^+ 由细胞外向细胞内转移，血钠浓度降低。② 部分患者常有食欲减退，钠盐摄入不足。

③ 部分因慢性缺钾、缺钠等因素导致肾小管功能损害,重吸收能力下降,尿液中大量排钾、排钠和其他电解质离子,是顽固性电解质紊乱的常见原因。

3. 治疗原则　以补充氯化钾为主,随着血钾浓度升高,钠泵活性增强,Na^+由细胞内转入细胞外,血钠浓度升高或恢复正常。在严重低钠血症(合并缺钠性低钠血症)患者中,适当补钠,但避免摄入或输入过多,否则会加重低钾血症。在顽固性电解质紊乱患者中,需常规检查 24 h 尿电解质,增加钾补充量,还需根据情况补充镁(门冬氨酸钾镁、硫酸镁)、磷(磷酸氢二钠、磷酸二氢钠、ATP)等电解质离子和水溶性维生素。尽早恢复正常进食或要素饮食。

(四)内分泌疾病或颅内疾病

1. 低钠血症类型　多为慢性稀释性低钠血症或慢性缺钠性低钠血症或两者的混合类型。

2. 低钠血症原因　主要是激素分泌异常,特别是 ADH 异常,肾小管对水、电解质的调节能力异常;也容易合并其他电解质紊乱、肾小管酸中毒、尿崩症等。

3. 治疗原则　应常规检查激素水平及分泌规律、常规检查尿液电解质。由于以单纯排泄异常为主,低钠血症是可交换性钠浓度的降低,应加倍补钠,并补足继续丢失量;还应根据评估结果,增加其他电解质离子的补充。

(五)肝硬化

主要有以下 3 种类型,也可以是混合类型。

1. 无症状性低钠血症　以消瘦为主,无明显水肿表现,符合无症状性低钠血症的实验室检查特点。无需特殊治疗。

2. 慢性缺钠性低钠血症　与进食差、水控制过度严格、长期应用利尿剂等有关。主要是可交换性钠缺乏,需增加钠盐补充,使血钠浓度维持在正常低限(135 mmol/L)水平。

3. 慢性稀释性低钠血症　常有水肿、腹水、胸腔积液和低白蛋白血症。以补充白蛋白、控制水分、适当利尿为主。需注意,进行肝移植或迅速纠正严重低蛋白血症后,水迅速排出,但因肾脏调节的滞后性,Na^+和Cl^-等电解质离子不能迅速排出体外,容易继发高血容量性高钠、高氯血症。

第四节　高钠血症

高钠血症是指血钠浓度>145 mol/L 的病理生理状态。因为 Na^+ 是细胞外液的主要阳离子,因此高钠血症一定伴有血浆晶体渗透压的升高。高钠血症可以是机体含钠量的绝对增多、水减少或分布异常所致,分急性高容量性高钠血症、慢性高容量性高钠血症、急性低容量性高钠血症、慢性低容量性高钠血症、正常容量性高钠血症、转移性高钠血症六种基本类型。

一、高容量性高钠血症

高容量性高钠血症(hypervolemic hypernatremia)也称为钠增多性高钠血症,是血钠离子浓度升高,机体钠含量增多的一种病理生理状态。

(一)发生原因及发生机制

常见于氯化钠或碳酸氢钠等含 Na^+ 物质补充较多,肾脏排除较少(应激状态、老年人或肾功能下降)的患者;应用利尿剂、氯化钠补充较多,水分补充太少的患者;出汗较多,补充生理盐水,水分补充太少的患者。在治疗酸中毒或高钾血症的患者,常

需补充高渗碳酸氢钠溶液,应用不当,容易发生高钠血症。糖尿病酮症或高渗性昏迷患者,静脉应用氯化钠或碳酸氢钠,而血糖控制不良,则容易同时发生高钠血症和高血糖。

严重组织损伤,出汗和呼吸道水分排出较多;机体处于应激状态,醛固酮和皮质醇分泌增多,钠、水潴留,其中钠潴留更明显,发生高钠血症;部分患者血糖常较高,可产生渗透性利尿,进一步加重高钠血症,此时若采用普通补液方法,常导致产生严重高钠、高氯血症和高血糖。

头颅外伤、脑血管意外、垂体肿瘤的患者也容易发生高钠、高氯血症和高渗血症,这主要与下丘脑和垂体激素分泌异常有关。

肾上腺疾病,如癌、腺瘤、增生也是高钠血症的常见原因。肾上腺皮质增生多为垂体或下丘脑疾病引起,表现为皮质醇增多症和(或)醛固酮增多症,导致高钠血症,以慢性为主,多伴随高血压和低钾血症。皮质醇增多症也可为使用药物的结果,导致钠、水潴留和高钠血症,但作用相对有限,加之机体的代

偿作用,多表现为轻度高钠血症,水潴留也不是特别显著。不同的皮质类固醇激素保钠作用不同,人工合成者较机体直接分泌者的作用显著减弱(表9-4)。

表9-4 常用皮质类固醇类药物的保钠作用比较

药 物	抗炎作用 (比值)	保钠作用 (比值)	等效剂量 (mg)
氢化可的松	1	1	20
可的松	0.8	0.8	25
泼尼松	3.5	0.6	5
泼尼松龙	4.0	0.6	5
甲泼尼龙	5.0	0.5	4
地塞米松	30	0	0.75
去氧皮质酮	0	30~50	
醛固酮	0	300~900	

醛固酮增多症短期内可导致明显钠、水潴留和高钠血症,但通过肾脏的代偿,也会逐渐改善,故钠潴留和水潴留不显著,以慢性缺钾性低钾血症为主要表现。

口服甘草及其衍生物是高钠血症的常见原因。因为盐皮质激素和糖皮质激素在远端肾小管起始部和皮质集合管的受体结构相似,两种激素可与两种受体相互结合,虽然糖皮质激素的血浆浓度较盐皮质激素高得多,但其实际作用更弱。上述肾小管部位有一种被称为11β羟类固醇的脱氢酶,可阻碍糖皮质激素与盐皮质激素受体的结合,因此前者的作用相对有限。甘草类物质可阻断11β羟类固醇脱氢酶的结合,导致盐皮质激素样作用增强,产生高钠血症和水潴留。

(二)急性高容量性高钠血症

急性高容量性高钠血症(acute hypervolemic hypernatremia)也称为急性钠增多性高钠血症。指短时间内(一般指48 h内)血钠浓度升高,伴机体钠含量增多和血容量升高的病理生理状态。实质是细胞外液钠的急性增多,容易出现高血压和肺水肿。主要见于短时间内含钠物质补充较多而肾脏排出较少等情况。

1. 病理生理 钠入量增多后,细胞外液钠浓度升高,几乎皆伴随血氯升高,形成高渗血症。理论上水将从细胞内进入细胞外,以保持细胞内、外液渗透压的平衡,但在此发生之前,位于下丘脑的渗透压感受器传递兴奋至垂体后叶,后者即增加ADH的释放,肾小管对水的重吸收增加。由于肾脏排水减少,细胞外液渗透压随之恢复,此时血钠浓度可在正常范围(常为正常值高限)。因此,急性高钠血症的早期的体液变化主要是细胞外液量升高,细胞内液变化较小。稍晚,水分由细胞内移出进入细胞外液,细胞体积缩小,故细胞呈脱水样变化。由于血浆容量增多,肾血流量增加,肾小球滤过率(GFR)升高,进入肾小管的Na^+增加,Na^+重吸收减少;加之血浆容量增加导致的醛固酮分泌减少,钠重吸收进一步减少,所以尿中Na^+、Cl^-排出增加。由于电解质排出较多,水分排出较少,故尿比重和尿渗透压皆较高。

若发生高钠的原因或加重因素未去除,患者仍输入高渗或等渗液体,甚至低渗液体;而机体皮肤、呼吸道丢失的液体为单纯水分或非常低渗的液体,细胞内液水分将继续进入细胞外,导致细胞脱水和细胞功能障碍进一步加重,特别是脑细胞功能障碍加重,甚至发生器质性损伤。高钠血症对动作电位的影响也是发生脑细胞功能障碍的原因之一。

2. 临床表现 在急性危重症患者,高钠血症的发生机会较多,因此其临床表现常被原发病所掩盖。与低钠血症相似,其临床症状也主要表现循环功能变化和神经系统异常,前者主要是高血容量所致,以高血压和肺水肿为主要表现;后者主要是脑细胞脱水所致,主要临床表现有乏力、头痛、易兴奋等,一般在较早期出现,然后逐渐出现震颤和昏迷,直至出现脑细胞的器质性损伤,甚至死亡。可有定位症状。体格检查可出现颈项强直、腱反射亢进、锥体束征阳性。在部分患者,脑脊液检查可发现红细胞、蛋白质增多。

3. 常用血液检查

(1)血钠浓度:升高,>145 mmol/L,多伴高氯血症,且两者升高程度基本一致。

(2)血浆晶体渗透压:升高。

(3)血容量和血液成分变化:血容量正常或升高,红细胞计数、血红蛋白浓度、血浆蛋白浓度、血细胞比容基本正常或轻度下降,后者是水分增加导致的血液稀释性改变。

(4)红细胞形态:红细胞体积缩小,平均红细胞血红蛋白浓度升高,是红细胞的脱水改变所致。

4. 常用尿液检查

(1)尿钠浓度:钠代偿性排出增多,故尿钠浓度升高。在危重病早期的应激反应阶段,由于肾脏保钠作用增强,尿钠浓度多下降。在内分泌紊乱疾病中,尿钠浓度多降低。

(2)尿氯浓度:与尿钠浓度的变化一致。

(3)尿渗透压和尿比重:与尿钠浓度的变化一致。多数患者由于氯化钠排出增多,水分吸收增加,尿渗透压和比重皆升高。在急性危重症患者应激反应的早期阶段和内分泌紊乱疾病中,尿渗透压和尿比重降低。

5. 治疗

(1)治疗原则:首选应用袢利尿剂,降低钠负荷,避免或严格控制钠盐的输入或摄入;适当补水。钠负荷下降必然伴随氯负荷和血容量的下降。钠盐输入或摄入减少进一步降低血钠、氯和水负荷。适当补水可进一步降低血钠浓度,若仅补水则将导致血容量增加,容易发生心功能不全和肺水肿。

(2)具体治疗方法和要求:首选袢利尿剂静脉应用,可根据病情反复多次应用,病情明显好转后可改为口服。袢利尿剂首先抑制Cl^-的重吸收,伴随Na^+、水重吸收减少。口服或鼻饲水最安全;也可同时给予5%葡萄糖溶液,避免使用高渗糖溶液,特别是输液速度较快时,以免加重高渗血症。

血钠浓度以每小时下降1~2 mmol/L为宜,否则容易导致脑细胞损伤和脑功能障碍,因此需常规复查血电解质浓度。也可采用经验输液方法:即将上述补液量在24 h内大体均匀地输入和摄入,以保障血钠浓度的均匀下降。

在肾衰竭的患者应给予透析或口服钠离子交换树脂治疗。

(三)慢性高容量性高钠血症

慢性高容量性高钠血症(chronic hypervolemic hypernatremia)也称为慢性钠增多性高钠血症。与急性患者的发病机制和临床表现相似,但发病速度较慢,一般指48 h以上发病者,实质是可交换性钠增多,病理生理变化的程度较轻,机体有一定的代偿和适应,主要表现为细胞外液Na^+、K^+进入细胞内;细胞内还可合成小分子物质,主要为肌醇、谷氨酸和谷氨酰胺等,致细胞内渗透压升高,从而防止或减轻细胞外液高钠、高氯导致的细胞脱水,因此临床症状较轻。治疗原则与急性者相似,但袢利尿剂以口服为主,水以胃肠道补充为主;纠正高钠血症的速度应较缓慢,血钠浓度降低以每小时0.5~1 mmol/L为宜,以保障细胞内高渗状态的逐渐改善;否则细胞内高渗将容易导致水分迅速进入细胞内,发生脑细胞水肿。

二、正常容量性高钠血症

正常容量性高钠血症(normovolemic hypernatremia)是指水、钠摄入减少或水、钠丢失增多或两者同时存在,以水丢失为主,且丢失量较少的病理生理状态。

常见于水摄入减少、尿崩症、经皮肤和呼吸道丢失增加等。由于钠丢失有限,故机体钠含量和体液量接近正常。该型总体上以轻度缺水为主,临床表现不明显,容易忽视,适当补水即可。

三、低容量性高钠血症

低容量性高钠血症(hypovolemic hypernatremia)是指水、钠摄入减少或水、钠丢失增多或两者并存,且水丢失多于钠丢失,引起血钠浓度升高的病理生理状态。又称为浓缩性高钠血症或高渗性失水。

(一)原因

1. 水摄入不足　如水源断绝,昏迷、手功能障碍、精神病患者无人帮助进水或咽水困难,容易发生脱水。正常情况下,机体在完全停止进水的情况下,排水量也不会低于1 000 ml,即尿量500 ml+呼吸350 ml+皮肤500 ml-内生水300 ml=1 050 ml。

2. 非显性失水过多　呼出气含水量较高,不含电解质;汗液中电解质的含量非常低,因此任何情况导致通气量过大和出汗过多时,水分丢失过多,在补液量不足时,皆容易发生脱水和血钠浓度升高,与急性高钠性高钠血症的发病原因相似,区别在于前者补水量不足,后者为氯化钠的补充量高于水的补充量,因此对疾病的处理方式常常决定高钠血症的类型。

3. 经肾脏失水过多　各种原因的中枢性或肾性尿崩症患者,由于大量排水,而溶质排出基本正常或相对较少,导致血液浓缩和血钠浓度升高。一般情况下,尿崩症患者因大量失水造成烦渴,并饮水,可保持电解质浓度基本正常。但在水源供应障碍、中枢疾病影响口渴中枢、老年人的口渴中枢不敏感、昏迷患者、胃肠道疾病影响进水的患者,水供给不足,则容易发生浓缩性高钠血症。

糖尿病酮症酸中毒或高渗性昏迷的高钠血症多为急性浓缩性高钠血症,且多伴有一定量钠盐丢失。因为葡萄糖和其他粒子(如酮体)增多导致渗透性利尿,水排出较多,而电解质排出比例较低。同样用高渗葡萄糖或甘露醇脱水或利尿的患者,用药初期由于血液稀释,可发生低钠血症,但随着水分的大量排出,也可发生血液浓缩和血钠升高。

(二)急性低容量性高钠血症

急性低容量性高钠血症(acute hypovolemic hypernatremia)也称为急性浓缩性高钠血症,实质是急性高渗性脱水。主要见于短时间内(一般指48小时内)大量出汗、呼吸道水丢失过多等。其特点是细胞外液（主要是组织间液）首先减少，肾脏排出水、钠皆减少，但钠减少的速度和程度皆低于水。

1. 病理生理

（1）基本变化及特点：由于高渗性脱水，细胞外液容量首先减少，主要是组织间液的减少；从肾脏排出水、Na^+ 随之立即减少（肾功能正常或基本正常的患者），主要是水排出的迅速减少，但 Na^+ 排出减少速度比较缓慢。缺水初期，Na^+ 和 Cl^- 仍有较大量随尿排出；停止供水 36~48 h 后，肾小管对 Na^+、Cl^- 的重吸收极度增强，从而可尽量减少细胞外液容量减少的程度。Na^+ 和 Cl^- 被大量重吸收后，肾小管液的溶质负荷显著减少，有助于水的重吸收。

（2）机体水代谢的基本特点：机体排出体内代谢产物至少需要约 500 ml 的尿量，故每日排水分约为 500 ml（尿量）+500 ml（皮肤排水）+350 ml（呼吸排水）+ 150 ml（粪便排水）- 300 ml（内生水）= 1 200 ml 左右，约占细胞外液量的 12%，因而控制水的摄入，容易发生细胞外液浓缩，血钠浓度升高。

（3）体液变化特点：由于血液浓缩，血浆胶体渗透压升高，组织间液水分进入血浆，从而保障血容量和血压的相对稳定。因此，在无钠负荷过多的情况下，高钠血症是缺水的指征。血浆晶体渗透压升高将刺激 ADH 释放，增加水的重吸收，故肾脏既要尽量节约水分，又要将体内代谢废物排出体外，负担较大。若脱水持续加重，必然出现高氮质血症。

组织间液是血浆的缓冲池，与血浆的交换速度非常迅速，在血容量降低或增多的情况下，可以快速补充或降低血容量，使其有一定程度的恢复。肥胖患者的组织间脂肪增多，水分减少，对血容量的调节能力降低，容易出现严重脱水和浓缩性高钠血症，也容易发生肺水肿。

细胞外液呈高渗状态，细胞内液水分逸出，细胞内液容量减少，细胞外液容量有所恢复。大量的细胞内水也是细胞外液的巨大缓冲池，但由于细胞膜的半透膜作用，其调节速度较毛细血管内外缓慢得多。严重肥胖患者的细胞内水分也减少，对组织间液的调节作用减弱，并进一步影响对血容量的调节。

尽管上述调节有助于促进血容量恢复，但缺水初期，肾脏仍排出较大量的钠和一定量的水，细胞内、外液容量均低于正常。

2. 临床表现　最早症状是口渴。失水达体重的 2% 时即刺激口渴感受器，产生明显的口渴感。其他主要表现有体重减轻，皮肤弹性差，尿少，严重者出现精神-神经症状，如性格改变、幻觉、躁狂、谵妄。部分患者可出现发热，甚至高热。

脑细胞脱水是出现精神-神经症状的主要机制，血钠浓度升高导致的神经细胞动作电位和兴奋性异常也是发生精神-神经症状的重要原因。

缺水严重时，皮肤散失水分减少，体温调节受到影响，可出现脱水热（dehydration fever）。

在完全断水的情况下，人体每日失水量仍达 1 200 ml，约占体重的 2.5%。当失水量达体重的 15% 时，机体就会出现严重代谢障碍，甚至死亡。该情况一般发生在完全断水后 7~10 日。

神志不清的患者无口渴反应，处理不当容易发生严重浓缩性高钠血症，特别是接受高蛋白鼻饲饮食，而入水量不足的患者，称为高张综合征。主要表现为发热、面部潮红，易激惹、躁动或神志障碍加重。因代谢产物较多，血液和肾小管液的溶质浓度高，可产生渗透性利尿，尿量仍较多，出现不缺水的错觉。但实验室检查存在高钠血症和血液浓缩，尿比重升高。

3. 脱水程度及特点　根据脱水的严重程度分为四度。

（1）轻度：缺水量占体重的 2%。表现为口渴、尿少、尿比重增加。

（2）中度：缺水量占体重的 3%~4%。表现为明显口渴、口干，皮肤干燥，弹性差，眼球下陷，声嘶，尿量明显减少，尿比重明显增加（可>1.035）。

（3）重度：缺水量占体重的 5%~6%。除中度表现外，出现烦躁、嗜睡、谵妄、幻觉等脑功能损害的表现，以及脉搏浅快、血压下降等血容量不足的表现。

（4）极重度：缺水量占体重的 7% 以上。表现高热、谵妄、昏迷和休克等。

4. 常用血液检查

（1）血钠浓度：升高，>145 mmol/L。多伴随高氯血症，且两者上升的程度基本一致。

（2）血浆晶体渗透压：升高。

（3）血液浓缩：红细胞计数、血红蛋白、血浆蛋白及血细胞比容均升高。因为急危重症患者或老年患者多存在贫血、低蛋白血症，因此动态随访价值更大。

（4）红细胞脱水：平均红细胞体积缩小、平均红细胞血红蛋白浓度升高。

5. 常用尿液检查

（1）尿钠浓度和尿钠量：尿钠浓度多明显降低，24 h 尿钠排出量也明显减少；但肾性失水者尿钠浓度不降低,24 h 排钠量变化不大。

（2）尿氯浓度和尿氯量：与尿钠浓度和尿钠量的变化一致。

（3）尿渗透压和尿比重：取决于代谢产物和其他溶质的量、缺水的程度及失水的原因,变异范围较大。一般情况下比重较高。

6. 治疗　原则上口服水即可,不能口服的患者可鼻饲或静脉补充 5% 葡萄糖溶液。

（1）低血容量休克的补液：开始输液时应首先同时给予等张电解质溶液,开始输液速度要快,第 1 h 通常给予 1 000~2 000 ml;并适当补充胶体液。

（2）钾的补充：患者皆有尿少,因此输液初期不宜使用含钾溶液,除非合并严重低钾血症,当尿量增加至 40 ml/h 后,应适当补钾。

（3）液体的补充：根据估测的缺水程度补充液体。若是严重高钠血症宜输入 5% 葡萄糖溶液,但避免快速输入高渗葡萄糖溶液,以免加重血浆的高渗状态。补液原则为先快后慢,补液同时需密切观察周围循环状况如血压、脉搏、尿量、皮肤的颜色和温度等。在循环功能稳定的患者,避免血钠浓度降低过快,以免导致脑细胞损伤。需强调大多数患者多合并钠的真性丢失,在缺水情况逐渐改善后,应复查血浆电解质,根据结果适当补充氯化钠和氯化钾。补液总量应包括继续丢失量和生理需要量。继续丢失量应注意继续丢失的性质。生理需要量一般不低于 1 500 ml,且以水或 5% 葡萄糖溶液为主。

（4）补液方法：胃肠道补液是最安全有效的方法。除非有明显得禁忌证,能口服尽量口服,不能口服者,应尽早给予胃管鼻饲。

（三）慢性低容量性高钠血症

慢性低容量性高钠血症（chronic hypovolemic hypernatremia）也称为慢性浓缩性高钠血症,实质是慢性高渗性脱水。但发病速度较慢（一般指 48 h 以上）,机体有一定的代偿和适应,病情的严重程度和临床表现多较轻。

与急性患者相似,但纠正的速度也应稍缓。因更容易同时伴随钠和钾的真性丢失,在缺水情况逐渐改善后,也应根据复查结果适当补充氯化钠、氯化钾。

不同类型的高钠血症特点不同,治疗方法也有较大差别,主要是高容量性高钠血症和浓缩性高钠血症有较大不同（表 9-5）。

表 9-5　高容量性高钠血症和浓缩性高钠血症的鉴别要点

鉴别项目	高容量性高钠血症	浓缩性高钠血症
病史	原发性钠入量过多,以细胞外液增加为主	原发性脱水,以细胞外液减少为主
症状特点	以脑功能障碍为主,多伴有高血容量	多同时存在脑功能障碍和血容量不足的表现
口渴	存在	显著
体重	增加	降低
皮肤充盈情况	良好	张力和弹性差
血压	正常或升高,脉压大	降低,脉压小
脉搏	有力或洪大	细速
静脉	充盈	塌陷
血钠	升高	升高
血钾	多正常	常升高
血渗透压	升高	升高
血浆蛋白	降低	升高
血细胞比容	降低	升高
红细胞体积	增大	减小
血尿素氮	正常	可升高
尿量	多或减少不明显	显著减少
尿比重	变化不明显	多增加或降低
尿渗透压	变化不明显	多增加或降低
尿钠	变化不明显	低或无
尿氯	变化不明显	低或无

四、转移性高钠血症

临床少见,主要是钠泵功能过度增强所致。钠泵功能增强导致 K^+ 向细胞内转移,Na^+ 向细胞外转移,同时 H^+ 向细胞内转移减少,故出现血钠升高或轻度高钠血症,轻度代谢性酸中毒,以低钾血症为主要表现,故主要针对低钾血症的治疗。详见第八章第三节。

五、常见疾病的高钠血症

（一）糖尿病患者并发重症感染或反应性高血糖所致高钠血症

通过饮食控制和口服降糖药物治疗,多数糖尿病患者平时可维持血糖水平基本正常,一旦并发感染,容易发生严重高血糖和高钠血症;即使是平时血糖正常的患者,在感染或创伤情况下也容易发生。

1. 高血糖的原因　① 应激反应,肾上腺糖皮质激素、生长激素、胰高血糖素等的水平显著升高,并抑制胰岛素的作用,导致血糖显著升高;肿瘤坏死因子等炎症介质也有升高血糖的作用。② 组织细胞对胰岛素的敏感性下降。③ 分解代谢增强,合成糖原,降低血糖的能力下降。④ 重症感染患者需足够的能量供应,难以进行有效的饮食限制。患者可于短时间内出现严重高血糖,但不一定发生酮症,继续应用口服降糖药和常规胰岛素治疗不能控制高血糖。

2. 高血钠的原因和类型 高血糖导致血浆渗透压显著升高,产生渗透性利尿,电解质的丢失量少于水分的丢失量,产生浓缩性高钠、高氯血症,伴一定程度的钠、氯丢失;重症感染患者多合并高热和高分解代谢,经呼吸道和皮肤丢失大量的水分,加重浓缩性高钠血症;糖尿病患者多为中老年人,糖尿病和高龄两种因素皆容易合并肾小管浓缩功能的减退,导致排水量的比例超过排钠量,加重浓缩性高钠血症;抗感染或降血糖等输液治疗常在有意或无意间输入生理盐水或5%葡萄糖盐溶液,导致血钠的真性升高。由于血液浓缩和肾血流量减少,患者多合并尿素氮的升高,查体多有明显的脱水征象。因此该类患者初期常为"浓缩性高钠血症",随后多转为"浓缩性高钠血症"和"钠增多性高钠血症"的混合类型或单纯钠增多性高钠血症。

3. 治疗

(1)治疗原则:血糖升高是发生高钠血症的基础,血液浓缩是发生高钠血症的主要因素,而钠的输入是高钠血症加重的重要因素,因此应"正确应用胰岛素"、控制血糖,增加补液量,控制钠的输入和摄入。

(2)控制血糖:由于机体对降糖药物的敏感度显著下降,常需应用较大剂量的普通胰岛素,避免应用长效胰岛素和口服降糖药。为能良好控制血糖的下降速度,应采用静脉输液,避免皮下注射。理论上和习惯上应输入生理盐水,待血糖明显下降后改用5%葡萄糖溶液,这适用于对胰岛素比较敏感的糖尿病酮症酸中毒患者,但对该类患者必须慎重。用生理盐水补液时必须确保血糖浓度逐渐下降,若血糖不能有效下降,随着生理盐水的输入,血钠浓度进一步升高,加重高钠和高渗血症,因此宜采用微泵注射,这样可有效补充胰岛素,同时控制补液量。临床更合理的方法是将较大剂量的胰岛素加入5%葡萄糖溶液静脉滴注,必要时静脉推注。当然血糖的下降速度也不应过快,否则将导致血浆渗透压的迅速降低和低血容量休克;而水分大量进入红细胞,容易发生溶血,进入脑细胞,容易发生脑水肿。待血糖浓度降至5~10 mmol/L 后,即认为达到适当水平,不需要,也不应该降至更低水平。

(3)增加补液量:在血压不稳定的患者,也应补充胶体;在血压稳定的患者,应迅速增加水的摄入和输入。补液时应以胃肠道摄入为主,能自主进水的患者,可自主饮水;否则应通过胃管补充。常用的静脉补液为5%葡萄糖溶液和生理盐水。

随着血糖的控制和体液量的改善,可伴血 Na^+、K^+、Cl^-浓度下降。这些离子的血浓度达正常值低限水平时即应增加氯化钠和氯化钾的补充,否则容易导致低钠血症、低氯血症和低钾血症。由于随着血糖浓度下降,K^+向细胞内转移,更容易发生低钾血症,因此应特别注意钾的监测和补充。

(4)控制钠盐的入量:主要针对混合型高钠血症患者和钠增多性高钠血症患者。

4. 血糖和电解质的检查 治疗初期应2 h 左右检查1 次,待病情稳定后减少检查的次数。

(二)重症肺感染或急性肺损伤并发高钠血症

1. 发生原因和类型 ① 呼吸道和皮肤大量丢失水分,容易导致浓缩性高钠血症,建立人工气道的患者水分丢失更多。② 可能合并高血糖和渗透性利尿,导致血液浓缩;容易合并急性肾损伤,肾脏排钠减少。③ 抗感染等输液治疗也经常有意或无意输入生理盐水或5%葡萄糖盐溶液,导致血钠的真性升高。④ 应激反应,肾上腺糖皮质激素、盐皮质激素分泌增多,RAAS 活性增强,Na^+、Cl^-、HCO_3^-重吸收增多,伴一定程度的水分吸收增多,导致细胞外液钠盐浓度升高和细胞外液容量增加。因此,初期多为浓缩性高钠血症、中后期多为浓缩性高钠血症和钠增多性高钠血症的混合类型或单纯钠增多性高钠血症。

2. 治疗原则 根据高钠血症的类型治疗,浓缩性高钠血症应大量补充水分,以胃肠道补充为主。钠增多性高钠血症应严格控制钠的输入和摄入,同时一方面补液,另一方面利尿。

(三)脑血管意外或颅脑手术的老年人并发高钠血症

1. 发生原因和类型 ① 脑血管意外或手术容易影响下丘脑和垂体的内分泌功能,主要影响ADH,导致肾脏排钠减少。② 老年人肾小管功能减退,调节钠代谢的能力下降。③ 常需要气管切开,呼吸道丢失水分增多。④ 口渴中枢功能丧失或不敏感,在血钠浓度升高的情况下,不能增加水的摄入。⑤ 常用渗透性利尿剂,水分的丢失多于电解质的丢失。⑥ 钠盐的摄入(普通饮食或鼻饲)和输入常不能有效控制,输液治疗也经常有意或无意间输入生理盐水或5%葡萄糖盐溶液。⑦ 鼻饲高蛋白饮食容易发生浓缩性高钠血症。⑧ 合并症或并发症多,包括应激性高血糖,因此多为钠增多性高钠血症、浓缩性高钠血症或两者的混合类型。

2. 处理原则 以预防为主,规范复查电解质、血糖和肝肾功能。若发现血钠在正常值高限水平,就应及时处理。一旦发生高钠血症,应根据高钠血症的类型,适当控制钠或水的摄入,避免血钠的迅速下降,使血钠水平维持在正常值低限为宜。

(四)重症感染、创伤或多脏器功能损伤并发高钠血症

1. 发生原因和类型 ① 应激反应,肾上腺糖皮质激素、盐皮质激素分泌增多,RAAS 活性增强,Na^+、Cl^-、HCO_3^-重吸收增多,导致细胞外液钠浓度升高,伴一定程度的水分吸收增多,细胞外液容量增加。② 抗感染等输液治疗也经常有意或无意间输入生理盐水或5%葡萄糖盐溶液,导致体内钠增多。③ 鼻饲常导致 Na^+ 的摄入和输入不能有效控制。④ 患者呼吸道和皮肤大量丢失水分,容易导致浓缩

性高钠血症,建立人工气道的患者失水更多。⑤ 容易合并高血糖和渗透性利尿,失水多于失钠;也容易合并急性肾损伤,肾脏调节钠排泄的能力下降。⑥ 口渴中枢功能丧失或不敏感,在血钠浓度升高的情况下,不能有效增加水的摄入。⑦ 鼻饲高蛋白饮食,容易发生浓缩性高钠血症。因此,多为钠增多性高钠血症、浓缩性高钠血症的混合类型或单纯钠增多性高钠血症。

2. 处理原则 以预防为主,常规复查电解质、血糖、肝功能、肾功能,适当控制钠的摄入和输入。若血钠浓度在正常高限水平,就应及时处理。一旦发生高钠血症,应根据高钠血症的类型,适当控制钠的摄入和输入,避免血钠的迅速下降,使血钠水平维持在正常值低限为宜。

临床上,水、钠平衡紊乱常是混合型的,可以是缺钠合并缺水或高钠合并缺水;也可以是缺钠合并水过多或高钠合并水过多,因此应结合病史、临床表现和实验室检查结果综合分析,首先抓原发因素和主要矛盾处理。水、钠平衡紊乱也常伴随其他电解质离子和酸碱平衡的紊乱,故应注意各种离子之间的关系,综合处理。

小 结

1. 钠离子是体内最重要的阳离子。每千克体重含钠量约为 60 mol。

(1)钠在体内的分布:约44%在细胞外液,9%在细胞内液,47%在骨骼,其中在骨骼中的钠一部分为可交换性,另一部分为不可交换性。总体可交换性钠约占74%。除急性期外,钠紊乱是可交换钠的紊乱,而不是细胞外液钠紊乱。

(2)正常血钠浓度为 135~145 mmol/L,细胞内液钠浓度则低得多。细胞内外液钠浓度差存在主要取决于钠泵的作用。

(3)钠的生理作用:维持细胞外液的晶体渗透压,钠盐(主要是氯化钠,其次是碳酸氢钠)产生的晶体渗透压约占细胞外液总晶体渗透压的90%,组成体液的缓冲系统;神经-骨骼肌动作电位的产生和兴奋性的维持;对心肌细胞和平滑肌细胞动作电位的产生、兴奋性的维持也有重要作用。

(4)钠主要来源于饮食摄入和消化道分泌液的重吸收,钠在肠道的吸收相当完全。钠主要通过肾脏以氯化钠形式排出;极少部分通过汗腺和肠道排出。

(5)肾脏具有强大调节钠代谢的能力,但其作用有一定的时间滞后性,一般72 h达高峰,在应激状态下常出现调节失控,但常被错误解读,是临床上出现顽固性钠紊乱的主要原因。调节肾脏钠排泄的机制主要有"肾小球-肾小管平衡"和肾素-血管紧张素-醛固酮系统。其他内分泌因素也有一定作用。神经因素的调节非常有限。

(6)钠和水的调节常联系在一起,但两者不一定同步,正常情况下,肾脏调节水的能力强大、迅速,约1 h达高峰,远快、强于钠;但应激状态下也容易调节失控。

2. 与钠代谢紊乱有关的基本规律有体细胞和肾小管上皮细胞内外的钾-钠交换和氢-钠交换以及电中

性定律。钠离子变化不是单一的，而是复合性的，必然伴随其他电解质离子浓度的变化。

急性钠离子转移仅导致钠离子浓度和其他电解质离子、酸碱离子浓度的变化，机体总含量不变；慢性钠离子转移时，血钠浓度和机体总含量以及其他电解质离子、酸碱离子的浓度和总量皆会发生变化。

3. 低钠血症主要有急性低容量性低钠血症（急性缺钠性低钠血症）、慢性低容量性低钠血症（慢性缺钠性低钠血症）、急性稀释性低钠血症、慢性稀释性低钠血症、转移性低钠血症、无症状性低钠血症、假性低钠血症 7 种基本类型。

（1）不同类型钠代谢紊乱的病理生理、临床表现、化验结果和治疗有较大差异，应特别注意缺钠早期和缺水早期的区别、缺钠性低钠血症和稀释性低钠血症的区别。

（2）急性钠代谢紊乱主要通过渗透压和血容量变化发挥作用；慢性钠代谢紊乱主要通影响过动作单位和细胞代谢功能变化发挥作用。

（3）急性缺钠性低钠血症主要是细胞外液钠缺乏和血容量变化，应迅速恢复血容量和血浆晶体渗透压。

（4）慢性缺钠性低钠血症常伴随低氯血症和转移性高钾血症，是机体可交换性钠的缺乏，补钠量一般按细胞外液计算量的 2 倍补充；患者常伴肾小管功能减退，经肾脏的继续丢失量显著增加，需要的补充时间延长。纠正低钠血症的速度不宜快，血钠浓度以每小时升高 1~2 mmol/L（或 0.5~1 mmol/L）为宜。实际操作时可将补钠量在大约 24 h 内比较均匀输入和补入。

（5）慢性缺钠性低钠血症也常伴钾离子和镁离子缺乏。钾离子或镁离子浓度降低或在正常低限水平必然伴随钠泵活性的减弱，导致钠离子向细胞内转移和经肾小管排泄增多，应注意综合治疗。

（6）急性缺钠性低钠血症实质是低渗性脱水，主要按缺水治疗；慢性缺钠性低钠血症实质缺钠，与水代谢关系不大，必须按缺钠治疗。

（7）稀释性低钠血症实质是水中毒，应在严格禁水的基础上适当补钠和利尿。慢性稀释性低钠血症或慢性水中毒常见，但容易忽视。该类患者常表现为皮肤饱满、发亮，以面部、颈部、背部、臀部的软组织增厚为特征，下肢水肿和凹陷性水肿可不明显。

（8）假性低钠血症是血浆中一些固体或非可溶性物质增加所致，若祛除这些物质，则血钠浓度恢复正常。无需治疗。

（9）转移性低钠血症是多种因素影响钠泵活性所致，需要纠正导致低钠血症的原发因素而不是补钠。

（10）无症状性低钠血症主要见于正常妊娠和慢性消耗性疾病等，无需处理，但内外环境变化时容易发生严重低钠血症。

（11）慢性高碳酸血症型呼吸衰竭容易并发低钠血症，且多为慢性失钠性低钠血症、慢性稀释性低钠血症和转移性低钠血症或者混合类型。低钾血症和 pH 恢复常为直接的诱发因素，治疗以纠正低钾血症和碱中毒为主。肾小管保留氯化钠的能力减弱，更容易发生"顽固性低钠血症"，可适当补充谷氨酸钠等非含氯钠盐。

（12）慢性心功能不全患者容易发生慢性稀释性低钠血症或慢性稀释性低钠血症与慢性失钠性低钠血症的混合类型，治疗原则有明显不同。

（13）慢性低钾血症合并低钠血症的实质是缺钾导致转移性低钠血症，强调补钾为主，而不是补钠。部分患者发生"顽固性低钠血症"和"顽固性低钾血症"，主要是慢性缺钾、缺钠导致肾小管隐匿性损害所致，常并发多种紊乱，应常规 24 h 尿电解质检测；治疗原则为综合治疗，以恢复肾小管功能。

（14）口服或经胃管补充氯化钠是最合理的补钠方式，静脉补充 10% 氯化钠溶液应加入生理盐水中，而不宜加入葡萄糖溶液中。

4. 高钠血症分急性高容量性高钠血症（急性钠增多性高钠血症）、慢性高容量性高钠血症（慢性钠增多性高钠血症）、急性低容量性高钠血症（急性浓缩性高钠血症）、慢性低容量性高钠血症（慢性浓缩性高钠血症）、正常容量性高钠血症、转移性高钠血症六种基本类型。

（1）不同类型高钠血症的病因、病理生理、临床表现、化验结果和治疗皆有较大差异，应特别注意早期高容量性高钠血症和低容量性高钠血症的区别。

（2）高钠血症主要通过渗透压变化导致临床症状，以精神-神经症状为主。多发于危重症患者，症状缺乏特异性。

（3）高容量性高钠血症主要是钠含量增多，常伴血容量增多，容易发生左心功能不全、肺水肿，以应用袢利尿剂为主，并适当补水。

（4）糖皮质激素和盐皮质激素对钠、水潴留的作用机制不完全相同，两者有一定的拮抗作用。

（5）低容量性高钠血症实质是脱水，主要补水治疗。

（6）正常容量性高钠血症以轻度缺水为主，临床表现不明显，适当补水即可。

（7）转移性高钠血症少见，高钠血症的程度较轻，常以低钾血症为主要表现，治疗原则是纠正低钾血症和导致高钠血症的原发因素，而不是利尿、排钠。

（8）慢性高钠血症是可交换性钠的紊乱，机体有一定程度的适应和代偿，临床表现轻，纠正高钠的速度不宜过快，否则容易发生脑功能障碍，甚至器质性损伤。

（9）糖尿病、重症感染、创伤或急性肺损伤并发高钠血症，颅脑感染、内分泌疾病、脑血管意外等并发高钠血症较常见，但处理方式有明显不同。

（朱　蕾　胡莉娟）

第十章
氯代谢的平衡与紊乱

氯代谢紊乱也是常见电解质紊乱,也应受到重视。但实际上氯代谢紊乱常常是其他阳离子紊乱和酸碱平衡紊乱的伴随结果,因此评估和治疗的重点不是Cl^-,而是其他阳离子紊乱或酸碱平衡紊乱。

一、低氯血症

根据电中性原理,Cl^-浓度下降必然伴随阳离子浓度的下降或其他阴离子浓度的升高,或两者同时存在。

1. 原发性低氯血症　大部分低氯血症多同时合并低钠血症和(或)低钾血症,故低氯血症的类型随后者变化;一般而言后两种情况多选择氯化钠和氯化钾治疗,因此补钠或补钾的同时也在补氯,故该类型低氯血症无需特殊治疗。

由于血钾浓度很低,故单纯低钾血症引起的Cl^-浓度降低可以忽略不计,低氯血症基本是低钠血症的伴随结果。若进一步分类,可参考低钠血症类型划分,如急性低容量性低氯血症(急性缺氯性低氯血症)、慢性低容量性低氯血症(慢性缺氯性低氯血症)、急性稀释性低氯血症、慢性稀释性低氯血症、假性低氯血症等。转移性低钠血症伴随K^+、H^+的转移,一般不伴Cl^-转移,无对应类型;同样,转移性低氯血症(见下述)伴随HCO_3^-的转移,一般不伴随钠转移。因此,除转移性变化外,低氯血症的类型和低钠血症的类型基本相同。无论如何划分,低氯血症皆是低钠血症的伴随结果,治疗完全相同,进一步划分类型既无理论意义,也无实际价值,故两者平行存在时,临床上一般仅提低钠血症。

2. 继发性低氯血症　又叫转移性低氯血症,实质是过度氯转移。正常情况下,氯转移是机体CO_2运输的重要环节。在高碳酸血症患者,该作用进一步加强,有助于增强CO_2的转运和呼吸性酸中毒的缓冲;在慢性高碳酸血症患者,通过肾脏代偿性重吸收HCO_3^-、排出Cl^-可显著缓解呼吸性酸中毒的程度。因为$PaCO_2$升高导致血浆HCO_3^-浓度的代偿性升高,为保持电中性,Cl^-向红细胞内转移增加,导致血浆Cl^-浓度代偿性下降;慢性高碳酸血症导致肾脏吸收HCO_3^-增加,为保持电中性,血Cl^-浓度进一步下降,因此Cl^-浓度下降是机体的生理性代偿反应。理论上Cl^-下降的幅度与HCO_3^-上升的幅度相等,无需额外治疗。随着呼吸衰竭的改善和HCO_3^-的下降,降低的血Cl^-浓度自然恢复;若强行补充氯化钠,也不可能改变Cl^-与HCO_3^-的关系,只能导致高钠和高渗血症,并进一步加重低钾血症。因此,临床上一般也不单独命名转移性低氯血症。

二、高氯血症

与低氯血症的发生机制相似,为保持电中性,高氯血症必然同时合并阳离子浓度的升高或其他低阴离子浓度的下降。

1. 原发性高氯血症　多同时伴随高钠血症,且程度平行,与高钠血症的分类相同,如急性高容量性高氯血症(急性氯增多性高氯血症)、慢性高容量性高氯血症(慢性氯增多性高氯血症)、急性浓缩性高氯血症、慢性浓缩性高氯血症、正常容量性高氯血症等,故常规治疗高钠血症实际就是治疗高氯血症,无论如何划分,高氯血症皆是高钠血症的伴随结果,治疗相同,进一步划分类型既无理论意义,也无实际价值,故Na^+、Cl^-平行升高时,临床上一般仅提高钠血症。因生理盐水的Cl^-显著高于血浆,而Na^+与血浆相差不大,因此在补液不当的患者,高氯血症的程度可能较高钠血症更重,需额外重视。

2. 继发性高氯血症　实质是高氯性酸中毒,即HCO_3^-浓度的原发性降低导致Cl^-浓度的继发性升高,实质是HCO_3^-消耗或肾脏丢失增多所致,只要补充$NaHCO_3$可自然纠正酸中毒和低氯血症。因此,临床上一般也不单独命名继发性高氯血症。

小 结

1. 氯代谢紊乱有低氯血症和高氯血症,且常常是其他阳离子紊乱和酸碱平衡紊乱的伴随结果。

2. 低氯血症分原发性低氯血症和继续性低氯血症两种基本类型,前者基本是低钠血症的伴随结果,后者实质是 HCO_3^- 浓度增加导致的血浆 Cl^- 浓度的代偿性下降。

3. 高氯血症也分原发性高氯血症和继发性高氯血症两种基本类型,前者基本是高钠血症的伴随结果,后者实质是高氯性酸中毒。

（朱　蕾）

第十一章
镁代谢的平衡与紊乱

镁广泛分布于动植物细胞内。镁离子是人体内重要的阳离子之一,在细胞内液的阳离子含量仅次于钾,但在细胞外液的浓度非常低。镁的生理学功能相当复杂,镁离子紊乱是比较常见的电解质紊乱,但其临床表现缺乏特异性,容易被忽视。

第一节　镁的正常代谢

镁在细胞内液的含量非常高,在细胞外液中的含量非常低。血浆镁有离子镁(Mg^{2+})、络合镁、蛋白结合镁三种形式,其中离子镁是镁的活性形式。镁的作用相当复杂。多数蔬菜和肉类食物的细胞含丰富镁离子。胃肠道和细胞内外转移对调节镁代谢皆有一定作用,但肾脏是主要的调节器官,且调节功能强大。

一、镁的含量与分布

1. 镁的含量　镁是体内含量位于第四位的阳离子,原子量为24。成人体内镁含量为21~28 g,平均25 g(1 000 mmol)。与钾的分布类似,在细胞内液阳离子中,镁含量排第二位,但在细胞外液含量非常低,约为体内镁总量的1%(0.25 g),容易出现钾离子和镁离子同时降低或缺乏。正常血镁浓度为0.83~1.25 mmol/L(2~3 mg/dl),细胞内外液镁的绝对量皆比钾低得多,因此与钾离子紊乱相比,镁离子紊乱容易忽视。

2. 镁的分布　组织中镁含量以骨骼最多,约占体内总量的60%;其次是骨骼肌,约占20%;其他软组织约占20%,其中肝脏含量较多;细胞外液占1%。

3. 血浆镁的形式　血浆中的镁以三种形式存在:① 离子镁(Mg^{2+}),即游离镁离子,约占60%,是镁的活性形式。② 络合镁,即与阴离子结合的镁,约占15%,主要与柠檬酸、磷酸结合,其次与碳酸、草酸等结合;其特点是在体液内流动性大,但不发挥生理学效应。③ 蛋白结合镁,约占25%,主要与白蛋白结合,少量与球蛋白结合。低蛋白血症时,镁结合量减少;反之则结合量增加。影响镁与蛋白结合的因素还有pH和Ga^{2+}浓度,pH或Ga^{2+}浓度升高,结合镁减少,Mg^{2+}与蛋白结合和Ga^{2+}与蛋白结合有竞争性抑制作用。

离子镁和络合镁是可扩散镁,可自由通过毛细血管膜和经肾小球滤过。

二、镁的生理功能和药理作用

镁的作用相当复杂,大体可分为以下几种。

1. 镁离子是酶的激活剂　人体内大多数酶的激活需Mg^{2+}参与,尤其是与能量代谢有关的酶,如各种ATP酶。与糖、脂肪、蛋白质、核酸代谢有关的酶也多需要Mg^{2+}的参与。因此Mg^{2+}紊乱可出现多种代谢障碍,并影响多种脏器的功能。Mg^{2+}激活酶的方式主要有:① 酶与Mg^{2+}结合产生活性;② 底物与Mg^{2+}结合后才能在活性酶的作用下进行化学反应;③ Mg^{2+}起催化作用,使反应速度加快。

2. 维持离子泵的正常运转　在离子泵的运转过程中,Mg^{2+}是不可缺少的物质,而离子泵对维持细胞膜的正常通透性、电解质和酸碱离子的运转等有重要作用,因此Mg^{2+}紊乱容易并发其他电解质紊乱和酸碱平衡紊乱。

3. 对神经-肌肉系统的作用　Mg^{2+}可抑制运动神经-肌接头、自主神经末梢乙酰胆碱的释放,故对神经、肌肉系统有抑制作用,降低兴奋性和收缩性。Mg^{2+}与Ca^{2+}的化学特性甚为接近,其生理功能也有许多相似之处,如低钙、低镁均可增加神经-肌肉的兴奋性,高钙、高镁则有镇静作用;化学性质接近,使Mg^{2+}和Ca^{2+}有明显的竞争性作用,故也可产生完全不同的效应,如镁中毒时大量注射 Ca^{2+} 可起到拮抗作用,静脉注射氯化钙也可使 Mg^{2+} 麻醉的动物清醒,而缺镁所致的症状用钙治疗时反而加重。上述情况在临床上容易忽视。Mg^{2+} 通过影响能量代谢还可影响肌肉的结构和功能。

4. 对心肌的作用　Mg^{2+} 对心肌的作用表现在以下多个方面。

（1）维持心肌细胞的正常代谢和结构：心肌收缩时需 ATP 供能,而能量产生和利用过程中酶的激活皆需 Mg^{2+} 的参与,因此 Mg^{2+} 缺乏可导致心肌收缩力下降。严重 Mg^{2+} 缺乏时,由于代谢障碍,心肌细胞可发生变性、线粒体肿胀、肌原纤维断裂,最终可导致心肌细胞坏死。

（2）维持细胞的正常电生理过程：Mg^{2+} 维持正常供能和钠泵活性,并维持细胞内外正常的离子浓度和浓度梯度。Mg^{2+} 缺乏时,钠泵活性减低,细胞内 K^+ 转移至细胞外,细胞内缺钾,细胞内外钾浓度梯度降低,静息电位下降;细胞外 Na^+ 进入细胞内,细胞内外钠浓度梯度下降,除极化速度减慢;Ca^{2+} 进入细胞内增多,影响细胞复极过程,因此可出现心电图改变,且与钾代谢紊乱相似,严重者可出现多种类型的心律失常。

5. 影响其他电解质离子　Mg^{2+} 对 K^+、Ca^{2+} 的影响比较明显。如上述低镁抑制 ATP 酶的活性,使 K^+ 向细胞外转移,细胞内缺钾,而 Na^+ 向细胞内转移,出现细胞内高钠;抑制肾小管细胞的 $Na^+ - K^+$ 交换,肾脏排钾增多,导致机体缺钾,因此低镁血症多合并低钾血症,只有补足 Mg^{2+} 才能有效改善低钾血症。低镁血症也常并发低钙血症,因为低血镁抑制甲状旁腺激素释放,使血钙降低。

三、镁的摄入、吸收和排泄

镁在天然食物中广泛存在,含镁较多的食物有绿色蔬菜（叶绿素含镁）、豆类、谷类、水果、鱼、精肉、蛋及乳类,脂肪、精白面粉,白糖、酒精等含镁极少。人类每日每千克体重镁的需要量为 $0.15 \sim 0.18$ mmol/L（$3.7 \sim 4.4$ mg）,生长发育期儿童需要较多的镁结合到新生成的组织内。正常成人每日从饮食中摄入镁 $250 \sim 350$ mg。

（一）镁的摄入和吸收

经消化道摄入的食物中,镁的吸收率差异较大,吸收量一般为摄入量的 1/3,但摄入量的多少对吸收率常有较大影响。除食物中摄入的镁外,从消化液分泌到胃肠道的镁为 $15 \sim 30$ mg。镁的吸收主要

在空肠和回肠,大肠也有一定的吸收能力,多种因素可影响镁的吸收（图 11-1）。

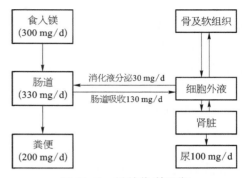

图 11-1　镁的代谢平衡

1. 减少镁吸收的因素

（1）钙摄入量：钙的吸收可能影响镁的吸收。如前所述,钙与镁有相似的化学特性,输送系统也相似,两者之间存在竞争性抑制作用。若饮食中钙摄入量增加时,镁吸收率则减少。

（2）钾离子：K^+ 与 Mg^{2+} 的吸收有竞争性抑制作用,肠道 K^+ 增加时,Mg^{2+} 吸收减少。

（3）食物中植物酸与碳酸：食物中的植物酸与碳酸可与镁形成不溶性化合物,使镁吸收减少。

（4）脂肪、磷酸盐和碱性剂：过多进食脂肪（与镁形成镁皂）、磷酸盐（形成磷酸镁）和碱剂可减少小肠对镁的吸收。

（5）醛固酮：使镁吸收减少,但作用很弱。

2. 增加镁吸收的因素

（1）维生素 D、甲状旁腺激素：均可促进镁吸收,但其促进钙吸收的作用远强于对镁的作用。

（2）氨基酸：某些氨基酸可增加不溶性镁盐的溶解度,故高蛋白饮食能加强镁吸收。

（3）水：水吸收增加,镁的吸收也相应增加。

（4）钠离子：肠液 Na^+ 浓度升高时,钠、镁吸收均增加。

（5）乳糖：可增加镁的吸收。

（二）镁的排泄

主要经肠道和肾脏排泄（图 11-1）。

1. 消化道　消化道是镁排泄的主要器官之一,饮食中未被肠道吸收的镁随粪便排出,大约占摄入量的 2/3。胃肠道分泌液中亦含有少量镁,但正常情况下几乎全部从胃肠道重吸收。腹泻或手术后胃肠道引流时,镁排出量增多。

2. 肾脏　肾脏是镁排泄的主要器官,且有强大调节作用。

（1）肾脏的排泄和调节：血浆中75%的镁为非蛋白结合镁，可经肾小球滤过，且大部分在肾小管重吸收。正常情况下人每日尿镁排泄量为 $4.15 \sim 6.25$ mmol（$100 \sim 150$ mg），相当于肾小球滤过量的 $3\% \sim 5\%$。血镁浓度升高时，排出量增加；血镁浓度降低时，排出量几乎为0。因此肾小管不仅是排泄器官，更是调节器官，且调节功能非常强大。肾功能损害时，尿排泄镁受影响，因此肾功能不全者用硫酸镁导泻时可致镁中毒。

肾脏对 Mg^{2+} 的重吸收和排泄与 K^+ 有一定的相似性，一般排 K^+ 增多者，排 Mg^{2+} 也增多，这也是低钾血症患者容易合并低镁血症的机制之一。

在肾小管的不同部位，镁的重吸收量不同，大体为：① 近曲小管约20%；② 髓袢降支约20%，升支约50%；③ 远曲小管为 $5\% \sim 10\%$。

（2）增加肾脏排出镁的因素：主要有高血镁、高血钙、低血磷、糖皮质激素、醛固酮、甲状腺素、胰岛素、细胞外液增加、氨基糖苷类抗生素、利尿剂。使用利尿剂的患者，尿镁排出量显著增加，是发生低镁血症的主要原因之一。

（3）减少肾脏排出镁的因素：主要有低血镁、低血钙、甲状旁腺激素、血容量减少、高碳酸血症、胰高血糖素。

四、镁代谢的调节

胃肠道对镁代谢的调节作用有限，细胞内外转移发挥的调节作用也不大，肾脏是调节镁代谢的主要器官，详见上述。

第二节 低 镁 血 症

血镁浓度低于正常值下限为低镁血症，但血镁浓度降低不是机体镁缺乏的可靠标准，因为血镁有25%与蛋白质结合，该部分镁不能发挥生理效应，络合镁也不能直接发挥作用；严重低蛋白血症时血镁浓度降低，但镁不一定缺乏；镁主要在细胞内，因此当机体镁的含量减少时，细胞内离子镁可转移至细胞外，血镁浓度可在正常范围内；同样血镁升高也不意味着机体镁增多。临床上还没有合适的反映体内镁总量的指标。若无上述严重异常，低镁血症和机体镁缺乏的程度大体一致。

一、低镁血症的病因

大多数蔬菜和肉类食物的细胞都含丰富的镁离子，因此与钾离子相似，正常饮食就意味着"吃细胞"，"吃细胞"就意味着"吃镁"，不会发生镁缺乏。下述情况则可能发生缺镁。

1. 镁摄入量严重不足　若严格限制镁摄入，1周内可出现血镁浓度下降，尿镁排出量也明显减少，红细胞内镁浓度也降低（可反映整体细胞内镁的缺乏）。若严格限制镁摄入 $5 \sim 6$ 周，临床上可出现低镁血症的表现。

胃肠道手术后禁食，仅给予一般的静脉营养，不注意补镁，可出现一过性轻度低镁血症；在危重症患者中，则容易长期摄入不足，可出现明显低镁血症。

在严重营养不良或存在过度消耗的恢复期患者中，由于合成代谢旺盛，机体对镁的利用量增加，而摄入量相对不足，也可出现轻、中度低镁血症。

在哺乳期或妊娠期妇女、婴幼儿，由于镁需求量增加，若不注意增加镁的摄入，也可出现轻度低镁血症。

2. 吸收不足和胃肠道排出增加　因胃肠道疾病而导致丢失镁过多，发生低镁血症并不少见，但容易被忽视。

（1）小肠大部分切除术后：镁在肠道中吸收缓慢，食物通过肠道的时间显著缩短，吸收量将显著减少，导致低镁血症。该类患者的尿镁排出显著减少，多低于 10 mg/d。

（2）吸收不良综合征：脂肪泻容易发生低镁血症。因为镁在肠道可与脂肪形成不容易被吸收的镁皂。若此时限制脂肪摄入，则镁吸收增加。

（3）重症胰腺炎：在急性坏死性胰腺炎，胰腺周围脂肪坏死而形成脂肪酸，脂肪酸与镁离子、钙离子形成镁皂、钙皂，导致镁离子、钙离子吸收减少，因此血镁、血钙浓度下降是坏死性胰腺炎的标志。慢性胰腺炎，可导致消化酶分泌不足，脂肪消化障碍，使镁吸收不足。

（4）各种肠道炎症：如非特异性小肠炎、慢性溃疡性结肠炎、克罗恩病、细菌性痢疾、肠瘘、胆道瘘等均可引起镁的吸收障碍。

（5）其他：多种原因引起的反复或长期呕吐、

腹泻、胃肠减压引流,均可引起肠道排出镁增多,同时又有镁摄入不足,可引起低镁血症。

3. 尿镁排出过多 肾脏是调节镁排泄和代谢的主要器官,肾脏排出镁增多是发生低镁血症的常见原因。

（1）药物:大部分利尿剂有排钾、排镁作用,若使用过频,可增加尿镁排出,但通常排出量较少,临床症状较轻,容易忽视,而仅注意钾缺乏或低钾血症。其他药物,如抗肿瘤药顺氯氨铂、氨基糖苷类抗生素、环孢霉素均可引起肾小管对镁的重吸收障碍。

（2）洋地黄类药物:可抑制肾小管对镁的重吸收。在低镁血症患者,无论有无低钾血症,皆容易发生洋地黄中毒,因此该类患者不仅注意钾的补充,也要注意镁的补充。

（3）肾小管功能障碍:肾脏本身病变,包括肾小管损害和肾间质损害均可引起镁的吸收量下降,导致低镁血症。

（4）酒精中毒:大量酒精可抑制肾小管对镁的重吸收,长期酗酒容易发生低镁血症。

（5）高钙血症:由于钙、镁重吸收存在竞争性关系,钙重吸收增加时,镁重吸收必然减少。

（6）内分泌疾病:醛固酮增多症、甲状旁腺功能亢进症均可使镁在肾脏的重吸收减少。

4. 镁在体内重新分布 细胞外液镁进入细胞内液,可引起转移性低镁血症。常见于以下情况。

（1）骨饥饿综合征（hungry bone syndrome）:甲状旁腺瘤切除后,血镁、钙、磷浓度均明显降低,特别是手术前已发生骨骼病变的患者。在骨骼修复过程中,上述离子大量沉积于骨质,血镁、钙、磷浓度必然降低。由于肾脏强大的调节功能,尿镁排出量减少。

（2）营养不良或急性危重症患者的恢复期:患者的合成代谢增强,大量镁进入细胞内。患者尿镁排出减少。

（3）酸碱平衡紊乱:碱血症时,镁离子进入细胞内,血镁浓度降低;反之血镁浓度升高。

一般情况下,饮食不足和利尿剂的应用是发生低镁血症的最常见原因。

二、病理生理变化和临床表现

低镁血症常合并低钾血症、低钙血症,因此其病理生理改变和临床表现比较复杂。如低镁血症同时合并低钾血症,由于两者作用互相抵消,可无明显神经-肌肉症状或症状较轻,此时若不补镁,仅补钾,则

可能出现症状加重,故应钾、镁同时补充,但临床上容易忽视。一般血镁低于 0.5 mmol/L 就可出现低镁血症的症状。

1. 神经-肌肉症状 运动神经-肌接头处、自主神经节前神经元、副交感神经节后神经元兴奋释放乙酰胆碱,低镁血症必然减弱镁离子对乙酰胆碱释放的抑制,故表现为神经-肌肉兴奋性极度增强,可出现不同程度的肌肉抽搐、震颤。体检可出现类似缺钙的面部叩击征（Chvostek sign）和束臂征（Trousseau sign）。

骨骼肌收缩时需 ATP 供能,而在能量产生和利用的一系列过程中又需酶的激活,这些过程皆需 Mg^{2+} 的参与,因此镁缺乏可导致骨骼肌收缩力下降。严重镁缺乏时,由于代谢障碍,骨骼肌细胞可发生变性、坏死。

Mg^{2+} 还通过影响中枢神经细胞的能量代谢以及乙酰胆碱的释放影响中枢神经系统的功能,低镁血症患者表现为乏力、表情淡漠、感觉异常、视听过敏、眩晕、共济失调、定向力丧失,少数患者伴有惊厥、昏迷。

2. 心血管系统 Mg^{2+} 不仅影响心肌细胞的代谢、结构和功能,还影响钠泵等离子泵的正常活动,并对维持细胞内外 K^+、Na^+ 等离子的浓度梯度有重要作用。Mg^{2+} 缺乏时,钠泵活性降低,代谢障碍,细胞内 K^+ 转移至细胞外,细胞内缺钾,细胞内外钾浓度梯度降低,静息电位下降,兴奋性增强;细胞外 Na^+ 进入细胞内,细胞内外钠浓度梯度下降,除极化速度减慢;Ca^{2+} 进入细胞内增加,影响细胞复极过程,因此可出现心电图异常和多种类型的心律失常。低镁血症导致的心电图改变和心律失常皆缺乏特异性,也与钾代谢紊乱相似。低镁血症诱发的心律失常主要有房性和室性期前收缩、房性心动过速、心房纤颤、扭转性室性心动过速,严重者可发生心室颤动或停搏等。其他较特征性的心电图改变有:早期 T 波高尖,QRS 波群增宽;严重者 PR 间期延长、ST 段下移、U 波出现、T 波低平。低镁血症容易诱发洋地黄中毒。

3. 影响自主神经和平滑肌的功能 与躯体神经相比,低镁血症对自主神经和平滑肌的影响较轻,故症状也较轻,多表现为食欲不振、恶心、腹胀、吞咽困难、尿潴留等非特异性变化。

4. 导致其他电解质离子紊乱 低镁血症容易导致或合并低钙血症、低钾血症等,并出现相应的病理生理异常和临床表现。

5. 肾小管调节功能异常 低镁主要导致离子泵功能减退，表现为肾小管浓缩稀释功能和电解质离子的重吸收功能减退，容易出现尿崩症和其他电解质离子紊乱，特别是顽固性电解质离子紊乱，以顽固性低钾血症和顽固性低钠血症最常见，24 h 尿电解质检查表现为多种离子的排出量增多。

三、实验室检查

1. 血镁浓度 血镁浓度下降是诊断低镁血症的标准，其他实验室检查有助于判断低镁血症的原因。

2. 24 h 尿镁排出量 若尿镁排出量增加，说明是肾性因素、内分泌因素、代谢因素、药物性因素等导致低镁血症；尿镁排出减少，提示肾调节功能正常，低镁血症是进食不足、肠道吸收功能障碍或分布异常所致。

3. 镁负荷试验 有多种方法，常用方法：将 25% 硫酸镁 15～20 ml（3～5 g 硫酸镁）加入 5% 葡萄糖溶液静脉滴注。留取 16 h 尿，测定尿镁排出量，若排出量大于输入量的 70%，表示体内不缺镁；若 <20%，则说明体内缺镁；介于两者之间需综合判断。当然该试验的前提是肾功能正常。

4. 硫酸镁治疗试验 将 25% 硫酸镁 8 ml（2 g 硫酸镁）加入 5% 葡萄糖溶液静脉滴注，若症状好转，提示体内镁缺乏。

四、治 疗

1. 纠正低镁血症 治疗要求与缺镁的严重程度和病情相关。

（1）重症低镁血症：在严重缺镁，特别是合并惊厥、意识障碍、心律失常者，需要紧急补充 Mg^{2+}。常用制剂为 25% 硫酸镁溶液，该镁制剂含 7 个分子的结晶水，分子量 246，1 g 硫酸镁含镁 4.065 mmol（97.56 mg）。可视病情危急程度给予快速或缓慢静脉滴注，一般每日静脉滴注 0.125～0.25 mmol/kg。当血镁浓度小于 0.5 mmol/L 时，机体缺镁量为 0.5～1 mmol/kg，静脉输注硫酸镁的量约为估测量

的 2 倍，最初 24 h 内补一半剂量，其余剂量在其后数日补足。

快速静滴硫酸镁可导致低血压、呼吸肌麻痹，甚至呼吸、心跳骤停，因此应严格控制滴注速度，并同时心电图、血压监测。

（2）轻、中症低镁血症：一般缺镁而无临床表现或仅有轻度临床症状者，不需紧急处理，给予口服镁剂即可，如氧化镁，每次 0.25～0.5 g，3～4 次/日；或氢氧化镁 0.2～0.4 g，3～4 次/日；或 10% 醋酸镁 10 ml，3～4 次/日。

Mg^{2+} 在肠道吸收缓慢，应用剂量过大容易导致渗透性腹泻，需特别注意。实际临床治疗极少使用上述口服制剂，多使用 25% 硫酸镁溶液 10～20 ml/d，缓慢静脉点滴，这样既能保证疗效，又非常安全；当然宜同时给予门冬氨酸钾镁口服或静脉补充。

在血镁浓度恢复正常后，继续补镁数日，以恢复机体的正常含量。

在轻、中度低镁血症患者中，目前多用门冬氨酸钾镁溶液 50 ml（一般 10 ml 溶液含镁 33.7 mg、钾 103.3 mg）入液静脉滴注；或片剂（每片含镁 11.8 mg、钾 36.2 mg）口服，每次 2～4 片，每日 3 次。

在任何患者中，恢复正常进食或鼻饲是预防、治疗低镁血症的最基本手段。

2. 纠正其他电解质紊乱 低镁容易合并低钾血症、低钙血症、低磷血症和碱中毒，应同时纠正，否则可能加重患者的病情及临床症状。

3. 治疗原发病 低镁血症患者常有明显的基础疾病或诱发因素，因此明确发病原因、进行有效处理是治疗低镁血症的根本措施。短时间内不容易解除基础疾病的患者，可给予门冬氨酸钾镁长期口服。

4. 预防低镁血症 预防比单纯治疗更重要。应对可能发生低镁血症的患者及早给予预防剂量的镁制剂治疗，比如对使用肠外营养、长期使用利尿剂而饮食不好的患者，应适当补充镁，并定期检查血镁浓度。

第三节 高 镁 血 症

血镁浓度超过正常值高限为高镁血症。与低镁血症相似，血镁浓度升高也并非镁增多的可靠依据，

因为约 25% 血镁与蛋白质结合，不发挥效应，络合镁也不发挥效应。镁离子主要在细胞内，当机体镁

含量增加时,血镁浓度可在正常范围。当然若无特殊因素影响,一般血镁升高的幅度和机体镁增多的程度基本一致。

肾脏调节镁的能力强大,高镁血症在临床上并不常见。但同肾脏对钠离子、钾离子、碳酸氢根离子的调节有一定延迟作用一样,肾脏对镁的调节也并非迅速发挥强大作用,因此静脉大量应用镁制剂,若不注意监测,可发生严重高镁血症;若有肾功能障碍,肾脏调节作用严重削弱,则更容易发生高镁血症。

一、病因及发病机制

1. 肾脏排出镁减少 镁主要通过肾脏调节维持血浓度的平衡和稳定,肾功能正常者尿镁排泄量相当于肾小球滤过量的 3%~5%。血镁浓度升高时,肾脏排镁能力显著增强,故一般不会发生高镁血症。高镁血症主要见于肾功能减退患者。

（1）急性肾功能不全:在少尿期,容易发生轻度高镁血症。

（2）慢性肾功能不全:当肾小球滤过率<30 ml/min 时,血镁多升高。

（3）严重低钠血症:镁在近曲小管重吸收增加,严重低钠可导致镁吸收增加,发生轻度高镁血症。

（4）内分泌紊乱:某些激素水平的异常升高,如甲状腺素、肾上腺皮质激素(主要是醛固酮)升高,均抑制肾小管重吸收镁,因此在甲状腺功能低下或肾上腺皮质功能减退的患者可发生高镁血症。其他促进肾小管重吸收镁的激素还有甲状旁腺激素、抗利尿激素、胰高血糖素。

（5）细胞外液减少:如严重脱水导致少尿,使镁排出减少。

2. 摄取镁过多或经胃肠道重吸收镁增加

（1）摄取过多:一般由药物引起。长期口服含镁制剂,如氧化镁、氢氧化镁等;大量注射镁制剂,如大量应用硫酸镁治疗子痫或先兆子痫等。

（2）胃肠道重吸收增多:维生素 D 可增加镁在肠道的吸收,大剂量应用维生素 D 的患者偶可发生高镁血症。

3. 分布异常

（1）组织细胞大量破坏:由于镁主要存在于细胞内,因此组织破坏时,大量镁离子进入血液,发生高镁血症,这与钾离子的变化类似。临床上常见于溶血、大面积烧伤、严重创伤或手术损伤、骨骼肌溶

解;也见于高分解代谢等情况。

（2）正常细胞内外的镁离子过度转移:主要见于酸中毒,此时细胞内镁转移至细胞外,发生高镁血症。

上述两种情况的根本区别主要在于前者是细胞内镁离子的大量释放,后者是酸中毒导致的离子转移。

二、病理生理变化和临床表现

高镁血症的临床表现与血镁升高的幅度及速度有关。短时间内迅速升高者,临床症状较重。一般早期表现为食欲不振、恶心、呕吐、皮肤潮红、头痛、头晕等,缺乏特异性。当血镁浓度达 2~4 mmol/L 后,可出现神经-肌肉及循环系统的明显改变。

1. 神经-肌肉系统 血镁浓度升高可抑制神经-肌肉接头以及中枢神经乙酰胆碱的释放,故表现为呼吸肌无力和中枢抑制。一般血镁浓度与临床表现有一定关系,当血镁浓度>3 mmol/L 时腱反射减弱或消失;>4.8 mmol/L 时发生肌无力、四肢肌肉软瘫,可影响呼吸肌,发生呼吸衰竭、呼吸停止;>6 mmol/L 时,可发生严重的中枢抑制,如昏睡、木僵、昏迷等。所以静脉滴镁时,速度不宜快;对不能进食的患者,将每日补镁量在 24 h 内比较均匀输入。

2. 心血管系统

（1）对心脏的影响:主要是对自律性细胞的抑制作用,表现为窦性心动过缓、各种情况的传导阻滞。由于高位窦房结的自律性降低,低位自律性细胞兴奋性增强,可发生各种室性心律失常。

高血镁可抑制心肌收缩力,导致心功能不全或心源性休克。

高镁血症的其他心电图表现有:PR 延长、QRS 波群增宽及 QT 间期延长。因高血镁常伴随高血钾,可出现高尖 T 波。

（2）对血管的影响:高血镁可抑制交感神经节前纤维乙酰胆碱的释放,导致去甲肾上腺素释放减少;抑制副交感神经释放乙酰胆碱,但由于对前者的作用更强,故表现为血管平滑肌舒张,皮肤潮红,血压下降。

3. 消化系统 高血镁抑制自主神经递质的释放,并直接抑制胃肠道平滑肌,患者表现有腹胀、便秘、恶心、呕吐等。

4. 呼吸系统 严重高血镁可使呼吸中枢的兴奋性降低和呼吸肌麻痹,导致呼吸衰竭或呼吸停止。

三、实验室检查

1. 血镁浓度 血镁浓度升高直接诊断高镁血症。

2. 24 h 尿镁排出量 对诊断病因有较大帮助。若尿镁排出量减少,说明高镁血症是肾性因素、内分泌因素、代谢因素所致,否则是摄取镁增加或镁分布异常所致。

四、治　疗

主要包括对症处理、降低血镁浓度和治疗基础疾病。

1. 对症处理

(1) 使用钙离子:由于钙对镁有拮抗作用,静脉注射 10% 葡萄糖酸钙或 10% 氯化钙常能缓解症状,每次常用剂量为前者 10~20 ml,后者 5~10 ml,缓慢注射。

(2) 一般对症处理:根据需要可采用呼吸支持治疗、升压药治疗、抗心律失常治疗等。

(3) 胆碱酯酶抑制剂:高镁血症可使神经末梢释放乙酰胆碱减少,应用胆碱酯酶抑制剂可使乙酰胆碱破坏减少,从而减轻高镁血症引起的神经-肌肉接头兴奋性的降低。常用药物为新斯的明。

2. 降低血镁浓度

(1) 增加尿镁排出:肾功能正常的患者可适当补充生理盐水或葡萄糖溶液纠正脱水,增加肾小球滤过量,加速镁排出。在补充血容量的基础上,使用利尿剂可增加尿镁排出。可将噻嗪类利尿剂和袢利尿剂合用。在严重肾功能不全患者,应用利尿剂是无效的。

(2) 血液透析:肾功能不全患者发生高镁血症或严重高美血症是透析疗法的指征。此时常合并高钙血症,应用钙制剂对抗是不合适的,故选择血液透析,透析液要选择无镁、无钙液。

(3) 严格控制镁的输入或摄入:必须停用一切含镁药物,必要时暂停进食。

3. 病因治疗 高镁血症诊断后,应积极寻找原因。若为医源性因素引起则应立即停止应用含镁药物或制剂或其他可能的因素。

小　结

1. 镁是体内含量第四位、细胞内液含量第二位的阳离子,在细胞外液含量非常低,约为体内镁总量的 1%,与钾离子的分布非常相似。

(1) 血浆镁主要有离子镁(Mg^{2+})、络合镁、蛋白结合镁三种形式,其中离子镁是镁的活性形式,血浆蛋白浓度是影响镁与蛋白质的结合的主要因素,血浆酸碱度和钙离子浓度也是重要影响因素。

(2) 镁的作用分四类:① 镁离子是人体内大多数酶的激活剂,尤其是各种 ATP 酶;② 维持离子泵的正常运转;③ 镁离子抑制运动神经-肌接头以及自主神经末梢的乙酰胆碱的释放;④ 通过对上述多种酶、离子泵的作用影响心肌正常代谢、电生理过程和结构的变化。

(3) 多数蔬菜和肉类食物细胞都含有丰富的镁离子,肠道吸收量一般为摄入量的 1/3,多种因素影响镁的吸收。

(4) 胃肠道和细胞内外镁离子的转移对调节镁代谢皆有一定作用,肾脏是调节镁代谢的主要器官,且调节功能强大。

2. 低镁血症的主要原因:镁摄入量严重不足;镁吸收不足和胃肠道排出增加;尿镁排出过多。饮食不足和利尿是导致低镁血症的最常见因素。

(1) 细胞外液镁进入细胞内液,可引起转移性低镁血症。

(2) 低镁血症常同时合并低钾血症、低钙血症,其病理生理改变和临床表现复杂。

(3) 低镁血症主要引起神经-肌肉兴奋性增强、代谢障碍和组织器官损伤。临床表现为不同程度的肌肉抽搐、震颤;骨骼肌收缩力下降,骨骼肌细胞变性、坏死;中枢神经细胞功能异常,表现为表情淡漠、感觉异常、视听过敏、眩晕、共济失调;心律失常、心功能不全;肾小管调节水、电解质功能减退,出现顽固性低钠、低钾血症等。

（4）低镁血症的治疗主要包括：① 纠正低镁血症，一般用 25% 硫酸镁溶液缓慢静脉点滴，或给予门冬氨酸钾镁静滴或口服；严重缺镁，有明显症状者需要紧急处理，以补充硫酸镁为主。② 纠正其他电解质离子紊乱。③ 治疗原发病或诱发因素。预防低镁血症比治疗更有价值，可能发生低镁血症的患者及早补充门冬氨酸钾镁，并定期检查血镁浓度。恢复正常进食或要素饮食是防治低镁血症的最根本措施。

3. 高镁血症的原因主要有肾脏排镁减少，胃肠道摄取镁过多或重吸收镁增加，特别是有肾功能减退的患者。分布异常也可导致高镁血症，主要见于组织细胞大量破坏、酸中毒等导致细胞内镁离子的释放或转移。

（1）高镁血症的临床表现与血镁升高的幅度及速度均有关，短时间内迅速升高者临床症状较重。早期主要表现为食欲不振、恶心、呕吐、皮肤潮红、头痛、头晕等。

（2）血镁浓度明显升高可抑制神经-肌肉接头以及中枢神经乙酰胆碱的释放，表现为呼吸肌无力和中枢抑制。高镁血症对心脏的影响主要表现为对自律性细胞和心肌细胞的抑制作用。血镁升高还可抑制平滑肌，引起血管舒张、腹胀、尿潴留等。

（3）高镁血症的治疗主要包括对症处理、降低血镁浓度和治疗基础疾病。对症处理包括应用钙离子、一般对症处理和使用胆碱酯酶抑制剂。降低血镁浓度的措施包括停用一切含镁药物，增加尿镁排出或血液透析等。

（朱　蕾　计海婴）

第十二章
钙和磷代谢的平衡与紊乱

钙和磷的功能有明显不同,也有特别密切的联系,故在同一章阐述。

第一节　钙和磷的正常代谢

钙和磷(无特殊说明,"磷离子"或"磷"皆指各种磷酸盐离子)尤其是钙离子的作用复杂。当血钙、磷浓度改变时,细胞的膜性成分、血浆和其他部位酶的活性改变,影响骨细胞外基质中矿物质的含量。当钙、磷结晶时,将成为骨的结构成分。机体可通过细胞质钙离子浓度的极度降低而使局部钙离子水平迅速升高,引起细胞腔隙间的信息传递,这一过程是通过钙与钙调素(calmodulin)或蛋白激酶 C(protein kinase C)之间的相互作用完成。后两者皆是具有与钙高亲和力的蛋白质。

磷是构成生物体结构的基本物质,羟基磷灰石是骨的关键成分;磷是磷脂(卵磷脂、鞘磷脂)的一部分,而磷脂是组成细胞的膜性结构,包括外膜(细胞膜)和内膜(内浆网膜、溶酶体膜、核膜)等的主要成分;磷还构成核酸的骨架,捕获与储存代谢的能量(通过 ATP 的高能磷酸键完成);作为第二信使(通过 cAMP、cGMP)传递信息,并调节血红蛋白(通过 2,3-DPG)结合和释放 O_2;磷酸盐是细胞内液的主要缓冲物质,并参与尿液的酸化过程。

一、钙和磷在细胞内外的分布特点

1. 钙的分布特点及机制　细胞外、细胞器内的钙浓度皆明显高于胞质内的游离钙。钙在细胞内有 3 种形式:线粒体和肌质网的储存钙、质膜上的结合钙、胞质中的离子钙或游离钙(Ca^{2+})。细胞内 Ca^{2+} 浓度低且相当稳定,主要依靠两种机制完成:① 细胞膜上的钙泵和 Na^+-Ca^{2+} 交换机制,使胞质 Ca^{2+} 排出细胞外,细胞外钙浓度约为细胞内游离钙浓度的 1 万倍。② 线粒体内膜上的钙泵,使胞质内的 Ca^{2+} 进入线粒体,线粒体内钙浓度比胞质高 10~15 倍。

各部位的 Ca^{2+} 可以互相转运,但胞质内 Ca^{2+} 浓度保持稳定。

2. 磷的分布特点及机制　与钙不同,细胞外的磷浓度远低于细胞质,磷主要以磷酸盐形式存在,且调节比较简单,与钙浓度变化有密切关系。

二、血中的钙和磷

1. 血液中的钙　血浆钙浓度的变化受严格调控,日间变化幅度不超过平均浓度的 5%。血钙分为蛋白结合钙、复合钙(与阴离子结合钙)和离子钙(游离钙,Ca^{2+}),分别占血浆总钙含量的 47%、8% 和 45%,前者不能向组织间液扩散,也称为非扩散性钙,后两者可自由向组织间液扩散,称为可扩散性钙。血钙主要与白蛋白结合,约占血浆总钙含量的 37%,且随 pH 降低而减少,是酸中毒导致高钙血症和碱中毒导致低钙血症的原因之一。生理状态下,三种钙形式可互相转化,但比例基本稳定。离子钙是钙发挥效应的主要形式,甲状旁腺激素(PTH)调节的主要对象是离子钙,血中离子钙浓度是判断钙平衡紊乱的最有价值的标准。

2. 血液中的磷　血磷测定值仅代表无机磷酸盐,约占血磷总含量的 30%。按照习惯,血磷报告以元素磷的单位来表示,从而避免因血浆磷酸盐化合价变化而带来的混乱。磷酸盐在血浆中主要以单价($H_2PO_4^-$)和双价(HPO_4^{2-})两种离子形式存在,两种离子形式处于不断的变动中。血磷不能准确地反映细胞内磷的储存。与钙相比,其正常值范围要大得多。血浆中的磷约 12% 与血浆蛋白结合,其余 88% 以离子形式和无机盐形式存在,正常人血清无机磷浓度为 0.7~1.4 mmol/L,幼年及青年代谢旺盛,为 1.2~2.2 mmol/L,主要以 HPO_4^{2-} 及 $H_2PO_4^-$ 离子形式存在,两者之比为 4∶1,故磷酸根离子的实际化合价为 1.8。血磷的主要影响因素是 PTH、年龄、性别、食物消化和昼夜节律等。与血钙相比,血磷浓度变化比较大,也没有特殊的内分泌系统调节,其血浓度间接由钙调节激素维持;在骨、肾等器官也受局部因素的直接影响。

总体上血浆中的钙、磷浓度乘积比较恒定,以 mg/dl 表示时为 30~40,超过 40,钙、磷将结合,并沉积于骨骼或其他软组织。

3. 不同部位钙、磷的分布特点 机体的总含钙量可以用 4 个相对独立、又密切联系的"钙池"描述:细胞外液钙池(血液钙池)、骨骼钙池、肾脏钙池和肠钙池。细胞内液含钙量极低、且非常稳定,单独描述。尽管只有 0.1% 的钙在细胞外液,但该钙池代谢迅速,能与其他 3 个器官的巨大钙池之间快速交换,并迅速达到平衡,这 3 个器官是钙、磷代谢的重要调节部位,任一器官中钙的扩散失衡都会引起钙、磷血浓度的异常增高或降低。磷的分布与变化和钙相似,且明显受钙影响。

三、脏器与血液之间钙和磷的交换

1. 骨 骨是体内钙、磷的主要储存库。钙、磷在骨骼的含量分别占机体总含量的 98% 和 85%。钙、磷在骨骼中结合形成无机盐,是骨盐的主要成分,骨盐和基质组成骨骼。骨骼表面的钙与细胞外液不断进行交换。

2. 肾 血浆非蛋白结合钙、磷可经肾小球滤过。但 98% 的钙和 91% 的磷在肾小管重吸收。钙、磷的吸收和排泄受多种因素调节,其中主要是内分泌因素调节,如 PTH 促进肾小管对钙的重吸收、抑制肾小管对磷的重吸收;噻嗪类药物、锂增加钙的重吸收,而袢利尿剂促进钙的排泄;钠过多抑制钙的重吸收。肾脏是钙、磷排泄的主要途径,每日随尿排出的钙和磷分别约为 200 mg 和 800 mg,占肾小球滤过量的 2% 和 9%。

3. 肠 钙吸收部位主要在小肠上段,十二指肠的吸收能力最强,其次是空肠和回肠,大部分食物钙在空肠和回肠吸收。与十二指肠相比,空肠与回肠的吸收面积大、食物停留时间长,故吸收量多。影响肠吸收钙的因素众多,如食物中含磷酸盐及草酸盐过多、肠腔内碱过多、进食脂肪量过多、胃酸缺乏、肠蠕动过快、体内维生素 D 缺乏等抑制钙的吸收。一般食物中的钙仅小部分被吸收,老年人的吸收能力

更低,容易缺钙而发生骨质疏松。钙在肠道的吸收被严格调控。在被吸收的钙中,约 1/10 属于被动吸收,其余主要通过主动转运完成,由活性维生素 D,主要是 $1,25-(OH)_2D_3$ 调节。在正常饮食条件下,约 30% 钙被吸收。低钙饮食时,血 $1,25-(OH)_2D_3$ 的水平继发性升高,钙吸收量接近 90%。

磷的吸收也主要在空肠和回肠。食物磷主要以无机磷的形式被吸收。磷在肠道的吸收没有精细调节,主要受钙调节因素影响,但缺乏深入研究。

4. 机体钙、磷代谢的动态平衡

(1) 钙的动态平衡:人体钙主要来源于饮食中的钙和从消化液、肠黏膜细胞分泌到肠腔内的钙。随进食习惯和食物类型不同,钙的摄入量差别很大;而磷摄入量相对稳定,每日约 200 mg。健康成人每日进食 400~1 500 mg(10~37.5 mmol)钙能保持稳定的钙平衡。在每日摄入 700 mg(17.5 mmol)钙的标准下,1/4(175 mg 或 4.37 mmol)的钙被吸收。要达到骨平衡,这一数量必须与尿液中丢失的钙量相当,从皮肤丢失的微量钙可以忽略。儿童期的骨骼生长最快,钙需要量处于正平衡状态,此时骨钙每日增加 200~400 mg(5~10 mmol)。妊娠后期(胎儿骨矿化需要)和哺乳期(每日乳汁分泌钙量)也显著增加。在青年期,骨钙生长接近完成,至 20~35 岁,骨矿物质(钙、磷)代谢是平衡的,其后机体逐渐丢失骨量,开始出现钙需求量的负平衡,于更年期达高峰。由于在细胞外液钙池和其他 3 个主要钙池之间持续交换(图 12-1),且交换量很大,因此很难确定某一钙池的异常。

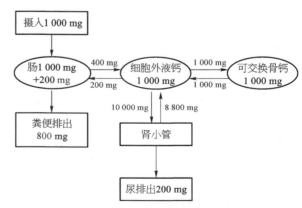

图 12-1 不同钙池之间钙代谢的平衡

(2) 磷的动态平衡:一个普通体型的成人,有 700~800 g(25 mol)磷,其中 80%~85% 在骨骼,10% 在肌肉。磷酸盐为细胞内液含量最高的阴离子(约 100 mmol),但大多形成磷蛋白、磷脂或磷糖,而非

游离的磷酸盐。在成人细胞外液,磷大部分游离,10%与蛋白质结合。每日膳食中摄入的磷约1 200 mg,自消化液分泌到肠腔的磷约100 mg。从粪便排出磷约400 mg,1,25-$(OH)_2D_3$促进磷吸收。从膳食吸收的磷约90%自尿液排出。与钙相似,细胞外液磷池的磷与骨、肾脏和肠腔3个主要磷池之间存在着动态平衡(图12-2)。

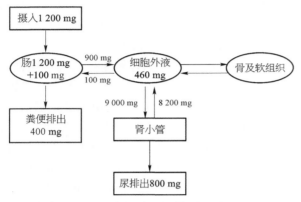

图 12-2　不同磷池之间磷的代谢平衡

四、钙和磷平衡的调节激素

钙代谢的调节主要受内分泌因素的影响(表12-1)。

表 12-1　主要的钙、磷调节激素

激素	主要靶组织	作用
PTH	肾近曲小管	增加血1,25-$(OH)_2D_3$水平
	肾远曲小管	增加钙重吸收
	肾近曲和远曲小管	减少磷重吸收
	骨	增加钙、磷释放
降钙素	骨	减少钙、磷释放
1,25-$(OH)_2D_3$	骨	增加钙释放
	小肠	增加钙吸收
	甲状旁腺	抑制PTH分泌

1. **甲状旁腺激素(PTH)**　PTH 为甲状旁腺所分泌的单链84肽。血清 Ca^{2+} 在 3.75 ~ 5.2 mmol/L 的范围内,PTH 的分泌与血钙浓度成反比。1,25-$(OH)_2D_3$ 对 PTH 的分泌有抑制作用,降钙素、低血镁对 PTH 的分泌有兴奋作用。

PTH 的生理功能是维持血 Ca^{2+} 水平,通过对靶器官肾、骨的影响而实现。PTH 增加肾远曲小管重吸收钙,抑制近曲小管重吸收磷,结果使尿钙排出减少,尿磷排出增加,血 Ca^{2+} 浓度升高,血磷浓度降低。

PTH 促进骨盐溶解,释放出钙和磷,并间接通过维生素D促进小肠重吸收钙和磷。

总体上 PTH 是快速调节激素,维持血钙和 1,25-$(OH)_2D_3$ 水平,降低血磷水平。

(1) 血钙对甲状旁腺的作用:甲状旁腺对细胞外液钙离子浓度的变化极为敏感。血钙浓度降低可直接刺激甲状旁腺细胞,使其体积逐渐增大,数量逐渐增加,即出现继发性肥大和增生,该过程需时较长,多需数周至数月;钙浓度降低刺激 PTH 合成,该过程较快,需1~2日;钙浓度降低使已合成的 PTH 释放,该过程最快,约数秒内发挥作用。细胞外液钙浓度升高时,上述作用受抑制,其他钙调节激素分泌增加。

(2) PTH 对骨的作用:PTH 既可刺激成骨细胞又可刺激破骨细胞。由于破骨细胞缺乏 PTH 受体,PTH 对破骨细胞的作用是间接的。过高 PTH 水平引起骨吸收超过骨形成。

(3) PTH 对肾脏的作用:PTH 增强近端小管线粒体 1α-羟化酶的活性,促进 1,25-$(OH)_2D_3$ 的合成,在肾单位远端增加肾小管对钙的重吸收。PTH 还可减少磷在肾小管的重吸收。

(4) PTH 对肠的作用:PTH 对小肠没有直接作用,但 PTH 增加 1,25-$(OH)_2D_3$ 水平,后者增加小肠对钙、磷的吸收。

2. **降钙素(calcitonin, CT)**　CT 是由甲状腺的 C 细胞和甲状旁腺分泌的一种多肽。人类 CT 是由 32 个氨基酸组成,分子量约为 3 500。CT 的分泌受血 Ca^{2+} 浓度调节,血钙升高时分泌增加,反之则分泌减少。CT 可对抗 PTH 对骨的作用,抑制破骨细胞活性,使骨吸收减弱,从而抑制骨盐溶解,减少钙和磷从骨释放。CT 抑制肾小管对钙和磷的重吸收。CT 也常作为肿瘤的标志物,并用于治疗高钙血症。

3. **维生素D(胆骨化醇)**　维生素 D_3 在肝脏羟化生成 25-$(OH)D_3$,然后与血浆 $α_2$ 球蛋白结合、转运至肾小管细胞的线粒体再羟化,生成 1,25-$(OH)_2D_3$,分泌入血循环发挥作用。

(1) 1,25-$(OH)_2D_3$ 对小肠的作用:1,25-$(OH)_2D_3$ 进入肠黏膜细胞与相应受体蛋白结合后,部分转入细胞核内,影响 DNA 的转录过程,促进钙结合蛋白合成。还可促进刷状缘中需 Ca^{2+} 的 ATP 酶合成,使 ATP 分解供能,增强 Ca^{2+} 主动吸收。1,25-$(OH)_2D_3$ 促进肠腔钙和磷吸收入血,但其促进小肠吸收磷的作用较促进吸收钙的作用要弱得多。

(2) 1,25-$(OH)_2D_3$ 对骨的作用:1,25-$(OH)_2D_3$

和 PTH 有协同作用,两者可增加钙的转运和骨钙动员,使血钙升高。同时,促进骨骼生长和矿化。1,25-(OH)$_2$D$_3$ 对骨的主要作用——抗佝偻病是刺激小肠钙吸收入血的间接作用的结果。1,25-(OH)$_2$D$_3$ 缺乏引起的矿化不足是由于低血钙和低血磷共同引起,后者多为继发性甲状旁腺功能亢进引起肾排磷增多的结果。

（3）1,25-(OH)$_2$D$_3$ 对肾的作用:1,25-(OH)$_2$D$_3$ 促进肾小管重吸收钙和磷。

4. 钙和磷代谢失衡的适应性调节 两种主要的钙调节激素 PTH 和 1,25-(OH)$_2$D$_3$ 相互影响,在许多靶组织共同控制钙和磷代谢。这些激素即可在短时间内(数分钟)进行调节,也允许在较长时间内(数月)进行适应性调节。

正常血钙浓度几乎恒定不变,尽管进食后钙离子内流速度增加,但日间的血钙浓度变化很小;同样日间血 PTH 和 1,25-(OH)$_2$D$_3$ 水平的变化也是轻微的。血磷浓度的日间波动稍大,早晨 9:00 最低,下午 18:00 至清晨 4:00 达高峰。

钙和磷平衡紊乱最常见于内分泌疾病,有特异性的诊治手段,是内分泌科医师必须掌握的内容,不是本文阐述的重点。

第二节 高 钙 血 症

高钙血症是指血离子钙浓度异常升高的病理生理状态。由于通常测定总钙,而不是离子钙,因此必须注意影响离子钙的因素,血白蛋白浓度是临床上最重要的影响因素。在血白蛋白严重降低的患者,血总钙浓度正常多代表离子钙浓度升高。酸碱度也影响血钙与蛋白的结合,碱中毒可使离子钙浓度降低,酸中毒可使之升高。临床上一般用血钙浓度升高诊断高钙血症。

一、原 因

高钙血症的病因很多,分类方法也不尽相同,本文以 PTH 作为分类的基础。

1. PTH 介导的原因 ① 原发性甲状旁腺功能亢进症;② 散发性、家族性甲状旁腺功能亢进症(多发性内分泌肿瘤 I 型和 II 型);③ 家族性低尿钙性高钙血症;④ 肿瘤性甲状旁腺激素的异位分泌(罕见)。

2. 非甲状旁腺激素介导的原因 ① 与恶性肿瘤有关的疾病,如局部溶骨性高钙血症、恶性肿瘤激素性高钙血症;② 维生素 D 介导的疾病,如维生素 D 中毒,肉芽肿类疾病合成 1,25-(OH)$_2$D$_3$ 过多;③ 其他内分泌疾病,如甲状腺功能亢进症、肾上腺皮质功能减退症;④ 制动后骨转换增强,如 Paget 骨病;⑤ 结节病。

二、发 病 机 制

主要有过多的钙从骨扩散入细胞外液,钙从肾脏由尿液排出减少,肠黏膜吸收过量的钙,但常为不同因素共同作用所致。

钙从骨的动员是由促进骨吸收的因子介导,包括系统因子,如 PTH 和 1,25-(OH)$_2$D$_3$;局部作用因子,如多种淋巴因子。尿钙排出减少可导致高钙血症,特别是在骨转换增强时更容易发生。肾损害、体液减少皆可引起肾排泄钙减少。激素水平异常也可导致尿钙排出减少和肠道吸收钙增加,诱发高钙血症。

1. 甲状旁腺功能亢进 分原发性和继发性两类,前者多因腺瘤、增生或癌引起;后者多继发于低钙血症刺激甲状旁腺引起 PTH 分泌过多,PTH 促进破骨细胞活性,破骨过程超过成骨过程,钙自骨释放入血,使血钙升高。

2. 恶性肿瘤 多种恶性肿瘤可并发高钙血症,以乳腺癌、骨肿瘤、肺癌、胃癌、卵巢癌、多发性骨髓瘤、急性淋巴细胞白血病等多见,其中乳腺癌约 1/3 可发生高钙血症。恶性肿瘤骨转移引起骨质破坏、脱钙而导致高血钙。非骨骼转移的恶性肿瘤及非甲状旁腺肿瘤引起的高钙血症可能是肿瘤分泌甲状旁腺激素样多肽所致。

3. 肠黏膜吸收过量钙 多见于维生素 D 中毒。当维生素 D 过多时,一方面肠黏膜吸收钙增加,血钙浓度升高;另一方面破骨活跃,骨钙外流,血钙浓度进一步升高。高血钙抑制 PTH 分泌,肾小管重吸收磷增加,血磷浓度升高。

三、病理生理变化和临床表现

1. 对神经-肌肉功能的影响 神经、肌肉的兴奋性依赖于体液各种电解质离子的浓度和比例,其相互关系如下式所示。

$$神经\text{-}肌肉兴奋性 \propto \frac{[Na^+]+[K^+]}{[Ca^{2+}]+[Mg^{2+}]+[H^+]}$$

血钙浓度升高时,神经-肌肉兴奋性降低,表现为四肢肌肉松弛,腱反射减弱或消失;胃肠道平滑肌张力降低,表现为腹胀、便秘。

2. 对消化系统的影响 血钙升高除通过抑制神经-肌肉功能导致厌食、恶心、呕吐、腹胀、无力型便秘外,还刺激胃酸及促胃液素(胃泌素)分泌,诱发溃疡病。钙容易沉积在含碱性胰液的胰导管和胰腺内,激活胰蛋白酶,导致胰腺炎发作。

3. 对泌尿系统的影响 肾脏较易受累,肾间质和肾小管损害最多见,肾结石约占 1/3。高钙血症可干扰抗利尿激素的作用和在肾脏形成钙盐,故常表现为多尿、烦渴、肾区疼痛、血尿、肾绞痛、肾小管内可形成钙化管型;若堵塞小管管腔,可出现无尿;也可出现肾小管泌氢障碍而致代谢性酸中毒。

高钙血症多导致肾功能的可逆性减退,若高钙血症持续存在,肾功能将发生永久性损害,特别是血磷同时升高时,容易发生肾钙化、间质性肾炎、肾结石。

4. 对心血管系统的影响 主要通过影响兴奋性和复极过程发挥作用,表现为心动过缓、心律不齐、QT 间期缩短,对洋地黄敏感,也可出现高血压。

5. 对中枢神经系统的影响 轻度高钙血症表现为记忆力衰退、易疲劳、抑郁或烦躁,严重时可表现失眠或兴奋、嗜睡、谵妄、木僵,甚至昏迷。部分患者可发生精神分裂症。

6. 对骨骼系统的影响 多为原发病的表现,即不同程度的脱钙,临床表现为骨痛、病理性骨折及骨畸形、骨质疏松等。

7. 对其他电解质或酸碱离子的影响

(1)代谢性酸中毒:如上述,可影响肾小管的酸化功能,导致代谢性酸中毒。

(2)低钾血症:高血钙导致肾脏排钾增加。

(3)低钠血症:高血钙抑制近端肾小管重吸收钠。

(4)低磷血症:因肾小管排磷增多,肠道重吸收磷减少所致。在某些疾病,如甲状旁腺功能亢进时发生。

(5)低镁血症:高血钙增加镁的排出。

8. 血液系统 钙离子可激活凝血因子,发生广泛性血栓。

9. 高血钙危象 血钙浓度升高至 4 mmol/L 以上时,患者出现多饮、多尿、严重脱水、循环衰竭、氮质血症。若未及时救治,患者可死于肾衰竭和循环衰竭。

10. 软组织钙化 高钙血症伴高磷血症的患者,钙和磷容易沉积在软组织,包括皮肤和角膜。

四、治 疗

(一)治疗原发病

因大部分高钙血症患者有特异的原发病,因此根本治疗手段依赖于对原发病的诊断和处理,如原发性甲状旁腺功能亢进症患者的甲状旁腺切除,肿瘤患者的手术治疗或化疗等。

(二)高钙血症的治疗

根据血钙升高的程度及有无临床表现决定治疗方式。轻度、临床表现不明显的患者,治疗原发病即可;若有明显高血钙,特别是高血钙危象时,应积极处理高钙血症。

1. 时机 在未明确特异病因时就应开始高血钙的治疗,特别是急性或重症高钙血症。但如果治疗方法有累积毒性或无效时,就不应长期非特异治疗。

2. 方法 增加尿钙排出和减弱骨吸收。一般的共性治疗措施包括活动(制动增加骨吸收)和补液(严重高钙血症常有脱水)。

(1)补液:体液不足使肾脏排出钙减少,加重高钙血症,如此恶性循环可导致高血钙危象。用等渗盐水扩容可通过加强肾脏排出钙而降低血钙浓度;血容量补足后可用利尿剂增加钠的排出,伴随钙排出增多。充分补充生理盐水、利尿可使每日尿钙排出 1~2 g,故可作为暂时降低血钙的措施。在肾衰竭患者中,血液透析可有效从细胞外液清除钙,但皆需加强心电图和血电解质的监测。

(2)减弱钙吸收:在大多数患者中,骨吸收增加是高钙血症的主要原因,因此抑制骨吸收常是有效的治疗措施。抑制破骨细胞功能的物质均有治疗作用,如降钙素、光辉霉素和二磷酸盐。理论上降钙素是理想的治疗药物,其毒性低,能特异性抑制破骨细胞的功能,但实际作用有限、短暂,且价格昂贵。在高血钙危象时,可给予降钙素 5~10 IU/kg,加入500 ml 生理盐水静脉点滴,至少 6 h 滴完,注意检测、防治过敏反应和呕吐、腹泻等副作用。也可用光辉霉素,25 μg/kg,静脉注射。一般用药后的 24~

48 h 内可显著降低血钙浓度,且可持续数日,具体时间与原发病的发展有关。重复治疗可引起肝、肾毒性或血小板减少。

无论是口服还是胃肠外给予二磷酸盐均有治疗效果,如可给予羟乙二磷酸,每日 7.5 mg/kg,静脉滴注。静脉给予无机磷酸盐可使血钙水平降低,但有发生迁移性钙化的危险;也可引起血压突然降低、肾衰竭,甚至死亡,故其他方法均无效又必须使血钙降低时,可在 6～8 h 内静脉输入 50 mmol(大约 1.5 g 元素磷)的剂量。口服磷是安全的,常用于高钙血症严重又未制定出确切治疗方案的患者,也可用于高血钙危象的预防,可每日给予 2 g 元素磷

(10 g 磷酸盐),分次口服;同时监测血磷浓度和肾功能。

(3)糖皮质激素:与维生素 D 有关的高钙血症,如维生素 D 中毒、肉芽肿类疾病合成过多 1,25-$(OH)_2D_3$ 和某些恶性肿瘤(骨髓瘤释放细胞因子)引起的高钙血症非常有效,但对大多数其他类型的高钙血症无效,包括甲状旁腺功能亢进症和大多数恶性肿瘤。一般用泼尼松 40～100 mg/d 或相当量剂量的其他激素类型。

(三)对症处理

如纠正脱水和电解质紊乱;出现神经-肌肉症状和心脏症状时,静脉应用磷酸镁对抗。

第三节　低钙血症

低钙血症是指血清离子钙浓度异常减低的病理生理综合征。由于临床上一般仅测定总钙,故总钙浓度低于正常也称为低钙血症。低蛋白血症导致总钙浓度降低,而无离子钙浓度降低,因此血钙浓度和离子钙浓度有差异,但一般情况下两者变化基本一致。

一、病　因

低钙血症的病因多种多样,分类方法也有很大差异,本节根据有无 PTH 异常分类。

1. PTH 减少或功能减退　① 甲状旁腺激素释放障碍,如特发性(自身免疫性)、甲状旁腺基因突变、外科手术切除或损伤、浸润性的(铁过负荷)Wilson 病、功能性改变、低镁血症、术后暂时性减退;② 甲状旁腺激素功能障碍(激素抵抗);③ 假性甲状旁腺功能减退 I a 和 I b。

2. PTH 功能正常或增高　① 肾衰竭;② 肠吸收不良;③ 急慢性胰腺炎;④ 成骨细胞性转移瘤;⑤ 维生素 D 缺乏或抵抗。

二、发病机制

正常的血清离子钙浓度主要是由 PTH 对肾脏和骨的直接作用以及对肠的间接作用来维持。根据发病机制,低钙血症可分为 3 类。

1. 原发性甲状旁腺功能减退症　表现为 PTH 分泌和(或)功能减退,可见于先天甲状旁腺发育不全、自身免疫性疾病;也可继发于手术误切甲状旁

腺、恶性肿瘤侵犯或放射治疗后的并发症。在原发性甲状旁腺功能减退症患者中,钙从骨动员减少,肾重吸收钙减少,尿磷排出减少;加之 1,25-$(OH)_2D_3$ 生成减少,小肠钙吸收量降低。最终导致低钙血症和高磷血症。

2. 靶器官功能障碍　如肾功能不全、小肠吸收不良和维生素 D 缺乏。其特点是 PTH 分泌正常或增高,但受体对其不敏感或甲状旁腺素原转化为甲状旁腺素的过程发生障碍,导致低钙血症。可伴随继发性甲状旁腺功能亢进。

(1)肾功能障碍或相关问题:肾衰竭和急性磷负荷增大(在某些肿瘤化疗时出现)也可引起低钙血症和高磷血症。

(2)维生素 D 不足或功能障碍:维生素 D 缺乏可见于摄入不足、营养不良或长时间不见阳光;也见于维生素 D 吸收不良,如脂肪泻、胃切除等情况。维生素 D 分解加速,见于长期服用苯巴比妥、苯妥英钠等药物,后者可增加肝微粒体氧化酶活性,使维生素 D 半衰期缩短。表现为低钙血症伴血磷降低或正常。维生素 D 羟化功能障碍,常见于慢性肝病或慢性肾功能不全。维生素 D 缺乏或功能障碍时,肠道对钙、磷的吸收减少,血钙浓度降低,血磷浓度降低或正常,不能在骨组织中沉着;促使 PTH 分泌增加,促进破骨细胞溶解骨盐,最终发生骨软化症。

3. 其他　如氟中毒,过量使用柠檬酸抗凝血。钙离子被结合而发生低钙血症。低钙血症也可发生于急性胰腺炎和一些成骨细胞肿瘤转移的患者中。

三、病理生理变化和临床表现

1. *神经-肌肉的兴奋性增高* 常是最突出的临床表现。正常钙离子可抑制钠离子内流,低钙血症时,抑制作用减弱,发生动作电位的阈值降低,神经-肌肉兴奋性增加,且可对单一刺激发生重复反应,使神经-肌肉细胞有持续性电活动。轻症患者出现手指、足趾及口周的感觉异常、四肢发麻、刺痛,手足抽动。重症患者发生手足搐搦,常出现全身骨骼肌和平滑肌痉挛,在呼吸道表现为喉及支气管痉挛,喘息发作,甚至呼吸暂停;在消化道表现为腹痛、腹泻、胆绞痛;膀胱表现为尿意感;血管痉挛可表现为头痛、心绞痛、雷诺现象。

体格检查可出现面部叩击征和束臂征。

患者的症状与低钙血症程度以及离子钙的下降速度有关。长期严重低钙血症的患者症状轻,但迅速改变离子钙和蛋白结合钙平衡的因素引起的临床症状重,如碱中毒。

2. *精神异常* 容易发生烦躁、易怒、焦虑、失眠、抑郁甚至精神错乱。也可发生锥体外系的表现,如震颤麻痹、舞蹈病。儿童长期低钙血症可出现精神萎靡、智力发育迟缓。

3. *对心脏的影响* 低钙血症引起 QT 间期、ST 段延长,T 波低平或倒置。

低钙血症可引起窦性心动过速、心律不齐,也可引起房室传导阻滞,在极少数患者引起充血性心力衰竭。低血钙可使迷走神经兴奋性提高,发生心脏停搏。

4. *外胚层组织变形* 低血钙使血管痉挛,长期低钙血症可导致组织供血不足,出现白内障、皮肤角化、牙齿发育不全、指甲及趾甲变脆、色素沉着、毛发脱落等。

5. *骨骼改变* 长期低钙血症的幼儿出现佝偻病样改变,儿童患者可出现牙釉质发育不全和恒牙不出、牙齿钙化不全、乳齿脱落,成人容易早脱牙。

6. *低血钙危象* 严重低血钙可发生严重精神异常、严重骨骼肌和平滑肌痉挛,从而发生惊厥、癫痫样发作、严重喘息,甚至引起呼吸、心搏骤停而致死。

四、治　疗

1. *病因治疗* 是根本措施,尤其是导致慢性低钙血症的疾病。在原发性甲状旁腺功能减退症的患者,需终身给予维生素 D 治疗。

2. *纠正低钙血症* 急性、有症状的患者需静脉补钙,如 10～20 min 内给予 10% 葡萄糖酸钙溶液 10～20 ml。正在服用强心苷药物的患者补钙易发生中毒,需加强监护。在非紧急情况下,可缓慢静滴钙剂,每千克体重可给予 20 mg 钙,4～8 h 补充完毕。症状好转后,也不应立即终止治疗,应继续给予口服钙制剂。

在治疗效果不好的患者应考虑是否合并低血镁,并试验性给予硫酸镁等治疗,评价疗效。在抽搐严重的患者可同时给予镇静剂。

3. *避免和纠正碱中毒* 碱中毒主要见于机械通气(MV)和严重电解质紊乱的患者。进行机械通气的慢性高碳酸血症患者,一旦发生碱中毒或 pH 在正常值上限,并出现临床症状,就应迅速降低每分通气量(VE),一般先降低 1/3～1/2 或更低,使 pH 接近正常低限水平,而不是应用镇静剂和肌松剂,否则会导致严重后果。

第四节　低 磷 血 症

血磷浓度低于正常值的低限称为低磷血症,多为磷酸盐的真正缺乏,也可以是磷酸盐的一过性向细胞内转移,而机体磷酸盐的含量正常。

一、病　因

主要见于肠道磷摄入减少、吸收障碍或丢失增多;肾小管重吸收减少,排出增多;无机磷向细胞内转移。

1. *轻、中度低磷血症* (血磷 0.3～0.8 mmol/L) 常见于严重进食不足、吸收不良综合征、持续呕吐、甲状旁腺功能亢进症、软骨病(常伴甲状旁腺功能亢进症)、维生素 D 缺乏、家族性低磷酸盐血症性佝偻病、维生素 D 依赖性佝偻病、肿瘤源性佝偻病、低钾血症、低镁血症、细胞外液增多、长期服用利尿剂、肾小管酸中毒、血液透析。

转移性低磷血症多为轻、中度,且多呈一过性,常见原因：① 代谢增强；② 呼吸性碱中毒或代谢性碱中毒。

2. 重度低磷血症（血磷<0.3 mmol/L）　常见于慢性酒精中毒及酒精戒除、糖尿病酮症酸中毒恢复期、肠道磷酸盐结合过多、使用在肠道与磷酸盐结合的药物、长期输入不含磷的静脉营养液、迅速增殖的恶性肿瘤摄取磷过多。

二、发病机制

不同类型的发病机制不同，简述如下。

1. 磷向细胞内转移增强　在机体磷含量正常的情况下，合成代谢增强或碱中毒导致磷向细胞内转移，发生低磷血症。无机磷进入细胞内，合成众多有机化合物，如磷蛋白、磷脂、磷酸肌酐等。如摄入或输入过多碳水化合物或氨基酸，合成代谢增强，消耗磷。使用胰岛素和葡萄糖、氨基酸，合成代谢增强，磷向细胞内转移，使细胞外液磷酸盐减少。若能量代谢增强，如葡萄糖的有氧氧化或无氧氧化的共同阶段，产生6-磷酸葡萄糖、6-磷酸果糖等也消耗磷，导致低磷血症。碱中毒导致磷酸盐向细胞内转移。pH升高时，葡萄糖酵解加速，产生6-磷酸葡萄糖、6-磷酸果糖等中间代谢产物增加，消耗磷，产生低磷血症。通气过度导致呼吸性碱中毒，可在数分钟内使血磷下降至0.32 mmol/L（10 mg/L）的水平，说明磷向细胞内转移非常迅速；同样程度的代谢性碱中毒仅引起中度低磷血症，且速度要慢得多，这是由于同样血浆pH条件下，呼吸所致者细胞内碱中毒发生迅速、严重。

2. 肾小管对磷酸盐的重吸收减少　原发性或继发性甲状旁腺功能亢进症患者的PTH升高，使肾小管对磷酸盐的重吸收减少，经尿排出增多。家族性低磷酸盐血症性佝偻病患者存在原发性肾小管重吸收磷酸盐缺陷。在各型范科尼综合征中，肾小管功能失调导致磷酸盐丢失。低镁血症与细胞外液增多导致肾小管对磷酸盐的重吸收减少及轻度低磷血症。

3. 肠道磷的摄入减少、吸收障碍或丢失增多　过多服用能与磷酸盐结合的抗酸剂如氢氧化铝，可以使磷酸盐从小肠吸收减少，引起慢性磷消耗，尤其是摄食不足的患者。若没有补充足够磷，在蛋白质-能量营养不良或饥饿患者恢复进食后的恢复期，因组织对磷利用过多，偶可引起严重低磷血症。

4. 综合作用

（1）糖尿病酮症酸中毒：细胞内有机磷酸盐分解代谢增强，无机磷酸盐向细胞内转移增多；继发性渗透性利尿，使磷酸盐排出增加。在发病早期，由于酸中毒导致磷向细胞外转移，血磷浓度多正常、甚至增高。经扩张血容量、葡萄糖与胰岛素治疗6～12 h，上述致病因素纠正，合成代谢迅速增强，血磷浓度迅速下降。

（2）酒精中毒：临床上最常见的严重低磷血症的原因，尤其在戒酒阶段。酒精中毒引起磷酸盐耗竭的原因包括：① 进食太少；② 呕吐；③ 腹泻；④ 使用与磷酸盐结合的抗酸药，减少磷酸盐吸收；⑤ 乙醇本身可能引起尿中磷酸盐排出增多；⑥ 镁缺乏，伴磷酸盐尿症；⑦ 钙缺乏，伴继发性甲状旁腺功能亢进症。戒酒时，特征性的过度通气及输入葡萄糖治疗，可进一步降低血磷浓度。

三、病理生理变化和临床表现

短时间的轻、中度低磷血症患者的临床表现不明显。长期严重低磷血症主要引起机体结构上的改变，即骨的矿化缺陷，表现为软骨病或佝偻病。短期严重低磷血症主要引起代谢改变，由于磷广泛影响代谢活动，特别是能量代谢，故低磷血症的影响非常广泛。

1. 红细胞功能障碍　缺磷引起细胞内2,3-二磷酸甘油酸盐（2,3-DPG）、三磷酸腺苷（ATP）消耗。磷酸盐是3-磷酸甘油醛脱氢酶（2,3-DPG合成途径的一种酶）的辅助因子。当红细胞内磷酸盐下降，糖酵解途径被抑制，将导致磷酸丙糖堆积、2,3-DPG耗竭。正常的2,3-DPG使氧解离曲线右移，增加组织对氧的利用；相反2,3-DPG减少则削弱红细胞向外释放氧的能力。糖酵解途径的被阻断也减少ATP合成。当红细胞内磷酸盐减少，其抑制作用减弱，由腺苷酸（AMP）脱氨酶将AMP降解为5′-磷酸肌苷（IMP）增加，进一步消耗红细胞内腺苷酸。结果红细胞ATP浓度与血磷浓度平行下降。在ATP的危险水平（通常为血磷<5 mg/L），红细胞能量代谢不足以维持其胞膜的完整性，将发生溶血。

2. 其他血细胞功能障碍　白细胞功能障碍已在实验动物的磷酸盐耗竭期间得到证明，表现为白细胞的趋化性、吞噬作用、杀菌功能均受损，可能也主要是维持正常细胞功能的ATP不足所致，也存在膜磷脂的合成不足。同样，血小板功能障碍也发生于试验性磷酸盐耗竭，但在人类未能证实归咎于磷酸盐缺乏的出血情况。

3. 对肌肉的影响　重度低磷血症患者常主诉

虚弱。其为非特异性异常,难以区分是否为伴随疾病所致,但呼吸衰竭患者的低磷血症纠正后,膈肌收缩力改善。横纹肌溶解是重度低磷血症的少见并发症,其发病机制类似于溶血性贫血,主要与ATP缺乏有关。横纹肌溶解的程度差别较大,可从仅表现为血肌酶(醛缩酶和磷酸肌酸激酶)水平升高至肌肉虚弱综合征,可有肌肉疼痛、触痛和肌紧张,伴肌球蛋白尿症。从坏死肌肉释放的磷酸盐足以使血磷水平恢复正常。

少数重度磷酸盐耗竭患者表现为充血性心肌病,对补充磷酸盐有反应。

4. 对枢神经系统的影响　严重低磷血症可导致中枢神经系统功能障碍,常有代谢性脑病,表现为易激惹、虚弱、感觉异常或迟钝、癫痫样发作、昏迷等异常表现。其发生机制可能是继发于ATP耗竭的脑能量代谢异常。

5. 其他　如伴严重低磷血症的酒精中毒患者,其肝功能进一步损害,补磷治疗可使病情改善。

四、治　疗

低磷血症的治疗主要取决于发生原因、是否急性及严重度。

1. 一般治疗　由急性呼吸性碱中毒或输入碳水化合物所致者,只要处理诱发因素,即改善碱中毒和停止输入碳水化合物即可缓解,不需要药物替代治疗。在大部分轻、中度患者,可在处理诱发因素的基础上给予口服替代治疗,如与氢氧化铝治疗有关的慢性低磷酸盐血症,可减少抗酸剂,并口服补充磷酸盐,如给予牛奶或磷酸盐平衡溶液。

2. 重症患者的治疗　急性、严重低磷血症患者需要胃肠外补充治疗。需注意以下几个方面:① 低磷血症,当血磷>10 mg/L(0.32 mmol/L)时通常不发生代谢紊乱,故完全胃肠外补充无必要;若静脉补充,容易出现高磷血症,发生离子钙降低(出现搐搦或惊厥)和(或)软组织转移性钙化。② 在磷酸盐消耗引起的急性、重度低磷酸盐血症的患者中,于24 h内给予每千克体重1 mmol磷酸盐静脉输注是安全和充足的。在酒精中毒和糖尿病酮症酸中毒患者,由于磷酸盐消耗的同时常伴钾丢失,宜将胃肠外补钾量的1/2以钾的磷酸盐形式给予。

在任何情况下给予ATP作为补磷方式是安全和有效的。

第五节　高　磷　血　症

血磷浓度高于正常值上限称为高磷血症。正常情况下肾脏有足够的能力排出大量磷,故不易发生高磷血症。一旦发生肾功能减退,同时又存在内源性或外源性磷负荷加重,使尿磷排出减少;或肾小管功能异常,使磷在肾小管重吸收增加,则容易发生高磷血症。

一、病　因

1. 肾衰竭　当肾小球滤过率低于正常的1/6时,磷酸盐排泄减少,血磷浓度升高。高血磷抑制$1,25-(OH)_2D_3$的产生,导致低钙血症,并进一步加重血磷升高。两者成为正反馈,并形成恶性循环。

2. 甲状旁腺功能降低　PTH分泌减少,使磷不能有效自肾脏排出;PTH不足时,维生素D活性减低,导致血钙降低,进一步加重高磷血症。

3. 维生素D过量服用　$1,25-(OH)_2D_3$增加,促进小肠对磷的吸收,以及肾小管对磷的重吸收,导致血磷升高。

4. 其他内分泌因素　生长激素能促进$1,25-(OH)_2D_3$产生,故肢端肥大症患者可发生高磷血症和高钙血症。甲状腺素亦能促进肾小管对磷的重吸收及骨盐溶解,故甲状腺功能亢进患者血磷升高。

5. 转移性高磷血症　因细胞内含磷酸盐较高,故细胞内磷排出细胞外容易发生高磷血症,常表现为一过性,主要发生于急性组织破坏,如急性溶血、肿瘤溶解综合征或骨骼肌溶解,也发生于低磷血症患者静脉补磷不当。酸中毒或代谢减弱也可出现一过性转移性高磷血症,但多较轻。

二、临　床　表　现

1. 急性高磷血症　常伴有低钙血症,出现低钙血症的临床表现。

2. 慢性高磷血症　血磷缓慢升高,低血钙不明显,可继发代偿性甲状旁腺功能亢进,使血钙浓度恢复正常或升高。钙、磷浓度的乘积超过40将发生转移性钙化(详见本章第三节)。若心脏发生钙化,可发生心功能不全或心律失常。若主动脉瓣发生钙化,可发生主动脉瓣狭窄或关闭不全。若肾间质钙化,可发生肾功能损害,也容易发生尿路结石。大关节附近容易发生肿瘤样钙化,并可能发生溃烂。皮肤血管发生钙化将影响皮肤的血液供应,发生皮下脂肪坏死等。

三、治　疗

主要是治疗原发病,是否降磷处理和对症治疗取决于病情的严重程度。

1. 基本治疗　严格限制磷的摄入或输入;增加补液量,促进磷的排出。

2. 急性重症高磷血症的治疗　血磷浓度突然升高至 3.23 mmol/L(100 mg/L)以上会危及生命。应给予输入葡萄糖盐溶液、胰岛素治疗,促进磷向细胞内转移,也可促进尿磷排出。在肾功能不全的患者,应给予透析治疗。

3. 慢性高磷血症的治疗　若血磷浓度升高不明显,可减少磷的摄入,口服能与磷结合的药物,如氢氧化铝凝胶,以减少磷在肠道的吸收;若血磷浓度明显升高,与急性者处理相同。

小　结

1. 钙、磷在细胞内外的分布有明显差别,细胞外液钙浓度约为胞质内的 1 万倍,细胞外磷含量则远低于细胞内。

(1)钙在细胞内有三种形式:线粒体和肌浆网的储存钙、质膜上的结合钙、细胞质中的离子钙(Ca^{2+})。细胞质内 Ca^{2+} 浓度低且稳定,细胞质内的磷主要以磷酸盐形式存在。

(2)血钙浓度变化受严格调控,日间变化幅度不超过平均值的 5%。血钙分为蛋白结合钙、络合钙和离子钙(Ca^{2+}),离子钙是钙发挥效应的主要形式,甲状旁腺激素等主要调节离子钙。无机磷(不同磷酸盐形式)在血中处于双价与单价离子不断变动的平衡状态,两者之比约为 4:1,为避免混乱,血磷酸盐以元素磷表示。

(3)总体上血钙、磷浓度的乘积比较恒定,以 mg/dl 表示时为 30~40;超过 40,钙、磷将结合,并沉积于骨骼或其他软组织。

(4)脏器与血液之间钙、磷的交换主要是骨骼、肾脏、肠道与血液之间的交换。

(5)骨是体内钙、磷的储存库,钙、磷在骨骼的含量分别占机体总含量的 98% 和 85%,骨骼表面的钙与细胞外液钙不断交换。

(6)血浆非蛋白结合钙、磷可经肾小球滤过,但 98% 的钙和 91% 的磷在肾小管重吸收,肾脏排泄是钙、磷排泄的主要器官。

(7)消化道钙、磷的吸收部位的主要在小肠上段,影响肠吸收钙、磷的因素众多。

(8)血液钙、磷与 3 个含量较大的钙池(骨骼、肾脏、消化道)之间保持动态平衡。

(9)调节钙、磷代谢的主要是内分泌因素,甲状旁腺激素(PTH)和 $1,25\text{-}(OH)_2D_3$ 相互影响,在许多靶组织共同控制钙、磷代谢。这些激素既可在短时间(数分钟)调节,也允许在较长时间内(数月)进行适应性调节。

2. 高钙血症的病因可分为甲状旁腺激素介导和非甲状旁腺激素介导两类。

(1)高钙血症的发病机制:从骨扩散入细胞外液的钙过多,钙从肾脏由尿排出减少,肠黏膜吸收过量的钙。

(2)高钙血症的临床表现比较复杂,且对于原发病而言并不特异。

(3)高钙血症主要导致神经-肌肉的兴奋性降低,出现四肢肌肉无力、腱反射减弱或消失、腹胀、便秘等;刺激胃酸及促胃液素分泌,且容易沉积在含碱性胰液的胰导管、胰腺内,激活胰蛋白酶,导致溃疡病、胰腺炎;导致肾间质和肾小管损害,发生肾结石;影响心肌细胞的兴奋性和复极过程,导致心律失常;影响中枢神经系统,出现精神-神经症状;激活凝血因子,可发生广泛性血栓;对骨骼系统的影响多为原发病的表现,即表现为不同程度的脱钙;对多种电解质、酸碱离子有影响,可出现代谢性酸中毒、低钾血症、低钠血症、低磷血症、低镁血症等。部分患者发生高血钙危象。

(4) 高钙血症的治疗包括病因治疗、纠正高血钙和对症处理等。因大部分高钙血症有比较特异的原发病,因此诊断和处理原发病是最根本的措施。

3. 低钙血症分为甲状旁腺激素介导和非甲状旁腺激素介导两类,其发病机制大体分三类:原发性甲状旁腺功能减退症、靶器官功能障碍、其他因素。具体涉及细胞外液的钙扩散并沉积于骨骼过多,钙从肾脏排出过多,肠黏膜吸收钙量过少等。

(1) 低钙血症可导致神经-肌肉兴奋性升高,如手指、足趾、口周感觉异常,手足抽动,喉及支气管、消化道、膀胱和血管的平滑肌痉挛;影响中枢神经系统,出现精神-神经症状。

(2) 低钙血症对心肌细胞的兴奋性、复极过程、收缩性以及迷走神经皆有影响,容易导致心律失常和心力衰竭。

(3) 低血钙使血管痉挛,长期低钙血症可导致组织供血不足和外胚层组织变形、骨骼发育障碍和骨化障碍等。

(4) 严重低血钙患者可发生低血钙危象。

(5) 低钙血症的治疗包括病因治疗、纠正低钙血症、避免和纠正碱中毒等。

4. 低磷血症实质是低磷酸盐血症,主要见于肠道磷摄入减少、吸收障碍或丢失增多;肾小管重吸收减少,排出增多;无机磷向细胞内转移。

(1) 短时间内发生的轻、中度低磷血症患者,无明显临床表现;严重低磷血症将导致代谢异常,特别能量代谢障碍,出现细胞、器官的功能异常。长期严重低磷血症导致机体结构改变,其特征为软骨病或佝偻病。

(2) 低磷血症的治疗主要取决于其发生原因、发生速度及严重度。急性呼吸性碱中毒或输入碳水化合物所致低磷血症,处理诱发因素即可缓解。轻、中度低磷血症患者,在处理诱发因素基础上给予口服磷制剂替代治疗;急性、严重低磷血症需要胃肠外补充治疗。

(3) 轻、中度低磷血症,血磷浓度大于 0.3 mmol/L 时通常不发生代谢紊乱,完全胃肠外补充无必要,反之容易发生离子钙降低和(或)软组织转移性钙化。酒精中毒和糖尿病酮症酸中毒患者,磷酸盐消耗大,常伴钾丢失,可部分以磷酸钾形式补充。

(4) 任何情况下给予 ATP 作为补磷形式是安全、有效的。

5. 正常肾脏有足够能力排出大量磷,一旦出现肾功能减退或激素分泌异常,磷将在肾脏排出减少或经肾小管重吸收增加,若存在内源性或外源性磷负荷增加,则容易发生高磷血症。转移性高磷血症常见。

(1) 急性高磷血症常伴有低钙血症,出现低钙血症的临床表现。慢性高磷血症可继发代偿性甲状旁腺功能亢进,维持血钙浓度正常或升高,发生转移性钙化。

(2) 高磷血症的治疗:治疗原发病,严格限制磷的摄入或输入;增加补液量,促进磷的排出;口服能与磷结合的药物;急性严重高磷血症会危及生命,需大量输入葡萄糖盐水,同时加用胰岛素;在肾功能不全患者,应给予透析治疗。

(朱 蕾 沈勤军)

第十三章
酸碱平衡紊乱

酸碱平衡紊乱是临床常见的病理生理综合征,发生原因众多,类型复杂,可以是呼吸性或代谢性,可以是单一性或复合性,机体的代偿或调节特点也有明显差异,临床表现各异,治疗原则和方法应符合生理学特点。

第一节 呼吸性酸中毒

呼吸性酸中毒是指 $PaCO_2$ 原发性升高的一种病理生理状态,pH 降低或正常。它可发生于肺通气、换气功能障碍的任何环节,或数个环节同时发生障碍,但主要发生于通气功能障碍。一般根据发病急缓分急性呼吸性酸中毒和慢性呼吸性酸中毒。

一、病因和发生机制

1. 通气功能障碍 基本病因有通气动力减退和(或)通气阻力增加,前者有心跳呼吸骤停、呼吸中枢兴奋性降低(如脑血管意外、药物中毒、特发性中枢性低通气)、神经-肌肉疾病或电解质紊乱导致的呼吸肌无力;后者主要见于周围气道阻塞性疾病,如慢性阻塞性肺疾病(COPD)、支气管哮喘(哮喘),少部分见于中央气道阻塞,也见于上气道阻塞。无论任何原因皆导致通气动力不足以克服通气阻力,肺泡通气量($\dot{V}_A$)降低,$PaCO_2$升高,伴 PaO_2 下降。

2. 换气功能障碍 主要见于各种严重肺实质疾病,如重症肺炎、急性呼吸窘迫综合征(ARDS)、重症肺水肿、慢性肺间质纤维化;也见于胸廓或横膈疾病,如重症胸廓畸形、膈下疾病、胸部或上腹部手术后等。一般情况下,换气功能障碍仅导致低氧血症,$PaCO_2$不升高或降低;但在严重或终末期患者也会出现 $PaCO_2$ 升高,或者说 $PaCO_2$ 升高是严重或终末期肺实质疾病的标志。换气功能障碍导致的呼吸性酸中毒的机制:有效通气容积下降,通气血流比例($\dot{V}/\dot{Q}$)失调导致生理无效腔(VD)增加,$\dot{V}_A$下降;代谢增强,CO_2产生量增加,加重 $PaCO_2$升高。

3. 其他

(1)吸入气 CO_2 浓度增加:主要见于通风不良或其他周围环境 CO_2 浓度升高等情况。临床少见。

(2)机械通气应用不当:导致每分通气量(VE)下降,或名义上 VE 不下降,但实际输入气道的 VE 绝对值或相对值下降,导致 $\dot{V}_A$ 下降,不足以克服增加的通气阻力,而发生高碳酸血症。临床常见,但容易忽视。

(3)允许性高碳酸血症(PHC):在进行机械通气(MV)的重症 ARDS 和哮喘患者,为避免肺过度扩张,减轻或避免机械通气相关肺损伤,"有意"降低潮气量和 VE,必然伴随一定程度的 $PaCO_2$ 升高,称为 PHC。

二、急性呼吸性酸中毒

$PaCO_2$ 急性升高,机体来不及代偿,pH 下降的病理生理状态。

1. 临床表现 多有明显的临床表现,尤其是神经系统表现。$PaCO_2$ 轻度升高兴奋大脑皮质,以兴奋(躁动、话多)为主;重度升高则抑制网状内皮系统,表现为嗜睡、昏睡、昏迷等。部分患者睡眠颠倒。原发病表现多较突出。由于体细胞内代偿系统迅速充分发挥作用,故除非是严重酸中毒,患者的生命体征多稳定。

除外界环境条件所致外,急性呼吸性酸中毒必然伴 PaO_2 降低,低氧血症的程度及是否氧疗往往成为影响临床表现和疗效的主要因素。目前国内情况与既往有较大不同,患者就诊时多已氧疗,酸中毒的程度及治疗措施反而成为影响临床症状和疗效的主要因素。

2. 动脉血气变化及代偿特点

（1）动脉血气变化：$PaCO_2 > 45$ mmHg，pH < 7.35；$[HCO_3^-]$（AB）> SB，SB 正常；BE 正常；有低氧血症。

理论上，$PaCO_2$ 升高幅度不会超过 150 mmHg，因为海平面吸空气时肺泡气氧分压（P_AO_2）为 104 mmHg，混合静脉血 CO_2 分压（$P\bar{v}CO_2$）为 46 mmHg，两者之和最高为 104 mmHg + 46 mmHg = 150 mmHg。吸氧后肺泡内氮气被稀释，$PaCO_2$ 升高幅度增加，但很难超过 200 mmHg。若 $PaCO_2$ 进一步升高，需考虑测量误差。

（2）代偿特点：单纯急性呼吸性酸中毒（常有低氧血症及其相应表现），血液（包括红细胞和血浆）缓冲系统迅速发挥作用，但作用有限，动脉血 pH 明显降低；体细胞内缓冲系统迅速代偿，细胞内 pH 在 15 min 内恢复 60% 左右，3 h 达最高代偿水平。CO_2 迅速进入脑脊液，但由于脑脊液缓冲作用微弱和血液-脑脊液屏障的作用（显著限制两者之间的离子转移），脑脊液 pH 下降比血浆更明显，因此容易出现明显的精神-神经症状（图 13-1）；随着呼吸性酸中毒的纠正，神经-精神症状多迅速恢复。若有严重低氧血症，则容易出现多种并发症和器质性损害。

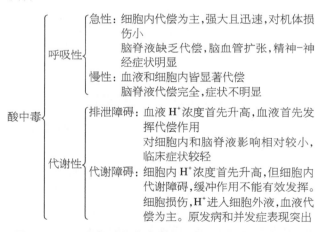

图 13-1　不同类型酸中毒的代偿特点及对机体的影响

$PaCO_2$ 升高，血液缓冲系统，主要是碳酸-碳酸氢盐缓冲系统和血红蛋白缓冲系统迅速发挥缓冲作用，但作用有限，血浆 HCO_3^- 仅升高 3~4 mmol/L，Cl^- 转移入红细胞，血 Cl^- 浓度相应降低，且 $\Delta[Cl^-] = \Delta[HCO_3^-]$，动脉血 pH 有所恢复。血液代偿公式：$\Delta[HCO_3^-]$（mmol/L）= 0.07 × $\Delta PaCO_2$（mmHg）±1.15，代偿极限为 $[HCO_3^-]$ 30 mmol/L。

3. 血电解质变化　酸中毒抑制细胞内外 K^+-Na^+ 交换，血钾浓度升高。酸血症还使血浆游离钙和游离镁浓度升高，磷酸盐向细胞外转移，导致血磷浓度升高。

4. 尿电解质和酸碱度的变化　肾脏在数分钟开始发挥代偿作用，表现为泌酸和重吸收 HCO_3^- 增加，相应排钾减少，排氯增加；随着时间延长，代偿作用加强。但因时间短暂，肾脏代偿功能发挥有限，除尿 pH 显著下降外，其他变化不明显。

5. 治疗

（1）治疗原则：保持呼吸道通畅，氧疗，处理原发病和诱发因素，适当应用呼吸兴奋剂；pH < 7.2 或循环功能不稳定时可小剂量使用碱性药物，但避免过多补充；重症患者需人工气道 MV 或经面罩无创正压通气（NPPV）治疗。

（2）改善通气：绝大部分 CO_2 潴留是通气不足引起，只有增加 $\dot{V}_A$ 才能有效排出 CO_2，现常采用呼吸兴奋剂和 MV 改善通气功能。MV 是主要治疗手段，呼吸兴奋剂的疗效不确切，长期存在争论，但使用简单、方便、经济，仍是临床上常规使用的药物。呼吸兴奋剂刺激中枢或外周化学感受器，通过增强呼吸中枢驱动增加呼吸频率和潮气量；与此同时，氧耗量和 CO_2 产生量亦相应增加，并与 VE 呈正相关。因此应掌握好适应证，如服用安眠药等呼吸抑制剂过量、中枢性低通气综合征等，呼吸中枢抑制导致 VE 降低，呼吸兴奋剂疗效较好。但在慢性阻塞性肺病急性加重期（AECOPD）患者中，通气阻力显著增大、中枢反应性低下或相对低下、呼吸肌疲劳皆存在，应用呼吸兴奋剂的利弊得失取决于上述因素的综合作用。在神经-肌肉疾病或重症肺炎、肺水肿、ARDS 等以神经传导障碍或换气障碍为特点的呼吸衰竭或单纯低氧血症患者，呼吸兴奋剂有弊无益，应列为禁忌。

（3）纠正贫血：因红细胞对缓冲呼吸性酸中毒有重要作用，因此明显贫血患者应适当输血。红细胞对其他类型的酸碱紊乱也有一定作用，故严重贫血者皆应适当输血（下同，不再赘述），详见第五章第三节。

三、慢性呼吸性酸中毒

$PaCO_2$ 逐渐升高，机体缓冲系统和代偿系统充分发挥作用，pH 下降幅度较轻或基本正常的病理生理状态。

1. 临床特点 多有明显的基础疾病,以 COPD 最多见,常存在低氧血症,因发病缓慢,机体各缓冲池的代偿、血液-脑脊液之间的离子转移和调节系统(主要是肾脏)皆充分发挥作用,故除原发病的表现外,呼吸性酸中毒本身导致的临床症状不明显或比较轻。由于是慢性,多数患者存在营养不良、电解质紊乱、免疫功能低下等情况,并成为影响预后的主要因素,因此呼吸衰竭本身、诱发因素、并发症的防治同样重要。

2. 动脉血气变化及代偿特点

(1) 动脉血气变化:$PaCO_2 > 45$ mmHg;pH 在正常范围或稍低于 7.35;$AB^- > SB >$ 正常,BE 为正值;存在低氧血症。若为严重高碳酸血症,将超过机体的代偿极限,必然出现 pH 明显下降,常见于 $PaCO_2 > 80$ mmHg 的患者。

(2) 代偿特点:细胞内、外皆充分代偿,血液与脑脊液之间的离子转移达到平衡,肾功能充分代偿,故除非 $PaCO_2$ 显著升高(>80 mmHg),一般情况下 pH 下降不明显或在正常范围。除原发病外,患者无明显呼吸性酸中毒的表现。

肾脏 HCO_3^- 重吸收增多,并排出相当的 Cl^-,故出现明显低氯血症,且 $\Delta[Cl^-] = \Delta[HCO_3^-]$。$HCO_3^-$ 达最大代偿的时间约为 72 h。血液代偿公式为 $\Delta[HCO_3^-](mmol/L) = 0.35 \times \Delta PaCO_2(mmHg) \pm 5.58$,代偿极限为 $[HCO_3^-]$ 45 mmol/L。

3. 血电解质变化 由于水肿、饮食差、利尿等原因,常出现低钠、低镁血症,血钾浓度可以升高、正常或降低,但机体钾缺乏。

4. 尿电解质和酸碱度变化 肾脏充分代偿,泌酸和重吸收 HCO_3^- 增加,相应排钾减少,排氯增加,故表现为尿 pH 下降,24 h 尿钾排出减少、尿氯排出增加。

5. 治疗

(1) 治疗原则:保持呼吸道通畅,持续低流量氧疗,治疗原发病和诱发因素,适当给予呼吸兴奋剂,不宜使用碱性药物纠正酸中毒,多数患者可首选 NPPV,严重者给予人工气道 MV。

(2) 呼吸兴奋剂的应用

1) 具体应用:最常用的呼吸兴奋剂为尼可刹米(可拉明),它能刺激呼吸中枢,增加 VE,并有一定苏醒作用。常规用量为 0.375~0.75 g,静脉缓慢推注,随即以 3~3.75 g 加入 500 ml 液体中,按 25~30 滴/分静滴,密切观察患者神志、睫毛反应以及呼吸频率、幅度和节律,随访动脉血气,若患者出现皮肤瘙痒、烦躁等副反应,须减慢滴速,若应用 4~12 h 未见效或出现肌肉抽搐等严重副反应等应停用。

2) 注意事项:重视减轻胸肺和气道的机械负荷,如分泌物的引流、支气管解痉剂的应用、消除肺间质水肿和其他影响胸肺顺应性的因素。否则通气驱动增加会加重气急和增加呼吸功。适当增加吸入气氧浓度(FiO_2),以弥补氧耗量的增加。

强调充分利用呼吸兴奋剂的神志回苏作用,患者一旦神志转清,应立即鼓励其咳嗽、排痰,保持呼吸道引流通畅。

3) 机械通气:见《机械通气》第 5 版(朱蕾编著)。

第二节 呼吸性碱中毒

原发性肺过度通气,导致 $PaCO_2$ 低于正常值范围的病理生理状态。根据发病的急缓,pH 可以升高或正常。

一、发 生 原 因

呼吸性碱中毒可分为急性或慢性,也习惯分为医源性和非医源性,前者多见于机械通气调节不当;后者多见于急性肺疾病或其他疾病的全身反应。

1. 肺实质疾病 在轻中度患者,主要表现为换气功能障碍和低氧血症,各种机械性或化学性刺激兴奋呼吸中枢,使 VE 增加,$PaCO_2$ 下降。

2. 气道阻塞性疾病 在大多数患者,疾病急性加重(如 AECOPD)或急性发作(如哮喘),常有代偿性 VE 增大,$PaCO_2$ 下降,伴低氧血症。

3. 高热或急性全身性疾病 如肺外感染、严重创伤等,使代谢率提高,VE 增大,$PaCO_2$ 下降,PaO_2 升高。

4. 神经中枢异常 如肝昏迷、中枢神经病变或外伤等刺激呼吸中枢,使 VE 增大,$PaCO_2$ 下降,常表现为呼吸深大或呼吸不规则,PaO_2 升高或不下降。

5. 手术后患者 由于疼痛、应激反应等容易出现过度通气。$PaCO_2$ 下降,依手术特点,PaO_2 可以升高、正常或降低。

6. 精神-神经因素　多发生于精神不稳定、紧张、焦虑、抑郁及神经质的患者。其特点是胸部检查、肺功能检查正常，PaO_2 升高。

7. 机械通气调节不当　见于通气参数设置过高，VE 增大，抑制自主呼吸；但更多见于人机配合不良导致的 VE 过大。临床常见，但容易忽视。

多种因素共同作用常见，但容易忽视或错误解读，尤其是 MV 患者。

二、急性呼吸性碱中毒

1. 临床特点　除原发病、呼吸深快或浅快等表现外，因发病急，机体来不及代偿，常有碱血症的临床表现。

（1）血浆离子浓度变化：碱血症导致血浆游离钙和游离镁下降，神经-肌肉兴奋性增强，出现手足麻木、肌肉震颤，甚至手足搐搦。若合并转移性低钾血症，也可无上述表现，但低钾血症纠正后出现。

（2）组织缺氧：碱血症导致氧离曲线左移，氧解离困难，出现组织缺氧，特别是脑组织缺氧表现明显；因 CO_2 转移迅速，细胞内碱中毒明显，容易出现代谢障碍；脑脊液碱中毒更明显，影响中枢神经的兴奋性；脑血管收缩，加重脑组织缺氧。上述因素共同作用可出现更严重后果，临床表现为躁动、谵妄、癫痫样发作、昏迷等；长时间不缓解将出现不可逆脑损害。心、肝、肾缺氧和代谢障碍，也可出现相应的临床表现。

2. 动脉血气变化和代偿特点

（1）动脉血气变化：$PaCO_2 < 35$ mmHg，pH > 7.45，AB<SB，SB 正常，BE 正常，PaO_2 可以降低（多见于气道-肺实质疾病）、正常或升高（主要见于肺外疾病）。

（2）代偿特点：血液和细胞内代偿，但代偿作用皆较弱，以细胞内代偿为主，pH 升高；脑脊液缓冲能力微弱，与血浆之间的离子转移缓慢，pH 升高更明显（图 13-2）。

$$碱中毒 \begin{cases} 呼吸性：细胞内代偿为主，但较弱，容易出现代谢障碍 \\ \qquad\quad 脑脊液缺乏代偿，精神-神经症状明显 \\ 代谢性：酸性物质丢失多或电解质紊乱，以细胞外代 \\ \qquad\quad 偿为主 \\ \qquad\quad 对脑脊液和细胞内影响小，症状相对较轻 \end{cases}$$

图 13-2　不同类型碱中毒的代偿特点及对机体的影响

$PaCO_2$ 下降，$[HCO_3^-]$ 降低，Cl^- 从红细胞内移入血浆，血 $[Cl^-]$ 相应升高，$\Delta[Cl^-] = \Delta[HCO_3^-]$。血液代偿公式：$\Delta[HCO_3^-]$（mmol/L）$= 0.2 \times \Delta PaCO_2$

（mmHg）±2.5，代偿极限为 $[HCO_3^-]$ 18 mmol/L。

3. 血电解质变化　因碱血症，离子钙下降；碱中毒使细胞内外 $K^+ - Na^+$ 交换增强，血钾浓度降低。

4. 尿电解质和酸碱度变化　肾脏代偿在数小时起作用，表现为泌酸减少和排出 HCO_3^- 增加，相应排钾增加，排氯减少，随着时间延长，代偿作用加强。但因时间有限，除尿 pH 显著升高外，其余离子浓度的变化不明显。

5. 治疗原则　主要是治疗原发病，随着原发病的纠正，呼吸逐渐平稳，VE 下降，呼吸性碱中毒自然改善；若有明显碱血症，应积极采取措施，降低 VE 和给予对症治疗。

（1）治疗原发病和降低 VE：如医源性者应立即降低通气量，适当应用镇静剂或麻醉剂；有精神因素者适当给予镇静剂；对肺水肿患者，应在适当镇静的基础上，给予强心、利尿、扩血管或 MV 等治疗；高温者给予降温处理；在原发性肺部疾病患者，除给予药物治疗和吸氧外，重症患者多需给予 MV 治疗，并适当给予镇静剂或麻醉剂。

（2）对症治疗：有明显碱血症症状者，适当给予葡萄糖酸钙静脉注射；适当使用镁离子，必要时给予镇静剂。

三、慢性呼吸性碱中毒

1. 临床特点　机体各缓冲池（血液、细胞内液、脑脊液）的代偿系统和调节系统（主要是肾脏）充分发挥作用，无明显碱血症的表现，以原发病表现为主（图 13-2）。

2. 动脉血气变化和代偿特点

（1）动脉血气变化：$PaCO_2 < 35$ mmHg，pH 在正常值的高限或稍 > 7.45，AB<SB，SB 下降，BE 为负值，PaO_2 可以降低（多见于气道-肺实质疾病）、正常或升高（多见于肺外疾病）。

（2）代偿特点：血液和细胞内液充分代偿，脑脊液与血浆之间的离子转移达平衡状态，主要是肾功能充分代偿，血 $[HCO_3^-]$ 明显降低，血 $[Cl^-]$ 相应升高，$\Delta[Cl^-] = \Delta[HCO_3^-]$。血液代偿公式：$\Delta[HCO_3^-]$（mmol/L）$= 0.5 \times \Delta PaCO_2$（mmHg）±2.5，约 72 h 达最大代偿水平，代偿极限为 $[HCO_3^-]$ 12~15 mmol/L。

3. 血浆电解质变化　碱中毒使细胞内外 $K^+ - Na^+$ 交换增强，肾脏排钾增加，血钾浓度降低；碱血症不明显，血钙离子、镁离子略下降或基本正常，血磷略下降或基本正常。

4. 尿电解质浓度和酸碱度变化 肾脏代偿充分,泌酸和重吸收 HCO_3^- 明显减少,相应排钾增加,排氯减少,因此表现为尿 pH 显著上升,24 h 尿钾排出增加、尿氯排出减少。

5. 治疗 因碱血症多不明显,以处理原发病及相应的电解质紊乱为主。

第三节 代谢性酸中毒

代谢性酸中毒是指原发性固定酸增多(酸性物质产生过多或排出减少)或碱离子(主要是 HCO_3^-)的原发性减少的病理生理状态。

一、发生原因及病理生理特点

1. 酸性物质产生过多

(1)常见原因:主要见于缺氧或其他类型代谢障碍疾病。缺氧性损害主要见于各种肺源性(低氧血症)、循环性(休克、心功能不全)、血液性(贫血、异常血红蛋白、CO 中毒、高铁血红蛋白血症等)和组织性(碱中毒、其他中毒)缺氧,导致有氧氧化障碍,乳酸产生增多。其他类型的代谢障碍疾病,如糖尿病酮症酸中毒、饥饿性酮症酸中毒,导致脂肪代谢障碍,β 羟丁酸、乙酰乙酸产生增多。乳酸性酸中毒也见于双胍类药物治疗糖尿病,以及肝功能障碍等情况。

(2)基本代偿特点:血液中非常规测定的少见阴离子浓度升高,即阴离子隙(AG)升高,故习惯上称为高 AG 性酸中毒。酸性物质增多,血液缓冲系统,主要是碳酸-碳酸氢盐缓冲系统和血红蛋白缓冲系统发挥作用,HCO_3^- 继发性减少。由于细胞代谢障碍,细胞内缓冲作用较弱。容易出现明显的临床表现。

2. 酸性物质排出过少

(1)常见原因:主要见于急慢性肾小管功能障碍或肾功能不全。

(2)基本代偿特点:由于酸性代谢产物经肾脏排出减少,故也为高 AG 性酸中毒。酸性物质在血液增多,血液缓冲系统首先发挥作用,HCO_3^- 继发性减少;其后 H^+ 向体细胞内转移,细胞内缓冲系统逐渐发挥强大的缓冲作用。由于血液和体细胞的代谢功能基本正常,约有 42% 的 H^+ 被细胞外液缓冲,58% 被细胞内液缓冲。若为慢性患者,骨骼也逐渐发挥缓冲作用。

3. 碱性物质丢失增多

(1)常见原因:主要是 HCO_3^- 的原发性丢失,包括消化道丢失和肾脏丢失。除胃液外的消化液多呈碱性,因此大量丢失多表现为代谢性酸中毒,肾脏丢失增多主要见于各种类型的肾小管酸中毒或肾功能不全。

(2)基本代偿特点:血液缓冲系统首先发挥缓冲作用,H^+ 和 HCO_3^- 结合形成碳酸(弱酸);H^+ 也可被血红蛋白缓冲系统等缓冲。随后,细胞外 H^+ 向体细胞内转移,细胞内缓冲系统发挥作用。[HCO_3^-] 降低,Cl^- 从红细胞内移出进入血浆,血[Cl^-]升高,故为高氯性酸中毒。

二、临床表现

因发生代谢性酸中毒的患者,多有明确的原发病或诱发因素,以原发病为主要表现,缺乏特异性征象;酸中毒容易加重代谢障碍和器官功能损害。代谢性酸中毒比较特征性的表现为呼吸加深、加快,称为酸中毒深大呼吸。

三、动脉血气、电解质变化和代偿特点

1. 动脉血气变化 AB、SB 下降,AB<SB,BE 为负值。$PaCO_2 < 35$ mmHg(急性)或正常低限(慢性),pH<7.35(急性)或在正常下限(慢性)。

2. 代偿特点 随上述不同类型而变化(见图 13-1)。简单总结为:多数疾病的血液缓冲系统首先代偿,其后细胞内缓冲系统逐渐发挥更强大的代偿作用;代谢障碍性疾病的细胞内外代偿皆较弱,以血液代偿为主。酸血症刺激外周化学感受器,使呼吸增强、增快,排出更多 CO_2,$PaCO_2$ 下降。H^+ 通过血-脑积液屏障逐渐进入脑脊液,呼吸代偿进一步增强,可出现典型酸中毒大呼吸。无论是原发性肾脏原因还是代谢障碍,肾脏代偿作用有限或不能发挥作用。[H^+]升高,刺激外周和中枢化学感受器,VE 增大,呼吸代偿发挥主要调节作用,预计代偿公式为 $\Delta PaCO_2$(mmHg)$= 1.5 \times$[HCO_3^-](mmol/L)$\pm$ 2,12~24 h 达最大代偿水平,$PaCO_2$ 代偿极限为 10 mmHg。$PaCO_2$ 下降必然伴 PaO_2 升高。

3. 血电解质变化 酸中毒使细胞内外 $K^+ - Na^+$ 交换减弱，血钾浓度升高；酸中毒导致转移性血磷浓度升高；离子镁、离子钙浓度升高；血氯可以正常或升高，随酸中毒类型变化，见上述。

4. 尿液电解质和酸碱度变化 随原发病有较大变化。

四、治 疗

治疗原则包括纠正酸中毒、治疗原发病和并发症。

1. 纠正酸中毒 根据公式计算补碱量。补碱量 = $0.6 \times BE \times$ 体重（kg）。一般先补充计算量的 $2/3 \sim 1/2$，主要是补充 4% 碳酸氢钠溶液，然后根据动脉血气复查结果决定第二次及其后的补充量。严重酸中毒常合并严重电解质紊乱或其他问题，需血液透析治疗。在不同疾病中，对酸中毒的处理有较大差异。

（1）纠正酸中毒：代谢性酸中毒容易导致代谢障碍和器官功能损害，并使原发病的治疗更加困难，因此多数情况下应积极处理酸中毒，特别是有低血压、休克、高乳酸血症的患者，尽量使动脉血 pH 恢复正常或接近正常水平。

（2）根据原发病特点治疗酸中毒：部分以处理原发病和诱发因素为主，如糖尿病酮症酸中毒以胰岛素和补液治疗为主；血容量不足者以补液为主，并注意胶体、晶体、水的平衡。慎用或控制使用碱性药物，在严重酸中毒（一般指 pH<7.25）或有低血压、休克表现者补充碱性药物；否则不宜补碱。因为随着原发病迅速好转，代谢功能恢复正常，增多的酸性物质迅速进入三羧酸循环代谢，补充的碱性药物不能迅速排出，必然发生代谢性碱中毒。

2. 治疗原发病 任何酸中毒皆应积极寻找和处理原发病及诱发因素。

3. 治疗并发症 代谢障碍导致者常有明显并发症，并成为影响病情和预后的主要因素，需积极治疗。

五、电解质紊乱导致的代谢性酸中毒

主要见于原发性高钾血症和高氯血症，导致 HCO_3^- 向细胞内转移增多，出现转移性酸中毒，但总体较轻。因此，治疗核心是纠正电解质紊乱，必要时适当补碱。

第四节 代谢性碱中毒

代谢性碱中毒是指血碳酸氢根离子浓度原发性升高的病理生理状态。动脉血 pH 升高或正常，常伴随 $PaCO_2$ 的代偿性升高。

单纯 [HCO_3^-] 和 $PaCO_2$ 升高不能诊断代谢性碱中毒，因为慢性呼吸性酸中毒也可出现类似的变化，但后者会出现 pH 下降或在正常值低限，因此掌握 pH 变化特点和病史是诊断和评估代谢性碱中毒的基础。

一、病因及发病机制

代谢性碱中毒分急性或慢性，也常见分为医源性或非医源性，主要原因有 H^+ 丢失过多或 HCO_3^- 增加过多，电解质紊乱导致的碱中毒更常见。

1. H^+ 自胃液中丢失过多

（1）正常胃液的酸碱代谢：正常胃黏膜壁细胞每产生 1 mmol H^+ 同时产生 1 mmol HCO_3^-，H^+ 进入胃腔与 Cl^- 形成 HCl；HCO_3^- 回流至血液主要形成 $NaHCO_3$。当胃腔 H^+ 进入十二指肠后，刺激碱性的胰液分泌，同样分泌 1 mmol HCO_3^- 也导致 1 mmol H^+ 回流至血液，从而保持血液的酸碱平衡。胃液 K^+ 含量也较高，K^+ 与 Cl^- 结合形成 KCl。

（2）碱中毒的发生机制及特点：呕吐、胃肠减压等导致 H^+ 大量丢失，细胞外液 HCO_3^- 浓度升高，导致碱中毒。Cl^- 丢失，血浆 Cl^- 浓度降低，HCO_3^- 从红细胞转移至血浆，加重碱中毒。K^+ 丢失增多，血 K^+ 浓度降低，细胞内外 $K^+ - Na^+$ 交换减弱，$H^+ - Na^+$ 交换增强，H^+ 进入细胞内，导致血浆 HCO_3^- 浓度进一步升高。若低钾、低氯持续，将导致肾小管调节功能减退或失控，维持或加重碱中毒，见本章第六节。

2. H^+ 自肾脏丢失过多

（1）醛固酮增多症：使远曲小管和集合管泌 H^+、泌 K^+ 和重吸收 Na^+ 增多，导致血浆 HCO_3^- 浓度升高。其他盐皮质激素、糖皮质激素增多或长期应用甘草类药物也产生类似效应。

（2）应用利尿剂：除保钾利尿剂外，其他利尿剂皆可导致肾小管排钾增多，伴转移性血浆 HCO_3^- 浓度升高；利尿剂使血容量或肾血流量减少，诱发醛固酮分泌增加，导致泌 H^+、泌 K^+ 增多，使血浆 HCO_3^- 浓度进一步升高。

（3）高钙血症：使肾小管泌 H^+、重吸收 HCO_3^- 增多。

3. HCO_3^- 补充过多　主要见于两种情况：HCO_3^- 或其他碱性物质摄入或输入过多，使 pH 升高，现阶段的临床治疗中比较少见。酸中毒患者，特别是非缺氧代谢障碍所致者，补充 HCO_3^- 或其他碱性药物不当；随着原发病纠正，血液显著增加的有机阴离子被代谢而产生 HCO_3^-，发生碱中毒，如糖尿病乳酸酸中毒或酮症酸中毒患者，其中血浆乳酸代谢可表示为：

$$CH_3CHOHOO^- + O_2 \longrightarrow 2CO_2 + 2H_2O + HCO_3^-$$

因此，该类酸中毒的纠正强调"适度"，即在严重酸血症（一般指 pH<7.25）或有循环功能障碍的患者补充碱性药物；即使补充也无须将 pH 纠正至正常；一旦原发病明显改善或循环功能稳定后，及早停止碱性药物的补充。

4. 血容量不足　除非严重血容量不足，多数情况下导致吸收性碱中毒，是代谢性碱中毒的最常见类型（见本章第六节）。

5. 电解质紊乱　主要是低钾血症和低氯血症，不仅通过细胞内外离子转移诱发代谢性碱中毒，且是维持或加重代谢性碱中毒（肾小管调节功能显著削弱或丧失）的主要原因（见本章第六节）。

6. 慢性呼吸衰竭机械通气治疗不当　是特殊类型的代谢性碱中毒，见本章第七节。

二、病理生理和临床特点

除原发病的表现外，代谢性碱中毒的临床表现主要取决于碱中毒发生的急缓、严重程度及合并电解质紊乱等情况。在急性患者中，机体来不及代偿，多有明显的碱血症和临床表现；发病缓慢者碱血症不明显或无碱血症，临床症状多不明显。

1. 血浆电解质离子紊乱的表现　若机体未代偿或未充分代偿，将表现为碱血症，细胞外液游离钙、游离镁浓度下降，神经-肌肉的兴奋性升高，可出现手足麻木、肌肉震颤，甚至手足搐搦；可同时并发转移性低钾血症，也可无低钙血症的表现，但低钾血症纠正后容易出现临床症状。

2. 神经系统代谢变异常的表现　碱血症患者，神经细胞 γ-氨基丁酸转氨酶活性增强、谷氨酸脱羧酶活性降低，γ-氨基丁酸分解快而合成少，其对中枢神经系统的抑制减轻，容易出现中枢神经兴奋的表现。

3. 组织缺氧的表现　碱血症可使脑血管收缩、血流量减少，组织供氧减少；氧离曲线左移，氧解离困难，容易出现组织缺氧，特别是脑组织缺氧。

组织缺氧、电解质紊乱和神经代谢异常共同作用，将导致患者出现癫痫样发作、谵妄、昏迷，严重者出现不可逆性脑损害。心、肝、肾组织缺氧，也会出现相应组织损害或代谢障碍的表现。合并低钾血症或电解质紊乱者容易发生心律失常。

与呼吸性碱中毒相比，HCO_3^- 进入细胞内和脑脊液的速度较慢，中枢神经症状相对较轻或出现较慢。

三、动脉血气、电解质变化和代偿特点

1. 动脉血气变化　AB、SB 升高，AB>SB，BE 正值。pH>7.45（急性）或在正常范围上限（慢性），$PaCO_2$ 基本正常（急性）或升高（慢性）。

2. 代偿特点　血液缓冲系统首先缓冲，细胞内缓冲系统也随之发挥作用，但总体而言，缓冲能力较弱。pH 升高抑制周围化学感受器，呼吸减弱、减慢，VE 下降，$PaCO_2$ 升高；HCO_3^- 逐渐进入脑脊液，抑制中枢化学感受器，呼吸显著减慢、变浅，VE 进一步下降（见图 13-2）。肾功能正常者也逐渐排出更多碱，但多数情况下肾小管调节功能障碍是诱发或加重代谢性碱中毒的主要因素，因此肾功能多不能有效代偿或丧失代偿能力，呼吸代偿是主要调节因素，预计代偿公式为：$\Delta PaCO_2$（mmHg）= 0.9 × $\Delta[HCO_3^-]$（mmol/L）±5。12～24 h 达最大代偿水平，代偿极限为 $PaCO_2$ 55 mmHg。$PaCO_2$ 升高必然伴 PaO_2 下降。

3. 血电解质变化　碱血症导致离子钙和离子镁浓度下降；血磷向细胞内转移，血磷浓度下降；碱中毒使细胞内外 $K^+ - Na^+$ 交换增强，并促进 K^+ 在肾脏的排泄，加重低钾血症；HCO_3^- 浓度升高，Cl^- 转移至红细胞内，并通过肾小管排出增多，血 Cl^- 浓度降低，$\Delta[Cl^-] = \Delta[HCO_3^-]$。由于电解质紊乱是诱发或加重代谢性碱中毒的常见因素，因此无论是否有肾功能代偿，合并低钾血症、低氯血症的机会皆比较多。

4. 尿电解质和酸碱度变化　随原发病变化有

较大差异。若肾功能代偿良好，表现为碱性尿；常有肾功能调节失常，表现为酸性尿，也成为"反常酸性尿"。

四、治　疗

1. 治疗原发病和诱发因素　是根本治疗措施。

2. 纠正电解质紊乱　低钾血症或低氯血症常作为主要或部分因素诱发、维持或加重代谢性碱中毒（见本章第六节）；碱中毒也容易发生低钾血症和低氯血症，因此应积极纠正电解质紊乱，补充 K^+ 和 Cl^-，而不是补充酸性物质。以低钾血症为主或低钾血症与低氯血症并存者，以补充氯化钾为主；以低氯血症为主者则以补充氯化钠为主，适当补充氯化钾。

3. 改善血容量或肾血流量　改善血容量或肾血流量进而改善高肾素分泌状态及相应的肾素-血管紧张素-醛固酮系统紊乱，恢复肾小管的正常调节功能，是主要治疗措施之一，见本章第六节。

4. 适当补充酸性药物　在严重碱血症患者，可给予盐酸精氨酸或稀盐酸静脉点滴，两种物质皆通过补充 H^+ 和 Cl^- 改善碱血症，前者对改善细胞内碱中毒效果更佳，因为有机阳离子精氨酸容易进入细胞内。但伴随 K^+ 从细胞内移出，可能会发生高钾血症。在低钾血症导致的碱中毒，细胞内处于酸性状态，盐酸精氨酸将加重细胞内酸中毒，反而容易诱发或加重代谢障碍，因此尽力避免补充酸性药物。实际临床治疗时，需要上述两种物质的机会非常少，只要合理纠正电解质紊乱和有效血容量不足，绝大多数代谢性碱中毒会较快改善；反之持续存在者多为评估和治疗不当所致。详见本章第六节。

5. 对症治疗　碱血症导致的神经-肌肉兴奋症状者可给予葡萄糖酸钙溶液静脉注射，硫酸镁溶液静脉点滴，并适当给予镇静剂。

6. 抑制自主呼吸　若无明显禁忌证（如分泌物潴留），在密切监测条件下可适当应用镇静或麻醉剂抑制自主呼吸，使 $PaCO_2$ 升高（相当于呼吸代偿），缓解碱血症。

7. 血液净化　主要用于重度碱血症，且有明显临床症状者。

第五节　复合型酸碱平衡紊乱

临床上单一酸碱平衡紊乱多见，复合型紊乱亦多见，但在解读和处理上皆有较多问题。如前所述，基本酸碱平衡紊乱有呼吸性和代谢性，本节以此作为阐述的基础。

一、呼吸性酸碱紊乱

只能是单一紊乱：呼吸性酸中毒（呼酸）或者呼吸性碱中毒（呼碱），因为不可能同时存在呼吸不足和呼气过度。有学者提出慢性呼酸肾功能代偿的患者，采用机械通气（MV）或其他措施治疗后，呼酸迅速好转，肾脏又来不及时排出过多 HCO_3^-，将发生相对"通气过度"，应诊断为呼酸合并呼碱，这是原则错误。确切诊断应为呼酸合并代碱，后者是一种特殊类型的代碱，其特点是随着 $PaCO_2$ 下降，细胞、脑脊液 CO_2 迅速弥散入组织间液和血浆，但酸碱离子转移缓慢，故细胞内和脑脊液碱中毒较重，尤其是后者，容易导致脑细胞功能障碍和损伤，出现精神-神经症状。处理方法是迅速降低通气量，详见本章第七节。

二、代谢性酸碱紊乱

有代谢性酸中毒（代酸）和代谢性碱中毒（代碱）两种基本类型，其中又有多种情况，详见本章第三节、第四节，本节总结如下。

1. 高氯性酸中毒　诊断的核心在于代酸是 HCO_3^- 浓度原发性或继发性降低所致。HCO_3^- 浓度原发性降低导致 Cl^- 浓度继发性升高，称为高氯性酸中毒。常见于肾脏或其他部位的原发性 HCO_3^- 丢失增多，如肾小管酸中毒、消化液大量丢失等。

2. 高 AG（阴离子隙）性酸中毒　实质是酸性阴离子原发性增多，伴 HCO_3^- 浓度的继发性降低，是临床最常见的代酸类型。根据电中性原理：

$$[Na^+]+[K^+]+UC（未测定阳离子）$$
$$=[Cl^-]+[HCO_3^-]+UA（未测定阴离子）$$

$$AG=UA-UC$$
$$=([Na^+]+[K^+])-([Cl^-]+[HCO_3^-])$$

由于 K^+ 浓度远比其他三种离子浓度低得多,故上式可简化为:

$$AG = UA - UC = [Na^+] - ([Cl^-] + [HCO_3^-])$$

正常 AG 为 6～12 mmol/L。一般认为 AG > 16 mmol/L 为高 AG 性酸中毒。理论上 AG 增高可见于上述等式右侧各种离子浓度的异常变化。

(1) 未测定阴离子浓度增高:是高 AG 性酸中毒的最常见原因,且 AG 升高幅度多较大。常见疾病有缺氧性和非缺氧性代谢障碍,如休克、心功能不全、糖尿病酮症酸中毒、乳酸性酸中毒、肾功能不全、肾小管酸中毒、CO 中毒、严重贫血或血红蛋白病等。

(2) 未测定阳离子的降低:极少见。因为常规不测定阳离子的浓度极低,异常情况下变化量也极其有限,故一般不会引起 AG 的明显变化。

(3) Na^+、K^+ 浓度升高或 Cl^-、HCO_3^- 浓度下降:较少见。因为 Na^+、K^+ 浓度升高常伴随 Cl^-、HCO_3^- 浓度的同步升高,反之 Cl^-、HCO_3^- 浓度的降低多伴随 Na^+、K^+ 浓度的同步降低,但总和不变,故 AG 也不变。

3. 低钾性碱中毒　与 H^+-Na^+、K^+-Na^+ 之间的竞争性交换有关。细胞内外 K^+、Na^+ 分布不同主要与钠泵有关。一般钠泵作用可使 3 个 Na^+ 进入细胞外伴随 2 个 K^+ 和 1 个 H^+ 进入细胞内,以保持细胞内外离子梯度存在、酸碱平衡和细胞内外两个区域电中性。血 K^+ 浓度降低将出现 H^+-Na^+ 交换增强、总交换量下降,结果导致细胞外碱中毒,细胞内酸中毒,细胞内 Na^+ 浓度升高。这一过程也发生在肾脏,导致 H^+、Na^+ 排出增多,即表现为高钠尿和酸性尿。总体结果是代谢性碱中毒和轻度低钠。更主要的是低钾通过其他环节影响碱中毒的维持或加重,见本章第六节。

4. 高钾性酸中毒　由于钠泵作用和 H^+-Na^+、K^+-Na^+ 之间的竞争性交换,高钾血症可导致酸中毒和血钠升高,但总体变化幅度较小,其临床后果主要取决于高钾血症本身。

5. 低氯性碱中毒　即 Cl^- 浓度原发性降低所致的碱中毒类型,伴 HCO_3^- 浓度代偿性升高,且两者的变化幅度相同。正常红细胞内外存在 HCO_3^- 和 Cl^- 的等量交换,低氯血症导致红细胞内 HCO_3^- 转移至红细胞外增多,发生红细胞外碱中毒(代谢性碱中毒)和红细胞内酸中毒。这一过程发生在肾小管时,则导致 HCO_3^- 排出增多,Cl^- 重吸收增加,伴碱性

尿。与钾相似,低氯主要通过其他环节在代谢性碱中毒的维持或加重过程中发挥核心作用,见本章第六节。

6. 原发性离子转移导致的酸碱紊乱　电解质紊乱导致酸碱紊乱的一种类型是某种电解质离子真性减少,导致离子转移(如低钾性碱中毒、低氯性碱中毒等);另一种类型是电解质离子原发性转移,体内总量不变,称为假性减少。与真性减少的病理生理变化有巨大差异,如低钾性周期性麻痹是 K^+-Na^+ 交换原发性增强所致,表现为低血钾、高血钠(或血钠浓度升高)和代谢性酸中毒;细胞内 K^+ 浓度升高,H^+ 浓度降低,Na^+ 浓度降低,但各种离子的机体总含量不变。

7. 复合型代谢性酸碱紊乱　机体可同时存在多种类型的固定酸和固定碱,而每一种类型又常包括多种成分,因此代谢性酸中毒、碱中毒经常以多种形式同时存在,比如低氯性碱中毒合并高 AG 性酸中毒或合并低钾性碱中毒,称为复合性代谢性酸碱紊乱。AG 的具体物质可差异较大,故高 AG 性酸中毒可进一步划分为酮症(主要有 β 羟丁酸、乙酰乙酸两种酸性物质)酸中毒、乳酸性酸中毒等。因此,上述不同酸碱紊乱类型仅仅是对某一种或几种酸碱物质的概念化,深度上未能阐明其根本原因和发生机制,如高 AG 性酸中毒可以是代谢障碍引起,也可以是肾功能减退引起;广度上也未阐明酸碱紊乱与原发病或电解质紊乱的本质联系,故理论价值有限。不仅如此,实际临床应用价值也非常有限,比如临床处理糖尿病酮症酸中毒合并低钾性碱中毒,不可能即补充碱性物质,又补充酸性物质,而是补充胰岛素和钾盐。若代谢性酸中毒和碱中毒同时存在且 pH 正常,更不可能既补充酸又补充碱,只要治疗原发因素(主要是电解质紊乱)即可。临床上常用碱性药物治疗代谢性酸中毒,若单纯套用酸碱紊乱概念,也可诊断为代谢性酸中毒合并代谢性碱中毒,但实际上毫无意义,故不宜过度追求复合性代谢性酸碱紊乱的概念。

三、呼吸性合并代谢性酸碱紊乱

分两种基本情况:① 通气功能和代谢功能同时或先后发生异常;② 某种异常发生后逐渐代偿,经治疗后原发性异常迅速改善,而代偿性增多或减少的酸碱物质不能迅速改善,从而导致呼吸性和代谢性酸碱紊乱并存。以呼吸性酸中毒合并代谢性碱中毒、呼吸性碱中毒合并代谢性

中毒、呼吸性酸中毒合并代谢性酸中毒最多见，需结合病史综合考虑。无论何种类型的复合型紊乱，其处理原则皆为在维持合适 pH 的基础上，处理原发因素和并发症。

第六节　吸收性碱中毒

吸收性碱中毒是代谢性碱中毒的常见类型，但临床医师对其认识、评估、处理常有较大误区或原则错误，故单列一节阐述。与代谢性酸中毒相比，代谢性碱中毒较少受到重视，却是住院患者最常见的酸碱平衡紊乱，约占总数的 50%。重症代谢性碱中毒严重影响机体代谢。据报道 pH>7.55 时的致死率41%，pH>7.65 时的致死率高达 80%。

根据发生原因，代谢性碱中毒大体可分为三类：碱性物质产生或补充过多、电解质紊乱导致的酸碱离子转移、肾脏重吸收碱性物质过多，可分别称为"原发性碱中毒""转移性碱中毒""吸收性碱中毒"，三者并存并不少见。理论上或实际上比较重视前两类，但严重忽视或错误解读后一类，故尽管临床医师"积极治疗"，但效果不佳。即使是前两类，若处理不及时，也将发生肾脏重吸收碱性物质增强，加重治疗难度。本节单独介绍吸收性碱中毒。

一、病因和发生机制

（一）发病病因和发生机制

主要发病因素包括有效血容量不足、应激反应、缺钾、低氯血症和高碳酸血症等。

1. 有效循环血容量或肾血流量不足

（1）常见原因：① 细胞外液容量减少，如呕吐、胃肠减压、利尿、大量出汗等；② 血容量不足，如出血、低蛋白血症、手术、创伤等；③ 肾血流量不足，如心功能不全、严重腹胀、应激反应等。细胞外液容量减少多伴随血容量不足（轻度高渗性脱水除外）；血容量不足可以是细胞外液减少的结果，也见于水肿、低蛋白血症等细胞外液增加的患者。细胞外液容量不足或血容量不足皆可导致肾血流灌注不足；当然细胞外液容量、血容量正常也可出现肾血流灌注不足，比如应激反应将出现肾血流量减少，血流重新分布，最终影响 HCO_3^- 在肾小球的滤过和肾小管的重吸收。

（2）发生机制

1）共性：各种原因导致肾血流量减少，肾小球滤过率（GFR）下降，肾素-血管紧张素-醛固酮系统（RAAS）兴奋，肾小球滤过 Na^+ 减少，肾小管重吸收 Na^+ 的能力显著加强，以保持血容量。根据电中性原理，机体重吸收 Na^+ 必须吸收等量阴离子或排出等量阳离子。阴离子主要是 HCO_3^-、Cl^-，其他阳离子主要是 H^+、K^+。Cl^- 分布与 Na^+ 基本一致，细胞外液减少几乎皆有 Na^+、Cl^- 丢失；Cl^- 减少将导致 HCO_3^- 随 Na^+ 的重吸收增多，该过程主要发生在近端肾小管。GFR 明显下降将导致 HCO_3^- 滤过量减少，若 Na^+ 重吸收增加，势必伴随其他阳离子交换排出，主要是 H^+、K^+ 排出，若患者缺钾，则 H^+ 排出增多，相应 HCO_3^- 重吸收增多，尿液呈酸性，称为反常性酸性尿。

2）心功能不全：肾血流量减少，必然出现 GFR 下降、RAAS 过度激活，通过上述机制导致肾小管重吸收 Na^+ 增加，伴 HCO_3^- 重吸收增多，排 K^+、排 H^+ 增多。该类患者还通过下述机制发挥作用：① 长期使用利尿剂，随着 Na^+、K^+ 排出，Cl^- 丢失增多，特别是襻利尿剂（如呋塞米）通过增加 Cl^- 排出而利尿，故 Cl^- 排出比例常比 Na^+ 更高，排出 HCO_3^- 的比例自然降低。② K^+ 丢失增多，Cl^- 随 K^+ 排出（保持电中性）相应增多，刺激肾近曲小管的酸化作用，使 HCO_3^- 重吸收增多。③ 低钾血症导致 H^+ 向细胞内转移增多。

2. 应激反应

（1）常见原因：主要见于手术、创伤、重症感染等。一般在疾病发生初期，机体处于短期受抑制状态，酸中毒比碱中毒常见；一旦渡过该阶段，即出现明显应激反应和应激后碱中毒。

（2）发生机制：应激早期，若未发生显著组织低灌注，则血液 pH 倾向于升高，可能有以下几种原因：① 应激刺激直接造成体液的额外丢失，通过呼吸道和皮肤的非显性失水增多，加之进食不多，容易发生细胞外液不足，导致肾小管重吸收 Na^+、HCO_3^- 增加，排 K^+、H^+ 增多；② 应激反应使 RAAS 活性过度增强，在醛固酮作用下，肾小管重吸收 Na^+、HCO_3^- 增多，K^+、H^+ 与 Na^+ 交换而从尿液排出；③ 输血带入的柠檬酸钠经机体代谢转变为 $NaHCO_3$；④ 胃肠减压使 H^+ 随胃液排出，Cl^- 排出随之增加，血 HCO_3^- 浓度相应升高；⑤ 临床医师对应激反应的作用普遍缺乏认识，导致处理不当，更容易发生代谢性碱中毒。应激后电解质、酸碱平衡紊乱大多是病因、机体自身调节和不合理治疗的综合结果。

3. 低氯血症　Cl^- 可以通过胃以胃酸丢失，也可以是应用袢利尿剂或噻嗪类利尿剂的结果。Cl^- 对吸收性碱中毒的形成和维持有决定性作用。

（1）直接促进 HCO_3^- 重吸收：正常机体在血浆 HCO_3^- 浓度升高时会排出多余的 HCO_3^-，产生碱性尿；Cl^- 缺失时，该反应显著减弱或丧失，即肾小管重吸收 HCO_3^- 的能力仍持续增强，从而导致吸收性碱中毒持续存在。因为除 HCO_3^- 外，Cl^- 几乎是唯一直接与 Na^+ 一起重吸收的阴离子。血浆 HCO_3^- 浓度升高时，Cl^- 浓度必然降低；Cl^- 丢失必然增强 HCO_3^- 的重吸收，即使无有效血容量减少。

（2）刺激 RAAS、促进 HCO_3^- 的重吸收：在髓袢升支粗段末端和远端小管近段有致密斑存在，其顶端膜上有 $Na^+/K^+/2Cl^-$ 同向转运体，Cl^- 对调节离子转运有重要作用。当转运体的 Cl^- 减少时，致密斑促进球旁细胞分泌肾素，最终使醛固酮分泌增加，通过泌 H^+、泌 K^+、保 Na^+ 作用促进肾小管重吸收 HCO_3^-。

（3）抑制 Cl^-/HCO_3^- 的交换作用：碱血症时，肾脏通过集合管 B 型闰细胞上的 Cl^-/HCO_3^- 交换体分泌过多 HCO_3^-；H^+ 经由细胞膜上的 H^+-ATP 酶返回血液，以改善碱血症。当 Cl^- 减少时，提供交换的 Cl^- 不足，肾脏将不能有效发挥分泌出过多 HCO_3^- 的作用。

4. 缺钾　缺钾对吸收性碱中毒的形成和维持有重要作用。缺钾可增加肾小管重吸收全部或绝大部分滤过的 HCO_3^-，即使醛固酮不发挥作用；该作用在老鼠和人类皆已确定。

（1）氢离子转移至细胞内：低钾血症使 H^+-Na^+ 交换增强，导致 H^+ 向细胞（包括肾小管细胞）内转移和细胞内酸中毒，从而增加远曲小管和集合管对 HCO_3^- 的重吸收。

（2）刺激集合管顶端 H^+，K^+-ATP 酶：酶活性增强导致 K^+ 重吸收增加、H^+ 分泌增多，H^+ 分泌增加必然伴随 HCO_3^- 重吸收增加，发生和维持碱血症。实验证实慢性低钾血症同时上调肾髓质 H^+，K^+-ATP 酶的 mRNA 和蛋白质的表达，并伴外髓集合管

细胞（OMCD）和内髓集合管细胞（IMCD）泌 H^+ 增多。

（3）刺激肾脏氨的产生：NH_4^+ 于远曲小管和集合管通过谷氨酸盐代谢产生，伴 α-酮戊二酸产生，后者可以代谢为 HCO_3^-，进入血循环。

（4）减少远端肾单位 Cl^- 的重吸收：缺钾（阳离子）导致肾小管管腔液负电荷增加，刺激 H^+ 分泌，H^+ 分泌增加伴随细胞外液 HCO_3^- 浓度升高。

（5）降低肾小球滤过率：低钾血症降低 GFR，减少肾小球滤过 HCO_3^-。该作用已在动物实验中证实，但机制尚未完全明确，可能是低钾引起血管紧张素 II 和血栓素 B_2 增高所致。

5. 高碳酸血症　与上述情况有较大差异，见本章第七节。

任何原因导致的肾血流量减少（包括细胞外液或血容量不足、应激反应）、Cl^- 和 K^+ 缺乏皆可使肾脏重吸收 HCO_3^- 增多，但不同因素的作用机制不完全相同，部分作用机制也未完全阐明，但总体可解释临床过程。

（二）吸收性碱中毒持续存在的机制

代谢性碱中毒发生后，理论上肾脏代偿性排出 HCO_3^- 增多，但该类患者并非如此，HCO_3^- 浓度持续维持在高水平或进一步升高，伴随 pH 持续或进一步升高。吸收性碱中毒的发生和维持是密切联系又相互影响的过程，故碱中毒的发生机制也基本适合于碱中毒的维持，简单总结如下。

1. 肾小球滤过率下降　血浆 HCO_3^- 浓度升高，GFR 降低，近端肾小管对 HCO_3^- 重吸收增多。

2. 肾小管重吸收 HCO_3^- 增多　在 GFR 正常、HCO_3^- 滤过量增加的情况下，Cl^- 或 K^+ 缺乏会提高肾脏重吸收 HCO_3^- 的能力和泌酸能力。肾脏酸化能力的提高表现为远曲小管和集合管泌 H^+ 增多。

对正常或仅轻度减低的 GFR 而言，血 HCO_3^- 浓度升高提示肾小管对 HCO_3^- 的重吸收增加，其中肾小管酸化能力增强发挥主要作用。近端肾小管重吸收 HCO_3^- 增多主要是由于小管运输的 HCO_3^- 增多；远端肾小管重吸收 HCO_3^- 增多则是原发性 H^+ 分泌增加所致，与小管液 HCO_3^- 多少无关。

总体而言，机体通过 GFR 降低和小管酸化能力提高来维持碱中毒，但在不同发病原因中有较大差异；一般前者提高血浆 HCO_3^- 浓度约 40%，后者提高另外的 60%，即肾小管酸化功能提高发挥更重要的作用。

二、临 床 治 疗

主要包括病因治疗、碱中毒维持因素的纠正和严重碱血症的补酸治疗。

（一）纠正碱中毒发生的病因和核心病理生理环节

原则上针对不同的原发病特点，纠正碱中毒并不困难，但吸收性碱中毒有一定特殊性，多数情况下，单独治疗原发病仍难以纠正碱血症，还需消除维持 HCO_3^- 持续吸收的因素。因此，治疗原发病因的同时还应根据疾病特点补足细胞外液量和血容量，改善肾血流灌注，降低 RAAS 过度增强的活性，纠正低钾血症、低氯血症。

1. 纠正电解质紊乱和血容量不足

（1）纠正低氯血症：与低 Cl^- 有关的吸收性碱中毒给予补充生理盐水即可，若合并缺钾或血钾在正常低限水平，则首选氯化钾。生理盐水的 Na^+、Cl^- 浓度皆为 154 mmol/L。与 Na^+ 相比，Cl^- 浓度较血 Cl^- 浓度高得多，即补 Cl^- 效率非常高。生理盐水的补充可迅速恢复血容量，使降低的 GFR 恢复正常；Cl^- 补充可直接引起近端肾小管对 HCO_3^- 的重吸收减少，远端肾小管分泌 H^+ 减少，较快恢复肾小管对 HCO_3^- 的正常重吸收能力，从而纠正碱中毒。

（2）纠正缺钾：对于与缺钾（不仅仅是低钾血症）有关的吸收性碱中毒必须积极补钾，以减少细胞内外离子的异常交换，终止肾小管从尿液继续排酸，加快碱中毒的纠正。补充氯化钾即可有效发挥补 Cl^-、补 K^+ 的协同作用。

（3）纠正低蛋白血症：白蛋白是维持血浆胶体渗透压和有效血容量的主要因素，必须纠正低蛋白血症。但在有严重组织损伤的急性期患者，为避免损伤部位白蛋白的过度渗出，加重组织水肿，需控制白蛋白的补充，使白蛋白纠正至 30 g/L 以上即可；在其他患者或严重损伤的恢复期患者，需及早纠正至正常水平。

（4）补液：注意胶体、晶体、水的综合平衡；对脱水患者应根据脱水类型补液，以最终达到恢复血容量、肾血流量和肾脏正常调节的目的。

2. 治疗原发病

（1）心功能不全：对有心功能不全的患者，适当治疗（包括无创正压通气治疗）可较快恢复有效血容量和肾血流量，减少利尿剂的应用，有助于较快纠正碱中毒。

（2）急性危重症：主要是纠正肾血流不足、改善过度增强的 RAAS。在改善有效血容量、细胞外液容量，改善或维持正常心功能的基础上，适当应用血管紧张素转换酶抑制剂，可以纠正过度兴奋的 RAAS，恢复肾小管的正常调节功能。

（3）其他：不同原发病有不同的要求。

（二）碱血症的药物治疗

1. 药物选择的原则　来不及治疗的严重碱血症患者可应用氯化铵、稀盐酸、盐酸精氨酸。但总体副反应较大，价值有限，需慎重。

2. 严重碱血症的补酸治疗　在严重碱血症患者，如血浆 HCO_3^- 45~50 mmol/L、pH>7.65（临床罕见）的患者，上述治疗很难在较短时间内明显改善碱血症，故需较快补充较大剂量的盐酸稀释溶液或盐酸精氨酸溶液，以迅速中和过多的 HCO_3^-。盐酸精氨酸主要从周围静脉滴注，由于输入药物的 1/2 中和细胞外液的 HCO_3^-，其余 1/2 被非碳酸盐缓冲系统缓冲，所以补酸量应较大，计算公式为：补酸量（mmol/L）=（[HCO_3^-]测定值-[HCO_3^-]正常值）×体重（kg）×0.2×2。第一个 24 h 给予计算量的 2/3，然后根据动脉血气结果调整。由于精氨酸可导致钾从细胞内转移至细胞外，出现高钾血症，故应密切监测心电图和血钾浓度。10%盐酸精氨酸溶液的渗透压为 950 mOsm/L，含 Cl^- 475 mmol/L，可按上述公式计算所得的补氯量决定精氨酸的用量，并在适当稀释后补充。在明显低钾血症的患者中，常有转移性细胞内酸中毒，而盐酸精氨酸容易通过细胞膜，加重细胞内酸中毒，应慎用。

3. 碳酸酐酶抑制剂的应用　乙酰唑胺（或其他碳酸酐酶抑制剂）效果好、副作用少，应成为首选。乙酰唑胺为 CA 抑制剂，通过选择性抑制肾近曲小管上皮细胞 CA，减少 HCO_3^- 和 H^+ 形成，导致 H^+-Na^+ 交换减弱，可使肾小管对 HCO_3^- 的重吸收率减少 80%，从而明显改善碱中毒；同时有利尿作用，排 K^+ 和 Na^+ 增加，加重低血钾，因此必须适当补 K^+。另外由于排出了过多的 HCO_3^-，Cl^- 吸收相应增加，有助于改善低氯血症，促进碱中毒的纠正。对合并细胞外液增加、血容量降低的吸收性碱中毒患者，如充血性心力衰竭，使用乙酰唑胺可通过增加 HCO_3^- 的排出和利尿而达到双重治疗效果的作用。但乙酰唑胺可影响血液 CO_2 转变为碳酸，可能加重 CO_2 潴留，提高 $PaCO_2$，在严重通气功能障碍或 $PaCO_2$ 较高，而未采取适当改善通气措施的情况下应慎用。一般剂量 0.25 g，1~3 次/日，连用 1~3 日。

4. 其他注意事项　碱血症的纠正速度不宜过快,也不需要完全纠正。在治疗过程中,要经常测定动脉血气、血液和尿液电解质,如血液检查基本正常,尿液中已有较多氯,则表示影响肾功能调节功能的因素纠正,补氯量已充足,可停止补充。

（三）其他措施

在重症患者,可给予血液净化调节,或在密切监测下抑制自主呼吸,促进 $PaCO_2$ 升高(相当于呼吸代偿)。

第七节　慢性呼吸衰竭机械通气后碱血症

慢性高碳酸血症型呼吸衰竭临床常见,主要见于慢性阻塞性肺疾病(慢阻肺,COPD),也常见于呼吸中枢或神经-肌肉疾病。

一、慢性呼吸性酸中毒的特点

1. 临床表现　多有明显的基础疾病,以 COPD 最多见,同时合并低氧血症,因发病缓慢,机体各缓冲池的代偿和调节系统(主要是肾脏)的调节比较充分,故除原发病的表现外,呼吸性酸中毒的临床表现并不明显。

2. 机体代偿和动脉血气特点　细胞内液、血液皆充分代偿,脑脊液和血浆之间的离子转移达平衡,肾功能充分代偿。血液、脑脊液的 HCO_3^- 浓度皆明显升高,故除非 $PaCO_2$ 显著升高(大于 80 mmHg),pH 多正常或仅轻度下降。因 HCO_3^- 重吸收增多,并排出相应的 Cl^-,故 $\Delta[Cl^-]=\Delta[HCO_3^-]$。

慢性 CO_2 潴留,$PaCO_2=80$ mmHg,肾功能代偿达高峰,HCO_3^- 达 45 mmol/L,pH 可正常或接近正常;$PaCO_2$ 继续升高,将超过肾功能的代偿限度,则出现 pH 下降和神经-精神症状。

二、机械通气过度时的变化和处理对策

1. 动脉血气变化

（1）主要变化:$PaCO_2$ 迅速下降,血液 HCO_3^- 不能相应排出,导致代谢性碱中毒,pH 升高。确切讲,若 $PaCO_2$ 未降至正常,pH>7.45,为呼吸性酸中毒合并代谢性碱中毒;若 $PaCO_2$ 降至正常,则为代谢性碱中毒;若 $PaCO_2$ 降至 35 mmHg 以下,则为呼吸性碱中毒合并代谢性碱中毒,皆表现为碱血症。

（2）总体变化:$PaCO_2$ 可以较高、正常或低于正常,pH 升高,AB、SB、BE 皆明显升高。

2. 缓冲特点与临床症状　$PaCO_2$ 下降越明显,碱血症的程度越严重,临床症状越显著。与一般碱中毒相比,后果常更严重。因为在 $PaCO_2$ 下降的短时间内,细胞内外和脑脊液 pH 相似。随后血液和细胞内液缓冲系统迅速发挥作用,碱中毒好转,但总体较弱,血液和细胞内 pH 长时间内维持在较高水平。血液和脑之间存在血-脑脊液屏障,通透性差,离子转移缓慢;脑脊液缺乏缓冲物质,脑脊液 pH 升高更显著,因此 $PaCO_2$ 快速降低导致的碱血症更容易发生细胞内碱中毒,导致细胞代谢障碍,特别是脑细胞代谢障碍,出现明显神经-精神症状,甚至发生不可逆脑损害。

3. 临床症状的变化特点　主要表现为通气后神志转清或明显改善,一般情况迅速好转,但短时间内又出现烦躁不安、肢体抖动或抽动、意识状态恶化。

4. 临床处理的常见问题　在 $PaCO_2$ 低于正常的情况下,往往采取降低 VE 的方法改善碱血症。但若 $PaCO_2$ 高于正常,即仍存在呼吸性酸中毒时采取补充盐酸精氨酸和使用镇静剂的方法,而不是降低 VE。即使降低 VE,效果也多不好,因为此时 $PaCO_2$-$\dot{V}_A$ 关系曲线处于比较平坦的水平(图 13-3),潮气量(VT)或呼吸频率(RR)的轻度下降不会使 $PaCO_2$ 明显升高;相反,随着气道引流改善,气体分布不均好转,$\dot{V}_A$ 反而增大,$PaCO_2$ 进一步下降,碱血症更严重。

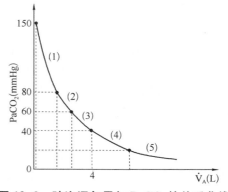

图 13-3　肺泡通气量与 $PaCO_2$ 的关系曲线

5. **防治原则** 强调以预防为主,逐渐增加 VE,使 $PaCO_2$ 缓慢下降,pH 逐渐升高至正常高限或稍 > 7.45 的水平。一旦发生严重碱血症,无论 $PaCO_2$ 水平如何,皆需迅速降低 VE $1/3 \sim 1/2$ 或更高,以降低 RR 为主。$15 \sim 30 \ min$ 后复查动脉血气,若缓解不明显,则继续降低 VE $1/4 \sim 1/3$,仍以降低 RR 为主。

第八节　酸碱中毒与酸碱血症及其对机体的影响

酸中毒、碱中毒与酸血症、碱血症是常用概念,既有区别,又有密切联系,在本章前几节皆有所阐述,考虑其特殊性,本节简单总结。

一、酸中毒和碱中毒

1. **酸中毒** 指血浆中碱性物质原发性减少或酸性物质原发性增多的病理生理状态。pH 可以下降(未代偿或未充分代偿)或正常(充分代偿或合并其他类型紊乱)。

2. **碱中毒** 指血浆中碱性物质原发性增多或酸性物质原发性减少的病理生理状态。血 pH 可以升高(未代偿或未充分代偿)或正常(充分代偿或合并其他类型紊乱)。

3. **复合型酸碱平衡紊乱** 两种或多种酸中毒或碱中毒并存的病理生理状态。pH 可以正常或异常或严重异常,取决于紊乱的类型和程度。呼吸性酸中毒合并代谢性酸中毒常有 pH 显著下降;呼吸性酸中毒合并代谢性碱中毒,pH 多正常或轻度异常。在 pH 正常的酸中毒合并碱中毒患者中,无须补充碱性药物或酸性药物,仅需处理原发病或诱发因素及其导致病理生理紊乱。

二、酸血症和碱血症

1. **酸血症** 动脉血 pH 低于正常值的病理生理状态。可以是单纯酸中毒,也可以是酸中毒合并碱中毒,如严重呼吸性酸中毒合并轻度代谢性碱中毒。严重酸血症需补碱治疗。

2. **碱血症** 动脉血 pH 高于正常值的病理生理状态。严重碱血症需补酸治疗。碱血症可以是单纯碱中毒,也可以是碱中毒合并酸中毒,如严重呼吸性碱中毒合并轻度代谢性酸中毒。

因此,酸碱中毒与酸碱血症既有明显区别,又有密切联系。酸碱血症必然存在酸碱中毒;酸碱中毒不一定出现酸碱血症。临床上用碱性或酸性药物治疗的是酸碱血症,而不是酸碱中毒。

三、酸碱紊乱对机体影响的理论基础

1. **酸碱紊乱影响机体的机制** 酸碱紊乱主要通过以下环节影响机体的代谢和功能:① 正常酸碱度是维持机体内环境稳定的基本因素。pH 的正常变化范围是 $7.35 \sim 7.45$,pH 明显变化必然影响机体的代谢和细胞电活动,一般认为细胞能生存的 pH 范围是 $6.8 \sim 7.8$,超过该范围一定时间将导致细胞的不可逆变化。② 酸碱度改变导致电解质紊乱。③ 酸碱度变化可能是电解质紊乱的结果。这两种情况皆通过电解质紊乱损害机体的代谢和功能。④ 酸碱度改变影响氧气与 Hb 的结合和释放,其中碱中毒导致氧在组织、器官的释放困难,发生组织缺氧。⑤ 酸碱度改变影响血管的扩张性和组织器官的血供,特别是脑的血供,如碱中毒使脑血管收缩,供血减少;呼吸性酸中毒则可导致明显的脑血管扩张,甚至脑水肿。

2. **酸中毒和碱中毒对机体影响的区别和机制** 机体较易耐受酸性环境,而对碱中毒较敏感。主要原因:① pH 和 H^+ 的变化不呈线性关系。在 pH 的生存极限内,pH 和 H^+ 的关系分为 3 段:在 pH $7.1 \sim 7.5$ 的范围内,两者近似直线关系,pH 降低 0.1,$[H^+]$ 升高 $10 \ nmol/L$;pH < 7.1 时,$[H^+]$ 的变化幅度显著大于 pH 的改变;pH > 7.5 时,pH 的变化幅度显著高于 $[H^+]$,即 $[H^+]$ 的轻度下降就会导致 pH 的显著升高。如 $[H^+]$ $100 \sim 80 \ nmol/L$,对应 pH $7.0 \sim 7.1$;$[H^+]$ $50 \sim 40 \ nmol/L$,对应 pH $7.3 \sim 7.4$;$[H^+]$ $20 \sim 15 \ nmol/L$,对应 pH $7.7 \sim 7.8$。在上述三个阶段,pH 的变化范围皆为 0.1,但 $[H^+]$ 变化的绝对值分别为 $20 \ nmol/L$、$10 \ nmol/L$、$5 \ nmol/L$。这是"机体容易耐受酸中毒而不容易耐受碱中毒"的主要原因,因此酸碱度对机体的影响是相对的,是针对 pH 而言,而不是 H^+ 或 OH^- 浓度。② 机体对酸的缓冲能力远强于碱。③ 碱中毒使氧离曲线左移,血红蛋白氧的释放困难;酸中毒使氧离曲线右移,血红蛋白更容易释放氧。④ 碱中毒使心、脑血管收缩,供血减少,加重组织缺氧。

总之,酸碱状态主要通过内环境的酸碱度变化、继发性或原发性电解质变化、氧代谢变化、血管扩张度变化等共同作用影响机体的代谢和功能。由于细胞膜的半透膜作用和血-脑屏障、血-脑脊液屏障的作用,细胞内外和脑脊液内外酸碱度的变化并不一致。细胞内、外的酸碱度变化不同,缓冲系统有巨大差异,前者以磷酸盐和蛋白质为主;后者以碳酸/碳酸氢盐为主,并通过红细胞放大。一般情况下细胞内液缓冲池的缓冲作用强大,血液缓冲池的缓冲作用较弱,脑脊液缓冲池的缓冲作用微弱。通过肺和肾脏的调节,血浆酸碱度可发生显著代偿性变化。因此,酸碱紊乱对机体的影响应结合疾病的发生、发展过程等综合评估。

第九节　酸碱平衡紊乱的诊断与评估

酸碱紊乱评估包括测定结果准确度的评估、酸碱度的评估、酸碱平衡紊乱类型的诊断。为了准确评估酸碱平衡紊乱的形式,不仅要结合 pH、PaCO$_2$、AB、SB、BE 等动脉血气结果,还要结合代偿限度、代偿公式、电解质检查结果及病史综合评估。

一、测定结果准确度的评估

任何测定都可能发生误差,有的误差后果不严重,有的很严重,血液酸碱度的误差即属于后者。

1. 根据公式判断　是最基本的判断方式,即参考公式:

$$[H^+] = (24×PaCO_2)/[HCO_3^-]$$

$$或 pH = 6.1 + lg([HCO_3^-]/0.03×PaCO_2)$$

若测定值与计算值一致,说明测定准确,否则应复查。其他动脉血气参数也可参考,如 TCO$_2$ > [HCO$_3^-$]为正常;相反则说明测定结果错误。

2. 结合临床特点判断　为减少或减轻误差,除加强动脉血气测定的质控外,更要提高临床医师的基础理论水平。临床医师(不是技术员)应结合患者的临床特点和病理生理知识综合评估。

二、血液酸碱度的评估

根据 pH 判断,必要时换算为[H$^+$]判断。动脉血 pH<7.35 为酸血症,>7.45 为碱血症。pH 低于正常或高于正常提示急性酸碱紊乱、机体来不及代偿,或慢性酸碱紊乱、机体不能有效代偿。

三、酸碱平衡紊乱基本类型的诊断原则

为了准确掌握酸碱平衡紊乱的类型,不仅要根据动脉血气参数:pH、PaCO$_2$、AB([HCO$_3^-$])、SB、BE 分析,还要结合原发病、电解质浓度等综合评估。因为体内原发性酸、碱因素改变后,机体缓冲系统发挥作用,并影响电解质离子的分布;肺、肾脏代偿也逐渐发挥作用,即呼吸参数变化可影响代谢性参数,代谢性参数变化也影响呼吸参数。若有几种因素同时发生变化,情况将更复杂。因此,酸碱平衡紊乱的诊断需结合病史、动脉血气、代偿限度、代偿公式、电解质浓度的变化,强调识别和处理始发因素,以及核心的病理生理过程。如本章第四节、第六节、第七节的不同代谢性碱中毒类型即显示了病理生理过程和临床特点的不同,也显示了治疗的巨大差异。

四、急性单纯型酸碱平衡紊乱的表示方法

一般采用简单的二项参数法,如 PaCO$_2$ 和[HCO$_3^-$]、pH 和[HCO$_3^-$]、pH 和 PaCO$_2$组合,结合 SB、BE 等参数更有价值(表 13-1)。但部分患者,特别是危重症患者常较复杂,需综合分析。

表 13-1　急性单纯型酸碱紊乱的特点

类型	pH	PaCO$_2$	HCO$_3^-$	SB	BE
呼酸	降低	升高	略升高	正常	0(±3)
呼碱	升高	降低	略降低	正常	0(±3)
代酸	降低	正常	降低	降低	-
代碱	升高	正常	升高	升高	+

五、慢性单纯型酸碱平衡紊乱

由于同时存在呼吸性参数和代谢性参数(包括原发性和继发代偿性)的变化,单纯二项参数法不

能准确判断酸碱平衡紊乱的类型,只能大体参考(表13-1),需结合多种因素综合判断(表13-2),并注意与复合型紊乱鉴别。

表13-2 慢性单纯型酸碱紊乱的特点

类　型	pH	PaCO₂	HCO₃⁻	SB	BE
呼吸性酸中毒	正常低限或降低	升高	升高	升高	+
呼吸性碱中毒	正常高限或升高	降低	降低	降低	-
代谢性酸中毒	正常低限或降低	降低	降低	降低	-
代谢性碱中毒	正常高限或升高	升高	升高	升高	+

六、复合型酸碱平衡紊乱

由于复合型代谢性平衡紊乱的价值不大(见本章第五节),本节仅阐述呼吸性合并代谢性酸碱平衡紊乱,其特点同时存在呼吸性和代谢性参数变化,并排除继发代偿变化或继发性代偿变化较弱。不同作者设计出各种图形指导判断,但太复杂且准确度不高,并不实用,本节重点阐述判断原则。

1. 判断原则

(1)同时存在呼吸性和代谢性参数变化。

(2)超过代偿限度。肺或肾的代偿仅能使pH维持在正常值低限,而不可能在正常值高限,更不可能超过正常值,否则为复合型紊乱。

(3)不符合代偿特点或代偿公式的变化,超过代偿范围为复合型紊乱,如慢性呼吸性酸中毒患者,AB 52 mmol/L(超过代偿极限45 mmol/L),则诊断为呼吸性酸中毒合并代谢性碱中毒,而不是单纯慢性呼吸性酸中毒。呼吸性酸中毒合并代谢性酸中毒的特点是pH显著下降,PaCO₂升高同时伴HCO₃⁻、SB、BE下降或正常或升高。呼吸性碱中毒合并代谢性碱中毒的特点是pH显著升高,PaCO₂下降同时伴随HCO₃⁻、SB、BE升高或正常或下降。

需注意呼吸性酸中毒合并代谢性碱中毒可出现类似慢性呼吸性酸中毒或慢性代谢性碱中毒的变化;呼吸性碱中毒合并代谢性酸中毒也可出现类似慢性呼吸性碱中毒或慢性代谢性酸中毒的变化,故需结合病史等综合评估。慢性呼吸性酸中毒合并代谢性酸中毒可以仅有pH降低或在正常低限,HCO₃⁻、SB、BE正常,但常有低氧血症或伴乳酸升高和微循环障碍等变化。

(4)同时存在导致呼吸性和代谢性变化的原发因素。

(5)发病时间不符合代偿特点,如代谢性酸中毒患者在1h内出现PaCO₂明显下降即不符合肺的代偿变化,提示同时合并呼吸性碱中毒,应注意是否有气道-肺实质疾病或肺血管疾病或高热、焦虑等全身性变化。

(6)注意动态变化,特别是数小时内出现血气分析参数的显著变化时,提示存在复合型紊乱。

2. 处理原则

(1)在维持适当pH的基础上处理原发病和诱发因素,避免严重电解质紊乱。

(2)复合型紊乱常是肺部或机体其他部位同时或先后出现新问题的标志,容易导致病情恶化,应注意积极查找和适当处理。

七、酸碱紊乱的具体分析方法

不同学者的分析思路或方法不同,作者推荐下述方法。

(一)pH<7.35

酸中毒存在。

1. PaCO₂>45 mmHg,提示呼吸性酸中毒

(1)BE=0(±3 mmol/L)或SB正常;[HCO₃⁻]升高,且在急性呼吸性酸中毒的代偿范围内,临床病史符合,则为急性呼吸性酸中毒。

(2)BE和SB升高;[HCO₃⁻]升高,且在慢性呼吸性酸中毒的代偿范围内,则为慢性呼吸性酸中毒。

(3)BE和SB升高;[HCO₃⁻]升高,并超过代偿范围或代偿限度,则为呼吸性酸中毒+代谢性碱中毒。

2. [HCO₃⁻]或BE降低,提示代谢性酸中毒

(1)PaCO₂轻度降低,且在代谢性酸中毒的代偿范围内,为代谢性酸中毒。

(2)PaCO₂显著降低,且超过代偿范围或代偿限度,为代谢性酸中毒+呼吸性碱中毒。

(3)PaCO₂不降低或降低水平与代偿范围不符合,为急性代谢性酸中毒。呼吸中枢可能尚未来得及代偿,应短时间内随访动脉血气,并注意病情变化。

(二)pH正常

可能为酸碱平衡、酸中毒、碱中毒、复合型紊乱等。

(1)PaCO₂、[HCO₃⁻]、SB、BE均正常,为酸碱平衡。

(2)pH在正常值高限;PaCO₂降低;SB、BE降低,[HCO₃⁻]降低在代偿范围之内,则为慢性呼吸性碱中毒(代偿性呼吸性碱中毒)。

(3)pH在正常值低限;[HCO₃⁻]、SB、BE降低;

PaCO$_2$降低,且在代偿范围之内,为慢性代谢性酸中毒(代偿性代谢酸中毒)。

(4) PaCO$_2$降低,SB、BE降低;[HCO$_3^-$]降低,且超过代偿范围或代偿限度,为呼吸性碱中毒+代谢性酸中毒。结合病史和代偿公式可区分急性或慢性。

(5) PaCO$_2$升高,SB、BE升高;[HCO$_3^-$]升高,且超过代偿范围或代偿限度,则为呼吸性酸中毒+代谢性碱中毒。结合病史和代偿公式可区分急性或慢性。

（三）pH>7.45

碱中毒存在。

1. PaCO$_2$降低,提示呼吸性碱中毒

(1) [HCO$_3^-$]降低,SB、BE正常,为急性呼吸性碱中毒。

(2) SB、BE降低;[HCO$_3^-$]降低,且在慢性呼吸性碱中毒的代偿范围内,则为慢性呼吸性碱中毒

(代偿性呼吸性碱中毒)。

(3) SB、BE降低;[HCO$_3^-$]降低,且超出慢性呼吸性碱中毒的代偿范围或代偿极限,为呼吸性碱中毒+代谢性酸中毒。

2. [HCO$_3^-$]、BE升高,提示代谢性碱中毒

(1) PaCO$_2$正常,为急性代谢性碱中毒。

(2) PaCO$_2$升高,且在代谢性碱中毒的代偿范围内,为慢性代谢性碱中毒。

(3) PaCO$_2$升高,超出代谢性碱中毒的代偿范围或代偿极限,为代谢性碱中毒+呼吸性酸中毒。

（四）必要说明

由于复合型紊乱的变化也可在代偿范围之内,且代偿范围有较大区间,因此单纯代偿型酸碱紊乱与复合型酸碱紊乱容易混淆,需结合病史分析,并随访动脉血气、电解质等。与慢性单纯型酸碱紊乱表现为病情趋向稳定不同,复合型紊乱常出现病情加重或出现并发症,应正确评估、适当处理。

小　结

1. 呼吸性酸中毒可发生于肺通气、换气功能障碍的任何环节,但主要发生于通气功能障碍。

(1) 急性呼吸性酸中毒以细胞内缓冲为主,缓冲作用强大且迅速;脑脊液的缓冲作用微弱,脑血管扩张,精神-神经症状明显。多伴随PaO$_2$降低,两者共同影响患者的临床表现、治疗和预后。治疗原则:保持呼吸道通畅;氧疗;处理原发病和诱发因素;适当给予呼吸兴奋剂,但注意使用原则和使用方法;慎用或避免应用碱性药物;贫血患者适当输血,低血压或低蛋白血症患者补充白蛋白或血浆;严重患者及早给予人工气道机械通气(MV)或无创正压通气(NPPV)。

(2) 慢性呼吸性酸中毒患者的血液和细胞内液的缓冲作用充分发挥,脑脊液与血液之间的离子交换完成,肾功能的代偿作用充分发挥,酸中毒的临床表现不明显,以原发病和诱发因素的表现为主。治疗原则:保持呼吸道通畅,持续低流量氧疗,治疗原发病或诱发因素;适当给予呼吸兴奋剂,无须应用碱性药物;多数中重症患者首选NPPV治疗。

2. 呼吸性碱中毒可分为医源性和非医源性,前者多见于MV调节不当;后者多见于各种急性肺实质病变、脑部或全身疾病或精神因素等引起的通气量增加。

(1) 急性呼吸性碱中毒迅速出现细胞内碱中毒,血液和细胞内代偿皆有限,神经-肌肉症状明显;细胞内碱中毒容易导致代谢障碍,碱血症容易发生组织缺氧,加重细胞、器官的功能性或器质性损伤;脑脊液碱中毒严重,精神-神经症状明显。治疗原则:以治疗原发病为主,原发于肺实质疾病的患者需氧疗,重症患者多需MV治疗。有碱血症症状者可给予钙离子和镁离子治疗,应用碳酸酐酶抑制剂,促进碱中毒的改善。

(2) 慢性呼吸性碱中毒的血液、细胞内液、脑脊液的代偿和肾脏的调节作用皆非常充分,临床症状不明显。以治疗原发病为主。

3. 代谢性酸中毒主要见于酸性物质产生过多、排出过少(高AG性酸中毒)或HCO$_3^-$丢失过多(高氯性酸中毒)。

(1) 排泄障碍所致代谢性酸中毒:血液H$^+$浓度首先升高,血液代偿为主,其后细胞内液缓冲发挥更强大的作用,H$^+$逐渐进入脑脊液,出现酸中毒大呼吸,其他临床表现多较轻。治疗原则:① 适当补充碱性药

物;② 改善肾功能不全或肾小管功能障碍,必要时血液透析。

（2）代谢障碍所致代谢性酸中毒:细胞内 H^+ 浓度首先升高,缓冲作用有限;H^+ 进入细胞外液,以血液代偿为主;H^+ 逐渐进入脑脊液,出现酸中毒大呼吸。原发病和并发症的表现皆突出。治疗原则:① 积极纠正酸中毒,但不同疾病的处理不尽相同;② 治疗原发病是最根本措施。

（3）电解质紊乱所致代谢性酸中毒:主要见于高氯血症、高钾血症,酸中毒较轻,以原发性电解质紊乱的表现为主。治疗原则:纠正电解质紊乱。

4. 代谢性碱中毒主要见于 H^+ 丢失过多或 HCO_3^- 增加过多或电解质紊乱导致的碱中毒。

代谢性碱中毒发生后,血液缓冲系统首先缓冲,细胞内缓冲系统随之发挥作用,但总体缓冲能力有限。对脑脊液和细胞内代谢的影响较缓慢,对血液电解质离子影响明显,神经-肌肉症状明显,精神-神经症状发生缓慢。随后呼吸系统代偿,通气量降低,肾功能代偿常不能有效发挥作用或调节失控。治疗原则:以处理原发病和诱发因素为主,特别是纠正电解质紊乱,一般无须补充酸性药物。

5. 复合型酸碱紊乱常见。

（1）呼吸性酸碱紊乱只能是单一的。

（2）代谢性酸碱紊乱可以是多重的,但划分标准仅是对某一种或几种酸碱物质的概念化,从深度上讲未能阐明其根本原因,从广度上讲未阐明酸碱紊乱与原发病或电解质紊乱的根本联系,理论和临床价值皆有限,不宜过度追求复合型代谢性酸碱紊乱的概念。

（3）呼吸性合并代谢性酸碱紊乱常见。

（4）无论何种情况的复合型紊乱,其处理原则是在保障合适 pH 的基础上处理原发因素和并发症。

6. 吸收性碱中毒是代谢性碱中毒的最常见类型,其主要发病因素包括有效血容量不足或肾血流量不足、应激反应、缺钾血症、低氯血症。一般细胞外液不足或血容量不足导致代谢性碱中毒而不是酸中毒。氯、钾缺乏是导致碱中毒持续存在或加重的主要原因,其中氯离子起决定性作用。肾小球滤过率下降和肾小管重吸收碳酸氢根离子增多是发生吸收性碱中毒的主要环节。

吸收性碱中毒的治疗包括病因治疗、异常病理生理状态的纠正、严重碱血症的补酸治疗。

7. 慢性呼吸性酸中毒患者 MV 过度发生代谢性碱中毒,细胞内液和脑脊液碱中毒更明显,后果更严重。一旦发生,无论 $PaCO_2$ 水平如何,皆应迅速降低每分通气量（VE）1/3~1/2 或更高,以减慢呼吸频率（RR）为主。

8. 轻、中症慢性高碳酸血症型呼吸衰竭患者通过综合治疗、经鼻高流量氧疗（HFNC）或 NPPV 多逐渐好转;部分重症患者需人工气道 MV 治疗,容易导致代谢性碱中毒。

9. 酸碱中毒与酸碱血症既有区别又有联系。酸碱血症必然有酸碱中毒,酸碱中毒不一定合并酸碱血症。临床用碱性或酸性药物治疗酸碱血症,而不是酸碱中毒。

（1）酸碱紊乱主要通过以下环节影响机体代谢:① 酸碱紊乱;② 电解质紊乱;③ 影响氧与血红蛋白（Hb）的结合和释放;④ 影响血管的扩张性和组织器官的血供。

（2）酸中毒和碱中毒对机体的影响有较大差别。机体较易耐受酸性环境,而对碱中毒较敏感。主要原因为:① pH 和 H^+ 的变化不成线性关系;② 机体对酸的缓冲能力远强于碱;③ 碱中毒使氧离曲线左移,氧释放困难;④ 碱中毒使心脑血管收缩,供血减少。

10. 酸碱平衡紊乱的评估包括:准确度的判断、酸碱度的判断和酸碱平衡紊乱类型的诊断。

（1）为了准确掌握酸碱平衡紊乱的类型,要综合考虑 pH、$PaCO_2$、AB、SB、BE 等动脉血气指标,还要结合代偿限度、代偿公式和电解质检查结果,强调重视识别和处理始发因素。

（2）可根据一定程序诊断急性单纯型紊乱、慢性单纯型性紊乱、复合型紊乱。

（朱 蕾 沈勤军）

第十四章
电解质代谢紊乱与酸碱平衡紊乱

电解质紊乱导致酸碱平衡紊乱或酸碱平衡紊乱导致电解质紊乱皆常见，但部分程度较轻，可以忽略不计，如急性低钠血症，多合并氯离子及其他电解质离子的变化，对酸碱离子影响非常小；但部分影响非常大，如低钾血症、低氯血症继发代谢性碱中毒。与单纯离子增多或减少导致的电解质、酸碱平衡紊乱不同，该类紊乱有一定特殊性，不仅表现为病理生理变化有较大差异，临床治疗上也有所不同，在前述不同章节中皆有阐述，本章进一步阐述和总结。

第一节　电解质与酸碱的基本关系

酸碱离子（H^+、HCO_3^-）也是电解质离子，与其他电解质离子的变化皆遵循一定的规律，这是理解电解质平衡与酸碱平衡关系的基础。

一、氯离子转移

生理情况下发生在红细胞内外，伴随 HCO_3^- 的反向移动，从而保持细胞内外的渗透平衡和细胞内外两个区域的电中性，并最终达到运输 CO_2 的目的。由于红细胞膜的结构特性和红细胞内碳酸酐酶（CA）的作用，该过程非常迅速，以适应 CO_2 的转运。类似的反应也发生在肾小管，但进入小管腔的离子随尿液排出体外，从而调节 HCO_3^-、Cl^- 的含量和血浆浓度，该过程较缓慢，约 72 h 达高峰，称为肾功能代偿。上述过程同时涉及呼吸性酸碱因素（CO_2）、代谢性酸碱离子（HCO_3^-）和普通电解质离子（Cl^-）。详见第四章。

二、K^+－Na^+ 交换和 H^+－Na^+ 交换

发生在体细胞内外，生理情况下 3 个 Na^+ 转移至细胞外伴随 2 个 K^+ 和 1 个 H^+ 转移入细胞内，该过程消耗能量，称为钠泵。钠泵的主要作用是维持细胞内高钾和细胞外高钠，并维持细胞内外两个区域的电中性，从而维持细胞的正常功能。其中 Na^+、K^+ 借浓度梯度在细胞内外的弥散是维持细胞动作电位和静息单位的主要因素，因此主动转运是"手段"，弥散是"目的"。该过程较缓慢，约 15 h 完成。

在 K^+、H^+ 浓度不平衡的情况下发生 H^+－Na^+ 和 K^+－Na^+ 竞争，即 K^+ 和 H^+ 转运的相对比例发生变化。上述反应也发生在肾小管，同样进入小管液的离子随尿液排出体外，调节体内离子的含量和浓度，但该过程更缓慢，约 72 h 后才能达最大调节水平，称为肾功能代偿。上述关系也涉及一般电解质离子（K^+、Na^+）和酸碱离子（H^+）。详见第四章。

其他多种离子也间接影响上述酸碱离子和电解质离子变化，如急性低镁血症降低钠泵的活性，导致血液酸碱度、Na^+ 浓度、K^+ 浓度变化，但体液内离子总量不变；若为慢性低镁血症，则引起肾小管功能的变化，导致血离子浓度和机体含量皆发生变化。

上述关系涉及 K^+、Na^+ 等一般电解质离子和 HCO_3^-、H^+ 等酸碱离子，以及可以转化为酸的 CO_2，故不仅影响电解质平衡，也影响酸碱平衡（包括呼吸性和代谢性），确切讲上述规律将不同电解质与酸碱平衡或紊乱结合在一起。在红细胞或一般体细胞的反应影响电解质和酸碱离子转移，导致血浆离子浓度变化，机体含量不变；而在肾小管上皮细胞的变化则调节机体酸碱和电解质离子的含量。

三、酸碱离子和电解质离子
同时转移

总体而言，上述情况是一种电解质或酸碱离子的原发性增加或减少导致其他电解质或酸碱离子的转移性或代偿性变化。多种因素可影响这些变化，如缺氧导致代谢障碍，钠泵活性减退，主动转运能力

下降,同时出现代谢性酸中毒、高钾血症和低钠血症;再如低钾性周期性麻痹为钠泵活性的原发性增强,同时出现代谢性酸中毒、低钾血症和高钠血症。

若上述情况持续时间延长或慢性化必然导致机体离子含量的变化。

四、电中性定律

细胞膜内外离子浓度可以不平衡而产生电位差,但两个区域内的正负电荷数是相等的,从而保持电中性。酸碱离子也是电解质,也必须遵守电中性原理。

任何一种性质离子(阳离子或阴离子,包括酸碱离子)浓度的上升必须伴随另一种性质离子浓度的上升或同种性质其他离子浓度的下降;反之亦然。

五、离子浓度变化导致组织器官功能和结构的变化

合适电解质水平和酸碱度是维持内环境稳定和保障器官功能和结构稳定的基本因素。若长期离子紊乱将导致器官功能和结构的变化,并进一步加重

电解质和酸碱平衡紊乱,如慢性低钾血症导致肾小管调节功能减退,出现慢性低钠血症和代谢性酸中毒;慢性高钙血症、慢性低镁血症都可损伤肾小管的调节功能,导致其他电解质离子紊乱或酸碱紊乱,且常为顽固性电解质紊乱和酸碱平衡紊乱。

临床比较容易忽视或错误解读的情况是离子紊乱通过其他机制抑制肾脏的调节功能,如低氯血症是顽固性代谢性碱中毒存在的核心因素,其作用的机制不仅有上述离子之间的关系,更重要的是影响肾小球的滤过,以及肾小管对 HCO_3^- 的重吸收和 H^+ 的排泄。详见第十三章第六节。

上述关系皆说明单一的电解质离子紊乱或酸碱紊乱是不存在的,本章重点强调伴随明显继发性紊乱的情况。

六、治 疗 原 则

以处理原发因素为主,而不应单纯处理继发性改变,如缺氧者则以纠正低氧血症和改善循环功能为主,有低血镁者则补充镁离子;若继发性紊乱特别显著,则原发性因素和继发性改变需同时治疗。

第二节　电解质代谢紊乱导致酸碱平衡紊乱

电解质紊乱导致酸碱平衡紊乱比较常见,主要有以下几种情况。

一、低钾性碱中毒

1. 发生机制　急性低钾血症的急性期主要与细胞内外 H^+、K^+ 与 Na^+ 的竞争性交换有关,慢性期则主要与肾小管排出酸性物质增多有关。

细胞内外钾、钠的不同分布主要与钠泵的作用有关。如前述,生理情况下 3 个 Na^+ 进入细胞外伴随 2 个 K^+ 和 1 个 H^+ 进入细胞内。在血 K^+ 降低的情况下出现两种变化:① H^+ - Na^+ 交换增强;② 总交换量下降,结果导致细胞外碱中毒,细胞内酸中毒,细胞内 Na^+ 浓度增高,血钠浓度下降。发生在肾脏则导致 H^+、Na^+ 排泄增多,导致高钠尿和酸性尿,称为反常性酸性尿。血液的基本变化是代谢性碱中毒和轻度低钠。

缺钾抑制肾小管代偿性排出 HCO_3^-,是维持吸收性碱中毒的常见因素。详见第十二章第六节。

2. 治疗原则　补钾,纠正低钾血症,以补充氯

化钾为主,在严重低钾血症患者可同时补充谷氨酸钾;不宜补充酸性物质,如补充盐酸精氨酸和稀盐酸。

有效补钾后,随着低钾血症改善,钠泵活性增强,肾小管泌酸减少,排出 HCO_3^- 增多,碱中毒自然纠正。若单纯补充酸性药物,随着血 H^+ 浓度升高,H^+ 将逐渐转移至细胞内,进一步加重细胞内酸中毒,可导致严重代谢障碍。在低钾性碱中毒的患者也应尽量避免补充 Na^+(除非合并严重低钠血症),否则随着血 Na^+ 浓度升高,细胞内 Na^+ 浓度也相应升高,激活钠泵,导致 K^+ 向细胞内转移,加重低钾血症。其他激活钠泵的因素,如应用高渗葡萄糖、胰岛素也应控制。详见第七章第三节。

二、低钾血症导致呼吸性酸中毒

1. 发生机制　严重低钾血症可导致呼吸肌无力,患者通气动力不足,发生呼吸衰竭,出现呼吸性酸中毒。这在低钾性周期性麻痹常见。在心肺功能

有明显损害的患者中,低钾血症容易诱发或加重呼吸衰竭和呼吸性酸中毒,但临床上容易忽视。

2. *临床特点* 主要表现为呼吸衰竭的诱发因素,如感染、气道痉挛、气胸等情况改善后,$PaCO_2$不下降或反而升高,血电解质检查提示明显低钾血症。

3. *治疗原则* 与低钾性碱中毒相同,但若$PaCO_2$明显升高、咳痰无力或有心血管并发症的患者应尽早建立人工气道。

三、高钾性酸中毒

1. *发生机制* 与上述机制相反,高钾导致轻度代谢性酸中毒和轻度高钠。但这一变化相对较次要,临床价值较小。

2. *治疗原则* 纠正高钾血症,不宜使用碱性药物纠正酸中毒。

治疗高钾血症的措施主要有:① 对抗高钾血症的毒性作用;② 严格限制K^+的摄入(控制普通膳食)和输入;③ 促进K^+向细胞内转移;④ 促进K^+的排泄,如应用利尿剂促进K^+从尿液排泄,使用钾离子交换树脂促进K^+从消化道排泄,严重者使用透析治疗。若单纯补充碱性药物,将加重细胞内碱中毒,加重代谢障碍。详见第十一章第四节。

四、高钾血症导致呼吸性酸中毒

1. *发生机制* 严重高钾血症可导致呼吸肌无力和呼吸性酸中毒,主要见于高钾性周期性麻痹。在心肺功能明显损害的患者,高钾血症容易诱发或加重呼吸衰竭和呼吸性酸中毒。

2. *临床特点* 表现为呼吸衰竭的诱发因素改善后,$PaCO_2$不下降或反而升高,血电解质检查提示高钾血症。

3. *治疗原则* 与高钾性酸中毒相同,注意在$PaCO_2$明显升高、咳痰无力或有心血管并发症的患者应尽早建立人工气道。

五、低氯性碱中毒

1. *发生机制* 是吸收性碱中毒的主要类型。氯转移是低氯性碱中毒诱发因素,肾小管功能调节失常是维持碱中毒的核心因素。详见第十三章第六节。

2. *基本特点* Cl^-浓度原发性下降,HCO_3^-浓度代偿性升高,两者的变化幅度相同,即 $\Delta[Cl^-] = \Delta[HCO_3^-]$,伴碱性尿。

3. *治疗原则* 补氯,不宜补充酸性药物。若血钠浓度低以补充氯化钠为主,若血钾浓度低以补充氯化钾为主。严重碱中毒者可补充酸性药物。

第三节 酸碱平衡紊乱导致电解质代谢紊乱

各种酸碱平衡紊乱皆可导致电解质紊乱,呼吸性酸碱平衡紊乱是呼吸衰竭的主要表现之一,其导致的电解质紊乱常是复杂的,既有呼吸性酸碱平衡紊乱本身的影响,也有呼吸衰竭发病因素或继发性病理生理变化的影响。在发病机制上常既有机体的离子含量变化,也有离子的转移;机械通气不当可加重酸碱平衡紊乱和电解质紊乱的复杂程度,适当调节机械通气也可改善酸碱平衡紊乱和电解质紊乱。有关呼吸因素,本节简述呼吸性酸中毒和呼吸性碱中毒直接导致的电解质紊乱。详见第十八章。

一、呼吸性酸碱紊乱导致 电解质紊乱

呼吸性酸碱紊乱对电解质紊乱的影响有直接或间接等因素,简述如下。

(一)呼吸性酸中毒

1. *高钾血症* 主要见于急性呼吸性酸中毒。

(1)发病机制和特点:如上述,体细胞膜上存在 H^+-Na^+ 交换和 K^+-Na^+ 交换,呼吸性酸中毒使细胞内外 H^+-Na^+ 交换增强,抑制 K^+-Na^+ 交换,血钾浓度增高;在肾小管,H^+-Na^+ 交换增强,抑制 K^+-Na^+ 交换,血钾排出减少,加重高钾血症。一般 pH 降低 0.1,血钾升高 0.1 mmol/L,主要见于急性酸中毒。离子转运速度较慢,一般在数小时内升高,约 15 h 达高峰,因此一旦血钾浓度升高,必须积极处理,否则进一步发展可能导致严重高钾血症。在急性呼吸性酸中毒慢性化的过程中,肾功能逐渐代偿,pH 明显恢复,高钾血症也相应改善。

在慢性呼吸衰竭患者中,由于 K^+ 摄入减少、利尿剂的应用和机械通气干预等常表现为正常血钾浓

度或低钾血症。

（2）治疗原则：改善通气为主，慎重应用碱性药物，适当对抗高钾血症。

2. 低钾血症

（1）发生原因和机制：① 慢性呼吸衰竭患者多为老年人，且处于慢性消耗状态，细胞内钾储量下降；② 多饮食不佳，钾摄入不足；③ 肾脏保钾功能较差，在血 K^+ 浓度较低的情况下仍可排出较多钾；④ 应用利尿剂或机械通气治疗后，尿量增加，K^+ 排出也增加。由于呼吸衰竭初期酸中毒导致细胞内外 $K^+ - Na^+$ 交换减弱，K^+ 在细胞内水平降低；加之上述因素导致钾入量和机体含量不足。一旦呼吸性酸中毒纠正，$K^+ - Na^+$ 交换增强，将导致 K^+ 进入细胞内增多，经肾小管排出量也增多。pH 升高 0.1，血 K^+ 也将降低约 0.1 mmol/L。因此慢性呼吸衰竭患者容易发生低钾血症。

（2）防治原则：及早补钾、适当控制通气量，避免 $PaCO_2$ 下降速度过快；控制其他加重低钾血症的因素。

3. 低氯血症　主要见于慢性高碳酸血症型呼吸衰竭或急性高碳酸血症型呼吸衰竭的慢性化过程中。$PaCO_2$ 升高导致 HCO_3^- 浓度代偿性升高，Cl^- 进入红细胞内，血氯浓度下降。随着时间延长，肾脏重吸收 HCO_3^- 增加，血氯浓度进一步降低，Cl^- 浓度下降的幅度与 HCO_3^- 浓度上升的幅度相等。无须额外治疗。随着呼吸衰竭改善和 HCO_3^- 离子下降自然恢复。若强行补充较大量氯化钠，也不能改变 Cl^- 与 HCO_3^- 之间的关系，反而可能导致高钠血症和高渗血症，加重低钾血症。少部分患者因摄入不足和利尿等原因可导致原发性低氯血症，但程度多较轻，且同时存在慢性缺钠性低钠血症或低钾血症。随着"习惯上"纠正低钠血症、低钾血症措施的实施（如补充氯化钠和氯化钾等），低氯血症自然纠正，无须额外处理。

4. 低钠血症

（1）发生机制和特点：主要见于慢性呼吸性酸中毒，发生机制：① 多为老年人，处于慢性消耗状态，细胞内钾储量较低，Na^+ 进入细胞内增多；② 应用利尿剂，Na^+ 排出增加；③ 水潴留导致稀释性低钠；④ 慢性低钾血症导致转移性低钠血症。

（2）治疗原则：① 补钾；② 适当补钠；③ 纠正患者的营养不良状态和感染。首先补钾，随着血钾浓度的升高，K^+ 向细胞内转移，血钠浓度自然升高，

在此基础上适当补钠。然后逐渐纠正发生呼吸衰竭的诱发因素和营养不良状态，随着病情改善，合成代谢增强，K^+ 向细胞内转移，Na^+ 向细胞外转移，血钠浓度进一步升高。

5. 低镁血症

（1）病因：与低钾血症的原因相似，主要是机体慢性消耗，细胞内储镁量低；饮食少，机体摄入不足；应用利尿剂，肾脏排出量增多。多合并低钾血症或碱血症。

（2）治疗原则：纠正原发病和诱发因素，尽早恢复正常饮食或鼻饲，适当补镁。随着一般情况改善和饮食增加可自然纠正，避免呼吸性酸中毒的迅速纠正和明显碱血症。严重低镁血症需补镁，同时适当补钾。

6. 低钙血症　慢性呼吸性酸中毒患者，骨钙参与缓冲作用，血钙浓度不低。但随着病情迅速好转（主要是机械通气）后，pH 恢复，血钙浓度下降，特别是游离钙下降更明显；若通气过度导致代谢性碱中毒，将出现游离钙迅速下降，出现肢体抽动等神经-肌肉兴奋性增强的表现，因此避免 $PaCO_2$ 迅速下降是主要防治手段，一旦发生明显低钙血症，应迅速降低通气量。

7. 低磷血症　主要发生于慢性呼吸性酸中毒迅速好转、出现碱中毒的患者。碱中毒导致葡萄糖无氧代谢增强，代谢产物与磷的结合增多，血磷迅速转移至细胞内，导致低磷血症。该过程发生速度较快，在 10 min 内即有明显血磷下降。因此，防治方法是避免高碳酸血症的迅速纠正。

8. 其他类型的电解质离子紊乱　急性呼吸性酸中毒可引起血游离钙浓度、游离镁浓度、磷酸盐浓度、钠浓度升高，但升高幅度有限，临床价值有限，不赘述。

（二）呼吸性碱中毒

$PaCO_2$ 下降，HCO_3^- 浓度代偿性下降，Cl^- 由红细胞内转移至血浆增加。慢性患者肾脏排出 HCO_3^- 增加，Cl^- 浓度代偿性显著升高，Cl^- 浓度升高幅度与 HCO_3^- 离子下降幅度相等。无须额外治疗。随着呼吸性碱中毒改善和 HCO_3^- 浓度上升，高氯血症自然恢复。

总之，单纯呼吸性酸碱紊乱可导致多种电解质离子紊乱，这些紊乱既有实际离子含量的下降，也有离子在细胞内外的转移；机械通气不当加重酸碱和电解质的紊乱的复杂程度，故应综合评估，

首先明确和处理原发因素。在慢性呼吸性酸中毒患者中，应避免 $PaCO_2$ 的迅速下降和 pH 的迅速回升；在严重电解质紊乱的患者中，也可发挥机械通气的优势，通过调整通气量改善电解紊乱。在持续时间较长的危重症患者或慢性患者，应注意纠正营养不良。

二、代谢性酸碱平衡紊乱导致电解质紊乱

与呼吸性相比，代谢性酸碱平衡紊乱导致电解质紊乱要简单得多。详见第十三章第三节、第四节、第六节。本节简述如下。

（一）代谢性酸中毒导致电解质紊乱

1. 高钾血症

（1）发生机制及特点：代谢性酸中毒导致细胞内外 K^+-Na^+ 交换减弱，出现高钾血症，但血钾浓度升高的程度常比呼吸性酸中毒严重。在慢性化过程中，由于呼吸代偿，酸中毒改善，高钾血症相应改善。

（2）治疗原则：补充碱性药物；处理原发病，改善循环功能和组织代谢；在慢性肾功能不全患者应控制钾的摄入和输入。

2. 高磷血症　主要见于急性代谢性酸中毒。pH 下降导致转移性血磷浓度升高。其治疗原则是补充碱性药物，纠正酸中毒，治疗原发病。

3. 高钙血症　主要是离子钙浓度升高，更常见于慢性代谢性酸中毒，与骨盐分解参与酸中毒缓冲有关。其治疗原则是治疗原发病和纠正酸中毒。

4. 高氯血症　与代谢性酸中毒的类型有关，即碳酸氢根离子原发性丢失的患者可出现转移性和代偿性血氯升高，称为高氯性酸中毒。其治疗原则是处理原发病和纠正酸中毒。

（二）代谢性碱中毒导致电解质紊乱

1. 低钾血症　碱中毒使细胞内外 K^+-Na^+ 交换增强，血钾浓度降低，较呼吸性碱中毒导致的低钾血症常更严重。在代谢性碱中毒慢性化过程中或慢性呼吸性碱中毒，呼吸系统逐渐发挥调节作用，pH 恢复，使低钾血症有所恢复。

低钾血症持续存在容易导致肾脏不能有效代偿性排出 HCO_3^-，导致代谢性碱中毒的持续存在或加重，两种互为因果，形成恶性循环。

2. 低氯血症　血 HCO_3^- 浓度升高，Cl^- 转移至红细胞内，血 Cl^- 浓度相应降低，$\Delta[Cl^-]=\Delta[HCO_3^-]$。在碱中毒慢性化过程中或慢性代谢性碱中毒，呼吸系统逐渐发挥调节作用，pH 恢复，使低氯血症改善。

低氯血症持续存在常导致肾脏不能有效排出过度增加的 HCO_3^-，导致碱中毒持续存在，两者互为因果，形成恶性循环。详见第十三章第六节。

3. 低钙血症　碱中毒导致离子钙浓度下降，可出现肢体抽动和感觉异常，严重者导致中枢神经系统功能改变，出现精神异常、抽搐等表现。其治疗原则为静脉应用钙制剂，治疗原发病。

4. 低镁血症　碱中毒导致离子镁浓度下降，可出现肢体抽动、精神异常、抽搐等症状。但应注意其合并低钙血症时的特点和治疗要求不同。详见第十一章第二节。

5. 低磷血症　碱中毒使葡萄糖无氧代谢增强，与磷结合量增多，血磷可迅速转移至细胞内，导致转移性低磷血症。低磷血症无须额外治疗，随碱中毒好转自然纠正。

6. 高磷血症　碱中毒使离子钙降低，可出现血磷代偿性升高。故代谢性碱中毒患者，血磷浓度变化范围较大，可降低、正常或升高。

小　结

1. 生理情况下，Cl^- 转移发生在红细胞内外，主要参与 CO_2 运输；也可发生于肾小管，调节 HCO_3^- 和 Cl^- 的排出量及其比例。病理条件下，Cl^- 在细胞内外的转移和经肾小管的排泄对酸碱平衡紊乱的代偿和调节有重要作用。K^+-Na^+ 交换和 H^+-Na^+ 交换有竞争性抑制作用。

（1）上述关系发生在体细胞内外时，影响两者比例发生变化，但体内离子含量不变；当上述关系发生在肾小管时则参与调节电解质和酸碱离子的排出量。

（2）多种电解质离子是钠泵等的辅酶或通过反馈调节影响钠泵等活性，特别是肾小管的功能，从而影响多种电解质和酸碱平衡紊乱。

（3）上述关系涉及 K^+、Na^+ 等普通电解质离子和 HCO_3^-、H^+ 等酸碱离子，以及可以转化为碳酸的 CO_2，

同时影响电解质平衡和酸碱平衡。在红细胞或一般体细胞的反应影响电解质和酸碱离子的转移,导致血浆浓度变化。但在肾小管上皮细胞的变化则调节电解质和酸碱离子的含量。

2. 低钾血症可以导致代谢性碱中毒,其发病机制取决于病程,急性低钾血症的早期阶段与细胞内外 H^+、K^+ 与 Na^+ 的竞争性交换有关;急性低钾血症的后期阶段或慢性低钾血症除与细胞内外离子的竞争性交换有关外,主要与肾小管持续性重吸收碳酸氢根离子并排出酸性物质增多有关。低钾血症是维持代谢性碱中毒的重要因素。

(1) 低钾性碱中毒的治疗原则是补钾,以补充氯化钾为主(特别是合并低氯血症时),而不是补充酸性物质,否则会加重细胞内酸中毒;中、重症患者可加用乙酰唑胺。应尽量避免补充 Na^+,也应避免其他激活钠泵、促进 K^+ 向细胞内转移的因素。

(2) 严重低钾血症可导致呼吸肌无力和呼吸性酸中毒。

(3) 高钾血症可导致代谢性酸中毒,但程度较轻;严重者也可导致呼吸肌无力和呼吸性酸中毒。治疗原则是纠正高钾血症,而不是使用碱性药物纠正酸中毒。

(4) 低氯性碱中毒与氯转移有关,但主要与促进肾小管对碳酸氢根离子的过度重吸收有关。低氯血症或机体缺氯对维持代谢性碱中毒发挥核心作用。治疗原则是补充氯离子,若血钠浓度偏低补充氯化钠,若血钾浓度偏低补充氯化钾。

(5) 低钾血症、低氯血症主要导致吸收性碱中毒,仅初期导致转移性碱中毒。

3. 呼吸性酸中毒导致转移性高钾血症,其治疗原则是改善通气,尽量避免使用碱性药物。

(1) 慢性呼吸性酸中毒患者多存在钾缺乏,机械通气(MV)不当时容易发生低钾血症。应根据血钾浓度适当补钾;控制每分通气量(VE)的增加速度,使高碳酸血症逐渐改善,避免碱血症;避免较多 Cl^- 和 Na^+ 的摄入和输入,避免高渗葡萄糖快速滴注。

(2) 慢性呼吸性酸中毒导致碳酸氢根离子代偿性重吸收增加和转移性低氯血症,原则上氯离子浓度下降程度与碳酸氢根浓度上升幅度相等,无须特殊治疗,随呼吸衰竭的改善而自然恢复。

(3) 慢性呼吸性酸中毒患者多存在转移性低钠血症、缺钠性低钠血症、稀释性低钠血症,也可以是两者或三者的混合型。低钙血症和低磷血症主要发生于慢性高碳酸血症的好转过程中。

(4) 在慢性呼吸性酸中毒患者中,避免 $PaCO_2$ 迅速下降和 pH 迅速回升是防治多种电解质紊乱的主要措施;在严重电解质紊乱的患者中可发挥 MV 的优势,通过调整 VE 改善电解紊乱。

(5) 呼吸性碱中毒可导致高氯血症,多较轻;也容易发生低钾血症、低氯血症,以及血离子镁、离子钙降低。

4. 代谢性酸碱平衡紊乱也可以导致多种电解质紊乱,但其发病机制和治疗要求较呼吸性酸碱平衡紊乱简单得多。

(朱　蕾　沈勤军)

第十五章
反应性高血糖

急性危重疾病患者容易发生反应性高血糖,通过控制高血糖可以降低并发症的发生率和患者死亡率。与单纯糖尿病高血糖不同,反应性高血糖有明显胰岛素抵抗,且常同时并发严重水、电解质、酸碱平衡紊乱及多脏器功能损伤。

第一节　反应性高血糖的病因与发生机制

生理状态下机体通过一系列调节机制来维持血糖浓度的稳定。重症感染、创伤等患者的应激反应增强,可导致机体神经、内分泌、器官功能变化,诱发高血糖的发生和加重。

一、血糖的正常调节

糖的消化产物葡萄糖等被吸收后,有一部分以糖原形式储存于肝脏和肌肉中。肌糖原是骨骼肌随时可以动用的储备能源,以满足骨骼肌在紧急情况下的需要;肝糖原也是一种储备能源,但储存量不大,主要作用是维持血糖浓度的相对稳定。体内组织、细胞储存的糖原很少,必须经常从血液中摄取葡萄糖以满足代谢和功能活动的需要。血液中葡萄糖主要通过易化扩散的方式进入组织、细胞。在人类,骨骼肌是胰岛素介导的葡萄糖摄取的主要场所。骨骼肌摄取葡萄糖后进行磷酸化,或者以糖原的形式储存,或者进行糖酵解后进入三羧酸循环、通过氧化磷酸化产生能量(ATP)。所以血液中葡萄糖的浓度维持一定水平具有重要意义。血葡萄糖浓度太低不利于葡萄糖进入各种组织、细胞,并影响机体的代谢;浓度太高,大量葡萄糖将经肾脏随尿流失,也会影响机体的代谢。

健康个体的血糖浓度基本上是恒定的,餐后有所升高,但胰岛素释放随之增加,外周组织对葡萄糖摄取和利用增加,同时抑制糖异生,导致血糖浓度下降,从而维持血糖浓度稳定。当血糖浓度降至正常水平以下时,胰高血糖素、交感神经和儿茶酚胺、糖皮质激素和生长激素通过刺激肝脏糖原分解、糖异生及抑制外周胰岛素介导的葡萄糖摄取来提高血

水平。总之,在健康个体中,激素、神经和器官共同参与血糖调节,维持血糖浓度相对稳定。详见第六章。

二、反应性高血糖的形成

在创伤或急性危重病患者,机体对血糖的调节异常,高血糖发生机会显著增加。

1. 体内因素　创伤和严重感染等危重病患者常存在严重组织损伤和应激反应,分解代谢旺盛,这是血糖升高的基础。在应激状态下,升高血糖的激素,如胰高血糖素、肾上腺素、糖皮质激素等的过度释放,并拮抗胰岛素的作用,使脂肪组织的脂解作用和骨骼肌蛋白质的水解作用增强,糖异生的底物,如甘油、丙氨酸、乳酸盐等增加;而周围组织摄取和利用葡萄糖的能力显著下降,故尽管可能处于高胰岛素或高血糖状态,肝脏葡萄糖糖异生作用仍然增强,而分解作用显著减弱。其次,交感神经兴奋,与儿茶酚胺共同作用,直接刺激糖原分解,加重高血糖。研究证实创伤发生3 h内的血糖上升浓度与血浆肾上腺素水平成正比。再次,炎症细胞因子,如 TNF-α、IL-6、IL-1 等可通过间接刺激,促进升高血糖激素的分泌,产生高血糖;也可直接作用于胰岛素信号转导途径,抑制胰岛素受体酪氨酸激酶活性,导致胰岛素抵抗,或导致细胞膜葡萄糖载体易位功能受损,使外周组织利用葡萄糖的能力下降,进一步升高血糖。总之,创伤或急性危重病患者的反应性高血糖是肝葡萄糖生成增强(糖异生增加)和外周组织葡萄糖利用降低(胰岛素抵抗)共同作用的结果。

2. 体外因素　通过肠外和肠内营养储存过多热量,补充液体和给药时葡萄糖的输入增加,在体内因素的基础上引起或加重高血糖。例如 10% 葡萄糖溶液 500 ml 能提供 170 kcal 的热量。部分药物配成脂肪乳剂,如异丙酚 1 ml 能产生 1.1 kcal 的热量,与肠外营养中 10% 的脂肪乳剂 1 ml 的热量相当。需要腹膜透析的患者,可从高浓度葡萄糖的透析液中吸收葡萄糖。频繁给予某些药物,如糖皮质激素、拟交感神经药和环孢霉素等免疫抑制剂也会诱发或加重高血糖。

第二节　反应性高血糖对机体代谢和内环境的影响

血糖明显升高将导致机体代谢障碍和渗透压异常,并伴随电解质离子和酸碱离子浓度的变化。

一、反应性高血糖的代谢变化

1. 机体供能不足　葡萄糖是机体供能的基本物质,葡萄糖的有氧氧化是实现机体供能的主要途径。如上述,反应性高血糖的主要机制之一是组织摄取和利用氧的能力减退,有氧代谢能力下降,即血糖浓度异常升高意味着组织供能水平下降。该类患者还常存在循环功能障碍、氧供不足、氧利用障碍,加重能量供应不足。

糖分解供能大体分两种途径。在氧供充分时,糖完全氧化分解成 CO_2 和水,释放大量的能量,此时 1 mol 葡萄糖能产生 30 mol 或 32 mol ATP,称为糖的有氧氧化。氧供不足时,葡萄糖只分解到乳酸阶段,释放能量很少,1 mol 葡萄糖产生 2 mol ATP,释放的自由能只有有氧氧化的 1/15,称为糖的无氧氧化或无氧酵解。生理情况下,绝大多数组织、细胞有足够的氧供应,基本通过糖的有氧氧化供能。周围组织摄取氧的能力和有氧代谢能力减退是反应性高血糖患者能量供应不足的主要机制。能量供应不足是脏器功能障碍的主要原因。

2. 代谢性酸中毒　周围组织利用血糖的能力减退、微循环障碍等因素导致无氧代谢增强,乳酸浓度增高,可出现代谢性酸中毒,故表现为高 AG 性酸中毒。发生严重脂肪代谢障碍和酮症的机会不多,少部分患者出现酮体生成增多,γ 羟丁酸、乙酰乙酸浓度升高。严重脱水、循环功能障碍、肾功能减退可导致酸性代谢产物排出减少,加重代谢性酸中毒。需强调由于应激反应等导致肾脏重吸收 HCO_3^- 增多、排泄 H^+ 减少(见下述),一般乳酸升高不至于发生代谢性酸中毒,仅晚期或休克患者发生代谢性酸中毒。

二、水、电解质及酸碱平衡变化

反应性高血糖不仅直接或间接导致机体代谢障碍,还产生渗透性利尿,导致脱水和血容量不足;发生浓缩性高钠血症、钾代谢紊乱、代谢性碱中毒等。

1. 脱水　血糖浓度超过肾糖阈将产生渗透性利尿,导致细胞外液大量丢失;然后逐渐发生细胞内脱水,导致细胞代谢障碍,特别是脑细胞。而基础危重病本身也可造成体液的额外丢失,除出血、血浆渗出、胃肠液丢失外,非显性失水也常显著增加,如通气量增加、发热使呼吸道水分丢失增加,发热、出汗使皮肤丢失水分增加;基础危重病还可能禁食或减少饮食。因此单纯就患者个体而言,丢失水分增加,容易发生血容量不足和脱水,以及浓缩性高钠血症和吸收性碱中毒,加重代谢紊乱。因此,防治血容量不足应贯穿于防治反应性高血糖发生、发展、好转的整个阶段。

2. 高钠血症和高渗血症　高血糖产生渗透性利尿作用,钠丢失量少于水丢失量,产生浓缩性高钠血症;患者非显形失水血症增多,加重血钠浓度升高。机体处于应激状态时,醛固酮和抗利尿激素等分泌增多,钠、碳酸氢根离子、水重吸收增多伴钾排出增多,故随着时间延长,机体含钠量增高;而常规输液治疗时也经常输入较多生理盐水,导致血钠真性升高。所以高钠血症类型可有多种,初期多为浓缩性高钠血症;治疗过程中多为浓缩性高钠血症、钠增多性高钠血症的混合类型,且常伴有效循环血容量不足;而治疗效果不佳时多为钠增多性(高容量性)高钠血症,此时容易发生充血性心力衰竭和肺水肿。

在高血糖患者中,临床治疗习惯应用生理盐水,但机体对胰岛素不敏感,故容易发生高血糖、高血钠、高血氯并存的情况,导致严重高渗血症。

3. 低钾血症　高血糖产生渗透性利尿作用,使钾经肾脏丢失过多;应激反应、血容量不足导致钾离子排出增多；呼吸性碱中毒和（或）吸收性碱中毒导致钾离子向细胞内转移增多；患者常禁食或厌食，钾摄入量不足；治疗时常使用糖皮质激素，使钾排出进一步增多；高钠血症促进钾的转移和排泄。上述因素共同导致低钾血症。在疾病好转过程或有效胰岛素治疗过程中，血糖浓度降低，合成代谢增强，钾离子向细胞内转移，更容易发生或加重低钾血症。

4. 低镁血症　影响钾离子的因素同样也能影响镁离子，故低钾血症时常合并低镁血症。同样在疾病好转过程中或有效的胰岛素治疗过程中，镁离子向细胞内转移，更容易发生或加重低镁血症。

5. 低磷血症　高血糖产生的渗透性利尿可导致大量磷酸盐丢失；病情好转、血糖下降过程中，或出现碱中毒时，磷向细胞内转移增多，产生低磷血症。

6. 高钾血症　高血糖导致钾离子向细胞外转移，导致转移性高钾血症；急性期的组织损伤导致细胞内钾离子大量释放；高分解代谢导致钾离子向细胞外转移，加重高钾血症。

7. 高镁血症　与钾代谢相似，急性期患者常有高镁血症。

8. 代谢性碱中毒　应激状态下，患者醛固酮、糖皮质激素分泌增加，或应用糖皮质激素，或合并血容量不足，均能使肾小球滤过 HCO_3^- 减少，近端肾小管重吸收 HCO_3^- 增多，远曲小管泌 H^+、泌 K^+ 增多，细胞外液 HCO_3^- 浓度升高，产生代谢性碱中毒（吸收性碱中毒）。使用利尿剂常使患者的肾血流量不足，从而使醛固酮分泌进一步增加，加重碱中毒。详见第十三章第六节。

综上所述，水、电解质紊乱及酸碱平衡紊乱与基础危重病、相关治疗和反应性高血糖相互影响，容易发生恶性循环，需综合评估和治疗。

三、反应性高血糖对免疫功能的影响

高血糖影响机体的免疫功能，促进炎症反应。高血糖也损害补体活性，通过补体糖化作用，葡萄糖可以和微生物竞争与补体的连接，抑制补体的调节作用，容易导致感染迁延不愈，继发感染的机会显著增加。体外研究表明高血糖能引起白细胞功能异常，随着血糖的控制，白细胞功能也会得到改善。

四、反应性高血糖对脏器功能的影响

反应性高血糖患者通过高血糖直接或间接影响脏器功能；与基础危重疾病（如重症感染、大手术、外伤、心脑血管意外、急性肾衰竭等）、并发症、不适当治疗共同影响机体功能，从而影响多脏器功能障碍（MODS）的发生与发展。

第三节　反应性高血糖及相关问题的处理

与糖尿病酮症酸中毒或高渗性昏迷不同，反应性高血糖是危重病患者的常见表现，临床治疗不仅需要重视血糖的控制，还应注意血糖控制的特殊性及危重病的综合治疗。

一、控制高血糖的意义

控制高血糖可降低危重症患者并发症的发生率和死亡率。一项调查结果显示：冠状动脉旁路搭桥术后，静脉应用胰岛素控制血糖浓度在 $8.3 \sim 11.1$ mmol/L 时，患者胸骨伤口感染的危险性下降58%。Berghe VD 在外科重症监护病房（SICU）进行了一项随机试验，比较胰岛素强化治疗组（目标血糖为 $4.4 \sim 6.6$ mmol/L）和对照组（目标血糖为 $10.0 \sim 11.1$ mmol/L）的效果，显示平均血糖浓度为5.7 mmol/L 的患者比 8.5 mmol/L 的患者的死亡率降低44%，但研究者不能解释这是单纯控制高血糖的结果还是纠正了相对的胰岛素缺乏，因为适当胰岛素的补充本身对于改善预后也有较大价值。胰岛素不仅可以降低血糖，且可以总体调节糖、脂肪、蛋白质等代谢，增加能量产生，减少心肌局部缺血导致的心肌损伤，减少循环脂肪酸，使血管舒张功能恢复正常，调节细胞内 Ca^{2+} 浓度预防心律失常，抑制促炎症反应介质。胰岛素的合成作用还可促进组织修复，减少输液和血液透析，预防多发性神经病变。

二、补　液

适当补液是胰岛素发挥效应和控制高血糖的基础。一般首选胃肠道补充水分和静脉补充5%葡萄糖溶液，适当补充晶体、白蛋白或其他胶体制品。因高血糖的渗透性利尿作用导致细胞外液不足，血钠

浓度升高;肾脏排钠能力显著减退,常合并真性高钠、高氯血症;多为危重病,常有广泛性毛细血管通透性显著增强,因此补液量、速度、性质还应结合电解质离子浓度和危重病的具体情况综合评估。

三、能量的补充

在反应性高血糖患者,充足能量摄入或输入是必要的,胰岛素调整必须与疾病的不同阶段及相应的病理生理状态一致,不能单纯为了追求控制高血糖而严格限制能量补充。

四、胰岛素应用

1. 胰岛素类型的选择和应用途径 首选普通短效胰岛素,并建立单独的补液通道,可静脉滴注或微泵输注;不适合用皮下注射,也不宜用长效胰岛素或口服降糖药,更不适合联合应用。但若病情明显好转或病情较轻,可以将胰岛素加入其他补液中应用或皮下应用。

2. 补液的选择 若采用微泵输注,所用液体量非常少,用生理盐水、5%或10%葡萄糖溶液皆可。若静脉滴注,需结合患者的电解质浓度选择补液;若无高钠血症,可选择生理盐水,但必须确保血糖浓度下降,否则容易出现高血糖和高钠血症并存的情况,导致严重高渗血症;若存在高钠血症,则应限制或避免钠的摄入或输入,首选5%葡萄糖溶液,同时增加胰岛素的滴注速度;血钾浓度也是影响补液的重要因素(详见下述)。在急性心肌梗死、急性脑梗死及局灶性缺血患者中,为减轻缺血-再灌注损伤,发病24 h内不宜输入高渗葡萄糖溶液。

应激性高血糖患者,即使血糖浓度比较高(大于13.9 mmol/L)也多需要选择5%或10%葡萄糖溶液,控制生理盐水,增加胰岛素用量,以增加机体的能量供应,并防止高钠血症。

3. 胰岛素的初始用量 不同患者对胰岛素的敏感性差别较大,高血糖的程度和病情也不同,胰岛素的起始剂量无明确规定,也不可能有明确规定。原则上若监测的血糖浓度适当下降,则胰岛素用量是合适的,然后根据血糖、血钾浓度调整滴速。

4. 胰岛素的用量和高血糖的关系 反应性高血糖患者对胰岛素的敏感性显著下降,且个体差异大;在非过敏患者,只要不出现低血糖、低血钾,胰岛素的用量就是安全的,因此不应该有固定的胰岛素用量;需密切监测血糖浓度,及时调整胰岛素用量。

5. 目标血糖范围 无肯定的一致意见,大体上有两种基本方案:① 强化治疗,使血糖浓度迅速下降至正常水平,然后用胰岛素维持治疗,使血糖浓度严格控制在正常水平;② 持续胰岛素维持治疗,使血糖浓度逐渐下降,并控制在适当较高的范围内。不同方案皆有一定优缺点,原则上需结合患者的基础血糖浓度和病情制定个体化方案,并避免低血糖和低血钾。在 Brown、Dodek 和 Berghe VD 的方案中,目标血糖分别是 7~11.5 mmol/L 和<6.1 mmol/L,前者较高是为了避免发生低血糖,但治疗结果显示血糖浓度>6.1 mmol/L 时,随着血糖浓度升高,并发症的发生率和患者死亡率也相应增加,故应严格控制血糖在正常水平。但也有结果显示:血糖浓度略高于正常水平时,患者的病死率并不增加,且发生低血糖的比例明显减少,故适当血糖浓度升高也是可以接受的。疾病早期的高代谢状态和血糖浓度升高是机体防御性的应激反应,目标血糖应该较正常稍高,以5~10 mmol/L 为宜,这样既能保持糖的正常代谢,也可避免低血糖、低血钾及血容量不足;随着患者病情的显著改善,应激反应显著减弱或解除,机体也逐渐转为以合成代谢和组织修复为主,此时宜将血糖浓度逐渐控制至正常范围,并补充更多的能量、氨基酸、钾、镁和水溶性维生素。

6. 血糖的下降速度 早期强化治疗阶段,血糖浓度宜较快下降,以迅速改善机体的代谢功能,一般每小时下降 3.9~5.6 mmol/L 为宜。血糖下降将出现血晶体渗透压下降和 K^+ 向细胞内转移,故应注意 K^+ 的补充和血容量的维持。开始治疗应每 1~2 h 监测一次血糖,直到出现相对恒定的胰岛素输注速度;血糖浓度稳定后(5~10 mmol/L)改为每 4 h 监测 1 次。当患者饮食改变或者应用影响糖代谢的药物时,特别是饮食中断、使用 β 受体阻滞剂(降低血糖),或使用糖皮质激素、硝苯地平(升高血糖)时,必须重新严密监测血糖。

7. 低血糖的防治 胰岛素治疗的主要风险是发生低血糖和低钾血症,且更容易发生于目标血糖接近正常时。低血糖的常见症状包括心悸、出汗、焦虑、饥饿、易激惹、面色苍白、恶心、心绞痛,也容易出现神经系统症状,从轻到重可表现为头痛、意识错乱、癫痫发作、昏迷。由于低血糖可导致致命性后果,故必须对任何低血糖症状迅速做出反应。需注意使用镇静剂、机械通气的患者或患者昏迷时,低血糖的症状常难以识别,需每小时监测 1 次血糖,直至达到稳定的血糖浓度。若有明显代谢变化,需重新严密监测。

8. 低钾血症的防治　除要求符合一般的防治原则外，还需注意该类患者的特殊性。

（1）低钾血症的发生机制和处理原则：在反应性高血糖患者，低血钾发生的基础是机体钾缺乏，诱发和加重因素则主要是血糖浓度下降过快导致的转移性低钾。因钾转移速度比较缓慢，较血糖下降有明显滞后性，故初始治疗约需 4 h 查血电解质 1 次。若基础血钾浓度较高，则在血糖浓度明显下降、血钾浓度下降至正常范围后补钾；若基础血钾浓度在正常偏高水平，则血糖浓度下降后就开始补钾；若基础血钾浓度在正常偏低水平，则在应用胰岛素的同时给予补钾。一旦出现低钾血症，则暂停胰岛素，给予补钾后，重新开始应用胰岛素。

（2）低钾血症的治疗：轻度低钾血症以口服氯化钾缓释片或溶液为主。中重度患者需同时口服和静脉应用氯化钾，还需注意控制胰岛素用量和血糖下降速度。少尿或无尿患者不宜补钾，除非严重低钾血症患者。若血钾浓度每小时上升 0.1~0.15 mmol/L 则说明补钾合适。血钾正常后仍需补充氯化钾数日。注意在纠正低钾血症的同时适当补充镁制剂，常使用门冬氨酸钾镁或 25% 硫酸镁溶液。

9. 高钠血症的防治　高血钠，甚至严重高血钠是反应性高血糖治疗过程中的常见并发症，但容易被忽视或错误解读。

（1）高钠血症的发生机制：肾脏调节钠、氯排出的能力显著下降，高血糖治疗过程中习惯用生理盐水补液，反应性高血糖患者对胰岛素的敏感性显著下降，故容易发生高血糖、高血钠、高血氯并存的状态。

（2）防治措施：原则上补液以 5% 葡萄糖溶液为主，加大胰岛素浓度或滴注速度。

对于轻度高钠血症患者，适当补水即可纠正。若出现严重高钠血症，除胃肠道补水外，还需静脉输入 5% 葡萄糖溶液，增加胰岛素用量，严格控制钠的摄入或输入。

10. 代谢性碱中毒的防治　除应激外，代谢性碱中毒也与低血容量和电解质紊乱密切相关，只要给予合理补液，纠正电解质紊乱，代谢性碱中毒就容易控制在适当范围，必要时应用乙酰唑胺等排碱利尿剂。其后随着应激状态改善，患者碱中毒将逐渐好转。

11. 胰岛素其他副作用及防治　除低血糖、低钾血症外，还有低血压、胰岛素水肿、体重增加和过敏反应等。

（1）低血压：常见于低蛋白血症、低钠血症，而血糖浓度下降较快的患者。随着血糖浓度迅速下降，血浆晶体渗透压明显降低。防治原则是控制胰岛素的滴注速度，适当补充白蛋白和生理盐水。

（2）胰岛素的过敏反应：可以是局部性或全身性的反应，前者指局限于注射部位的周围区域，后者可以是全身各部位的多种表现。胰岛素过敏较少见，特别是目前广泛使用的人胰岛素。一般认为过敏反应与胰岛素制剂中的污染物、延迟剂（如 NPH 中的鱼精蛋白或长效胰岛素中的锌）或胰岛素本身引起的免疫应答有关。局部过敏反应通常在治疗的前 2 周内出现，可在 1~2 个月自行消退。出现局部过敏反应也可能是注射方法不当所致。如果出现全身过敏性反应，如皮肤冷滑、面色苍白、血压下降、脉搏细弱、坐立不安、呼吸困难、焦虑不安、意识不清时需立即停用胰岛素，并给予积极抗过敏治疗。若患者病情仍需要使用胰岛素时，可考虑胰岛素脱敏治疗或在适当抗过敏治疗的情况下应用。

五、保护各脏器功能

上述以控制高血糖为主的综合治疗和原发病的治疗是防治多脏器功能不全的主要手段。在此基础上应结合器官损伤的高危因素和已发生的问题给予相应处理。血容量不足的患者容易发生肾血管收缩和急性肾损伤，应注意避免或慎用肾毒性药物，特别是和利尿剂同时应用。若患者有低蛋白血症，则容易发生肺水肿，应适当补充白蛋白，控制输液速度。

总之，危重病患者的反应性高血糖是体内外多种因素共同作用的结果，应激反应是主要的发生机制。早期发现并且控制高血糖有利于减少并发症，降低死亡率。胰岛素治疗是必要的，但需制定个体化方案，避免低血糖、低血钾和高血钠，同时兼顾纠正水、电解质和酸碱平衡的调整，保护脏器功能。

第四节　反应性高血糖与糖尿病高血糖

反应性高血糖作为危重病的表现，其特点、对机体的影响及治疗皆与糖尿病高血糖有明显不同。

一、反应性高血糖与糖尿病高血糖的鉴别

1. 病史 反应性高血糖出现在危重病发生后的短时间内，无高血糖病史；糖尿病患者则有长期血糖升高史或药物治疗史。

2. 胰岛功能 虽然两者均表现为血糖升高，但糖耐量试验（OGTT）、胰岛素释放试验、血清 C 肽测定结果有明显不同。反应性高血糖患者仅有血糖升高，且 OGTT 后的血糖升高幅度与试验前无明显差异，胰岛素释放曲线和 C 肽值在正常范围，无明显胰岛功能异常的证据。糖尿病患者 OGTT 后的血糖升高幅度较试验前明显，胰岛素释放曲线和 C 肽值测定峰值延迟和（或）低平，胰岛素分泌异常。由于鉴别并不困难，临床上并不需要做 OGTT 试验和其他胰岛功能的测定。

3. 糖化血红蛋白 反映近 3 个月的血糖情况。反应性高血糖患者因既往无糖尿病，该指标的测定结果正常。在糖尿病患者，影响该指标的因素较多，若已患糖尿病而没有发现或已诊断但血糖控制不良，糖化血红蛋白浓度升高；在良好控制的糖尿病患者，糖化血红蛋白浓度逐渐降至正常。该检测方法简单易行，患者痛苦小，结合病史有极高的鉴别诊断价值。当然糖化血红蛋白正常，也可能为初患糖尿病，此时鉴别困难，可等应激情况解除后（6 周后）复查，重新诊断。

4. 对机体的影响 与糖尿病患者对高血糖的耐受性较好不同，应激性高血糖患者的代偿和适应能力较差，代谢功能严重受损，常有明显的内环境紊乱。此外，糖尿病患者更容易发生酮症酸中毒，反应性高血糖更容易发生高渗性昏迷。

二、反应性高血糖与糖尿病高血糖的治疗

1. 糖尿病的治疗 分为两个阶段：① 应激期，血糖进一步升高时的治疗；② 应激过后的常规治疗。前者与反应性高血糖的治疗相似，但可能更容易控制；后者包括积极控制血糖（包括改善生活方式、口服药物治疗、胰岛素治疗等），防止急性和慢性并发症，改善胰岛功能，提高生活质量，延长患者寿命，降低病死率。

2. 反应性高血糖的治疗 患者发病初期，由于应激反应和升高血糖的其他因素持续存在，控制高血糖较困难，故在治疗原发病和其他并发症的同时，需积极的胰岛素治疗（具体见上述）。当患者原发病得到控制，应激反应减轻和缓解后，其合成代谢增强，胰岛素抵抗改善，此时要警惕低血糖和低血钾的发生，根据监测结果调整胰岛素的用量，直至停用。此类患者的胰岛功能正常，一般不会发生胰岛素依赖。

小 结

1. 健康机体在胰岛素和升高血糖类激素共同作用下，通过调节肝脏葡萄糖糖异生、肝糖原合成及外周组织对葡萄糖利用维持血糖浓度的相对稳定。

应激状态下，升高血糖激素过度释放，交感神经兴奋，并拮抗胰岛素的作用。在内分泌、神经、器官的共同作用下，肝葡萄糖异生增强，外周组织利用葡萄糖的能力降低（胰岛素抵抗），导致危重患者的反应性高血糖。

2. 反应性高血糖患者的有氧代谢能力减退，容易发生机体供能不足和乳酸性酸中毒；常有氧的摄取、运输和利用障碍，加重机体供能不足。

（1）在反应性高血糖的早期阶段，高血糖产生渗透性利尿，非显形失水增多，容易发生脱水和浓缩性高钠血症。

（2）应激反应使肾小管对钠、氯、碳酸氢根的重吸收增多。应用生理盐水补液时，增加钠盐负荷，若胰岛素补充不足，将导致高钠血症、高氯血症、高血糖和高渗血症，也容易并发代谢性碱中毒。

3. 反应性高血糖早期多有高钾血症和高镁血症；在疾病的好转期和血糖浓度下降时，常有低钾血症、低镁血症。

4. 反应性高血糖是影响脏器功能和患者预后的危险因子。控制高血糖可明显改善脏器功能和患者预

后。充足补液是胰岛素发挥效应和控制高血糖的基础。

（1）在反应性高血糖患者，充足能量摄入或输入是必要的，胰岛素调整必须和相应的病理生理状态一致。多数情况下首选普通短效胰岛素治疗，建立单独补液通道，静脉滴注或微泵输注。胰岛素用量和补充速度无限制，以血糖浓度稳定下降为原则，一般每小时下降 3.9~5.6 mmol/L。早期目标血糖以 5~10 mmol/L 为宜；随着病情改善，应逐渐将血糖控制至正常范围。注意低血糖和低血钾的监测和防治。

（2）反应性高血糖对胰岛素治疗的敏感性较低，临床治疗习惯用生理盐水补液，容易发生高血糖、高血钠、高血氯和严重高渗血症。

5. 反应性高血糖患者的病史、胰岛功能、糖化血红蛋白浓度、对机体的影响与糖尿病高血糖有明显不同。

反应性高血糖和糖尿病高血糖的治疗有明显不同，但应激期的治疗要求和目标基本相同。

（朱　蕾　胡莉娟）

第三篇

不同疾病或病理生理状态的体液代谢紊乱

第十六章
老年人的体液代谢平衡与紊乱

老年人的机体功能总体上呈减退表现,尤其是体液调节有关的神经-内分泌因素和器官功能的衰退表现更为明显,加之基础疾病多,容易出现体液代谢紊乱。

第一节　老年人的体液和体液调节的变化

老年人的体液量及分布、电解质含量及分布均发生变化,神经-内分泌系统的调节功能减退,体液紊乱的特点和治疗方法有一定特殊性。

一、老年人的体液量和电解质

1. 老年人的体液量与分布　老年人总体液量及单位体重的液体含量均随年龄增大而逐渐缩减。青年人体液总量约占体重的60%,老年男性体液总量约占体重的52%,老年女性则约占42%。老年人的体液减少主要是细胞内液减少(图16-1),后者主要与肌肉组织减少、细胞体积缩小有关;脂肪增多也是体液减少的因素。老年人细胞内液减少,细胞外液相对增加。青年时细

胞内、外液比例约为2∶1,壮年和老年为1.5∶1~1∶1。一般血浆占细胞外液的比例比较恒定,与年龄无关,约为1/4,由于体液总量随年龄增大而减少,因此血浆占体液总量的比例随年龄增大而增加,青年时血浆占体液总量的1/12,占体重的5%;壮年及老年时,血浆占体液总量的1/10~1/8,占体重的6%,故老年人的血浆较青年人相对增多。由于老年人细胞内液相对减少,而血浆相对增多,造成体液的缓冲作用减弱,细胞内液容易受血浆变化的影响。因此,老年人对体液量变化的耐受力低于中青年人。

若将机体组成分为水分、无脂肪固体、脂肪三部分,老年人表现为脂肪相对增加,无脂肪固体、水分相对减少(图16-2)。瘦的老年人体内含较多的水分而能较好地耐受急性水、电解质紊乱,但因脂肪含量少,不容易耐受慢性消耗性疾病;肥胖老年人则相反。

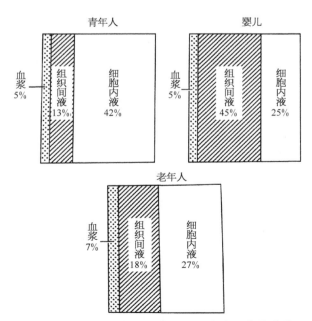

图 16-1　老年人、婴儿及青年人的体液分布的变化

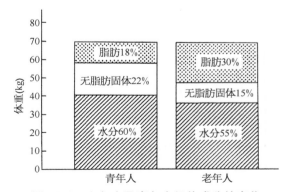

图 16-2　老年人及青年人机体成分的变化

2. 老年人电解质含量与分布　在电解质总量中,老年人的钠、氯含量较青年人高,钾、镁、磷则较

低,前者是细胞外液中的主要成分,后者是细胞内液的主要成分,与体液量分布的改变有关。老年人体内电解质的最显著变化是含钾量减少。体内钾约半量分布于骨骼肌,其余分布在实质器官和神经系统,中性脂肪几乎不含钾。老年人肌肉萎缩,细胞减少,脂肪增加,体内含钾量相应减少;调节钾代谢的能力减弱。细胞外液钠浓度受年龄增长有所降低。需强调尽管老年人钠含量较高,但血钠浓度相对偏低,细胞内钠浓度偏高(与细胞内钾浓度降低有关),容易出现无症状性低钠血症,因此老年人血钠浓度控制在正常低限比较合适。

二、老年人的肾功能特点

随年龄增加,肾实质退行性变,老年人肾脏的重量减轻、体积减小,肾小球数目减少,肾小管萎缩,使老年人肾血流量、肾小球滤过率(GFR)降低;肾小管浓缩、稀释功能及调节电解质代谢的能力减退,故老年人既容易发生水肿,也容易发生脱水。

1. GFR 与肾血流量(RBF) GFR 用肌酐清除率(Ccr)测定,Ccr 与年龄之间的关系式为 Ccr = 0.016 7×(165.57-0.8×年龄),即年龄增加 10 岁,Ccr约减少 8 ml/(min·1.73 cm^2)。RBF 用对氨马尿酸清除率(PAH)测定,与年龄之间关系为 PAH = 0.016 7×(840-年龄×6.44),即年龄增加 10 岁,PAH约减少 10%。

2. 肾小管浓缩稀释功能减退 有作者做禁水12 h 后的最大尿渗透压测定,青年人为(1 109±22)mOsm/L,60 岁及以上老年人下降至 750~800 mOsm/L。尿浓缩功能减退意味着排出等量溶质,老年人比青年人需排泄更多水分,提示老年人易处于脱水状态;稀释功能减退则说明水负荷增加时不能迅速利尿,易导致心功能不全和肺水肿。

3. 肾脏保钠能力下降 生理情况下,机体对钠的调节主要由肾脏完成。正常饮食条件下,钠的排出量与摄入量相等。钠主要经肾排出,约占 90%,经肾外(肠道、汗腺等)排出仅 10%。肾小球滤过钠约 99%被肾小管重吸收。若低钠饮食,健康青年人可通过肾脏保钠机制,最大限度地使尿钠减少,维持钠平衡。健康老年人达到钠平衡的时间要比青年人长 1 倍,主要是远曲小管对钠重吸收能力下降所致;也有学者认为,随年龄增加,Na^+、K^+-ATP 酶数量减少、活性下降,肾脏的适应性调节随之减弱。因此,老年人较易发生水、钠代谢的负平衡。

三、老年人皮肤调节的变化

皮肤是水、电解质的排泄通路之一,更是主要的散热场所。老年人皮肤增厚、干燥,毛细血管相对减少;血管舒缩功能减退;汗腺虽未减少,但由于局部循环功能减退,其分泌也受影响,散热功能相应减退。

老年人皮肤的非显性失水减少,相当于中年人的 1/2~2/3。由于血管扩张不良,血容量不足或过多时其某些体征,如苍白、充血不明显,用于评估老年人的循环功能的价值受到限制。由于老年人体温调节能力下降,体温容易受外界环境因素变化的影响,脱水时容易发生脱水热,且容易与感染性发热混淆。因此,在评估和治疗老年人水、电解质紊乱时,这些特点必须重视。

四、消化系统功能和营养状态的改变

1. 胃功能变化及其对机体的影响 随着年龄增加,胃液的量、酸碱度逐渐下降。老年人约有35%表现为低酸或缺酸。中青年人呕吐或胃肠道引流容易丢失氢离子、氯离子而发生代谢性碱中毒;老年人由于缺酸,呕吐或胃肠道引流则容易发生低钾血症,发生代谢性碱中毒的机会较少。老年人也容易缺乏胃蛋白酶,但不如缺酸常见。

胃酸缺乏和胃黏膜退行性变容易导致铁缺乏和缺铁性贫血,这对缺氧或酸中毒患者有较大影响。老年人胃蠕动功能有所减退,但不影响消化。

2. 其他消化功能的变化 胰腺外分泌功能不随年龄增加而下降,肝胆功能无明显改变,小肠吸收功能则由于其黏膜供血减少而减退,但不影响对水、电解质和营养物质的吸收能力,因此从消化道补充液体和营养仍是老年人的主要途径。

3. 胰岛功能的变化 老年人胰岛素分泌减少,糖耐量有所减退,因此应激状态下容易出现反应性高血糖、高渗状态和脱水。

4. 营养状态的变化 血浆白蛋白浓度偏低,在疾病状态下容易出现低蛋白血症和血容量下降;也容易出现休克和急性肾功能不全。老年人血液水溶性维生素含量偏低,但通常无临床症状;肌肉含氮量降低而呈负氮平衡,这与丢失过多和摄入不足有关,给予高蛋白饮食可以纠正。

上述情况说明老年人常处于营养缺乏边缘,一旦发生应激情况,容易出现营养不良,而营养不良是发生电解质紊乱的主要因素之一。

五、神经-内分泌因素的变化

1. 抗利尿激素(ADH)与口渴感的一致性下降
老年人 ADH 水平未减少,但口渴感减退。位于下丘脑的口渴中枢主要通过细胞外液的渗透压和容量调节体液。当渗透压升高、血容量减少时,人产生口渴感,饮水增加,降低血液渗透压;同时颈内动脉的渗透压感受器兴奋,使脑垂体后叶分泌 ADH 增加,作用于远端肾小管重吸收较多的水,以增加血容量,并进一步降低渗透压。老年人口渴感下降,在血液渗透压升高的情况下不容易发生饮水反应,因此发生高渗性脱水的机会增加。有学者将 65~75 岁和20~30 岁两组健康人群禁水 24 h,两组人群禁水后体重均减少 2%,老年组甚至有血钠浓度和血渗透压的明显增高,但老年组于禁水后第 1 h 的饮水量明显少于青年组,有的老人甚至毫无口渴感。血浆 ADH 持续偏高,说明老年人 ADH 对渗透压的反应较青年人更为敏感,但其抗利尿作用可因肾脏浓缩功能下降而被抵消。

2. 肾素-血管紧张素-醛固酮系统功能降低 研究表明,老年人血浆肾素活性、血管紧张素Ⅱ水平和醛固酮浓度均随年龄增大而下降。其主要原因可能是衰老所致的肾小球旁器的形态和功能变化。低醛固酮血症使远曲小管对钠的重吸收以及与钾、氢离子的交换减少,易发生低钠血症和高钾血症。

3. 心房肽(ANP)可能增高 心房肽为心房分泌的有强大利钠、利尿作用的因子。有学者报道,老年人 ANP 浓度较青年人高。给予盐水负荷后,老年人 ANP 升高较青年人更为明显。

4. 垂体-肾上腺皮质功能减退 老年人对刺激反应的程度和速度有所减退,说明老年人的应激反应的能力有所减退,这也是老年患者在创伤、感染、损伤等情况下容易出现并发症和高死亡率的原因之一。

5. 老年人基础疾病多 如糖尿病、冠心病、原发性高血压、慢性阻塞性肺疾病(COPD)、肺心病等皆常见,平时可能无明显症状,但是一旦有诱发因素容易出现内分泌和组织器官的调节障碍,发生水、电解质紊乱。

六、酸碱平衡调节的变化

1. 血液酸碱度 与青年人相同,老年人的动脉血pH 也维持在 7.35~7.45($[H^+]$ 为 45~35 mmol/L)的狭窄范围。老年人每日也要从食物中摄取或产生的大量挥发性酸及非挥发性酸(固定酸)。挥发性酸来自 CO_2,主要由食物中的脂肪酸、葡萄糖等的有氧氧化产生,每日产生量约 15 000 mmol。非挥发性酸主要来自蛋白质的代谢,每日形成的 H^+ 为 70~100 mmol。

2. 动脉血氧分压 老年人 PaO_2 较低,随年龄增加,PaO_2 每年下降 0.036~0.056 kPa。

3. 动脉血二氧化碳分压 老年人常有过度通气,$PaCO_2$ 降低,HCO_3^- 也代偿性降低;部分老年人睡眠时出现中枢性低通气和 $PaCO_2$ 升高,即存在潜在性呼吸性酸中毒的风险。

4. 肾脏对酸碱的调节 老年人的肾功能减退,又易患泌尿系统疾病而损害肾实质,因而分泌酸、重吸收碳酸氢盐的能力减弱,容易发生各种形式的酸碱紊乱。

第二节　老年人的体液代谢紊乱

由于老年人水和电解质的含量、分布、调节功能皆有明显的改变,容易发生水、电解质紊乱,简述如下。

一、水代谢异常

(一)高渗性脱水

临床上比较常见,且一旦脱水容易发生肾功能不全。

1. 发生原因 在多种疾病状态下皆可发生,其中高热、创伤、感染等急性情况容易出现;更常见于建立人工气道(主要是气管插管)、神志不清、中枢神经系统疾病、吞咽功能障碍、体弱或偏瘫丧失自理能力的患者。呕吐、腹泻,不适当应用甘露醇、高渗葡萄糖或糖尿病高血糖的大量渗透性利尿,也是水丧失过多的常见原因。在高蛋白鼻饲饮食的患者容易发生高渗血症和脱水。因为老年人口渴感下降,肾脏重吸收功能减弱,在上述疾病或病理情况下,患者更容易出现水摄入和输入不足或肾脏排出过多。

2. 病理生理变化和临床表现　与中青年患者大体相似，但也有明显不同。老年人脱水多发病隐袭而口渴感不显著。老年人因存在细胞内钾缺乏，而肾脏保钾功能也更差，故脱水时容易出现钾缺乏。在脱水纠正过程中容易出现低钾血症。因 GFR 降低、肾小管浓缩功能变差，容易出现氮质血症，而尿量减少不明显。一旦出现尿量显著减少或利尿剂效果不佳时，往往是严重脱水的指征。因老年人多有脑动脉硬化和供血不足，脱水时更容易出现神经-精神症状。

3. 治疗原则　主要是补充足够的水分，以胃肠道补充为主。因尿液含较多溶质（如高蛋白饮食、糖尿病酮症酸中毒）而至多尿的患者则应适当减少胃肠道或胃肠外供给的溶质。老年人容易出现细胞内电解质离子，主要是钾离子、镁离子和磷酸根离子的丢失，因此应适当补充上述离子，特别是在脱水好转的过程中，比较安全的补充方法是给予低浓度的氯化钾溶液，门冬氨酸钾镁溶液和 ATP（主要是补充磷酸盐）。当然应争取尽早从胃肠道补充水分、电解质和热量。

（二）水中毒或水肿

1. 发生原因和机制　老年人的上述特点也决定其容易出现水摄入和输入过多；手术、创伤、感染等应激状态更容易发生水中毒或水肿。因为老年人肾脏排水功能较差，应激状态下 ADH 分泌增多，加重水潴留；肾上腺皮质兴奋，加重钠潴留，但较青年人迟钝，因此水潴留更明显。水中毒或水肿患者也容易发生于心、肾、肝功能不全和低蛋白血症。

2. 病理生理变化和临床特点　与中青年患者的变化基本相似，但其神经-精神症状更明显，也容易发生心功能不全。

3. 治疗原则　轻症患者限制水的摄入或输入即可；重症患者还应适当补充高渗氯化钠溶液，以迅速提高细胞外液渗透压，促进水分从细胞内转移至细胞外；适当给予利尿剂促进水分从肾脏排出。

二、钠代谢异常

（一）低钠血症

低钠血症是老年人常见的内环境紊乱类型。国外统计的老年住院患者资料显示，急性病患者低钠血症的发生率为 11%，慢性病约为 22%。间接提示血钠浓度降低并不能说明体内钠含量减少，各种类型低钠血症皆会发生（详见第九章第三节），无症状性低钠血症更常见。

1. 无症状性低钠血症的病因和发病机制　无症状性低钠血症也称为消耗性低钠血症，具体原因不完全清楚，其发病机制可能与渗透点重建有关。由于老年人有细胞内蛋白质含量减少的倾向，当合并慢性心、肺疾病或营养不良时，细胞内蛋白的降低更明显，从而导致细胞内渗透压降低（胶体渗透压是维持细胞形态的最主要因素），水分子和钾离子移出细胞外，钠离子进入细胞内，从而维持细胞内外的渗透压平衡。此时细胞内外液均维持在相对低渗状态，而细胞内液容量减少。细胞内脱水状态反过来又引起口渴并导致 ADH 分泌增加，故容易发生水潴留。水潴留又导致细胞外液增多，并引起近端肾小管对钠的重吸收减少，从而出现细胞外液量接近正常、血钠浓度降低的状态，但不出现低钠血症的表现。

2. 无症状性低钠血症的临床特点　除原发病的症状外，无低钠血症的表现；尿钠、尿氯和尿量皆基本正常；限制入水量后，血钠浓度上升，同时出现口渴感，说明 ADH 分泌正常；限制入钠量后，尿钠排出同样减少，而血钠浓度变化不大，说明醛固酮的分泌也基本正常，患者对细胞外液的低张状态是适应的，故无临床症状，也无需处理，老年人可长期处于该状态或随原发病好转而自然改善。

3. 注意事项　该类老年患者对钠丢失的耐受性降低，钠摄入量轻度减少或排除轻度增多就可能引起严重低钠血症，甚至出现严重并发症，因此病理状态改变时也需适当处理。

（二）高钠血症

可以是机体钠含量的增高，也可以是浓缩性高钠血症（实质是脱水），混合类型也比较常见。总体而言高钠血症的发生率较低钠血症低，且与治疗不当有密切关系。需强调，高钠血症在脑血管病、感染、创伤、高热、人工气道等急性应激状态和肾脏外排水显著增加的状态下更容易发生，是危重症患者比较常见的并发症，更容易出现精神-神经症状，病死率比较高，因此一旦发现血钠浓度达正常值的高限水平就应积极处理。治疗原则与常规高钠血症相似。详见第九章第四节。

三、钾代谢紊乱

（一）钾缺乏症和低钾血症

1. 钾缺乏的基本病因　健康老年人的钾含量减低，且随年龄增大而减少，其原因并非细胞外液钾浓度降低，而是肌肉组织减少，代之以含钾很少的脂肪组织增加。由于机体钾含量下降,肾脏对钾代谢的调节能力减退,因此在病理状态下容易发生缺钾性低钾血症。低钾血症是老年人最常见的电解质紊乱类型。国外统计的死亡患者资料显示,发生低血钾者占 38.8%,低血钠者仅占 16.0%;发生高血钾和高血钠的比例相近。

2. 发生低钾血症的原因或诱因 老年人由于味觉减退而厌食、偏食,鼻饲饮食不合理或摄入不足而引起低钾;或因呕吐、腹泻、消化道瘘管、长期服用利尿剂及泻药而导致钾丢失过多。某些情况导致细胞外钾转移至细胞内,发生转移性低钾血症,如碱中毒、应用 α 受体阻滞剂或 β_2 受体兴奋剂、胰岛素应用过多、肾小管酸中毒。过量服用含甘草的药物或食物也可使血钾浓度降低。

3. 临床表现 临床症状与低钾血症的程度和发生速度关系密切,但缺乏特异性,主要表现有肌肉无力、记忆力减退、情感变化、肠功能减退、心律失常、体位性低血压、对洋地黄的耐受性降低。

4. 治疗原则 与普通低钾血症的治疗相似,但强调平时增加补钾量和补镁量,且血钾浓度正常后应补充更长时间。

(二)高钾血症

1. 发病原因 见于慢性肾功能不全及各种原因引起的代谢性酸中毒、大面积组织创伤及溶血等。低血管紧张素性醛固酮减少症(Ⅳ型肾小管酸中毒)常见于老年人,糖尿病、原发性高血压、慢性肾小管-间质性疾病中也常见于老年人,在这些情况下容易发生血钾升高和酸中毒,可有轻到中度肾功能不全,血浆肾素及醛固酮浓度下降,糖皮质激素水平正常。此外,不适当补钾、口服保钾利尿剂及 ACE 抑制剂类药物也是高钾血症的常见原因。口服消炎痛所致高钾血症亦有报道。

2. 类型和临床表现 与普通高钾血症类似。见第八章第三节。

3. 治疗原则 与普通高钾血症相似。见第八章第三节。

四、镁代谢紊乱

主要是低镁血症,高镁血症少见。低镁血症主要发生在长期利尿或胃肠道进食不足的患者,严重甲状旁腺功能减退也可减少肾小管对镁的重吸收。低镁血症多继发于其他电解质紊乱,因此临床表现缺乏特异性。临床常见慢性低钾血症合并低镁血症,而镁离子浓度降低也是顽固性低钾血症的原因,因此慢性低钾血症多需同时补镁。治疗原则:强调尽早恢复正常胃肠道进食,轻度低镁者可口服镁制剂,严重低镁,血镁浓度 < 0.4 mmol/L 者应静脉补镁。

五、酸碱平衡紊乱

老年人酸碱平衡的特点、紊乱类型的诊断与处理与中青年患者相似,但因老年人呼吸调节不如中青年完善,常因呼吸增快、过度通气或呼吸抑制、CO_2 潴留引起 $[HCO_3^-]/[H_2CO_3]$ 和 pH 的变化。老年人肾功能减退,又易患泌尿系统疾病而损害肾实质,分泌酸、重吸收碳酸氢盐的能力减弱,因此老年人容易发生各种形式的酸碱平衡紊乱。老年人容易合并贫血和低蛋白血症,血红蛋白缓冲系统和细胞内蛋白缓冲系统的功能相应减低。老年人还常患多种慢性基础病,如 2 型糖尿病、动脉粥样硬化、原发性高血压、COPD、慢性肺心病等。因此,老年人酸碱平衡紊乱的发生率更高,病情也更严重,处理更需积极、精细。

六、体液代谢紊乱的临床特点

1. 基本特点 老年人疾病的诊断比较困难,若像对待中青年患者那样判断临床资料就很容易造成漏诊和误诊。老年人的临床表现常不显著,如严重感染时可以无发热或白细胞升高;肺水肿或肾功能不全可以在没有显著诱因的情况下隐袭发生,但仔细追问病史,肺水肿患者常有输液过多、过快,尤其是过快的病史,而肾功能不全患者多有轻度脱水、低蛋白血症等病理生理异常。水、电解质紊乱往往没有明显的水、电解质丢失或摄入过多的病史,但仔细观察,患者的水、电解质较平时已有改变,尽管幅度不大,因此追问病史时,应特别注意了解与平时的差别幅度。

2. 神经系统的表现 精神改变,如兴奋、嗜睡、幻觉、谵妄和行动上的异常往往是水、电解质、酸碱紊乱的早期症状。轻度缺钠、缺钾时就可出现腱反射减弱或消失,故一旦发现异常应及早处理。许多诊断为“老年痴呆”的患者,经过纠正水、电解质、酸碱紊乱,精神症状常显著改善或恢复正常。

3. 消化系统的表现 消化道症状,如厌食、食欲不振、恶心、便秘也往往是水、电解质、酸碱紊乱的早期症状,也应受到重视。消化道问题也常常影响水、电解质的摄入或排出,也是发生负氮平衡和低蛋白血症的常见原因。

4. 泌尿系统的症状 老年人的饮水习惯和饮水量必须特别注意。因老年人肾脏的排泄功能减退，需要更多的饮水量（大约 2 000 ml）供排泄代谢产物用。饮水量减少容易出现代谢产物潴留、肾功能损害和水、电解质紊乱。

急剧体重减轻提示失水。口渴、吞咽困难、尿少提示失水。尿少、利尿剂效果显著减退常常是血容量不足的表现，故应特别注意有无低蛋白血症和脱水。

夜尿增多在老年人常见，可能原因有：① 睡眠不好而引起的精神变化；② 早期或轻度心功能不全，日间钠、水潴留，夜间平卧后肾血流量改善，尿量增加；③ 肾脏浓缩功能减退；④ 泌尿道梗阻性疾病。

5. 呼吸系统的表现 呼吸快慢和深浅变化既可以是呼吸性酸碱紊乱的原因，也可以是代谢性酸碱紊乱的代偿反应；通气量多少还影响呼吸道的失水量。因此也应重视。

6. 皮肤变化 因为老年人的皮肤比较苍老、皱缩，因此皮肤苍白对判断贫血和血容量不足并不可靠，但皮肤比较饱满、发亮则往往是细胞外液增多的指征。老年人出汗少，按青年人的非显性失水量补充，容易出现水过多。

7. 其他临床表现 老年人脉搏变化比较迟钝，且倾向于偏慢，在青年人被认为正常的脉搏，在老年人可能已经是心动过速，因此应与其基础值比较。血压随年龄增大而升高，因此内环境紊乱时的正常血压提示可能已出现低血压，因此也应与基础值比较。老年人体温升高较迟钝，腋温常不可靠，应以口腔温度和肛温为准。

上述是老年人体液代谢紊乱的基本特点，在临床工作中特别注意才能提高诊断的准确性，并能给予合适的治疗。

小 结

1. 人体液体含量随年龄增大而逐渐减少，且主要是细胞内液减少，细胞外液相对增加。血浆占细胞外液量的比例比较恒定，占体液总量的比例随年龄增大而增加。老年人调节体液分布的能力减弱，细胞内液容易受血浆变化的影响，较青年人更容易发生水、电解质代谢紊乱。

2. 老年人脂肪相对增加，无脂肪固体及水分相对减少。较瘦的老年人体内含较多水而能较好地耐受急性水、电解质紊乱，但因脂肪含量少，不容易耐受慢性消耗性疾病；肥胖的老年人则相反。

3. 老年人电解质离子总量中，钠离子、氯离子较青年人高，钾离子、镁离子、磷离子则较低，最显著变化是含钾量减少。老年人血钠浓度偏低，细胞内钠浓度偏高，容易出现无症状性低钠血症。老年人血钠水平控制在正常值低限较合适。

4. 随年龄增加，肾实质出现退行性变，肾小管的浓缩、稀释功能减退，老年人既容易发生水肿，也容易脱水。老年人肾脏调节钠代谢的能力下降，不仅容易发生低钠血症，也容易发生高钠血症。肾脏对钾的调节能力也出现类似变化。

5. 老年人皮肤非显性失水减少，血管扩张不良，皮肤改变的临床价值减小。老年人体温调节能力下降，易受外界环境影响，脱水时容易发生脱水热。

6. 老年人胰岛素分泌减少，糖耐量减退，应激状态下容易出现高渗血症和脱水。

7. 老年人血浆白蛋白偏低，疾病状态下容易出现低蛋白血症和有效血容量下降。

8. 老年人口渴感减退，对血液渗透压升高的感知不敏感，易发生高渗性脱水。

9. 老年人基础疾病多，内分泌系统（肾素-血管紧张素-醛固酮系统、垂体-肾上腺皮质功能）和组织器官的调节功能减退，易发生水、电解质紊乱。

10. 老年人呼吸调节和肾脏对酸碱离子的调节能力减退。

11. 老年人多方面功能减退，基础病多，发生水、电解质、酸碱平衡紊乱的机会增加，且更容易出现神经-精神症状和脏器功能损伤，病情更严重，处理应果断、积极、精细，同时应注意机体的耐受性。

（朱 蕾 刘子龙）

第十七章
利尿剂与体液代谢紊乱

利尿剂的应用非常广泛,是治疗水、电解质紊乱的常用药物,但也容易导致或加重水、电解质、酸碱平衡紊乱。各种利尿剂的作用机制和应用方法皆为临床医师所熟悉,本章仅将与水、电解质、酸碱紊乱关系密切的内容进行阐述,并对容易混淆概念和内容进行修正。

第一节　利尿剂及其作用的特点

肾单位是进行水、电解质离子、酸碱离子排泄和调节的主要部位。肾小球滤过量虽大,但对水、电解质、酸碱平衡的影响不大,利尿剂对其影响更小。肾小管的重吸收和排泄作用是决定水、电解质、酸碱平衡的主要因素。根据功能可将肾小管分为以下几段:近曲小管、髓袢升支髓质部、皮质稀释段、远曲小管和集合管等。不同利尿剂作用于肾小管的不同部位,而产生不同程度的排出作用(图 17-1、表 17-1)。

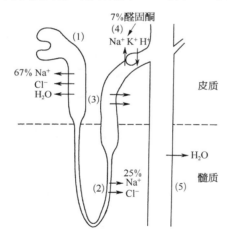

图 17-1　肾小管对钠、水的重吸收和不同利尿剂的主要作用部位

注:(1)近曲小管:碳酸酐酶抑制剂、渗透性利尿剂;(2)髓质稀释段:袢利尿剂;(3)皮质稀释段:噻嗪类利尿剂;(4)远曲小管:保钾利尿剂;(5)集合管。%表示对滤过钠重吸收的大约比例

一、传统利尿剂

传统利尿剂包括袢利尿剂、噻嗪类利尿剂和保钾利尿剂。

表 17-1　利尿剂的作用部位、相对强度和对电解质离子的影响

利尿剂	作用部位	主要影响的电解质、酸碱离子	利尿强度
噻嗪类利尿剂 氢氯噻嗪	皮质稀释段 近曲小管(弱) 抑制碳酸酐酶(弱)	排出离子:Na^+、K^+、Cl^-、Mg^{2+}、HCO_3^- 吸收离子:Ca^{2+}	中等
袢利尿剂 呋塞米 布美他尼	髓袢升支	排出离子:Na^+、K^+、Cl^-、Mg^{2+}、Ca^{2+}	强
保钾利尿剂 氨苯蝶啶 螺内酯	远曲小管 集合管	排出离子:Na^+、Cl^- 吸收离子:K^+	弱
碳酸酐酶抑制剂 乙酰唑胺	近曲小管	排出离子:HCO_3^-、K^+、Na^+	弱
渗透性利尿剂 甘露醇 高渗葡萄糖	全肾小管	排出离子:Na^+、K^+、Cl^-、Ca^{2+}、Mg^{2+}、HCO_3^-	中等

1. 噻嗪类利尿剂

(1)基本作用:临床上最常用的噻嗪类药物是氢氯噻嗪,主要作用于髓袢升支的皮质段及远曲小管起始部,抑制 Na^+、Cl^- 重吸收,导致排 Na^+、排 Cl^- 增多;水随电解质排出。生理状态下该段重吸收的钠量有限,故利尿效应有限,称为中效利尿剂。Na^+ 的排出增加使远曲小管和集合管的 Na^+ 浓度升高,Na^+-K^+ 交换增加,排 K^+ 增多。噻嗪类利尿剂也可增加 Mg^{2+} 排出;对远曲小管可能有直接作用,抑制 Na^+ 重吸收;同时刺激 Ca^{2+} 的重吸收而减少尿钙的排泄,血钙浓度升高,伴反应性血磷浓度降低。

（2）其他作用：噻嗪类药物可能抑制碳酸酐酶（CA），使 HCO_3^-、H^+ 形成减少，H^+ 分泌减少，尿酸度降低，氨分泌减少，偶尔可导致代谢性碱中毒，在肝功能不全患者可诱发肝昏迷。

噻嗪类药物还可降低肾小球滤过率（GFR），在肾功能不全患者加重氮质血症，并可能加重电解质紊乱。

噻嗪类药物可增加血尿酸浓度，原因主要有抑制尿酸排泄；减少血容量，促进尿酸在近曲小管的吸收。

（3）体液代谢紊乱的常见类型：主要导致缺钠性低钠血症、低氯血症、缺钾性低钾血症、低镁血症、高钙血症，也容易发生代谢性酸中毒。

2. 襻利尿剂　主要作用于髓襻升支粗段的一组利尿剂，常用药物有呋塞米（速尿）和布美他尼（丁尿胺）等。

（1）基本作用：主要通过抑制 Cl^- 的主动重吸收而产生利尿作用，作用迅速，疗效强，但时间相对短暂。根据电中性原理，Cl^- 吸收减少必然伴随等量的阳离子减少，主要是 Na^+ 的重吸收减少，排 Cl^- 量稍多于排 Na^+ 量。Na^+ 排出增加使远曲小管和集合管中 Na^+ 浓度升高，Na^+-K^+ 交换和 Na^+-H^+ 交换皆增加，以前者为主，排 K^+ 增加，容易导致低血钾。HCO_3^- 的排出不增加，Cl^- 和 H^+ 排出增加可导致代谢性碱中毒。该类药物还可促进尿 Ca^{2+} 和 Mg^{2+} 排出。

（2）扩血管作用：襻利尿剂能扩张肾皮质血管，改善肾血流，可用于肾功能不全的治疗；还可扩张体循环其他部位的血管，改善肺淤血，该作用出现在尿量增加之前。

（3）体液代谢紊乱的常见类型：一般情况下，上述电解质离子排出增加容易导致血电解质浓度下降和低渗血症，但因排出大量等渗液体，故短期效应是血容量下降，电解质浓度变化不明显。若呼吸道和皮肤排出大量的液体（为非常低渗的液体或单纯水），而补充生理盐水、林格液则容易发生高钠血症和高渗血症；若补充 5%、10% 葡萄糖溶液或胃肠道单纯补水，则容易发生低钠血症、低氯血症。上述各种情况皆容易出现低钾血症和低镁血症。只有在补钾量较大的情况下，血钾浓度才容易保持正常。

3. 保钾利尿剂

（1）基本作用：保钾利尿剂主要有螺内酯和氨苯蝶啶，前者为醛固酮竞争性拮抗剂，在远曲小管和集合管通过对抗醛固酮而产生利尿和排出电解质离子的作用；后者则直接作用于远曲小管和集合管，产生类似作用。

（2）体液代谢紊乱的常见类型：该类药物增加尿 Na^+、Cl^- 排出，保留 K^+，利尿作用弱，容易导致高钾血症。

二、渗透性利尿剂

主要有甘露醇和高渗葡萄糖。

1. 甘露醇的作用和效应特点　甘露醇几乎不在肾小管吸收，故能维持小管内的较高渗透压，从而抑制水的重吸收；进而间接抑制 Na^+ 在近曲小管和髓襻升支的重吸收。Na^+ 重吸收减少导致髓质细胞间液 Na^+ 浓度降低，使原有渗透压不能维持，导致远曲小管和集合管对水重吸收减少，尿量随之增加。

甘露醇还可非选择性增加 Ca^{2+}、Mg^{2+}、K^+、磷酸根离子和 HCO_3^- 的排出，因此长期使用容易导致多种电解质离子浓度降低。因为是渗透性利尿，电解质排出比例少于水排出比例，因此较襻利尿剂更容易发生高钠、高氯和高渗血症。

甘露醇不容易通过细胞膜，因此在利尿前首先导致细胞外液容量升高，必然伴随血容量增加和稀释性血钠浓度降低、血钾浓度降低（也存在转移性血钾浓度降低），因此在心功能不全或低钠血症、低钾血症的患者中，渗透性利尿剂容易导致一过性病情加重。

2. 高渗葡萄糖的作用和效应特点　与甘露醇相似，但作用较弱，持续时间较短。

三、碳酸酐酶抑制剂

乙酰唑胺是一种碳酸酐酶（CA）的强效和可逆性抑制剂。CA 广泛存在于多种组织，当 CA 受抑制后，需大量和连续供应 H^+、HCO_3^- 的各种功能活动将受到抑制，其中最主要的作用之一是肾近曲小管的 CA 受抑制，H^+、HCO_3^- 形成减少，H^+ 和 Na^+ 的交换相应减少，排出大量碱性尿。HCO_3^- 排出也伴随 Na^+、K^+ 排出，容易发生代谢性酸中毒和低钠、低钾血症；反之，临床上也常用于代谢性碱中毒的治疗。

四、其他具有利尿作用的药物

1. 血管紧张素转换酶（ACE）抑制剂　是一类广泛应用的降压药。ACE 抑制剂竞争性地抑制 ACE，阻滞血管紧张素 I 转换成血管紧张素 II，降低体循环和肾脏局部组织的血管紧张素 II 水平，从而产生扩张血管，减少醛固酮释放；继而降压，改善心、肾功能等作用。

ACE 抑制剂降低肾血管阻力,增加肾血流,促进水、钠排泄,因此尽管不是利尿剂,但具有利尿作用,特别是在肾血流量减少的心功能不全患者或水肿患者或存在过度应激反应的危重症患者;与利尿剂联合应用可增强利尿效果,并有助于避免低钾血症;与补钾利尿剂联合应用不仅增强利尿效果,还可对抗后者导致的血管紧张素 Ⅱ 升高,对合并低钾血症患者的效果更好。

ACE 抑制剂扩张出球小动脉的作用强于入球小动脉,故可导致肾小球毛细血管静水压和 GFR 降低,引起尿素氮或肌酐的一过性升高;应用不当可导致急性肾衰竭,特别是在血容量不足、低钠血症或有双侧肾动脉狭窄的患者,尤其是老年患者。

2. 白蛋白　白蛋白是血浆中含量最多、分子较小、溶解度极大、功能众多的一种蛋白质,是维持血浆胶体渗透压的主要物质。血浆胶体渗透压是毛细血管静脉端组织间液重返回血管内的主要动力,若血浆白蛋白浓度下降,血浆胶体渗透压随之下降,可导致血液的水分过多进入组织液而出现水肿。在该类患者中,补充白蛋白后,随着胶体渗透压升高,组织水肿改善;有效血容量增加,肾血流量改善,产生利尿作用。详见第三章。

总之,不同利尿剂排出水分、电解质和酸碱离子的种类和强度不同(表 17-2),容易导致的电解质、酸碱平衡紊乱类型有较大差异。

表 17-2 的数据表示人或犬在正常的水合作用和酸碱平衡状态时所观察到的结果,在利尿高峰期或单次使用最大有效剂量后容易重现。虽然数字的主要范围是可以预知的,但为了将一个药物与另一个药物相比较,表中列举单个数值。由尿容量与电解质离子浓度的乘积可得出不同离子的排泄率。

表 17-2 应用不同利尿剂时的尿液电解质组成

项 目	容量 (ml/min)	pH	Na$^+$ (mmol/L)	K$^+$ (mmol/L)	Cl$^-$ (mmol/L)	HCO$_3^-$ (mmol/L)
对照	1	6	50	15	60	1
甘露醇	10	6.5	90	15	110	4
氢氯噻嗪	3	7.4	150	25	150	25
呋塞米	8	6	140	10	155	1
氨苯蝶啶	3	7.2	130	5	120	15

第二节　利尿剂应用中的误区和处理对策

临床上皆重视传统和非传统利尿剂排出电解质、酸碱离子和水的作用,但忽视机体病理生理状态和临床干预的影响,导致应用中的众多误区,反而容易发生复杂或顽固性体液代谢紊乱。

一、利尿剂应用不容易导致高钠血症、高钾血症和高氯血症

应用利尿剂排出水分和钠、氯、钾(保钾利尿剂除外),自然容易发生低钠血症、低钾血症、低氯血症;但不容易发生高钠血症、高钾血症、高氯血症。这是利尿剂应用中的最常见误区,核心是忽视了药物的效应特点、机体体液的代谢特点和其他临床干预措施的综合影响,是导致临床治疗失败的常见原因。

1. 噻嗪类利尿剂和袢利尿剂　两者皆主要是抑制髓袢和远曲小管对 Na$^+$、Cl$^-$ 的重吸收而产生利尿作用,电解质离子吸收减少必然伴随水分重吸收减少,从而维持小管液仍处于或接近于等渗水平,因此排出尿液也同样接近等渗状态(表 17-2)。小管液吸收减少必然导致低血容量,但血电解质浓度基本不变,因此利尿的急性期反应是低血容量,而不是电解质紊乱;反复或长时间利尿则主要导致电解质紊乱。人体在排尿的同时还通过呼吸道、皮肤等排出水分,不伴随或仅伴随少量电解质排出。在显形发汗和通气量显著增大时,排出水分显著增多,而电解质离子排出极少,即机体排出大量、非常低渗的液体,排出水分过多必然导致细胞外液容量降低和浓缩性高钠血症、高氯血症、高钾血症。临床上输入或

摄入的液体既可以含较高浓度的电解质,也可以含较低浓度的电解质或基本不含电解质离子,故利尿剂长时间应用既可以导致血电解质离子浓度降低,也可以导致血电解质离子浓度升高,故利尿剂的慢性作用即可以导致低钠、低氯和低渗血症;也可以导致真性高钠血症、高氯血症和高渗血症。总之,在血容量基本稳定的情况下,利尿剂的慢性作用主要取决于皮肤、呼吸道排出液体的量,以及机体摄入、输入液体的量、性质的综合作用。在轻症或慢性病患者,前者排出的水分不多,若摄入液体的量和质又适当,则尽管利尿,仍可保持血容量和电解质浓度的基本稳定;若电解质离子的输入和摄入不足,则可能导致低钠血症、低钾血症、低氯血症,这在一般患者比较常见;若摄入或输入的电解质离子较多,则可能发生高钠血症、高氯血症,主要发生于危重症患者的应激反应阶段,但临床上容易忽视,是导致多脏器功能损伤和患者死亡的重要原因。高渗血症早期可保持血压的稳定,一旦发生血压降低,则是血容量严重不足的表现,死亡率极高。

2. 渗透性利尿剂 主要靠本身分子的高渗特性利尿,电解质排出的比例明显少于水分排出的比例(表17-2),因此较袢利尿剂更容易发生高钠血症、高氯血症和高渗血症。

总之,利尿剂导致的电解质紊乱不仅与利尿剂的作用特点有关,更取决于其他部位液体的排出,以及摄入、输入液体的多少和性质,应用利尿时必须特别注意根据病情特点调节补液的量和性质,才能有效发挥利尿作用,保持电解质平衡。

二、利尿剂不容易导致酸碱平衡紊乱

这也是利尿剂应用中的常见误区。从效应特点看,利尿剂可分为排钾利尿剂、保钾利尿剂和排碱利尿剂,其中排碱利尿剂主要是碳酸酐酶抑制剂,单独应用容易导致代谢性酸中毒。各种利尿剂皆增加氯的排出,排钾利尿剂增加钾的排出,缺氯、缺钾通过离子转移和肾脏调节功能异常(吸收碱增加)等机制导致代谢性碱中毒。

除渗透性利尿剂和白蛋白增加血容量,ACE抑制剂改善肾循环外,其他利尿剂,特别是大剂量应用强效利尿剂皆会导致血容量和肾血流量的一过性减少,进而导致吸收性碱中毒。详见第十三章第六节。

总之,利尿剂应用是导致代谢性碱中毒的常见医源性因素。

第三节 利尿剂的抗药性与合理应用

反复使用利尿剂容易导致抗药性,表现为利尿效果渐差,甚至失败,是临床共识,但实际应用中仍有较多问题。

一、利尿剂的抗药性

(一)原因与对策

反复使用利尿剂导致抗药性有众多原因,主要是以下因素。

1. 利尿剂应用不当 在GFR过低(< 25 ~ 30 ml/min,主要见于急性血容量不足或急性肾功能不全)时使用噻嗪类利尿剂;同类利尿剂合用;利尿剂剂量过大,利尿过度。这在临床上并不少见,故药物的合理应用是永恒的主题。

2. 电解质紊乱 适当电解质浓度是利尿的前提,因此在低钠血症、低氯血症(在肾小管内不能产生足够的渗透压)和低钾血症、低镁血症(钠泵等离子泵的活性降低、电解质离子的有效转运受抑制)

的患者容易利尿失败,因此利尿前应首先或同步纠正电解质紊乱。

3. 低蛋白血症 血浆白蛋白是维持胶体渗透压的主要因素。白蛋白浓度过低将导致有效循环血容量不足,肾血流量下降,GFR降低,利尿效果自然下降。

4. 有效循环血量不足 如脱水、失血、低血压、心功能不全等。有效循环血量不足必然导致肾血流量减少,GFR显著下降,肾小管内容量和电解质严重不足,利尿剂自然无法有效发挥作用。适当应用ACE抑制剂有助于改善肾血流量和发挥利尿作用,特别是有低钾血症的患者,但应注意避免高钾血症和肾功能不全的发生。

5. 循环中儿茶酚胺过多 常见于危重症患者的应激反应、使用大剂量升压药等情况,这些因素皆可导致肾血流量减少,GFR显著下降。同样适当应用ACE抑制剂有助于改善肾血流量和产生利尿作用。

6. **肾素-血管紧张素-醛固酮系统受激活或抗利尿激素分泌增多** 主要见于应激反应、心功能不全、肝硬化腹水、呼吸衰竭患者。上述激素水平升高必然导致钠、水重吸收增多,进而对抗利尿剂的作用。

7. **药物干扰** 如同时服用吲哚美辛,可能干扰前列腺素形成,进而影响利尿剂的效果;同时服用丙磺舒,可抑制噻嗪类和袢利尿剂在肾小管的排泄。

8. **患者的依从性差** 如患者不能按时规律服药。

9. **药物的生物利用度** 如对呋塞米而言,一般静脉用药的作用强于口服,持续静脉滴注又强于快速静脉推注。

10. **钠摄取过多** 钠离子过多导致水大量潴留于细胞外液,甚至细胞内,利尿效果变差,故使用利尿剂时,在高钠血症或血钠高限患者就应限制钠的入量。

需强调血钠浓度过高或过低都显著影响利尿效果,因此维持适当血钠水平非常重要,不能单纯强调严格限钠。

(二)综合评估

利尿剂出现抗药性时,应首先检查利尿药的选用是否得当,其次是剂量和给药方法是否合理;特别强调是否存在电解质紊乱、有效循环血容量和肾血容量下降。在适当针对性处理的基础上合理调整用药,以恢复利尿剂的作用。

二、利尿剂的合理选用

(一)不同类型利尿剂的应用

为发挥利尿剂的最佳效果,降低抗药性,减少不良反应,应合理选择和联合应用利尿剂。

1. **同类利尿剂的联合应用** 一般无协同作用;相反可能增加药物的不良反应,如螺内酯和氨苯蝶啶合用容易导致高钾血症。

2. **排钾利尿剂和保钾利尿剂的联合应用** 有明显协同作用,并对抗钾的丢失。排钾利尿剂减少尿酸排出,氨苯蝶啶促进尿酸排出,两者合用可预防前者有可能导致的高尿酸血症。

3. **袢利尿剂、噻嗪类利尿剂、保钾利尿剂的联合应用** 是三类传统利尿剂的联合应用,三者的作用环节不同,有明显的协同作用,利尿效果强。但控制不当容易发生低血容量,故主要用于严重、顽固性

水肿或心力衰竭患者的短时间应用。

4. **袢利尿剂、噻嗪类利尿剂、保钾利尿剂、碳酸酐酶抑制剂的联合应用** 利尿效果非常强,理论上各自副作用互相对抗。但容易造成血容量急剧下降,故主要用于严重、顽固性水肿患者合并代谢性碱中毒的治疗,不宜长时间应用。

上述3、4的联合应用方案是特殊情况下不得已而为之的措施,更合理的联合应用方案是袢利尿剂、保钾利尿剂、碳酸酐酶抑制剂或噻嗪类利尿剂、保钾利尿剂、碳酸酐酶抑制剂的联合应用。

5. **渗透性利尿剂和传统利尿剂的联合应用** 一般先静脉应用渗透性利尿剂,增加肾血流量,并抑制近曲小管对电解质的重吸收,使远端小管的电解质浓度升高,增强袢利尿剂或远曲小管利尿剂(保钾性利尿剂)的作用。主要用于颅内高压的患者,不适合用于心功能不全、低蛋白血症、水肿等患者。

6. **袢利尿剂的合理应用** 该类利尿剂的作用迅速而强大,且在利尿作用发挥前有短暂的扩血管作用,特别适合心功能不全或合并心功能不全患者的治疗。但由于迅速减少血容量,容易发生暂时性肾血流量和GFR下降,反射性抑制近曲小管利钠激素的作用,并增强醛固酮和ADH的钠、水潴留作用,使后续的利尿作用减弱,因此该类利尿剂应间歇应用,待间歇期血容量恢复后再次应用,既能充分发挥利尿作用,又可并避免或减少副作用及利尿剂的抗药性。

若出现循环血流量减少的表现,如低血压、脉压减小、心率增快、血尿素氮升高,应暂停袢利尿剂。

(二)几种特殊病理生理状态下的利尿剂应用

1. **急性左心衰竭或急性高压性肺水肿** 首选袢利尿剂,在出现利尿效应之前即可出现有效的血流动力学改善。

2. **慢性充血性心力衰竭** 应根据病情轻重,采用阶梯式方案逐渐增加利尿剂的强度。在轻症患者中,除限盐外,首选中等作用的噻嗪类利尿剂,必要时加用保钾利尿剂(第一阶段)。在中度患者中,需加大噻嗪类利尿剂的剂量,合用保钾利尿剂,或改用小剂量呋塞米口服取代噻嗪类利尿剂,必要时间断肌内注射呋塞米(第二阶段)。在重度患者中,袢利尿剂(呋塞米)、保钾利尿剂同时口服,必要时间断肌内注射或静脉注射呋塞米,或换用布美他尼等其他袢利尿剂(第三阶段)。

在中、重度患者中应注意血钠浓度,若血钠浓度>130 mmol/L,需严格限制钠的摄入或输入;血钠

浓度 <125 mmol/L 时,需适当增加钠的摄入或输入,使血钠浓度达到正常值低限或接近正常值低限水平,为利尿剂发挥作用提供物质基础。

3. 顽固性水肿　需同时严格限制钠的摄入量(每日约 10 mmol)和水的入量(每日约 700 ml),并增大祥利尿剂的用量。若单纯限制钠的入量容易出现顽固性低钠血症和顽固性水肿并存(顽固性慢性稀释性低钠血症)的状态。一旦出现该种情况,需增加钠的摄入量或输入量,使血钠浓度逐渐升高;在此基础上一方面严格限制水的摄入或输入,一方面利尿。祥利尿剂合用 ACE 抑制剂对严重心力衰竭合并低钠血症也有较好的作用。

需强调无论上述何种情况,皆应注意对患者的综合评估和综合治疗。

小　结

1. 常用利尿剂有排钾利尿剂、保钾利尿剂,临床容易忽视排碱利尿剂。不同类型利尿剂的作用部位、利尿的相对强度、对不同电解质离子的影响有较大差别,导致的水、电解质、酸碱平衡紊乱类型有较大不同。

渗透性利尿剂的作用特点和应用指征与传统利尿剂有较大不同。

ACE 抑制剂和白蛋白也是重要的利尿药物,作用特点与传统利尿剂有明显不同。

2. 除保钾利尿剂外,其他利尿剂皆容易导致低钠血症、低钾血症、低氯血症,但也容易导致高钠血症、高氯血症,主要取决于患者的病理生理状态、补液的质和量。

除渗透性利尿剂和排碱利尿剂外,其他类型利尿剂都容易导致代谢性碱中毒。

3. 反复使用利尿剂容易导致耐药性,表现为利尿效果渐差,甚至失败,这有多方面的原因,其中电解质紊乱有重要作用。

为发挥利尿剂的最佳效果,减少耐药性和不良反应,合理选择和联合应用利尿剂是基本原则,但在不同病理生理条件下有不同要求,单纯强调排钾利尿剂和保钾利尿剂的联合是不足的,应注意排碱利尿剂、白蛋白和 ACE 抑制剂的合理应用。

(朱　蕾　龚琳婧)

第十八章
呼吸衰竭与体液代谢紊乱

呼吸衰竭(respiratory failure)是指原发性肺通气和(或)换气功能严重损害,导致低氧血症和(或)CO_2潴留,并引起一系列生理功能异常和代谢紊乱的临床综合征。以动脉血气为客观标准,即海平面呼吸空气条件下,$PaO_2 < 60$ mmHg 或 $PaCO_2 > 50$ mmHg 为呼吸衰竭。呼吸衰竭的病因和临床表现对判断预后和指导治疗有重要价值。

第一节 呼吸衰竭的基本知识

呼吸衰竭的发生原因多种多样,但发病机制、临床表现和治疗等方面有一定的共性。

一、病 因

(一)呼吸器官疾病

1. 气道疾病 包括上气道和下气道疾病,如舌根后坠(昏迷或麻醉患者)、阻塞性睡眠呼吸暂停低通气综合征(OSAHS)、喉水肿或痉挛、支气管哮喘(哮喘)、慢性阻塞性肺疾病(COPD)、呼吸道分泌物或异物阻塞,引起每分通气量(VE)不足或肺泡通气量($\dot{V}_A$)不足,常伴有气体分布不匀、通气血流比例($\dot{V}/\dot{Q}$)失调。

2. 肺实质疾病 重症肺炎、弥漫性肺间质疾病、尘肺、肺水肿、急性呼吸窘迫综合征(ARDS)、肺不张等,引起肺容积和有效弥散面积减少、$\dot{V}/\dot{Q}$ 失调,部分静动脉血分流率($\dot{Q}s/\dot{Q}t$)明显增大。

3. 肺血管疾病 可分为大血管疾病和微血管疾病。大血管疾病主要有原发性肺动脉高压、肺血栓栓塞、肺血管炎,引起 $\dot{V}/\dot{Q}$ 失调(主要是高 $\dot{V}/\dot{Q}$)、生理无效腔(VD)增大,通气效率下降,常有支气管循环和肺循环吻合支开放,$\dot{Q}s/\dot{Q}t$ 增大。肺微血管疾病少见,主要是肺毛细血管扩张症,导致血相弥散距离明显延长。

4. 胸廓疾病 胸廓外伤、胸廓畸形、大量气胸或胸腔积液等,限制胸廓活动和肺扩张,伴有效弥散膜面积减少、$\dot{V}/\dot{Q}$ 失调。

(二)呼吸中枢和神经-肌肉疾病

1. 颅脑疾病 脑血管疾病、脑炎、脑外伤、电击、药物中毒等直接或间接抑制呼吸中枢,特发性中枢性低通气,中枢性睡眠呼吸暂停低通气综合征。

2. 脊髓疾病和神经疾病 脊髓侧索硬化症、脊髓灰质炎、多发性神经炎导致神经的传导功能障碍。

3. 呼吸肌疾病 重症肌无力、低钾性周期性麻醉、肌肉萎缩可导致呼吸肌收缩力不足、耐力下降等。

上述情况皆可引起通气不足,若持续时间较长,将发生 $\dot{V}/\dot{Q}$ 失调等改变,加重换气功能障碍。

二、呼吸衰竭的分类

有多种分类方法,常根据发病缓急、病理生理特点和动脉血气改变等进行分类,不同分类方法的综合应用对判断病因、理解病理生理变化、指导临床治疗有重要价值。本章简述动脉血气分类。

1. Ⅰ型呼吸衰竭 又称低氧血症型呼吸衰竭,即海平面、呼吸空气条件下 $PaO_2 < 60$ mmHg,$PaCO_2 < 45$ mmHg。在氧疗条件下,若达到上述条件也能诊断;若 $PaO_2 \geq 60$ mmHg,可暂时停止吸氧观察或根据氧合指数(OI)换算,OI < 300 mmHg 也可诊断。一般是由于 $\dot{V}/\dot{Q}$ 失调、弥散功能障碍或 $\dot{Q}s/\dot{Q}t$ 增大所致,常为多种因素共同发挥作用。

2. Ⅱ型呼吸衰竭 又称高碳酸血症型呼吸衰竭,即海平面、呼吸空气条件下 $PaCO_2 > 50$ mmHg,同时伴 PaO_2 下降(可以 < 60 mmHg 或 ≥ 60 mmHg)。主要是 VE 不足或 $\dot{V}_A$ 不足所致,$\dot{V}/\dot{Q}$ 失调也有重要影响。

三、低氧血症和 CO_2 潴留的发生机制

1. $\dot{V}_A$ 不足　引起低氧血症和高碳酸血症。

（1）基本原因：有两种情况，① VE 减小，见于呼吸泵衰竭；② VE 不减小，甚至增加，但 VD 增大，导致 $\dot{V}_A$ 减小，见于气道-肺实质病，尤其是周围气道疾病。

（2）$\dot{V}_A$ - P_ACO_2（$PaCO_2$）关系曲线：呈反抛物线型，当 $\dot{V}_A \geq 1.5\,L/min$ 时，$PaCO_2$ - $\dot{V}_A$ 曲线较平坦，$\dot{V}_A$ 降低，$PaCO_2$ 仅轻、中度升高；且一般不超过 80 mmHg。$\dot{V}_A < 1.5\,L/min$ 时，两者的关系曲线较陡直，$PaCO_2$ 多 > 80 mmHg，$\dot{V}_A$ 轻微下降即可导致 $PaCO_2$ 显著升高，如 $PaCO_2$ 从 80 mmHg 升至 100 mmHg 约需降低 $\dot{V}_A$ 400 ml，若呼吸频率（RR）15 次/分，仅需降低潮气量（VT）25 ml，因此在严重通气功能损害的患者，轻微病情变化即可导致 $PaCO_2$ 显著升高。$\dot{V}_A$ - P_AO_2（PaO_2）关系曲线与 $\dot{V}_A$ - P_ACO_2（$PaCO_2$）关系曲线正好相反，$PaCO_2$ 显著升高必然伴随 PaO_2 的显著下降（图 18-1）。

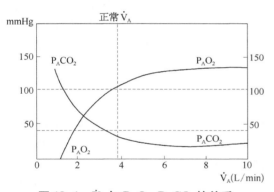

图 18-1　$\dot{V}_A$ 与 P_AO_2、P_ACO_2 的关系

2. $\dot{V}/\dot{Q}$ 失调　肺泡通气与肺泡毛细血管的血流灌注协调才能保障有效气体交换。一般 $\dot{V}/\dot{Q} = 0.8$；若 $\dot{V}/\dot{Q}$ 明显 >0.8 时，$\dot{V}_A$ 相对较高，而肺血流量相对较少，使 VD 增大；$\dot{V}/\dot{Q}$ 明显 <0.8 时，肺血流量相对较高，$\dot{V}_A$ 相对较低，静脉血流经肺泡毛细血管时得不到充分的气体交换，出现分流样效应。$\dot{V}/\dot{Q}$ 失调一般只产生低氧血症，无 CO_2 潴留。多数支气管哮喘急性发作或 COPD 急性加重时仅有低氧血症，其主要原因是 VE 和 $\dot{V}_A$ 代偿性增大，但 $\dot{V}/\dot{Q}$ 失调加重。在严重肺实质疾病，有效肺泡明显减少，不能充分代偿，$\dot{V}/\dot{Q}$ 失调也会导致 $\dot{V}_A$ 下降和高碳酸血症。

3. 静动脉血分流　肺泡萎陷不张、肺实变、肺泡水肿均可致肺内右至左的静脉血分流增加。当 $\dot{Q}s/\dot{Q}t$ 超过 30%，提高吸入氧浓度（FiO_2）对改善 PaO_2 的作用极其有限。

4. 弥散障碍　主要影响氧的交换，产生低氧血症。但临床上单纯因弥散障碍导致低氧血症的情况非常少见，主要见于肺毛细血管扩张症。

5. 氧耗量增加　不会使健康人发生呼吸衰竭，但在呼吸功能减退的患者，氧耗量增加是诱发或加重低氧血症和 CO_2 潴留的重要原因。发热、寒战、抽搐、呼吸窘迫等皆可显著增加氧耗量。

总之，$\dot{V}_A$ 下降是发生高碳酸血症的主要机制，$\dot{V}/\dot{Q}$ 失调是发生低氧血症的主要机制，$\dot{Q}s/\dot{Q}t$ 升高常导致顽固性低氧血症，弥散功能障碍主要加重低氧血症，氧耗量增加常加重呼吸衰竭。

四、低氧血症、高碳酸血症对机体的影响

两者对机体的影响皆表现为代偿性反应和损伤性反应，主要与呼吸衰竭的发生速度、严重程度等有关，也与基础病和并发症等有明显关系。见本章第二节。

五、治 疗 原 则

在保持气道通畅的条件下，改善或纠正低氧血症，适度缓解 CO_2 潴留，纠正代谢功能紊乱，为基础疾病和诱发因素的治疗争取时间和创造条件。见《机械通气》第 5 版（朱蕾编著）。

第二节　呼吸衰竭患者的水、电解质与酸碱平衡紊乱

呼吸衰竭导致的酸碱平衡失衡和电解质紊乱是复杂的，既有离子含量的变化，也有离子的转移；机械通气（MV）不当加重酸碱平衡紊乱和电解质紊乱的复杂程度。

一、低氧血症、高碳酸血症与体液代谢紊乱

（一）体液代谢紊乱的基本特点

CO_2 潴留实质是呼吸性酸中毒，对机体的影响

主要取决于酸血症的程度,而不是 $PaCO_2$ 升高本身。轻、中度低氧血症一般无明显代谢障碍;严重低氧血症导致细胞有氧代谢障碍,能量产生不足,产生大量乳酸和无机磷(酸性),导致代谢性酸中毒。

呼吸性酸中毒或代谢性酸中毒导致转移性高钾血症,代谢性酸中毒导致的高钾血症比呼吸性酸中毒更显著;呼吸性酸中毒导致转移性低氯血症,慢性患者伴随肾脏排氯增多,加重低氯血症。酸血症导致转移性高钾血症、高磷血症,离子镁、离子钙浓度升高;碱血症导致相反变化。

(二)对脏器功能的影响和临床表现

呼吸性酸中毒和低氧血症影响脏器功能,电解质紊乱加重对脏器功能的损害,并出现相应的临床症状。

1. 发绀　低氧血症使 $SaO_2 < 85\%$ 时常出现口唇和指甲发绀,严重贫血者可无发绀,合并红细胞增多症者容易发生发绀。$SaO_2 > 90\%$ 而四肢末梢发绀者是循环功能不良的表现。

2. 对中枢神经的影响　急性缺氧导致脑细胞缺氧性损伤,$PaO_2 < 36$ mmHg 可出现脑细胞不可逆损伤。慢性轻度低氧血症表现为注意力不集中、智力减退、定向障碍;低氧血症逐渐加重,$PaO_2 < 50$ mmHg,出现烦躁、神志恍惚;$PaO_2 < 30$ mmHg 后神志丧失;$PaO_2 < 20$ mmHg 将发生不可逆脑细胞损伤。低氧血症使脑血管扩张,血流量增加,但当颈内静脉 PO_2 降至 $10 \sim 15$ mmHg 时脑血流量下降。

$PaCO_2$ 开始升高直接抑制大脑皮质,降低兴奋性,出现嗜睡;随着 $PaCO_2$ 进一步升高,对皮质下层的刺激增加,间接引起皮质兴奋性增高;$PaCO_2$ 显著升高将抑制皮质下层,使患者处于麻醉状态,因此在 CO_2 麻醉前,患者往往有失眠、精神兴奋、烦躁不安等先兆兴奋症状,此时应忌用镇静剂或安眠药。"CO_2 麻醉导致肺性脑病"时主要表现为神志淡漠、肌肉震颤、抽搐、昏睡,乃至昏迷。pH 低于 7.3 的急性 CO_2 潴留会出现精神改变;但慢性 CO_2 潴留,$PaCO_2$ 达 80 mmHg 时 pH 也能接近正常水平,吸氧患者可无明显精神异常。$PaCO_2$ 继续升高,无论急性还是慢性都会出现 pH 下降和精神症状。CO_2 还使脑血管扩张,血流量增加,严重者引起脑水肿和头痛。

3. 对循环系统的影响　轻中度低氧血症刺激心脏,使心率加快,心搏量增加,血压上升,冠状动脉血流量也相应增加;中重度低氧血症可引起心肌损伤,出现心电图异常,严重缺氧可引起心室颤动或心

跳骤停。

低氧血症和 CO_2 潴留均能使肺小动脉收缩,肺循环阻力(PVR)增大,肺动脉高压,右心后负荷增加,容易发生肺动脉高压和肺源性心脏病。

4. 对呼吸系统的影响　低氧血症通过颈动脉体和主动脉体化学感受器刺激通气。缓慢加重的低氧血症刺激反应迟钝。CO_2 是强力呼吸中枢兴奋剂,吸 1% CO_2,VE 即增加;吸 10% 的 CO_2 时 VE 增加 10 倍;超过 12% 时,呼吸中枢受抑制,VE 反而下降。慢性 CO_2 潴留患者的 VE 不增加,主要与呼吸中枢反应迟钝,肾功能代偿使动脉血,特别是脑脊液的 pH 无降低或无明显降低有关。

在呼吸衰竭患者中,因呼吸功能严重损伤,上述化学调节的作用明显减弱,而患者的呼吸表现更多与原发病和机械性感受器兴奋有关,出现呼吸频率、节律和幅度的改变,中枢性多表现为呼吸减慢、减弱或呼吸节律改变;周围性表现为浅、快呼吸和辅助呼吸肌活动。严重 CO_2 麻醉可引起呼吸停止。

5. 对消化道和肝、肾功能的影响　严重低氧血症引起胃肠道功能减退,容易发生胃肠道蠕动减弱和肠胀气;还会因消化道黏膜充血、水肿、糜烂、溃疡而发生消化道出血。缺氧损害肝细胞,丙酮酸氨基转移酶(谷丙转氨酶)等升高;随着低氧血症的纠正,肝功能恢复。低氧血症和 CO_2 潴留会扩张肾血管,增加肾血流量和肾小球滤过率,尿量增加;但 $PaO_2 < 40$ mmHg、$PaCO_2 > 65$ mmHg 时,肾血管收缩,肾功能受抑制,尿量减少。

6. 肺动脉高压的表现　长期低氧血症、CO_2 潴留可引起肺动脉高压,久之则发生肺源性心脏病。需强调下肢水肿是右心功能不全的表现,但也可以单纯是抗利尿激素(ADH)和肾素-血管紧张素-醛固酮系统(RAAS)紊乱的反应。

7. 其他　CO_2 潴留患者可出现外周浅表静脉充盈、皮肤红润、温暖多汗,血压升高、心搏量增加、脉搏洪大、脑血管扩张、搏动性头痛。

二、酸碱平衡紊乱

氧疗和 MV 是改善呼吸衰竭患者的根本措施,大多数患者随着治疗措施的实施而缓解或明显改善,不需要应用酸碱药物。少数应用药物的患者也应注意利弊得失。具体特点详见第十三章第一节、第二节。

1. 呼吸性酸中毒

(1)基本特点:急性肺泡通气不足,CO_2 潴留改

变了 $BHCO_3/H_2CO_3$ 的正常比例,使 pH 降低,产生急性呼吸性酸中毒。慢性患者通过血液缓冲系统的作用、细胞内液缓冲系统的作用和肾脏的调节(主要是分泌 H^+ 和氨、重吸收 Na^+ 和 HCO_3^-,后者结合成 $NaHCO_3$),使 pH 接近正常。呼吸性酸中毒失代偿者,应用碱性药物(如 $5\%NaHCO_3$)可暂时改善或纠正 pH,但引起 VE 减少,加重 CO_2 潴留。

(2)治疗原则:改善通气,避免应用碱性药物,除非严重酸血症导致低血压、休克的患者。

2. **呼吸性酸中毒合并代谢性酸中毒**

(1)基本特点:低氧血症、血容量不足、心排出量减少和周围循环障碍导致有氧代谢受损,体内固定酸,如乳酸增加;肾功能障碍影响酸性代谢产物排出,因此容易在呼吸性酸中毒的基础上并发代谢性酸中毒,使用碱性药物同样有加重 CO_2 潴留的风险($NaHCO_3+HAc \rightarrow NaAc+H_2O+CO_2$)。

(2)治疗原则:改善通气、氧疗、改善循环功能是主要的治疗措施。严重酸中毒抑制循环功能时需补充碱性药物。

(3)其他问题:因 CO_2 分子可迅速通过血脑脊液屏障进入脑脊液, HCO_3^- 通过速度缓慢,以致脑脊液 H^+ 浓度升高,在比例上明显超过 HCO_3^- 浓度,故应用碱性药物有加重中枢神经酸中毒的危险。这一机制亦关系到呼吸机的停用策略。在 MV 患者中,若长时间 VE 过大, $PaCO_2$ 和 HCO_3^- 就相对偏低,脑脊液 PCO_2 和 HCO_3^- 亦偏低;当 MV 突然停止,则 $PaCO_2$ 升高, CO_2 迅速通过血-脑脊液屏障,使脑脊液 pH 下降,导致呼吸中枢兴奋性增强,VE 增大,患者会感到胸闷、急促,给停用呼吸机带来困难。

3. **呼吸性酸中毒合并代谢性碱中毒**

(1)基本特点:在慢性呼吸性酸中毒的治疗过程中,由于诱发因素迅速好转,应用 MV 绝对或相对过度,使 CO_2 排出太快;应用糖皮质激素(激素)、利尿剂导致尿液排钾、排氯增加;补充碱性药物过多。随着 pH 升高,钾向细胞内移动,血钾浓度进一步降低;肾脏不能迅速排出过度重吸收的 HCO_3^-。上述因素共同作用产生代谢性碱中毒,pH 升高。

(2)防治措施:适当控制 VE,避免 $PaCO_2$ 降低过快;避免补充或严格控制碱性药物的补充量,使血压趋向稳定或 pH≥7.25 即可;应用激素和利尿剂时适当补充氯化钾;补充胶体,改善血容量;补充氯化钾,纠正低氯血症、低钾血症。一旦 pH≥7.4 就应适当降低 VE。

4. **呼吸性碱中毒** 重症肺炎、肺水肿、ARDS 等容易产生通气过度,发生呼吸性碱中毒,但碱血症程度较轻。随着病情好转,pH 自动改善,无须特殊处理。气道阻塞性疾病,如 COPD 和哮喘急性发作,可通过机械感受器等过度兴奋导致呼吸性碱中毒,伴低氧血症。其他多种疾病导致的呼吸衰竭患者通气过度也会发生类似情况。

5. **呼吸性碱中毒合并代谢性碱中毒**

(1)基本特点:慢性呼吸衰竭患者通过肾脏代偿,机体 HCO_3^- 的绝对量增加。若应用 MV 不当,短期内排出过多 CO_2,使 $PaCO_2<35$ mmHg 则导致呼吸性碱中毒合并代谢性碱中毒,pH 显著升高。

(2)防治原则:迅速降低 VE,以减慢 RR 为主;强调预防为主,逐渐增大 VE,控制 $PaCO_2$ 的下降速度。

三、电解质紊乱

(一)高钾血症

主要出现于急性高碳酸血症性呼吸衰竭和急性重症低氧血症性呼吸衰竭。

1. **发病机制和特点** 急性呼吸性酸中毒或代谢性酸中毒使细胞内外 H^+-Na^+ 交换增强,抑制 K^+-Na^+ 交换,血钾浓度增高;在肾小管, H^+-Na^+ 交换增强,抑制 K^+-Na^+ 交换,血钾排出减少,加重血钾浓度升高。由于细胞内外离子转运速度较慢,一般在数小时内升高,约 15 h 达高峰,因此一旦发现血钾升高,必须积极处理。在急性呼吸性酸中毒的慢性化过程中,肾功能逐渐代偿,pH 明显恢复,高钾血症也相应改善。

2. **治疗原则** 氧疗和改善通气为主,慎用碱性药物(见上述),必要时适当应用对抗高钾血症的药物。

(二)低钾血症

主要见于慢性高碳酸血症性呼吸衰竭和急性低氧血症性呼吸衰竭。

1. **慢性呼吸性酸中毒伴低钾血症**

(1)发生原因、机制和特点:① 多为老年人,且处于慢性消耗性状态,细胞内钾储量下降;② 多饮食不佳,钾摄入不足;③ 肾脏保钾功能较差,在血 K^+ 浓度较低的情况下仍排出较多钾;④ 应用利尿剂或 MV 治疗后,尿量增加, K^+ 排出量增加。经治疗后,呼吸性酸中毒改善或纠正, K^+-Na^+ 交换增强,导致 K^+ 进入细胞内增多,经肾小管排出量也增多。因此慢性呼吸衰竭发生低钾血症的机会较多。

(2)防治原则:适当控制 VE 的增大;根据血钾

检查结果,及早补钾和给予较长时间的补钾;控制其他加重低钾血症的因素;及早恢复正常饮食或经胃管鼻饲。

2. 轻中度急性低氧血症性呼吸衰竭伴低钾血症

（1）发生原因、机制和特点：急性低氧血症性呼吸衰竭主要见于严重肺部感染、急性心功能不全、ARDS 或大部分哮喘、COPD 的急性加重期。在机械性刺激因素等作用下,患者呼吸加快、加深,VE 显著增大,出现呼吸性碱中毒,碱中毒导致转移性低钾血症;若持续时间较长,肾脏排钾增多,则加重低钾血症。多数患者的低钾血症不严重,因为细胞损伤或高分解代谢多伴随细胞内 K^+ 释放,两者共同作用导致轻度低钾血症。

（2）防治原则：适当补钾;治疗原发病和改善增加 VE 的因素,随着 VE 下降和呼吸性碱中毒改善,低钾血症明显改善或纠正。在暂时不能改善病情的患者,可使用镇静-肌松剂抑制过强的自主呼吸;随着 VE 下降,低钾血症也会改善。

（三）低氯血症

主要见于慢性高碳酸血症性呼吸衰竭患者或急性呼吸衰竭患者慢性化的过程中。

1. 发生原因、机制和特点　$PaCO_2$ 升高导致血液 HCO_3^- 浓度代偿性升高,伴 Cl^- 向红细胞内转移;慢性 $PaCO_2$ 升高导致肾脏重吸收 HCO_3^- 增加,血 HCO_3^- 浓度进一步升高,血 Cl^- 浓度进一步下降。Cl^- 浓度的下降幅度与 HCO_3^- 浓度的上升幅度相等。部分患者由于摄入不足和利尿等原因可导致原发性低氯血症,但程度多较轻,且同时存在低钠血症、低钾血症。

2. 防治原则　无须额外治疗。随着呼吸衰竭改善和 HCO_3^- 离子浓度下降,低氯血症自然恢复。若强行补充较大量氯化钠,必然导致高钠血症和高渗血症,加重低钾血症。

在合并低钠血症、低钾血症的患者,随着"习惯上"纠正低钠血症、低钾血症方法的实施,低氯血症自然纠正,也无须额外治疗。

（四）高氯血症

主要见于呼吸性碱中毒,特别是慢性呼吸性碱中毒。

1. 发生原因、机制和特点　$PaCO_2$ 下降,HCO_3^- 浓度代偿性下降,Cl^- 由红细胞内转移至血浆。慢性患者,肾脏排出 HCO_3^- 增加,Cl^- 浓度显著升高。Cl^- 浓度升高的幅度与 HCO_3^- 离子浓度下降的幅度相等。

2. 防治原则　无须额外治疗。随着呼吸性碱中毒的改善和 HCO_3^- 浓度的上升,高氯血症自然恢复。

（五）高钠血症

多见于急性呼吸性酸中毒。

1. 发生原因、机制和特点　酸中毒使细胞内外 H^+-Na^+ 交换增强,血钠浓度升高。由于血钠浓度的基础值大,故升高幅度有限。

2. 防治原则　随着酸中毒改善,自然纠正。无须特殊处理。

（六）低钠血症

主要见于慢性呼吸衰竭。

1. 发生原因、机制和特点　原因是：① 多为老年人,且处于慢性消耗状态,细胞内钾浓度较低,Na^+ 进入细胞内增多;② 应用利尿剂使 Na^+ 排出增多;③ 水潴留导致稀释性低钠;④ 低钾血症导致转移性低钠。故可以缺钠性低钠血症、转移性低钠血症、稀释性低钠血症或者混合类型。部分患者表现为无症状性低钠血症。

2. 防治原则　① 补钾;② 适当补钠;③ 纠正患者的营养不良状态和感染。无症状低钠血症无须治疗。部分患者表现为顽固性低钠血症,治疗比较复杂。详见第九章第三节。

（七）低钙血症

主要见于慢性高碳酸血症的好转过程中。

1. 发生原因、机制和特点　慢性呼吸性酸中毒患者的肾功能充分代偿。若病情迅速好转（主要是 MV 后）,随着 pH 恢复,血钙下降,游离钙下降更明显。若通气过度导致碱中毒,游离钙浓度显著下降,容易出现神经-肌肉的兴奋症状。

2. 防治原则　避免慢性高碳酸血症的迅速纠正和碱血症,一旦发生,迅速降低 VE。

（八）低磷血症

主要发生于慢性呼吸衰竭的好转过程中。

1. 发生原因、机制和特点　病情迅速好转导致代谢性碱中毒或合并呼吸性碱中毒。碱血症导致葡萄糖的无氧代谢增强,其代谢产物与磷酸盐结合较多,血磷迅速转移至细胞内,导致低磷血症。磷酸盐的转移非常迅速,短时间即可出现血磷浓度的明显下降。

2. 防治原则　避免慢性高碳酸血症的迅速纠正,一旦发生迅速降低 VE。

总之,呼吸衰竭导致的酸碱平衡失调和电解质紊乱是复杂的,即有实际离子含量下降,也有细胞内外的离子转移或细胞外液的稀释。MV 不当加重酸碱平衡紊乱和电解质紊乱的复杂程度。必须将酸碱、电解质与原发病或诱发因素、病理生理过程、治疗过程综合考虑,首先明确和处理原发因素,纠正营养不良。在慢性高碳酸血症患者中,避免 $PaCO_2$ 的迅速下降和 pH 的迅速回升;在严重酸碱紊乱或电解质紊乱的患者中,也可发挥 MV 优势迅速改善酸碱或电解质紊乱。

小　结

1. 呼吸衰竭以动脉血气为诊断标准,海平面呼吸空气条件下 $PaO_2<60$ mmHg 或 $PaCO_2>50$ mmHg 即可诊断,而无须两者同时符合。Ⅰ型呼吸衰竭为 $PaO_2<60$ mmHg, $PaCO_2<45$ mmHg;Ⅱ型呼吸衰竭为 $PaCO_2>50$ mmHg, PaO_2 下降(可以 <60 mmHg 或 $\geqslant60$ mmHg)。

2. 肺泡通气量($\dot{V}_A$)下降是发生高碳酸血症的主要机制,通气血流比例($\dot{V}/\dot{Q}$)失调是发生低氧血症的主要机制,静动脉血分流率($\dot{Q}s/\dot{Q}t$)升高导致顽固性低氧血症,弥散功能障碍加重低氧血症,氧耗量增加加重呼吸衰竭。

3. 低氧血症、高碳酸血症对机体的影响包括代偿性变化和损伤性变化,主要与呼吸衰竭发生的速度和严重程度有关。

(1) 呼吸性酸中毒对机体的影响主要取决于酸血症的程度,而不是 $PaCO_2$ 水平;严重低氧血症导致代谢障碍,出现代谢性酸中毒,并引起电解质离子转移,对中枢神经、循环、消化、呼吸、肾脏等产生影响。

(2) 呼吸衰竭的处理原则是在保持气道通畅的条件下,改善或纠正低氧血症;改善 $\dot{V}_A$,适度缓解 CO_2 潴留,慎用碱性药物;纠正代谢功能紊乱;为基础疾病和诱发因素的治疗争取时间和创造条件。氧疗、呼吸兴奋剂、机械通气的应用要掌握合适的指征和方法。

4. 低氯血症主要见于慢性呼吸性酸中毒或急性呼吸性酸中毒慢性化的过程中。

5. 高氯血症主要见于呼吸性碱中毒。

6. 低钠血症主要见于慢性呼吸衰竭,可能是转移性低钠血症、缺钠性低钠血症、稀释性低钠血症或混合类型。治疗原则是改善呼吸衰竭的基础上注意补钾、适当补钠、纠正患者的营养不良状态和感染。部分患者表现为顽固性低钠血症,原因有可交换性钠的大量丢失,但主要是肾小管调节功能的减退。无症状性低钠血症也比较常见。

7. 低钾血症主要见于慢性呼吸衰竭,可能是缺钾性低钾血症、转移性低钾血症或混合类型。治疗原则是避免慢性呼吸衰竭患者 $PaCO_2$ 的下降速度过快,补钾、纠正患者的营养不良状态和控制感染。

8. 低镁血症与低钾血症的原因和治疗相似。

9. 低钙血症与低磷血症主要见于呼吸性碱中毒,反之主要见于酸中毒。

10. 急性低氧血症性呼吸衰竭多存在高分解代谢和细胞损伤,细胞内钾离子释放,容易出现高钾血症,以处理原发病和诱发因素,增强合成代谢为主。

急性低氧血症性呼吸衰竭常有呼吸性碱中毒,也可导致低钾血症,以处理原发病,降低通气量为主。

(朱　蕾　沈勤军)

第十九章
机械通气相关体液代谢紊乱

机械通气是治疗呼吸衰竭的最主要手段,随着呼吸衰竭的改善,相关水、电解质及酸碱平衡紊乱也相应改善。但实际应用时也有较多问题或不同需求,在本章、第十三章和其他相关章节都有阐述,本章简要总结。

第一节　机械通气相关性肺水肿

MV 不仅能有效改善肺源性呼吸衰竭,也可有效改善心源性肺水肿,并可能降低左心室后负荷,改善心功能,若 MV 过度,将抑制心功能,详见《机械通气》第 5 版(朱蕾编著),但忽视 MV 不足更容易加重肺水肿,抑制左心功能。

一、发 生 机 制

人工气道、呼吸机应用不当或病情危重,导致通气阻力过大,或人机配合不良时,呼吸肌本体感受器兴奋,呼吸肌收缩力增强,呼吸加深、加快,胸腔负压和间质负压显著增大,发生负压性肺水肿。左心室跨壁压和后负荷增大(详见本章),诱发或加重左心衰竭,并加重肺水肿,形成恶性循环。在有基础心肺疾病的患者,如冠心病、高血压、急性呼吸窘迫综合征(ARDS)、间质性肺炎患者,心肺的防护功能下降,更容易发生心力衰竭和肺水肿。

二、常 见 原 因

主要有:① 人工气道、连接接头过细或不完全

阻塞(常为呼吸道分泌物阻塞),气道阻力显著增大;② 通气压力或潮气量(VT)不足,包括通气压力、VT 的大小不足和设置不当;③ 漏气;④ 初始吸气流量不足,包括设置流量不足、吸气压力坡度或流量上升速度设置不当,或吸气过程中吸气流量与呼吸运动强度不匹配;⑤ 其他参数设置不当,如 RR、吸气时间(Ti)设置不当,将导致呼吸机输送的气流形式和大小不符合患者的实际需求;⑥ 呼吸机性能下降或滤网阻塞;⑦ 其他不适当操作,如气管镜检查、吸痰时间过长、胸腔穿刺放气、放液速度过快。

三、处 理 原 则

危重症患者 MV 时,应特别注意避免上述情况。尽快查明原因,并适当处理,特别强调在"高档呼吸机"注意参数的调节,在原因难以短时间查明或 MV 难以抑制过强自主呼吸的情况下,需适当应用镇静-肌松剂或麻醉剂抑制过强的自主呼吸。

第二节　机械通气相关性酸碱平衡紊乱

MV 时可以发生通气绝对或相对不足,绝对或相对通气过度,从而导致酸中毒或碱中毒。

一、呼吸性酸中毒

MV 的主要目的是改善通气,纠正呼吸性酸中

毒。但下列情况可能或必然出现呼吸性酸中毒。

1. 通气不当　如模式的选择和参数的调节不合适,连接管路漏气等可导致通气量不足,使呼吸性酸中毒不能改善或加重。只要查找出具体原因,非常容易纠正。

2. 维持 pH 的稳定　慢性呼吸性酸中毒患者，肾功能代偿，HCO_3^- 浓度代偿性升高，若将 $PaCO_2$ 纠正至正常范围必然发生严重代谢性碱中毒，为维持 pH 的正常或相对稳定，必须逐渐降低 $PaCO_2$，在通气初期维持 $PaCO_2$ 在较高水平。

3. 维持通气的供需平衡　部分患者静息状态下存在 $PaCO_2$ 升高和 HCO_3^- 浓度的代偿性升高，若 MV 强行将 $PaCO_2$ 降至正常范围，必然超过通气需求，抑制呼吸中枢，导致呼吸机依赖和延迟撤机，因此为维持通气供给和需求的平衡，必须维持适当的高碳酸血症，具体标准为等于或略高于本次发病前的水平。

4. 维持电解质的相对平衡　慢性呼吸衰竭患者合并电解质紊乱的机会多，特别是缺钾、缺钙、缺镁、缺磷。在酸中毒或酸血症的状态下，上述离子的血浓度可维持在适当水平，不至于导致明显病理生理变化和临床症状。MV 后，随着 pH 恢复，将出现钾、镁、钙向细胞内或骨骼内转移；继而尿液排出量增多，出现低血钾、低血钙（主要是离子钙）、低血镁（主要是离子镁）、低血磷。若 $PaCO_2$ 下降至正常而导致明显碱血症，上述电解质离子紊乱将更严重，可出现心律失常、肢体抽动、血压下降、重要脏器（主要是脑组织）代谢障碍。因此，若上述电解质离子浓度下降或在正常值低限水平，就必须控制 $PaCO_2$ 的下降速度，同时加强电解质离子的补充，否则呼吸性酸中毒必然存在。

5. 允许性高碳酸血症（PHC）　是 MV 的一种策略，主要用于发生肺损伤的高危患者（主要是重症 ARDS 和危重哮喘患者）。若维持 $PaCO_2$ 和 pH 正常就必须用较高的通气压力或较大的潮气量，而高压力或大潮气量又会显著增加 MV 相关肺损伤的机会，为保护肺组织，必须允许潮气量、通气压力适当下降和一定程度的高碳酸血症，称为 PHC。与肺损伤的后果相比，控制性的呼吸性酸中毒是安全的。

二、呼吸性碱中毒

肺泡通气量（$\dot{V}_A$）相对或绝对过大是导致呼吸性碱中毒的主要原因。

1. VE 设置过大　通气参数设置不当是导致"预设"或"输出"VE 过大的常见原因。治疗原则是降低 VE，以减慢呼吸频率（RR）为主。

2. 人机关系不良导致 VE 过大　预设 VE 不大，但通气模式选择、通气参数调节不当，人机配合不良，患者实际 VE 显著增大，这是导致呼吸性碱中毒的最常见原因，但容易忽略。治疗原则是合理调节通气模式和参数，必要时应用镇静-肌松剂。

3. 呼吸中枢驱动增强　主要见于 ARDS、肺水肿、重症肺炎等肺实质疾病，MV 不能有效抑制患者的呼吸，表现呼吸增快、增强，出现为呼吸性碱中毒。碱中毒程度多较轻，可不处理，必要时应用镇静-肌松剂。

4. 治疗性目的

（1）改善代谢性酸中毒：若患者合并代谢性酸中毒，可通过增大 VE，使 $PaCO_2$ 迅速下降，细胞外液和细胞内的 PCO_2 也迅速下降，pH 迅速升高，从而减轻代谢性酸中毒和酸血症对机体的影响。

（2）改善人机配合：若人机配合不良，通过增大 VE，发生呼吸性碱中毒，使 pH 升高，抑制自主呼吸，提高依从性，使患者较快接受 MV。这是初始 MV 常采用的方法。

（3）改善脑水肿：设置较大 VE，通过适当降低 $PaCO_2$ 和适当升高 pH 使脑血管收缩，减少脑脊液的产生量，从而降低颅内压。

三、代谢性碱中毒

慢性呼吸性酸中毒，肾功能代偿导致 HCO_3^- 浓度升高，MV 后 $PaCO_2$ 迅速下降，而 HCO_3^- 却不能迅速排出，导致代谢性碱中毒。详见第十三章第七节。

四、代谢性酸中毒

较少见，主要见于严重低氧血症或合并低血压的患者。主要原因是 VE 或通气压力过大导致循环功能抑制加重，组织供氧不足和代谢性酸中毒；一旦发生气压伤，将加重对循环功能的抑制和酸中毒；在人机配合不良的情况下，可导致氧耗量增加，加重供氧不足和酸中毒。

第三节　机械通气相关性电解质紊乱

呼吸衰竭对电解质的直接或间接影响复杂，MV 对电解质紊乱的影响更复杂，可以加重电解质紊乱的程度，也可以发挥治疗作用。

一、钾代谢紊乱

高钾血症和低钾血症皆非常常见。

1. 高钾血症　通气量不足(包括 MV 不当和 PHC)导致或加重呼吸性酸中毒和转移性高钾血症。

2. 低钾血症　主要见于慢性呼吸衰竭患者,机体缺钾(详见第十八章第二节),但血钾水平正常或偏高。MV 迅速改善呼吸性酸中毒后,$K^+ - Na^+$ 交换增强,K^+ 进入细胞内增多,经肾小管排出量也逐渐增多,导致缺钾性低钾血症或缺钾性低钾血症与转移性低钾血症的混合类型。因此,在慢性呼吸衰竭患者,若血钾浓度在正常偏低水平,就应首先补充氯化钾,VE 逐渐加大,使高碳酸血症逐渐改善;若血钾浓度正常中等水平时,在 MV 的同时补充氯化钾;若为低钾血症,应同时补充氯化钾和谷氨酸钾,避免过度通气和碱中毒,甚至可暂时将 $PaCO_2$ 维持在原水平,待血钾浓度升高后再逐渐增加 VE 和降低 $PaCO_2$。pH 回升(可以正常或升高)导致的严重低钾血症,必须迅速降低 VE,使 pH 恢复至接近治疗前的水平。

二、镁代谢紊乱

与钾代谢紊乱相似,可表现为低镁血症和高镁血症。

1. 高镁血症　与钾相似,主要见于酸血症,少见。治疗以改善通气,纠正酸血症为主。

2. 低镁血症　与钾相似,常伴低钾血症,主要见于碱血症,较多见。防治原则:尽快恢复正常进食,以鼻饲为主,随着饮食增加可较快纠正。避免慢性呼吸性酸中毒的迅速纠正和碱中毒。严重者补充钾盐和镁盐。

三、钙代谢紊乱

1. 高钙血症　主要见于酸血症,少见。治疗以改善通气,纠正酸血症为主。

2. 低钙血症　主要见于碱血症,以离子钙浓度下降为主,较多见。处理原则是避免慢性高碳酸血症的迅速纠正和碱血症。

四、磷代谢紊乱

1. 高磷血症　主要见于酸血症,少见。治疗以改善通气,纠正酸血症为主。

2. 低磷血症　主要见于碱血症。处理原则是避免慢性高碳酸血症的迅速纠正和碱血症。

小　结

1. 适当 MV 有效改善肺水肿和呼吸衰竭,也可改善左心功能;应用不当则抑制循环功能,加重左心衰竭、肺水肿。

(1) MV 时比较注意避免通气压力和潮气量过大,以免抑制循环系统。但实际临床应用时,因通气不足或人机对抗而导致左心衰竭、肺水肿和低血压并不少见。通气不足和人机对抗的主要原因有:人工气道、连接接头过细或不完全阻塞;通气压力或潮气量不足;各种情况的漏气;初始吸气流量不足或吸气流量与呼吸运动强度不匹配;其他参数设置不当;呼吸机性能下降或滤网阻塞。

(2) 通气不足和人机对抗容易导致患者呼吸加深、加快,胸腔负压显著增大,肺间质负压增大,严重者发生负压性肺水肿;左心室跨壁压增大,后负荷增加,加重左心衰竭和肺水肿。

2. MV 可导致呼吸性酸中毒,发生原因可以是通气参数调节不当或意外,也可以是治疗需要,如维持 pH 稳定、维持电解质平衡、采取允许性高碳酸血症(PHC)。

3. MV 常导致呼吸性碱中毒,主要见于通气模式、参数设置或调节不当,人机配合不良,患者呼吸驱动显著增强;或治疗需要,如改善代谢性酸中毒、促进人机配合、改善脑水肿等。但主要见于慢性呼吸性酸中毒治疗不当。

4. 代谢性酸中毒则主要见于 MV 过度,导致循环功能抑制、气压伤、人机配合不良等情况。

5. 在不同情况下,同一类型酸碱平衡紊乱的处理措施可以有较大差异。

6. 呼吸衰竭对电解质的直接或间接影响非常复杂,MV 可加重电解质紊乱的复杂和严重程度,主要有高钾血症、低钾血症、低镁血症、低钙血症、低磷血症。但调节适当,MV 也可发挥治疗作用。

(朱　蕾　沈勤军)

第二十章
心力衰竭与体液代谢紊乱

各主要脏器的功能障碍,如肾脏和消化道都可发生水、电解质紊乱,但这些情况在水、电解质的正常和异常代谢的基础知识中已较多涉及。心脏作为主要调节水、电解质代谢的器官之一,在各章节中涉及较少,而心力衰竭作为常见的病理生理状态,几乎发生于临床各科,本章单独阐述。

第一节　心力衰竭的适应机制

心力衰竭是指一种病理生理状态,是指心肌由于自身的病变(炎症、缺血、代谢紊乱、中毒等)或者负荷过重(容积或压力)不能泵出足够血量,以满足正常生理活动需求,或者需要增大心室舒张期压力至不正常高度来提高心排出量(CO)以满足机体需求的状态。

心力衰竭发生后,机体发生系列变化以提高CO,称为适应机制。

1. Frank‐Starling 机制　即在一定限度内,心肌纤维长度与心肌收缩力成正比。心脏泵血功能下降迫使机体发生多种变化提高心室的充盈血量,使心室舒张期容量扩大,心肌纤维拉长,从而使得心肌收缩力增强,射血量提高。

2. 交感神经-儿茶酚胺系统活性增强　使得心肌内在的"收缩性"增强,并使周围血管收缩,血流重新分布。

3. 肾素-血管紧张素-醛固酮系统(RAAS)活性增强　改善血流分布,增加细胞外液容量。

4. 其他　许多具有血管活性的细胞因子,如心钠素、血管加压素、内皮素等的活性增强。

在上述诸多机制的影响下,心脏泵血功能提高,以适应机体的生理需求,从而达到新的平衡。然而心力衰竭过程不是静止的,在原有病因未能清除的情况下,"平衡"状态不断被破坏,而"适应"机制也显示出不利的一面,如心脏、血管"重塑"、小血管收缩,使得循环阻力过度增高,加重心脏负荷;心肌能量储备减少,不能适应机体在应激状态下的变化;最突出的变化是水、钠的过度潴留,临床表现为肺部充血(左心功能不全)和全身性水肿(右心功能不全),称为"充血性心力衰竭",这主要见于"顽固性"慢性心功能不全和急性心功能不全。

第二节　心力衰竭患者的体液代谢变化

心力衰竭患者的体液总量,细胞内液、外液量均增加,以细胞外液量增加尤为明显。在细胞外液中,血浆、组织间液量均增加,以后者增加更为明显。循环血流量增加使回心血流量增加,心室舒张末期容积增大,心肌收缩力增强,CO提高。组织间液增加影响肺组织和其他脏器的气体交换功能,从而影响机体代谢。组织间液增加的主要原因有:① 水、钠潴留,总体液量增加;② 心力衰竭使静脉压力和毛细血管静水压升高,迫使液体渗入组织间隙。

一、体液代谢紊乱的原因

机体钠、水潴留涉及机械因素、内分泌代谢因素和器官功能异常等方面。

(一)毛细血管静水压升高导致组织间液增多

左心衰竭时,肺循环阻力(PVR)增大,肺血管压力升高,肺组织间液增多,呈现"间质性"肺水肿,严重者水分进入肺泡,同时发生肺间质和肺泡水肿,程度不等地影响气体交换,使肺顺应性降低,这是左心衰竭患者发生呼吸困难的主要原因。右心衰竭的体循环淤血,组织间液聚积于低压区、松软组织和低垂的部位,如胸腔、下肢、面部皮下,形成水肿,严重者还可渗入腹腔,形成腹腔积液。

（二）内分泌紊乱导致机体钠、水含量增多

1. 继发性醛固酮增多症导致肾脏对钠、水重吸收增加 心力衰竭患者的 CO 减少,血流量重新分布,主要保持心、脑的血液供应,肾血流量相应减少,同时伴肾动脉压降低,肾动脉压降低刺激肾入球小动脉的球旁细胞,肾素分泌增加,RAAS 活性增强,醛固酮分泌增多;再者右心衰竭患者的肝功能减退,醛固酮在肝内灭活减少,半衰期延长,形成继发性醛固酮增多症。醛固酮可以增强远曲小管和集合管对钠的重吸收,伴水重吸收增加,导致钠、水潴留。

RAAS 不仅存在于血液中,也广泛存在于心肌、血管、肾组织中,在局部发挥重要作用,促进心肌肥厚、血管平滑肌增生和血管壁纤维化。心肌血管紧张素 II 的升高只有一部分是通过血管紧张素转换酶的作用,另有相当大部分通过胃促胰酶（chymase）对血管紧张素 I 的作用。但就对水、钠的作用而言,循环中的 RAAS 仍是占主要地位。

2. 抗利尿激素（ADH）分泌增加加重水潴留心脏射血量不足刺激位于主动脉弓、颈动脉窦及左心房的压力感受器,反射性引起下丘脑-垂体系统分泌 ADH 增加。继发性醛固酮增多使钠潴留,血浆晶体渗透压增高,也促进 ADH 分泌。ADH 直接作用于肾脏远曲小管和集合管,增加对水的通透性,使水重吸收增加。

3. 心钠素（ANP）减轻钠、水潴留的作用不足以对抗上述作用 人体有三种钠尿肽,即心钠尿肽（心钠素）、脑钠尿肽和 C-钠尿肽。心钠素主要产生于右心房及其临近的肺静脉而储存于右心房,脑钠尿肽主要储存于心室,C-钠尿肽主要存在于血管壁。心钠素和脑钠尿肽的作用相近,皆能促进尿、钠排出,而 C-钠尿肽作用不完全清楚,可能对调控 RAAS 起作用。

ANP 储存于右心房,当右心房心肌张力过高,如右心衰竭时,心钠素分泌量增多。ANP 影响肾小管对水、钠重吸收而发挥利尿作用。研究显示 ANP 降低入球小动脉阻力,对出球小动脉影响不大,从而提高肾小球内毛细血管压及肾小球滤过率,促进利尿。研究显示:当患者心脏射血分数降低而临床上

尚无明显心力衰竭症状时,血 ANP 水平升高;当患者已具有较明显症状时,血 ANP 进一步升高。但也有研究发现,在某些慢性心力衰竭患者中,血 ANP 并未升高。一般认为在急性心力衰竭和慢性心力衰竭发生时间不是太久时,血 ANP 水平升高,但某些慢性、顽固性心力衰竭患者,可能由于长期分泌过多,心房内的 ANP 储存耗竭,血 ANP 水平反而降低。

在各种调节钠、水重吸收或排泄的因素中,RAAS、ADH 较 ANP 发挥更主要作用,故心力衰竭患者发生水、钠潴留。由于 RAAS 导致钠、水重吸收增加,ADH 仅导致水重吸收增加,故水潴留程度一般大于钠潴留。

（三）肾脏对水、钠调节异常

机体对水、钠起作用的因素最终主要通过肾脏实现,因此心力衰竭患者最终通过肾脏重吸收钠、水使体液容量增加。

1. 通过激素分泌异常影响水、钠重吸收 如前所述,心力衰竭患者的醛固酮增多,促进肾远曲小管和集合管重吸收钠、水增多;ADH 增多则促进肾远曲小管和集合管吸收更多的水。

2. 通过物理因素影响肾脏对水、钠的重吸收水、钠吸收在肾小管与其周围的毛细血管之间进行,毛细血管内静水压和渗透压变化是影响水、钠重吸收的重要因素。心力衰竭患者的肾小管周围毛细血管发生了一系列改变,促进钠、水重吸收。

（1）肾血流量减少:CO 减少和体循环血流重新分布,使得肾血流量减少;同时交感神经兴奋和 RAAS 活性增强使肾小动脉紧张性增高,肾周围毛细血管静水压降低,有利于水、钠重吸收。

（2）肾小球滤过率（GFR）下降:心力衰竭发生后,肾血流量减少,GFR 随之下降,但是两者并不平行。在轻度心力衰竭患者,肾血流量虽然减少,但通过代偿机制,出球小动脉收缩提高了肾小球毛细血管压,使得 GFR 不下降,导致肾小球滤过分数（肾小球滤过率/肾血流量）增大。但心力衰竭加重时,全身血流量重新分布,肾血管高度收缩,肾血流量显著下降,GFR 降低,出现少尿。

二、体液紊乱治疗

实质是心力衰竭的治疗,重点关注水、钠的变化。

（一）左心衰竭的治疗原则

以吸氧、利尿、扩血管、强心治疗为主;利尿剂主

要选择祥利尿剂,静脉应用;可适当给予镇静剂。用无创正压通气(NPPV)治疗有较好效果。

（二）右心衰竭的治疗原则

严格控制钠、水的摄入和输入;适当应用强心剂和扩血管药物;合理应用利尿剂,详见第十七章。

（三）顽固性水肿的治疗

多表现为顽固性稀释性低钠血症,见下述。

第三节　心力衰竭患者的电解质、酸碱平衡紊乱

左心衰竭主要导致肺水肿,右心衰竭导致全身水肿和电解质紊乱,该节主要阐述后者。右心衰竭可出现多种类型的电解质现紊乱,以钠、钾代谢紊乱较为突出和重要,镁代谢紊乱容易忽视。引起电解质紊乱的原因众多,主要有:① 饮食不正常。心力衰竭患者常因胃肠道的充血、肝大而食欲不振,电解质摄入减少。② 多种内分泌激素作用异常和肾脏调节异常引起电解质紊乱,如 RAAS、ADH 活性增强、心钠素改变。③ 某些治疗药物,如利尿剂、血管紧张素转换酶(ACE)抑制剂均可直接影响电解质代谢。

电解质紊乱多为心力衰竭的重要表现,也不同程度地加重心力衰竭。

一、低 钠 血 症

心力衰竭患者的最常见电解质紊乱。低钠血症的基本形式有缺钠性低钠血症、稀释性低钠血症或两者的混合类型,以后两种情况多见,前者少见。

一般而言,心力衰竭患者血钠浓度降低;钠潴留,钠含量增多。有作者以放射性示踪法测定,健康人体内可交换性钠量约为 40 mmol/kg;慢性心力衰竭患者达 56.7~65.3 mmol/kg,较健康人明显升高。血钠浓度降低原因主要是体内水过多,血钠浓度被稀释所致。

（一）基本类型

1. 稀释性低钠血症　是该类患者低钠血症的基本类型,血钠含量正常或升高,往往见于"顽固性"或晚期心力衰竭患者。主要是 RAAS 激活,醛固酮分泌增多,使钠、水潴留;ADH 分泌增加,肾小管对水重吸收增加。其次临床上往往严格限制钠的摄入和输入量,但较少限制水的入量,因此水的入量往往超过钠的入量。第三,患者常存在负氮平衡,血浆白蛋白浓度降低,使血浆渗透压下降;细胞内水分外流而钠较多地进入细胞内,使细胞外液钠浓度进一步降低(图 20-1)。

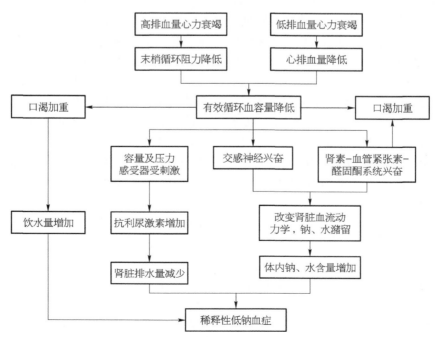

图 20-1　心力衰竭患者稀释性低钠血症的发生机制模式图

2. **缺钠性低钠血症** 在慢性心力衰竭患者,由于长期限制盐摄入量,使体内钠含量处于较低水平,加之利尿剂使用,尿钠排出量较多,久之则出现缺钠性低钠血症。与稀释性低钠血症相比,缺钠性低钠血症少见。

患者多表现为倦怠、无力、头晕、食欲不振,可有脱水体征,如皮肤干燥、弹性差、血压偏低、尿量减少。严重患者,细胞内电解质外流,而细胞内的水增加,造成心、脑、肾等脏器的细胞水肿和功能紊乱,加重心功能减退,导致恶性循环。

两种低钠血症治疗方法不同,临床上应慎重区别,详见第九章第三节。

(二) 治疗

简述如下,详见第九章第三节。

1. **缺钠性低钠血症** 为慢性缺钠性低钠血症,是可交换性钠的缺乏,需给予较大补钠量;在顽固性低钠血症患者,常存在肾功能减退或隐匿性肾小管功能减退,继续丢失量巨大,应常规检查 24 h 尿电解质排出量,明显增大补钠量,并注意其他电解质离子的补充或其他因素的纠正。但由于存在心力衰竭,补钠量应逐渐增加,血钠逐渐升高至正常低限水平即可。

2. **稀释性低钠血症** 为慢性稀释性低钠血症,应严格限制水的摄入;适当补充高渗氯化钠,同时给予利尿剂治疗,并特别注意利尿剂的合理应用(详见第九章第三节和第十七章)。

3. **容易忽视的其他问题** ① 钾的补充:心力衰竭患者血钾浓度多偏低。钾浓度降低导致钠泵活性减弱,进入细胞内的钠离子增多,血钠浓度降低。适当补钾将逆转该过程,血钾浓度宜维持在 4.2 mmol/L 的正常平均水平或更高水平。② 白蛋白的补充:在低蛋白血症患者,补充白蛋白或血浆可改善体循环和肾脏的血流动力学,增强利尿效果;补充白蛋白后适当应用利尿剂。③ 联合使用 ACE 抑制剂:有助于抑制血管紧张素 Ⅱ 和醛固酮的作用,改善肾循环,增强利尿剂的效果,打破恶性循环。小剂量 ACE 抑制剂可常规使用,但与保钾利尿剂合用应注意避免高钾血症。

二、低钾血症

低钾血症主要是慢性缺钾性低钾血症,是心力衰竭的常见电解质紊乱,容易恶化心功能,需正确评估和治疗。

(一) 发病原因

主要有以下几个方面。

1. **体内钾丢失过多** 是发生低钾血症的主要原因,具体涉及:① 长期使用利尿剂,如噻嗪类利尿剂、袢利尿剂均可使肾脏排钾增多;若未同时应用保钾利尿剂、ACE 抑制剂或注意补充钾盐,导致机体钾缺乏。② RAAS 被过度激活,醛固酮分泌增加使钠重吸收增加,钾排出增多,体内钾不断丢失。研究显示血钾浓度与肾素呈负相关,血钾过低进一步刺激肾素分泌,形成恶性循环。③ ADH 增加,使肾脏对钾离子的排泄进一步增加。

2. **钾摄入量不足** 患者食欲减退,有时恶心、呕吐,致使钾摄入不足或同时伴随钾在胃肠道排出增多,在老年患者尤为突出。

3. **钾由细胞外向细胞内转移** 生理情况下细胞内液钾浓度($140 \sim 150$ mmol/L)远较细胞外液钾浓度($3.5 \sim 5.5$ mmol/L)高,但在异常情况下,细胞外液钾离子进入细胞内明显增多,导致低钾血症。主要原因有:① 交感神经兴奋性增强,儿茶酚胺分泌量增多,激活细胞膜上的 β_2 受体,钠泵活性增强,细胞外钾离子进入细胞内;② 容易出现代谢性碱中毒,使钾离子由细胞外转移入细胞内增多(详见第八章第三节);③ 其他因素,如长期使用胰岛素、糖皮质激素,钾由细胞外向细胞内转移。

(二) 低钾血症类型

基本类型是慢性缺钾性低钾血症,部分为转移性低钾血症,缺钾性低钾血症和转移性低钾血症的混合类型也占较大比例。

(三) 对心功能的影响

低钾血症对心力衰竭患者的影响是多方面的,主要是发生多种类型的心律失常、诱发洋地黄中毒,导致心肌收缩无力,加重心力衰竭。

1. **心律失常** 各种心肌细胞的静息跨膜电位和动作单位的 3 期复极过程主要与钾离子有关,而自律性细胞的兴奋过程也与钾离子有关。低钾血症导致自律性细胞的兴奋性和传导组织的传导性异常,主要表现为窦房结兴奋性下降,传导减慢,异位节律细胞的兴奋性增强,故可出现多种类型心律失常,包括窦性心动过缓、房性或室性期前收缩、室上性心动过速和心房颤动、房室传导阻滞,室性心动过速和心室颤动。

2. **容易发生洋地黄中毒** 洋地黄类药物是治疗心力衰竭的常用药物。低钾血症容易诱发洋地黄中毒,其作用机制是与 Na^+、K^+-ATP 酶结合,进而抑制后者的活性,使心肌细胞或心脏自律细胞内的钾外流,造成细胞内低钾。洋地黄中毒最突出的临床表现是心律失常。

3. 心肌无力　严重低钾血症导致心肌细胞功能和结构的改变，以及心律失常，可直接诱发或加重心肌无力。

4. 平滑肌无力　低血钾可导致自主神经功能紊乱，使血管扩张，表现为低血压；胃肠道或泌尿道平滑肌无力，表现为腹胀、便秘、排尿困难，严重时发生麻痹性肠梗阻或尿潴留。

5. 骨骼肌无力和瘫痪　低钾血症，细胞内外钾离子的浓度差增加，静息电位的负值加大，动作电位的触发域值加大，神经-肌肉的兴奋性和传导性下降，出现肌无力。

以上情况可直接或间接加重心力衰竭。

（四）治疗

1. 补钾　使血钾浓度逐渐升高至 4.2 mmol/L 的平均水平或更高。

2. 使用排钾利尿剂　如螺内酯或氨苯蝶啶，有助于升高血钾，降低血钠。

3. 控制钠的摄入和输入　避免血钠浓度在正常高限水平，因为血钠浓度升高促进钾离子向细胞内转移和经肾脏排泄增加；提高晶体渗透压，加重心力衰竭。

4. 联合使用 ACE 抑制剂　有助于抑制血管紧张素 II 和醛固酮的作用，改善肾循环，增强利尿剂的效果，打破恶性循环。小剂量 ACE 抑制剂可常规使用，但与保钾利尿剂联合应用时需注意避免高钾血症。

5. 避免其他钾细胞内转移的因素　血钾浓度过低或有心律失常的患者，避免高渗葡萄糖、氨基酸、胰岛素的快速输入。

对老年、肾功能损害的患者补钾容易导致高钾血症，应常规复查血电解质。

三、低镁血症

镁离子对于维护心肌收缩功能及电生理活动皆有重要作用。镁在体内的代谢与钾基本一致，影响钾的吸收、排泄的因素也往往影响镁离子。

（一）发病原因

包括镁丢失过多或摄入不足。

1. 镁丢失过多　主要原因有：① 长期应用利尿剂，尿镁丢失量过大。② RAAS 激活，醛固酮浓度升高，钠重吸收和钾排泄增多的同时，镁的排泄也增加；血镁浓度降低使肾素分泌增加，加重低镁血症，形成恶性循环。③ ADH 增加也使肾脏排泄镁

离子增加。④ 洋地黄可以降低肾小管对镁的重吸收，使镁丢失增多。曾有报道心力衰竭患者接受洋地黄治疗者低镁血症的发生率达 19%。

2. 镁摄入不足　患者食欲减退，进食减少，镁摄入量不足。

（二）低镁血症对心脏的影响

与低钾血症相似，低镁血症主要导致动作电位时间延长和不应期延长，心电图表现为 PR 间期延长、QRS 波群增宽、QT 间期延长，易出现各种异位性快速性心律失常及房室传导阻滞。由于低镁血症常伴低钾血症，临床上两者的作用特点又很相近，加之临床上很少测定离子镁的浓度，因此低镁血症不易被发现。研究发现心力衰竭患者低镁血症的发生率高达 7%~37%。由于镁是钠泵的激活剂，可阻止细胞内钾离子的过度外流，因此低镁血症加重细胞内失钾。有研究发现在低钾血症患者约 42% 合并低镁血症。因此在采用补钾等措施治疗心律失常的效果不佳时要考虑低镁血症可能性，特别是离子镁的降低，注意镁的补充，并监测和评价效果。

（三）治疗

1. 补充镁离子　可用硫酸镁或门冬氨酸钾镁溶液静脉滴注，也可口服门冬氨酸钾镁片剂，根据病情选择。

2. 减少尿镁排泄　保钾利尿剂和 ACE 抑制剂联用有较好的效果。

四、代谢性碱中毒

是心力衰竭患者最常见的酸碱平衡紊乱类型。

（一）发病原因

① 长期使用利尿剂，随钠、钾排出增多，氯丢失较多，氯缺乏是导致碱中毒的常见原因和维持碱中毒主要因素。② 醛固酮分泌增多，肾小管对钠重吸收增加，钾离子、氢离子的排出增多，氯重吸收减少。③ 尿钾丢失过多，氯随钾排出将刺激肾近曲小管的酸化作用，使 HCO_3^- 重吸收增多。④ 低钾血症导致氢离子向细胞内转移增多，以上因素的共同作用导致代谢性碱中毒（吸收性碱中毒）。详见第十三章第六节。

（二）对心功能的影响

碱中毒多伴有低钾血症，并抑制血红蛋白结合氧的释放，抑制心脏的代偿功能，使心力衰竭加重。碱中毒的症状也常被低钾的表现所掩盖，需注意。

（三）治疗原则

因碱中毒与电解质紊乱和肾脏的调节功能失常

直接相关,因此纠正电解质紊乱、改善肾血流动力学是主要治疗措施,特别注意氯化钾补充,以及根据心功能状态调整氯化钠的补充,也应适当补镁。详见第十三章第六节。

第四节 急性心源性肺水肿

左心衰竭或左心房压力升高,肺静脉和肺毛细血管淤血,静水压升高,水分进入肺间质称为肺水肿,轻者或慢性患者多发生单纯肺间质水肿,急性重症患者多同时发生肺间质和肺泡水肿,本节讨论急性心源性肺水肿(acute cardiogenic pulmonary edema,ACPE)。

一、ACPE 的病理生理

(一)基本病理生理变化

ACPE 的主要病理生理基础是肺毛细血管静水压升高,与肺间质压变化也有一定关系。在肺毛细血管,影响液体运转的因素主要有毛细血管静水压(Ps)、胶体渗透压(Pp)、肺间质静水压(Pis)、肺间质胶体渗透压(Pip)。Ps、Pip 是促进毛细血管水分进入肺间质、肺间质水分进入肺泡的主要因素;Pp、Pis 则是对抗毛细血管液体漏出,促进肺泡液进入肺间质、肺间质液流入肺毛细血管的主要因素。液体滤过压相当于[(Ps+Pip)-(Pp+Pis)],滤过压大于0,水分进入肺间质;反之则进入肺毛细血管。在肺毛细血管动脉端,血管静水压和滤过压较高,部分水分进入肺间质;在肺毛细血管静脉端,血管静水压较低,间质水分回流入血管,少部分进入毛细淋巴管回流,总体上肺毛细血管压非常低,肺动脉、肺静脉压也比较接近,淋巴回流充分,进出体液量相同,肺间质液体维持动态平衡,肺泡则维持相对"干燥"状态。

1. 肺间质水肿的发生机制和临床特点

(1)发生机制:ACPE 的主要病理生理基础是肺毛细血管静水压升高,与肺间质压也有密切关系,肺毛细血管和间质的胶体渗透压影响较小。肺间质压依测定部位而有所不同,可分为两种基本情况:在肺泡周围的毛细血管称为肺泡毛细血管,肺泡上皮和毛细血管内皮基底膜融合在一起,称为"肺泡毛细血管膜(ACM)",毛细血管周围压受肺泡内压(以0为基线波动)的影响较大,平均滤过压小于0,水分不能滤出,即肺泡周围是"相对干燥"的,从而保障气体交换的顺利进行;肺间质也有少量的毛细

血管称为"肺泡外毛细血管",其周围压受胸腔负压(Pt)影响较大,其平均滤过压大于0,水分进入间质,最终进入毛细淋巴管回流,从而保障液体交换的动态平衡(图20-2)。各种原因导致的肺静脉和肺毛细血管静水压升高,滤过压显著增大,最终超过淋巴管的回吸收能力,则形成间质水肿。

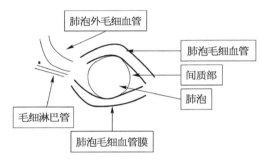

图20-2 肺毛细血管结构特点示意图

(2)病理改变与临床特点:肺血容量增加和肺间质水肿通过刺激容量感受器和毛细血管J感受器等机制兴奋呼吸中枢,使患者出现呼吸困难,呼吸加快、加深,每分通气量(VE)增大,出现呼吸性碱中毒;常有干咳;多不影响 ACM,PaO_2 正常或仅轻度下降,其中在肺间质水肿早期,PaO_2 正常,在典型肺间质水肿期,肺泡受压缩小,PaO_2 轻度下降。交感神经兴奋,儿茶酚胺释放增多,患者血压升高,心率异常增快。

2. 肺泡水肿的发生机制和临床特点

(1)发生机制:肺血容量增加和间质水肿导致呼吸加快、加深,胸腔负压和肺间质负压增大。随着肺毛细血管静水压的进一步升高和肺间质负压增大,ACM 的滤过压也将明显超过0,水分进入肺泡。气体与液体混合,表面张力迅速增大;水肿液也显著削弱肺表面活性物质(PS)的作用,并促进其代谢,液体加速进入肺泡,形成恶性循环,导致严重低氧血症。因此,心源性肺水肿是肺间质和肺泡水肿渐进发展的过程,肺泡水肿必然和间质水肿同时存在。

(2)病理生理变化与临床特点:气体和液体在肺泡混合,患者咳出白色泡沫样痰;严重者红细胞漏

出,呈粉红色泡沫样痰,肺底部满布湿啰音,这与急性呼吸窘迫综合征(ARDS)的肺泡陷闭和少痰形成鲜明对比。气体和液体在肺泡混合也将导致通气血流比例($\dot{V}/\dot{Q}$)失调,以低 $\dot{V}/\dot{Q}$ 为主;重者气体不能进入肺泡,形成静动脉血分流;若肺水肿持续时间较长,气体逐渐吸收也将发生肺泡萎陷,因此患者在过度通气和呼吸性碱中毒的基础上,出现严重低氧血症。低氧血症和肺容积下降兴奋呼吸中枢,呼吸进一步加快、加深,形成恶性循环。由于受重力影响,下肺区或背侧肺区水肿更严重。心血管系统的代偿作用减弱或出现失代偿,血压降低,心率进一步增快,并逐渐出现低血压、休克。随着有效肺容积的显著下降,呼吸代偿作用逐渐减弱,呼吸性碱中毒逐渐缓解,危重患者出现呼吸性酸中毒。

若原发因素或诱发因素改善,肺泡内压升高,滤过压逐渐下降至0,渗出和回吸收也可逐渐达到动态平衡,则低氧血症可不严重。

(二)胸腔负压与左心功能

代偿性胸腔负压过度增大将抑制心功能。

1. **左心室后负荷增大**　左心室后负荷是左心射血时遇到的阻力,即收缩期阻力。一般描述心脏后负荷时常用血压(外周动脉血压,即血液对血管壁的压强与大气压的差值)。事实上胸腔内动脉受胸腔内压影响,血液对血管壁的压强与胸腔内压的差值比胸腔外高,可更准确地表示左心室后负荷。由于心室射血还受心室流出道和心瓣膜的影响,因此用左心室内压与心室周围压(胸腔内压)之差,即左心室跨壁压表示后负荷最准确,当然该压力也比血压高。健康人胸腔内压约 -5 mmHg,且相对恒定,其对后负荷的影响可忽略不计,血压与心室内压直接相关,可较好地表示后负荷。在呼吸显著增强的情况下,左心室跨壁压将显著高于血压,后负荷明显升高。

2. **左心室前负荷基本不变或维持在适当水平**　自主呼吸导致胸腔负压的周期性增大是前负荷增加的主要动力,但胸腔负压增加前负荷的作用有一定限度。由于静脉壁缺乏弹性支持,胸腔负压显著增大会使中心静脉压(CVP)下降,甚至变为负压,并在胸腔(高负压)与腹腔(高正压)交界部位(横膈)引起静脉塌陷,回流阻力升高。胸腔负压越大,静脉塌陷越明显,静脉回流阻力越高,将限制静脉血回流,在高度负压状态下,血流可完全停止。随着进入吸气末和呼气过程,过度增大的胸腔负压缩小,血流恢复并逐渐增大,但整个呼吸周期血流量不变,称为

"限流效应"(图20-3),前负荷也相对稳定。根据 Frank - Starling 定律,随着前负荷增大,心排血量(CO)增加;若前负荷过高,左心室舒张末压超过 $15\sim18$ mmHg 时,心肌收缩力和 CO 将不再增大。因此,对于 ACPE 患者而言,心功能受损,前负荷处于过高水平,出现明显的呼吸代偿时,胸腔负压显著增加,容易发生"限流效应",CO 不再增大。给予适当镇静剂抑制过强的自主呼吸或给予适当持续气道正压/呼气末正压(CPAP/PEEP)可适度降低后负荷,而前负荷仅轻度下降或维持在适当水平,同时避免了限流效应,CO 增大。因此代偿性胸腔负压显著增大时,前负荷不变或维持在适当水平,后负荷显著增大(选择性升高后负荷),CO 下降,如此恶性循环,将产生致命性呼吸衰竭和心力衰竭,特别是在急性心肌梗死患者,一旦发生泵衰竭而未及时处理,病死率将高达80%以上。

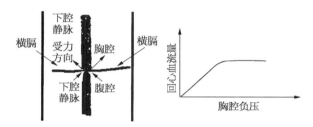

图 20-3　胸腔负压显著增大导致限流效应模式图

(三)呼吸中枢的兴奋性显著增强

前文已述及,本处总结如下。肺水肿和实变刺激肺牵张感受器,肺循环血流量增加刺激肺 C 纤维(J 感受器),使呼吸中枢兴奋性增强。在肺动脉中亦有压力感受器,肺动脉压升高刺激呼吸中枢兴奋。低氧血症刺激化学感受器,呼吸中枢兴奋性亦增强。故临床表现为呼吸增快、增强,VE 增大,发生呼吸性碱中毒。尽管低氧血症是刺激呼吸中枢兴奋的因素,但一般仅在 PaO_2 低于 60 mmHg 时发挥兴奋作用;而通过氧疗使低氧血症明显改善后,呼吸窘迫仍持续存在,因此低氧血症不是呼吸中枢兴奋性增强和呼吸窘迫的主要因素。

二、治 疗 原 则

主要包括两个方面,一是心力衰竭、肺水肿本身的治疗,包括氧疗、镇静、强心、利尿、扩血管治疗;二是原发病和诱发因素的治疗。

1. **对症治疗**　首先氧疗,改善低氧血症,重症患者需 MV 治疗。适当 MV 不仅改善低氧血症、降低氧耗量,还能选择性降低心脏后负荷,改善心功

能。适当应用镇静剂是基本治疗措施,一般选择地西泮(安定)10 mg 或吗啡 5 mg 缓慢静脉推注,15 min 后可重复使用,一般连用 2~3 次即有效发挥作用。镇静剂的应用不仅可减少烦躁带来的额外氧耗量和心脏负担,还可扩张血管,降低心脏负荷。在 MV 患者改善人机配合,特别是吗啡的作用更显著,但在应用无创正压通气(NPPV)的老年人或低血压患者中应特别重视药物的副作用,特别是吗啡的副作用。强心、利尿、扩血管药物常规应用(不赘述)。强调注意 MV 患者的病情较重,变化较快,应选择静脉用药和作用时间短的药物,以便于临床调节。在合并低血压的患者,应控制利尿剂的应用,因为血压下降多是有效血量严重不足的表现。血容量严重不足,GFR 显著下降,利尿无效;若利尿有效,则进一步降低有效血容量,加重循环障碍。

2. 病因治疗　ACPE 患者多有明确的病因或诱发因素,故强调病因治疗,如心肌梗死患者尽早溶栓或放置支架;严重心律失常者及早复律;电解质紊乱和酸碱紊乱应及早纠正;控制输液速度,特别是在高龄、心脏手术、肝移植等高危因素患者;其他发生心力衰竭的诱因也应尽早明确并纠正。部分患者为多因素诱发,应注意识别和纠正。

小　结

1. 心力衰竭的适应机制主要有:Frank-Starling 机制、交感神经-肾上腺素系统活性增强、肾素-血管紧张素-醛固酮系统活性增强、许多具有血管活性的细胞因子活性增强。

适应机制持续存在会导致心脏、血管"重塑",全身小血管收缩,心肌能量储备减少,最突出变化是水、钠过度潴留。

2. 心力衰竭患者细胞内、外的体液量均增加,且以细胞外液量增加为主。在细胞外液中,血容量、组织间液量均增加,以后者增加更为明显。

组织间液增加的主要原因有:水、钠潴留,静脉压力升高。

3. 心力衰竭的低钠血症以慢性稀释性低钠血症为主,少部分患者表现为慢性缺钠性低钠血症,常被误认为晚期心力衰竭的表现,但实际上多与治疗不当有关。

4. 低钾血症、低镁血症常见,且影响心力衰竭的发展,容易导致洋地黄中毒。

5. 代谢性碱中毒是最常见的酸碱平衡紊乱。

6. 急性心源性肺水肿主要因肺静脉压和肺毛细血管压升高发生,初始表现为肺间质水肿,加重后同时出现肺间质和肺泡水肿,以近肺门处明显。

(1)患者呼吸代偿性增强、增快,长时间持续将导致肺间质负压性水肿,以周边部位明显。

(2)高压性水肿和负压性水肿皆导致低氧血症,伴呼吸性碱中毒。严重患者可出现呼吸性酸中毒。

(3)胸腔负压过度增大导致心脏后负荷增大,前负荷基本不变,加重心力衰竭。

(4)左心衰竭的治疗原则:吸氧、利尿、扩血管、强心,利尿剂主要选择袢利尿剂、静脉应用,可适当应用镇静剂,用无创性正压通气有较好效果。

7. 右心衰竭的治疗原则:严格限制钠、水摄入和输入,适当应用强心剂、扩血管药物、利尿剂。顽固性水肿的治疗有一定特点。

(朱　蕾　沈勤军)

第二十一章
肝硬化腹水患者的体液代谢紊乱

肝硬化是一种常见的由不同病因引起的慢性、进行性、弥漫性肝脏疾病。腹水、肝性脑病、静脉曲张出血是肝硬化的三个主要并发症，其中腹水最常见。液体潴留是肝硬化进展的重要标志，约15%腹水患者在1年内死亡，5年病死率为44%。

第一节　肝硬化腹水的发生机制及特点

肝细胞变性、坏死、再生，促使纤维组织增生和瘢痕收缩，致使肝脏质地变硬形成肝硬化；肝硬化引起门静脉高压，加重肝功能损害，导致腹水生成。腹水是肝硬化最突出的临床表现，失代偿期患者中75%以上有腹水。

一、肝硬化腹水的形成机制

肝硬化腹水形成的机制复杂，本质是水、钠过量潴留，与下列腹腔局部因素和全身因素有关，最基本始动因素是门静脉高压。而肝功能损害，内脏血管扩张造成的有效血容量降低是导致水、钠潴留，腹水形成和加重的重要因素。

1. 门静脉高压　门静脉高压是肝硬化腹水形成的主要原因，而腹水则是肝硬化门静脉高压失代偿的重要标志。门静脉压力<12 mmHg 时很少形成腹水，若压力明显升高，则腹腔内脏血管床静水压增高，组织液回吸收减少而漏入腹腔。

门静脉高压与腹水形成关系主要包括三个方面：① 慢性门静脉高压引起小肠等毛细血管静水压升高和淋巴流量增加；② 门静脉高压和肝功能减退引起脾脏和全身循环改变，导致肾素-血管紧张素-醛固酮系统（RAAS）活性增强，抗利尿激素（ADH）分泌增多，引起肾性水、钠储留；③ 肝脏压力增加引起肾血流动力学异常，导致钠、水潴留。门静脉高压与其他因素相互影响，导致腹水的形成和加重。

（1）毛细血管静水压升高：肝门静脉和下腔静脉又称门腔静脉，是肝脏与其他部位血液循环的连接处，也是肝动脉和肝静脉出入的必经之路。正常情况下动、静脉血管床的容量基本相等，输入血流和输出血流处于平衡状态。肝硬化时，由于肝细胞变性、坏死，肝内纤维组织增生，导致肝内血管床受压、扭曲、变形、狭窄，阻塞血管；使肝窦淤血，血流量明显降低，输入量明显大于输出量；使门腔静脉压力升高。久而久之，胃肠道、肠系膜、腹膜等血液回流受阻，毛细血管血管静水压升高，血浆成分外漏，形成腹水。

（2）淋巴回流障碍：在肝窦和肝细胞之间有丰富的淋巴液，正常情况下每日的产生量为1～3 L。由于肝脏病变，门腔静脉压力升高，肝静脉回流受阻，血浆自肝窦壁渗透至窦旁间隙，致淋巴液生成增多，每日达7～11 L，超过胸导管的引流能力，淋巴液自肝包膜和肝门淋巴管渗出至腹腔，形成腹水。

2. 内分泌失调　肝硬化使肝脏对 ADH、醛固酮的灭活作用显著减退，血含量升高，前者导致肾脏排尿减少，后者导致肾脏重吸收钠、水增多。

3. 血浆胶体渗透压降低　肝脏是合成白蛋白的场所。肝硬化发展过程中，由于肝功能慢性、持续性减退，肝实质细胞减少和代谢障碍，使白蛋白合成明显减少，发生低白蛋白血症，引起血浆胶体渗透压降低，导致血浆液成分容易漏入腹腔，形成腹水。白蛋白浓度<28 g/L 容易引起腹水或水肿。

4. 肾性因素　肝硬化患者的肾血流动力学发生明显变化，主要包括：① 有效血容量减少，肝硬化使肝脏代谢能力减退，内源性扩血管物质增多，缩血管物质减少或反应性降低，造成高动力循环，内脏血管扩张，有效血容量降低。两者皆可导致肾血液灌注减少。② 肾血管收缩，有效血容量降低、肾血液灌注减少可激活交感神经系统和 RAAS, 造成肾血管收缩和水、钠潴留。③ 肾血流量重新分配。交感神经兴奋性增高, 肾血流量减少, 导致肾血管收缩和肾血流重新分布, 主要表现为肾皮质血流量减少, 肾髓质血流量相对较多, 肾小球滤过率 (GFR) 降低, 髓袢浓缩功能和重吸收能力增强, 导致水、钠潴留。

上述多种因素在腹水形成和持续阶段所起的作用有所侧重, 其中肝功能障碍和门静脉高压贯穿整个过程, 门静脉高压是主要始动因素。部分患者伴胸腔积液, 多见于右侧, 是腹水通过膈淋巴管或经瓣性开口进入胸腔所致。在一定情况下, 也可出现全身性水肿, 其发生的主要原因与肝硬化腹水的形成机制相似, 其中低蛋白血症、内分泌变化起更重要作用, 且多因合并感染、补液量过多而诱发。此时常有明显的稀释性低钠血症。

在感染、创伤等因素作用下, 容易导致腹水突然形成或迅速加重。

二、肝硬化腹水的临床表现

1. 症状 腹水可突然或逐渐发生, 腹胀是主要症状。较多患者因腹围增大发现腹水, 可伴有足背水肿。其他常见症状有乏力、食欲减退、营养状况差。当腹部明显膨隆、横膈抬高、胸廓活动受限时, 可出现呼吸困难, 也可能与肝性胸腔积液、肝肺综合征有关。在极少部分肝硬化患者中, 腹水的发生可能合并肝硬化以外的原因, 如结核、肿瘤等。

2. 体征 体检可发现肝硬化、门静脉高压的体征, 如蜘蛛痣、肝掌、脾大、腹壁静脉曲张等。常伴有下肢水肿, 有时也有腹壁水肿。腹水征检查阳性。

腹水征表现: 望诊腹部膨隆; 叩诊腹部浊音, 对腹部膨隆的患者, 应叩诊两侧肋部, 若肋部浊音增加, 则应进行移动性浊音检查, 当腹腔内游离腹水在 500 ml 以上时, 移动性浊音阳性; 液波震颤和凹坑征对腹水的诊断价值低于移动性浊音。若腹水量少, 仰卧位不能检查出时, 可让患者取肘膝位, 使脐部处于最低位, 脐部叩诊呈浊音, 提示有腹水可能, 可查出少至 150 ml 的腹水。对腹部叩诊难以诊断的肥胖患者, 应行腹部超声检查。

3. 影像学检查 腹部超声可探查少至 100 ml 的腹水, 甚至可测出肝肾交界部位 10 ml 的腹水, 因此当腹水量少或疑有腹水时应行常规腹部超声检查, 超声检查还可引导腹腔穿刺。此外, 超声检查和 CT 检查可检出门静脉高压, 对肝硬化和原发病的诊断也有重要价值。

三、诊断性腹腔穿刺

临床对于初发腹水患者应行常规腹腔穿刺检查。穿刺除可对腹水的基本特点进行评价外, 对鉴别感染也有重要价值, 住院患者腹水感染的发生率为 10% ~ 27%, 且症状可能较隐蔽, 诊断性腹腔穿刺是排除亚临床感染的必需的检查方法。

第二节 肝硬化腹水患者的体液代谢紊乱

肝硬化患者常有多种类型的电解质紊乱, 如低钠血症、低氯血症等, 但多并不严重, 部分表现为无症状低钠血症。若出现腹水或其他合并症, 电解质紊乱将明显加重。

一、低 钠 血 症

1. 慢性稀释性低钠血症 肝硬化患者虽有继发性醛固酮增多, 但低钠血症仍多见, 主要是由于内脏血管扩张、动脉充盈不足, 通过静脉低压感受器刺激 ADH 分泌的非渗透性因素增多, 继而导致无溶质的水潴留, 故多表现为稀释性低钠血症。由于是慢性过程, 即使因感染等因素导致急性加重, 也是在慢性基础上加重, 故表现为慢性稀释性低钠血症。重度腹水患者严重低血钠 (< 125 mmol/L) 的发生率比无腹水者多见, 且更严重。患者常合并下肢水肿、胸腔积液和低白蛋白血症。

2. 其他类型低钠血症 主要是两种类型, 总体较少见。① 无症状性低钠血症, 特点是以消瘦为主, 无明显水肿和腹水表现, 无须特殊治疗; ② 慢性缺钠性低钠血症, 无明显水肿和腹水表现, 与进食差、水分过度控制、长期应用利尿剂等因素有关。

二、低 氯 血 症

1. 合并低钠血症 也称为原发性低氯血症。血钠降低和血氯降低的程度相似, 其类型与普通低钠血症类似。

2. 不伴低钠血症 肝硬化患者低氯血症常更严重,甚至出现低氯血症而无低钠血症。这是由于继发性醛固酮增多或应用袢利尿剂致尿氯的排出量远多于钠排出量,尿钠/氯由正常的 0.92 降至 0.25。呕吐丢失大量胃液,氯丢失量远多于钠丢失量,这也是造成低氯血症的常见原因,伴代谢性碱中毒。故实质是继发性低氯血症。

三、低 钾 血 症

1. 原因和发生机制 肝硬化患者的钾储备不足,严重肝功能损害者钾储备更低。患者进食少、呕吐、腹泻、继发性醛固酮增多、长期应用排钾利尿剂等都可使钾丢失增多。长期输注高渗葡萄糖或使用糖皮质激素亦可加重低钾血症。

2. 类型 如上述,主要表现为缺钾性低钾血症,常合并代谢性碱中毒。

四、代谢性碱中毒

基本类型是吸收性碱中毒。低氯血症、低钾血症、血容量不足是导致代谢性碱中毒的主要因素,详见第十三章第六节。容易加重病情或诱发肝昏迷。

五、其　　他

血镁、血磷、血钙浓度也常有所降低。

第三节　肝移植后的体液代谢紊乱

肝移植是终末期肝硬化的最有效治疗方法,在国内推广甚快,但出现的问题也较多,肺水肿和高容量性高钠血症是最常见的体液紊乱。

一、肺　水　肿

1. 发生原因 肝脏移植过程中要阻断下腔静脉,为维持适当的血压和血流量,需明显增大补液量。手术结束后随着下腔静脉的开放和麻醉药作用的消失,大量血流进入肺循环,故容易发生肺水肿。

2. 防治原则 手术结束就应转入肺水肿的防治。

二、高容量性高钠血症

1. 发生原因 肝移植后,肝功能迅速改善,严重低蛋白血症迅速纠正,过多水分迅速经肾脏排出,但过多钠和氯等电解质离子不能迅速排出,最终导致严重高钠、高氯血症和高血容量。

2. 防治原则 在严重水肿患者中,术前应控制晶体液补充;术中适当应用升压药;术后适当应用呋塞米等袢利尿剂,促进氯、钠排出。适当增加入水量,防止血钠浓度过快升高。一旦出现高钠血症,一方面应补水,另一方面利尿。详见第九章第四节。

第四节　肝硬化腹水及体液代谢紊乱的综合治疗

腹水和上述不同类型体液代谢紊乱之间皆有密切关系,故治疗上应相互兼顾,避免单一处理,否则容易出现复杂性紊乱。

一、一　般　治　疗

1. 去除诱因 感染、治疗时静脉补液过多或应用生理盐水过多是常见的诱发因素,应注意祛除。

2. 控制水和钠盐的摄入 除非有明显低钠血症,否则应限制钠输入和摄入,不必严格限制水入量。钠盐(氯化钠)摄入不超过每日 88 mmol(2 g)。

若存在稀释性低钠血症,且血钠浓度小于 120 mmol/L 应限制水的入量,一般每日<1 L。

二、利尿剂的应用

1. 应用指征和方法 经限钠、限水 4 日后,体重减轻<1 kg 者需给予利尿剂治疗,从小剂量开始,一般选择螺内酯和呋塞米联用,初始剂量为螺内酯 100 mg/d、呋塞米 40 mg/d,每日早晨顿服或分两次口服。每 3~5 日治疗后,根据疗效调整两种利尿剂的剂量,但应保持螺内酯和呋塞米 100 mg∶40 mg 的比例不变,最大剂量为螺内酯 400 mg/d、呋塞米 160 mg/d。重度水肿或大量腹水患者不要求限制

尿量,但治疗后期体重减轻最多不宜超过 0.5 kg/d,因为大网膜血管对水的吸收有明显速度限制。

2. 副作用及其防治　利尿剂的副作用主要有水电解质紊乱、肾功能损害、肝性脑病、男性乳房发育等。除一般防治措施外,若出现单纯低钾血症,可暂停呋塞米或减少用量。若出现顽固性或复发性肝性脑病,通过限制水的摄入后,血钠浓度<120 mmol/L或血肌酐>120 mmol/L 时,应停用利尿剂。

三、低钠血症的处理

在肝硬化腹水患者中,慢性稀释性低钠血症很常见,但很少因此死亡,纠正过快反而容易导致严重并发症。治疗以适当补充白蛋白、控制水分、适当利尿为主,只有血钠浓度<120~125 mmol/L 时才需要补充高渗钠盐(根据特点综合应用氯化钠和谷氨酸钠),但避免 24 h 内血钠浓度上升超过 12 mmol/L,否则容易发生脑细胞脱水、神经脱髓鞘病变、蛛网膜下腔出血。水肿改善后容易发生严重高容量性高钠血症。在慢性缺钠性低钠血症患者,补钠治疗后,血钠浓度维持在正常值低限(135 mmol/L)即可。钠盐补充以氯化钠为主,有肝性脑病者首选谷氨酸钠。

四、治疗性放腹水

单次大量放腹水,随后给予限钠和利尿剂治疗是缓解张力性腹水的合理方法。患者应符合以下条件:① 无肝性脑病、上消化道出血、感染;② Child A、B 级;③ 凝血酶原时间>40%,血小板计数>40×10^9/L。单次放腹水 5 L 是安全的,不需要放腹水后补充胶体液。若放水量>5 L,则应输注白蛋白,每次多放腹水 1 L,需补充白蛋白 8 g。若患者对利尿剂敏感,放腹水后应给予利尿剂和限钠。多次反复放腹水不作为一线治疗。

五、其他电解质和酸碱平衡紊乱的处理

主要是低钾血症、低氯血症和代谢性碱中毒的防治。三者之间关系较密切,防治有一定的相似性,其中预防性补充氯化钾是基础治疗,还应注意保钾和排钾利尿剂的联合应用。有肝性脑病表现或顽固性低钾血症的患者,首选谷氨酸钾。若无胃肠道禁忌,需同时口服和静脉应用钾盐。上述处理后仍有代谢性碱中毒时,可适当应用乙酰唑胺等排碱利尿剂。

小　结

1. 门静脉高压、肝功能减退、低蛋白血症、血液和淋巴液回流障碍、肾脏反应性重吸收水钠增多是腹水形成的主要因素,门静脉高压是主要的始动和维持因素。

2. 重症肝硬化患者容易发生全身性水肿、多为浆膜腔积液,且常有明显诱发因素。
肝硬化患者常有肝功能减退,腹部超声检查对诊断和评估腹水有重要价值。

3. 慢性稀释性低钠血症、慢性缺钾性低钾血症、代谢性碱中毒是肝硬化腹水患者最常见的电解质、酸碱平衡紊乱。

4. 低氯血症有一定特殊性。

5. 肝移植后容易发生肺水肿和高容量性高钠血症,其发生、预防和治疗皆有一定的特殊性。

6. 去除诱因和适当控制水、钠盐摄入是治疗肝硬化腹水的基础。

(1) 慢性低钠血症患者补钠治疗时应严格控制血钠的上升速度。

(2) 利尿剂是肝硬化腹水常用治疗药物,首选螺内酯、呋塞米,应注意起始用量、两者比例、副作用及调整方法。

(3) 治疗性放腹水是张力性腹水的有效治疗方法。

7. 低钾血症、低氯血症、代谢性碱中毒的防治有密切联系,以强调预防为主。

(朱　蕾　吴　旭)

第二十二章
胃肠道疾病与体液代谢紊乱

胃肠道是体液和营养物质（氧气除外）进入健康机体的唯一途径，胃液和肠液的日分泌量和吸收量巨大，消化、吸收后的食物残渣经粪便排出体外，其中日排出水分约 150 ml。胃肠道在体液平衡的调节中发挥重要作用。若胃肠道摄入不足或过多，有消化吸收障碍，或排出量过多超过机体的调节能力，将发生体液代谢障碍。事实上胃肠道疾病是发生体液代谢紊乱的主要因素之一，同样管理好胃肠道也是治疗体液代谢紊乱的重要措施。胃肠道距离长，不同部位的功能特点不同，在疾病状态或病理状态下的体液紊乱也有重要差别。

第一节　正常胃肠道的体液代谢特点

胃肠道主要由胃、小肠（十二指肠、空肠、回肠）、大肠（结肠、直肠）等组成，不同部位的结构、功能和体液代谢特点有较大差别。

一、胃的功能特点

（一）胃的功能

胃主要有储存、消化、排空功能，与肠道有明显不同。

1. 储存　咀嚼、吞咽食物时，通过迷走神经反射引起胃体、胃底肌肉舒张，呈容受性舒张，食物涌入胃内，有充分时间在胃内消化，缓慢地进入小肠。

2. 消化　胃壁平滑肌呈微弱的持续性收缩（紧张性收缩），使胃腔具有一定压力，有助于胃液掺入食物；然后通过蠕动使食物和胃液充分混合，搅拌磨碎、消化食物。

3. 排空　食物入胃后，胃内压逐渐升高，把食糜间歇性地推进幽门。酸性食糜进入幽门后刺激肠黏膜，通过神经、体液途径抑制胃运动，排放中止。

（二）胃液

胃液（gastric juice）是胃内分泌物的总称，包括水、电解质、脂类、蛋白质和多肽激素。

1. 胃液的组成　纯净胃液为无色透明液体，pH 为 0.9 ~ 1.5，比重为 1.006 ~ 1.009，每日分泌量为 1.5~2.5 L，含固体物 0.3% ~ 0.5%，无机物主要为 Na^+、K^+、H^+ 和 Cl^-（表 1-4、表 1-8）。不同离子浓度随胃液分泌率变化，分泌率增加时，如进食后，Na^+ 浓度下降，H^+ 浓度迅速上升，最高可达 150 mEq/L，Cl^- 浓度稍有升高，K^+ 基本稳定，以适合消化需要。H^+ 和 Cl^- 结合成盐酸（HCl）。有机物有胃蛋白酶原、黏液蛋白和"内因子"。这些成分由胃黏膜层各种不同上皮细胞分泌，壁细胞分泌 HCl 和内因子，主细胞分泌胃蛋白酶原。

2. 基础胃液的量　正常空腹 12 h 的胃液残余量约为 50 ml。在插管成功后持续负压吸引 1 h 所得的胃液总量称为基础胃液量，正常基础胃液量为 10 ~ 100 ml。胃液量大于 100 ml 时为增多，常见于胃分泌增多，如十二指肠溃疡、胃泌素瘤等，胃排空障碍，如幽门梗阻、胃蠕动功能减退等，十二指肠液反流等。胃液量小于 10 ml 为减低，主要见于萎缩性胃炎、胃蠕动功能亢进等。

3. 胃液的作用　① 盐酸：激活胃蛋白酶原，并为胃蛋白酶发挥作用提供酸性环境；杀死进入胃内的病原菌；促进胰液和胆汁的分泌；有利于 Ca^{2+} 和 Fe^{2+} 的吸收。② 胃蛋白酶原：被激活为胃蛋白酶后，可水解蛋白质。③ 黏液：保护胃黏膜免受机械和化学损伤。④ 内因子：保护维生素 B_{12}，并促进其在回肠的吸收。

4. 影响胃液分泌的因素　胃液分泌的调节因素包括刺激胃液分泌的因素和抑制胃液分泌的因素。正常胃液分泌是兴奋和抑制两方面因素相互作用的结果。食物是引起胃液分泌的主要生理性刺激物。抑制胃液分泌的因素较多，包括精神、情绪及与进食条件有关的恶劣刺激,都可通过中枢神经系统反射性减少胃酸的分泌。盐酸、脂肪和高渗溶液是胃肠道内抑制胃液分泌的重要因素。

二、肠 和 肠 液

哺乳类动物等的肠包括小肠和大肠,又可进一步分为不同部分。广义肠液(intestinal juice)是胰液、胆汁以及肠本身的分泌液的总称,不同部位的体液量和成分有一定差异,但皆有较高的 Na^+、K^+、Cl^-,且以碱性为主(表1-4、表1-8);与胃液成分差别巨大,发生疾病或处于不同病理状态时,体液紊乱也有较大差异。

(一)十二指肠液

十二指肠液由十二指肠腺(勃氏腺)分泌,无色,黏性,碱性。含有胃蛋白酶状的蛋白酶,也含有活化胰液中胰蛋白酶原的肠激酶,有凝乳、分解脂肪、分解淀粉等作用;碱性液体,内含黏蛋白,黏稠度高,有助于防止十二指肠上皮受胃酸侵蚀。它可由机械刺激和肠内的脂肪促进其分泌。

(二)胆汁

胆汁由肝细胞分泌的分泌液。胆汁分泌是持续不断的,在非消化期,胆汁经肝管转入胆囊内储存;在消化期,胆汁可直接由肝脏和胆囊大量排至十二指肠,促进脂肪的消化分解和脂溶性维生素的吸收。胆汁在十二指肠内可中和一部分胃酸。

胆汁呈弱碱性,pH 7.4;除水外,由胆盐、胆色素、胆固醇、卵磷脂、钾、钠、钙等组成,但胆汁中无消化酶。成人每日胆汁分泌量为800~1 000 ml。

进食或食物在消化道内都可引起胆汁分泌增加。高蛋白食物可使胆汁分泌量增多。

(三)胰液

胰液由胰外分泌腺的腺泡分泌,腺管是胰液排出的通道。胰液经各级导管,流入胰腺管。胰腺管与胆总管共同开口于十二指肠。胰液是无色无臭的碱性溶液,pH 为7.8~8.4,渗透压与血浆相等,成人每日分泌量为1~2 L。胰液除水外,还包括无机物,如 HCO_3^-、Na^+、K^+;有机物主要是各种消化酶,可作用于糖类、脂肪和蛋白质三大食物成分。在所有消化液中,胰液的消化力是最强的。

在非消化期,胰液几乎不分泌或分泌很少,进食后胰液分泌增多,食物是胰液分泌的自然刺激物。胰液分泌受神经和体液因素调节,但以体液调节为主。

1. 促胰液素 盐酸是其分泌最强的刺激物,其次是蛋白质分解产物和脂肪酸,糖类没有刺激作用。促胰液素经血液循环作用于胰腺,引起胰液大量分泌,其中水和碳酸氢盐含量多,而胰酶含量低。

2. 缩胆囊素(CCK) 又称促胰酶素,由小肠黏膜 I 细胞分泌的多肽类激素。蛋白质分解产物、脂肪酸、盐酸及脂都能刺激其分泌,而糖类没有刺激作用。CCK 的生理作用:① 作用于胰腺腺泡细胞,促进胰液中胰酶的分泌。② 刺激胆囊收缩,排出胆汁。③ 促进胰腺组织蛋白质和核糖核酸的合成,对胰腺组织具有营养作用。

促胰液素和 CCK 对促进胰腺分泌具有协同作用。促胃液素也可促进胰酶的分泌。血管活性肠肽可促进胰液中水和碳酸氢盐的分泌,而胰高血糖素、生长抑素、胰多肽、降钙素基因相关肽均可抑制胰腺的分泌。

蛋白质分解产物和脂肪酸可刺激小肠黏膜分泌 CCK 释放肽(CCK－RP),CCK－RP 介导 I 细胞分泌 CCK,从而促进胰酶的分泌,而胰酶又促使 CCK－RP 失活,从而反馈性抑制 CCK 和胰酶的分泌。其意义是通过负反馈调节防止胰酶过多分泌。

(四)小肠液

小肠液由肠腺(李氏腺)和上皮细胞分泌,其中前者起主要作用。

1. 小肠液的组成和基本特点 小肠液呈黄色透明,呈弱碱性,pH 为 8~9,比重约1.007,大部分为水分,含 NaCl 10.58%~0.67%,NaHCO_3 0.22%,还含有磷蛋白性黏液和丰富的消化酶。成人每日分泌量为1~3 L。小肠液边分泌边吸收,这种液体的交流为小肠内营养物质的消化、吸收提供了媒介。

小肠液含肠激酶(能激活胰蛋白酶原)和小肠淀粉酶,以及免疫球蛋白。小肠黏膜上皮细胞也含丰富的消化酶。当营养物质被吸收入上皮细胞后,这些消化酶继续对营养物质进行消化。随着绒毛顶端的上皮细胞脱落,消化酶进入小肠液。

2. 小肠液的作用 主要有:① 消化食物,是肠激酶和肠淀粉酶的作用;② 保护作用,即弱碱性的黏液能保护肠黏膜免受机械性损伤和胃酸的侵蚀,免疫蛋白抵抗进入肠腔的有害抗原。

3. 小肠液分泌的调节 食物的消化产物对肠黏膜局部的机械和化学刺激,都可引起小肠液的分泌。局部刺激可能通过肠壁内神经丛的局部反射完成。迷走神经或副交感神经兴奋可引起小肠液的大量分泌,其作用可被阿托品阻断。促胃液素、促胰液素、胆囊收缩素和血管活性肠肽等胃肠激素,都有刺激小肠腺分泌的作用。

（五）大肠液

大肠液为无臭黏稠性液体，中性，含有消化酶，如氨肽酶、二肽酶、淀粉酶，由于机械刺激而分泌，对内容物的输送和粪便的形成起作用。

大肠接受小肠下传的食物残渣，吸收其中多余的水，形成粪便；大肠运动将粪便传送至大肠末端，并经过肛门有节制地排出体外。

第二节　胃肠道疾病的体液代谢紊乱

由于胃肠道涉及多部位，且各个部位的特点有较大差异，胃液和肠液有显著不同，不同部位肠道的肠液也有不同；即使同一部位，在不同生理和病理条件下也有明显不同；更重要的是胃肠道是健康人摄入液体和营养物质（氧除外）的唯一通道。故胃肠道疾病或不同病理状态对体液代谢的影响涉及水、电解质、酸碱紊乱的各个方面，并作为主要、重要或辅助发病因素分散于不同章节，但为便于理解，本节简单总结。

一、胃　疾　病

急性和慢性疾病有较大差别，前者常以呕吐为主要表现，后者以摄入减少为主要特征。

（一）急性胃炎

全称急性单纯性胃炎，指各种外在和内在因素引起的广泛性或局限性的胃黏膜急性炎症。急性单纯性胃炎的症状和体征因病因不同而不尽相同。胃炎的病因多样，包括急性应激、药物、缺血、胆汁反流和感染等。临床上将急性单纯性胃炎分为急性糜烂性胃炎、急性化脓性胃炎、急性腐蚀性胃炎，以前两种较常见。

1. 基本临床特点　临床上以感染或进食被细菌毒素污染的食物后所致的急性单纯性胃炎多见。起病较急，在进食污染食物后数小时至 24 h 发病，症状轻重不一，表现为中上腹不适、隐痛，以致剧烈的腹部绞痛，厌食、恶心、呕吐，因常伴有肠炎而有腹泻，粪便呈水样，严重者可有发热、呕血和（或）便血、脱水、休克。因饮酒、刺激性食物和药物引起的急性单纯性胃炎多表现为上腹部胀满不适、疼痛、食欲减退、恶心、呕吐；伴肠炎者常出现发热、中下腹绞痛、腹泻等症状。体检有上腹部或脐周压痛，肠鸣音亢进。

2. 治疗原则

（1）一般治疗：去除病因，休息，停止一切对胃有刺激的食物或药物，给予清淡饮食，必要时禁食，多饮水，腹泻较重时可饮葡萄糖盐溶液。

（2）对症治疗：如腹痛者可行局部热敷，疼痛剧烈者给予解痉止痛药，如阿托品；剧烈呕吐者可注射甲氧氯普胺；必要时给予抗酸药或黏膜保护药。

（3）抗感染治疗：一般不需要，但由细菌感染引起或高度怀疑细菌感染引起者，尤其伴腹泻者，可选用抗菌药物。

（4）维持水、电解质及酸碱平衡：主要针对呕吐严重，或伴腹泻的患者，详见后述。

3. 体液代谢紊乱与处理原则

（1）轻症患者：进食少，由于机体的调节作用，电解质离子的变化缓慢，丢失有限；但通过非显性失水和尿液照常排水，容易出现高渗性脱水。适当口服补液即可，必要时静脉补充 5% 葡萄糖溶液，适当补充氯化钾。

（2）中症患者：常有呕吐，故不仅进食少，且有大量胃液丢失，意味着电解质离子的大量丢失，故表现为脱水伴电解质紊乱。若单纯呕吐胃液，H^+、K^+、Cl^- 丢失多，故体液紊乱主要表现为高渗性脱水、急性缺钾性低钾血症伴低氯血症、代谢性碱中毒。治疗以静脉补液为主，首选 5% 葡萄糖溶液加 10% 氯化钾溶液，根据脱水程度决定补液量，并注意继续丢失量和生理需要量的补充。在上述基础上，适当补充生理盐水，后者的钠浓度接近血浆，氯浓度远高于血浆，有利于电解质紊乱和代谢性碱中毒的纠正。

若呕吐物不仅有胃液，还有胆汁（或合并胰液），或合并腹泻，则丢失液体的酸碱度、电解质离子（K^+、Cl^-、Na^+）浓度与血浆接近，故主要表现为等渗性脱水，治疗以恢复正常细胞外液为主，首选静脉补充生理盐水加氯化钾溶液；并注意继续丢失量和生理需要量的补充。

（3）重症患者：由于呕吐严重，或合并严重腹泻，主要表现为重症等渗性脱水或合并低血容量休克。治疗原则是首先恢复血容量，再根据脱水程度恢复细胞外液容量，并注意继续丢失量和生理需要量的补充。详见第七章第二节。

（二）慢性胃炎

不同病因引起的各种慢性胃黏膜炎性病变，是一种常见病，其发病率在各种胃病中居首位。常见类型有慢性浅表性胃炎、慢性糜烂性胃炎和慢性萎缩性胃炎。后者黏膜肠上皮化生，常累及贲门，伴有 G 细胞丧失和促胃液素分泌减少，也可累及胃体，伴有泌酸腺的丧失，导致胃酸、胃蛋白酶和内源性因子的减少。

1. 临床表现 缺乏特异性症状，症状的轻重与胃黏膜的病变程度并非一致。大多数患者常无症状或有程度不同的消化不良症状，如上腹隐痛、食欲减退、餐后饱胀、反酸等。慢性萎缩性胃炎患者可有贫血、消瘦、舌炎、腹泻等，个别伴黏膜糜烂者的上腹痛较明显，并可有出血，如呕血、黑便。症状常常反复发作，无规律性腹痛，疼痛经常出现于进食过程中或餐后，多数位于上腹部、脐周、部分患者部位不固定，轻者间歇性隐痛或钝痛、严重者为剧烈绞痛。

2. 诊断 慢性胃炎常无症状或症状无特异性，体征很少，X 线检查一般仅有助于排除其他胃部疾病，故确诊要靠胃镜检查及胃黏膜活组织检查。在我国，有 50%～80% 的患者在胃黏膜中可找到幽门螺杆菌。

3. 治疗原则 大部分慢性浅表性胃炎可逆转，少部分可转为慢性萎缩性胃炎。慢性萎缩胃炎随年龄逐渐加重，但轻症亦可逆转。因此，对慢性胃炎治疗应及早从慢性浅表性胃炎开始，对慢性萎缩性胃炎也应坚持治疗。

（1）消除病因：去除各种可能致病的因素，如避免进食对胃黏膜有强刺激的饮食及药品，戒烟、酒。注意饮食卫生，防止暴饮暴食。积极治疗口、鼻、咽部的慢性疾患。对于发现幽门螺杆菌者，给予合理的药物治疗。

（2）药物治疗：主要是对症治疗和给予改善胃动力的药物。

（3）并发症的治疗：慢性胃炎影响一系列重要物质的吸收，发生并发症，如缺铁性贫血和巨幼细胞贫血，应注意适当评估和治疗。

4. 体液代谢紊乱与处理原则 大部分患者不影响体液代谢和营养的摄入，故不需要治疗；但部分患者胃酸严重缺乏或合并胃蛋白酶活性下降，导致机体营养摄入不足，患者有消瘦、低蛋白血症，在体液代谢方面主要表现为钾缺乏和慢性缺钾性低钾血症，部分表现为无症状性低钠血症；前者需加强营养，增加钾盐的补充，以口服氯化钾为主，后者无须特别处理。

（三）其他急慢性胃疾病

参考急性胃炎和慢性胃炎的特点，并注意呕吐物是胃内容物还是合并胆汁、胰液，或合并腹泻等，给予合理的评估和治疗。

二、肠 道 疾 病

（一）急性肠炎

肠黏膜的急性炎症，主要表现为腹痛、腹泻、发热等。它常见于夏秋季，常合并急性胃炎，称为急性胃肠炎，患者有恶心、呕吐等症状，其发生多由于饮食不当，暴饮暴食；或食入生冷腐馊、秽浊不洁的食品所致。

1. 临床表现 急性肠炎可仅引起轻型腹泻，一般状况好，每日粪便在 10 次以下，为黄色或黄绿色，少量黏液或白色皂块，粪质不多，有时粪便呈"蛋花汤样"；也可以引起较重的腹泻，每日排便十数次至数十次。大量水样便，少量黏液，恶心、呕吐，食欲低下，有时呕吐出咖啡样物。若出现低钾血症，可有腹胀，乏力等症状；重症患者可有不规则低热或高热，烦躁不安，精神不振，意识朦胧，甚至昏迷。

2. 治疗

（1）一般治疗：尽量卧床休息，病情较轻者口服葡萄糖、电解质溶液以补充体液的丢失。如有明显脱水则需静脉补充 5%～10% 葡萄糖盐溶液及其他相关电解质。鼓励摄入清淡流质或半流质饮食，以防止脱水或治疗轻微的脱水。

（2）对症治疗：必要时给予止泻药，如思密达；也可根据情况给予解痉药、止吐药等。

（3）抗菌治疗：对于感染性或高度怀疑感染性腹泻，可适当选用抗生素，但应防止滥用。

3. 体液代谢紊乱与处理原则

（1）轻症患者：进食少，腹泻轻，由于机体的调节作用，电解质离子的变化缓慢，丢失有限；但通过非显性失水和尿液排水，容易出现高渗性脱水。适当口服补液即可，必要时静脉补充 5% 或 10% 葡萄糖溶液，适当补充氯化钾。

（2）中症患者：进食少，常有明显腹泻；大量碱性肠液丢失，意味着电解质离子（Na^+、Cl^-、K^+）和 HCO_3^- 的大量丢失，且前者与血浆浓度接近，故表现为等渗性脱水，容易合并代谢性酸中毒。治疗以恢复细胞外液量为主，首选静脉补充 5% 葡萄糖盐溶液加 10% 氯化钾溶液为主，根据脱水程度决定补液量，并注意继续丢失量和生理需要量的补充，必要时适当补充碳酸氢钠溶液。

若合并呕吐,则 H^+、K^+、Cl^- 丢失增多,故主要表现为等渗性脱水,无代谢性酸中毒,治疗仍以恢复细胞外液容量为主,首选 5% 葡萄糖盐溶液加 10% 氯化钾溶液为主,并注意继续丢失量和生理需要量的补充。

(3)重症患者:由于严重腹泻,不仅大量碱性肠液丢失,也常有肠道毛细血管通透性的显著增加,大量血浆成分丢失,包括白蛋白大量丢失,主要表现为重症等渗性脱水或合并低血容量休克,代谢性酸中毒。治疗原则是首先恢复血容量,包括晶体液和胶体液的补充,适当补充 5% 碳酸氢钠溶液,再根据脱水程度恢复细胞外液容量,并注意继续丢失量和生理需要量的补充。若合并严重呕吐,则一般无明显酸碱平衡紊乱,无须额外补充碳酸氢钠,详见第七章第二节。

(二)慢性肠炎

肠黏膜的慢性炎症,常合并慢性胃炎,称为慢性胃肠炎。

1. 临床症状

(1)慢性肠炎的症状:便秘较多见。粪便量少,排便困难,每周 1~2 次,偶有 10 余日 1 次者,因而常使用泻药。有时因肛门括约肌收缩,粪便呈铅笔样细条状。部分患者表现为腹泻,每日 1 次或多次。部分患者仅在早餐后多次排便,其余时间可以无腹泻,也偶尔有 1 日腹泻 20 余次者。腹泻不发生在夜间,不会因排便感醒来,所以不干扰睡眠。有些患者粪便中带有大量白色或透明的黏液,甚至全部为黏液。在腹泻病程中,常出现一个时期的排便正常或便秘,即腹泻与正常排便或便秘相互交替的现象。

腹痛是最常见的症状,疼痛部位多见左下腹或右上腹部。疼痛性质不定,可表现为绞痛、胀痛、剧痛、刺痛、紧缩性痛等。可持续数分钟至数小时,在排气、排便或灌肠之后缓解。有些食物,如浓烈的调味品、酒、粗纤维蔬菜、粗质水果等可诱发腹痛。

(2)其他症状:常合并慢性胃炎,有进食后上腹部胀满、厌食、嗳气、恶心等;也常合并自主神经功能紊乱的症状,如心悸、乏力、嗜睡、多汗、潮热,以及精神症状,如失眠、焦虑、忧郁。

2. 治疗 主要是规律进食,对症治疗,调节自主神经紊乱;部分患者因消化、吸收功能减退,可有不同类型的营养缺乏,应注意针对性的评估和治疗。

3. 体液代谢紊乱与处理原则 大部分患者不影响体液代谢和营养的吸收,故不需要治疗;但部分患者肠道消化、吸收功能下降,导致机体营养摄入不足,患者消瘦、低蛋白血症。在体液代谢方面主要表现为钾缺乏和慢性缺钾性低钾血症,部分表现为镁缺乏和低镁血症;部分表现为无症状性低钠血症,特别是老年人;前者需加强营养,增加钾盐和镁盐的补充,以口服氯化钾和门冬氨酸钾镁为主。无症状性低钠血症无须特别处理。

(三)其他急慢性肠道疾病

参考急性肠炎和慢性肠炎的特点,并注意胆汁、胰液排出过多或缺乏的影响。

小　结

1. 胃和肠道分别含有胃液和肠液,且分泌量和吸收量巨大,两者的性质有明显不同;经口摄入的饮食经胃、肠道消化后充分吸收,每日经粪便排出的水分约 150 ml。

(1)胃主要有储存、消化、排空功能。纯净胃液为酸性液体,无机物主要为 Na^+、K^+、H^+、Cl^-,不同离子浓度随胃液分泌率而变化,基础胃液的量在不同情况下也有明显变化。盐酸主要激活胃蛋白酶原,促进胰液和胆汁的分泌,也有利于 Ca^{2+} 和 Fe^{2+} 的吸收;胃蛋白酶可水解蛋白质。

(2)肠液是胰液、胆汁以及肠道本身分泌液的总称,不同部位的分泌量和成分有一定差异,但皆有较高的 Na^+、K^+、Cl^-,且以碱性为主。十二指肠液、胆汁、胰液和小肠液的分泌特点不同,消化作用也有差异,与胃液、小肠上皮细胞共同完成食物的消化、吸收。大肠液为中性液体,也有一定的消化作用;但大肠主要接受小肠下传的食物残渣,吸收多余的水,形成粪便。

2. 急性胃炎的类型不同,严重程度有差异,主要通过进食减少、呕吐影响体液代谢,轻症、中症、重症患者的体液代谢紊乱类型有较大差别,轻症以高渗性脱水为主,治疗以适当补液为主;中、重症患者以高渗性脱水、急性缺钾性低钾血症伴低氯血症、代谢性碱中毒为主要特点,可有低血容量休克,以恢复低血容量和细胞外液容量、纠正代谢性酸中毒为主,并注意继续丢失量和生理需要量的补充。合并腹泻时的体液代谢紊乱特点有较大差异,治疗也相应变化。

3. 大部分慢性胃炎患者不影响体液代谢和营养的摄入;少部分患者营养不良,有钾缺乏和慢性缺钾性低钾血症或有无症状性低钠血症。除针对性治疗外,应加强病因、对症和营养治疗。

4. 其他急慢性胃疾病参考急性胃炎和慢性胃炎的特点,给予合理的评估和治疗。

5. 急性肠炎主要通过进食少和腹泻或合并呕吐影响体液代谢,轻症主要表现为高渗性脱水,以适当补液治疗为主。中、重症患者有电解质离子的大量丢失,主要表现为等渗性脱水,容易合并代谢性酸中毒。治疗以恢复血容量和细胞外液量为主,并注意继续丢失量和生理需要量的补充。

6. 大部分慢性肠炎或慢性胃肠炎患者不影响体液代谢和营养的吸收,部分患者肠道消化、吸收功能下降,出现营养不良,钾缺乏和慢性缺钾性低钾血症,镁缺乏和低镁血症;部分表现为无症状性低钠血症,除针对性治疗外,需加强对症和营养支持治疗。

7. 其他急慢性肠道疾病参考急性肠炎和慢性肠炎的特点,给予合理的评估和治疗。

(朱　蕾　胡莉娟)

第二十三章
肾脏疾病与体液代谢紊乱

人体的体液占体重的 50% ~ 60%，由细胞内液和细胞外液组成，其中前者占体重的 30% ~ 40%，后者占 20%。为了正常生存，机体必须把体液，首先是细胞外液的容量、电解质浓度、酸碱度和渗透压维持在一定的生理范围之内。肾脏是调节机体水、电解质、酸碱平衡的最重要器官，通过多种复杂的生理机制发挥作用。在肾脏疾病患者，肾小球功能严重减退或肾小管功能障碍都将引起不同程度的水、电解质、酸碱平衡紊乱。

第一节　急性肾衰竭患者的体液代谢紊乱

影响体液调节的肾脏疾病主要有肾小球和肾小管疾病。不同部位及同一部位的不同环节对体液调节有差异，在疾病不同阶段也表现出不同的特征。急性肾衰竭（ARF）是双侧肾脏在短时间内迅速出现功能减退的一种临床综合征，表现为少尿、无尿，尿素氮、肌酐急骤升高及一系列水、电解质和酸碱平衡紊乱。由于约 75% 的 ARF 由急性肾小管坏死（ATN）引起，故有学者将 ATN 和 ARF 作为同义词使用，其实前者是组织学改变的诊断术语，属于狭义的 ARF 范畴；严格讲两者不能混同。

一、急性肾衰竭患者体液代谢紊乱

ARF 患者，肾小球滤过功能和肾小管的重吸收、分泌过程均受到影响。肾脏排出代谢产物和维持水、电解质平衡的功能显著减退或丧失。根据疾病的发展过程，临床上将 ARF 分为三个时期：少尿期、多尿期、恢复期。不同阶段的表现不同。

（一）少尿期的体液代谢紊乱

尿少经常是 ARF 患者最早出现的症状，成人尿量每日少于 400 ml 或每小时少于 17 ml 即为少尿。每日少于 50 ml 为无尿。少尿期平均 7 ~ 14 日，但也可短至数小时或长至数周。一般少尿期越长，病情越重，预后越差，尤其合并高分解代谢的患者；水、电解质紊乱常更为严重。肾小管功能减退、内分泌紊乱、水中毒、机体高分解代谢是导致电解质紊乱的常见因素。

1. **水中毒**　水、钠负荷过多导致水中毒是少尿期始终存在的危险，可表现为水肿、稀释性低钠血症、肺水肿、心力衰竭、脑水肿等，是 ARF 的主要死亡原因之一。

（1）病因：主要有：① 少尿：肾皮质小动脉持续痉挛，造成皮质选择性缺血，肾血流量减少，肾内产生短路循环，GFR 降低；短路循环使流经肾髓质的血流量增加，肾小管重吸收功能加强；肾小管阻塞及肾间质水肿使肾小管局部受压，使滤过液流通不畅，妨碍尿液的形成及排出。② 分解代谢亢进，每日产生 400 ml 以上的内生水。③ 补液量过多或限钠不足。

（2）病理生理特点：细胞外液容量增多，钠、氯等电解质离子和非电解质粒子被稀释，晶体渗透压降低，组织水肿；细胞外水分向细胞内转移，而细胞内溶质如钾、氨基酸及某些阴离子向细胞外迁移，引起细胞肿胀及细胞内成分改变，影响细胞的正常代谢功能；若白蛋白浓度降低则容易发生肺水肿。

（3）临床表现：主要表现为神经系统功能障碍和循环功能障碍，症状轻重与水中毒的形成速度及严重程度有关。轻度水中毒症状轻微，仅有乏力、头晕、记忆力减退、思想不易集中、胃纳欠佳等非特异常表现。严重者常有明显水肿、血压增高、脉压增宽，甚至肺水肿和充血性心力衰竭。快速进展的水中毒常伴有精神淡漠、失语、黑矇、肌痉挛、震颤、抽搐、昏迷。神经系统体检可见腱反射减退（有时增强），锥体束征阳性，视乳头水肿。

2. **高钾血症**　是少尿期常见的病理生理变化，

也是导致患者死亡的常见原因。据统计,在 ARF 少尿期,1 周内死亡者大多由高钾血症引起。

(1)病因和发生机制:肾脏排钾功能障碍是发生高钾血症的主要原因。生理情况下 90% 的血钾经肾脏排泄。ARF 患者的肾功能急剧减退,GFR 常<1 ml/min,尿量<250 ml/d;远曲小管-集合管内的尿流量锐减,不能有效分泌钾,钾的排出明显减少。在伴有休克、感染、组织缺氧、出血、溶血、大面积组织损伤的情况下或合并代谢性酸中毒(pH 降低 0.1,血钾约升高 0.1 mmol/L)的患者,从细胞内释出的钾离子相当可观,显著加重高钾血症。即使在无明显并发症的 ARF 患者,每日血钾浓度至少升高 0.5 mmol/L;合并组织创伤、大血肿或脓毒症时,血钾数小时内即可升高 1~2 mmol/L。若饮食控制不当,摄入含钾量过多的食品和饮料、热量供应不足,蛋白质分解代谢增强,使用含钾药物(如大剂量青霉素钾盐,每百万单位含钾 1.7 mmol)、输入库存血(库存 2 周后,血钾浓度约升高 3 倍,>15 mmol/L)等情况下,额外钾负荷显著超过肾脏排钾能力,必然导致或加重高钾血症。

(2)病理生理变化和临床表现:主要表现为神经-肌肉功能障碍和心脏生理功能异常,也可以没有特异性症状。

1)神经-肌肉系统的变化:主要是细胞静息电位降低,动作电位受抑制,兴奋性和传导性受抑制,患者出现肌无力,甚至肌麻痹。一般首先出现下肢感觉和运动异常,躯体疲乏无力,行走困难,肌肉酸痛,动作迟钝,四肢湿冷,腱反射消失,对称性软瘫。部分患者出现意识模糊、说话费力、神志恍惚甚至昏睡,可在恶心、呕吐、腹痛时诱发。

2)心血管系统变化:主要是影响心脏传导系统和心肌细胞的电生理活动,表现为多种类型的心律失常,如窦性心动过缓、房室传导阻滞、室性期前收缩、室性心动过速、心室颤动等;也可出现心音减弱,心脏扩大,心肌收缩无力,严重时心脏在舒张期停止跳动,但一般不发生充血性心力衰竭。早期可能有血压升高。

需强调临床表现不能作为高钾血症的早期诊断依据。有些患者在突然心搏骤停之前可无任何可察觉的症状。高血钾对心脏的毒性反应除与血钾浓度有关外,更受血钾浓度升高速度的影响。若血钾突然升高,即使血钾浓度在 6~7 mmol/L,也可出现明显的心脏毒性反应;若高血钾缓慢发生,即使血钾浓度已达 8~9 mmol/L,也可不出现或仅有轻度的心血管系统表现。导致上述差异的原因主要与细胞内钾浓度(影响细胞内外钾的浓度差)以及其他一些离子(如钠离子)的改变有关。ARF 患者常合并低血钙、低血钠、高血镁及代谢性酸中毒,进而影响高血钾对心脏的毒性作用。

心电图是反映心脏传导系统和心肌细胞膜兴奋性障碍的早期可靠方法,当血钾浓度达 6.0~6.5 mmol/L 时,需迅速心电图检查,动态监测价值更大。一般而言高血钾的心电图改变与血钾浓度大致平行,心电图检查比单纯血钾浓度测定更有意义。在胸前导联上,高血钾有下列特征性改变:① T 波高尖,基底部相对狭窄,呈帐篷状(血钾浓度 6.0~7.0 mmol/L);② ST 段压低;③ R 波振幅降低,S 波加深;④ P 波消失,PR 间期延长(血钾浓度 8 mmol/L);⑤ QRS 波群进行性增宽,QT 间期延长(血钾 10 mmol/1),最终与 T 波融合成正弦曲线(血钾 10~20 mmol/L)。上述心电图改变也受其他电解质紊乱的影响,如低血钠可使这些变化更显著,低血钙和高血镁可使 QT 间期延长,ST 段压低,因此对特征性改变也需综合分析。

3. 低钠血症

(1)原因和基本特点:在 ARF 患者,虽然肾小管的保钠能力丧失,但由于尿少,实际排钠不多,并无真正钠缺乏;体液含量增多导致血钠浓度降低,因此低钠血症为稀释性低钠血症,是水中毒的一种表现。不适当输入无钠或低钠溶液,机体高分解代谢导致内生水增多,皆加重稀释性低钠血症。能量供应不足导致钠泵功能减退,钠离子向细胞内转移加重低钠血症。少数患者也可存在肾外失钠,如呕吐、腹泻、大面积创口渗液等,加重低钠血症。

(2)临床表现:一般而言,轻、中度低钠血症常无症状;若血钠浓度明显降低而导致晶体渗透压明显降低时,将出现水中毒的症状。

(3)合并低氯血症:低钠血症常伴低氯血症,如无呕吐及其他途径的失氯,低氯血症是伴随低钠血症的原发性低氯血症,也为典型稀释性低氯血症。若不伴明显的代谢性碱中毒,低氯血症一般无临床意义,随着水中毒的改善和氯化钠的补充,低钠血症改善,必然伴随低氯血症的改善,无需特殊处理。

4. 低钙血症和高磷血症

(1)高磷血症:在 ARF 患者,高磷血症常见,主要是尿磷排泄减少所致,但血浓度一般很少超过 1.28 mmol/L。血磷浓度严重升高时方可引起毒性反应,故 ARF 患者的高磷血症通常无重要意义。

（2）低钙血症：ARF 发生后的 2 日内可出现低钙血症，血钙浓度大多降至 1.5~2 mmol/L，发生机制尚未完全阐明，一般认为与磷排出减少、血磷浓度增高有关；但有人认为高磷血症并不是发生低钙血症的原因，因为输注甲状旁腺激素后并不能升高血钙浓度，故认为可能与骨骼对甲状旁腺激素不敏感有关。Pietrek 等观察到 ARF 患者的 25-(OH)D$_3$ 浓度降低，使 1,25-(OH)$_2$D$_3$ 的合成减少，导致肠道吸收钙减少、骨骼对甲状旁腺激素的敏感性降低，从而产生低钙血症。低钙血症可使神经-肌肉的兴奋性增加，产生肌肉颤动、手足搐搦等症状；也可加重高钾血症的心脏毒性作用；在酸中毒被纠正后，游离钙浓度降低可发生严重低钙性抽搐。

5. **高镁血症** 镁是体内含量第四位的阳离子，仅次于钠、钾、钙。镁主要存在于细胞内，为细胞代谢过程中多种酶的辅酶。细胞外液含镁量很低，仅占全身含量的 4% 左右，血镁浓度约 0.8 mmol/L。镁主要在小肠上段吸收，并经粪便和尿液排泄。在 ARF 患者，尿镁排泄减少，导致高镁血症。高镁血症的症状与高钾血症类似，主要是对神经-肌肉系统和心血管系统的抑制。一般血镁浓度高于 4.11 mmol/L 时才出现临床症状，在 ARF 患者，由于合并其他类型电解质紊乱，血镁浓度超过 2.05 mmol/L 即可出现镁中毒的表现，如腱反射减退、神志淡漠、肌肉无力、共济失调、呼吸抑制、昏迷、心搏骤停。当心电图出现 PR 间期延长而无血钾浓度升高时，应考虑高镁血症所致。当合并低血钠、高血钾时，三者的毒性作用加强。

6. **代谢性酸中毒** 是 ARF 患者的突出表现，并间接影响电解质紊乱。

（1）病因：在 ARF 患者，肾小管的尿液酸化功能减弱或消失，每日机体代谢产生的 50~100 mmol 固定酸将在体内蓄积，使血碳酸氢盐浓度每日下降 1~2 mmol/L，导致代谢性酸中毒。若存在高分解代谢，碳酸氢盐浓度的下降更为迅速，因为磷酸二氢根、硫酸根和其他有机酸阴离子主要来自蛋白质的分解代谢，这些离子从细胞内释出后，将显著消耗碳酸氢盐，并引起阴离子隙（AG）的进行性地升高，故表现为高 AG 性酸中毒。

（2）病理生理和临床表现：代谢性酸中毒对多种酶的活性以及中枢神经系统、循环系统都有抑制作用，患者常有厌食、恶心、呕吐；乏力、淡漠、嗜睡；心肌收缩无力、心排出量减少、心肌和周围血管对儿茶酚胺的反应减弱、血压下降、心率减慢、心室颤动。

代谢性酸中毒常伴水、电解质紊乱，水、电解质紊乱也可加重代谢性酸中毒，两者常合并存在，相互影响，如血容量不足、微循环障碍、血氯过高加重酸中毒；酸中毒导致钾离子从细胞内转移至细胞外，加重高钾血症。代谢性酸中毒刺激化学感受器引起呼吸加深、加快，称为酸中毒深大呼吸。

（二）多尿期的体液代谢紊乱

尿量增多至 400 ml/d 以上标志 ARF 进入多尿期，为肾功能开始恢复的先兆，通常持续 7~14 日。尿量增多有 3 种形式：① 突然增加，每日平均尿量达 1 000 ml 以上；② 逐步增加，每日平均尿量增加 200~500 ml；③ 缓慢增加，每日尿量增加到 500~700 ml 后停滞不前，预后较差。

1. **多尿期体液代谢的动态变化** 进入多尿期，虽然尿量增多，但损伤的肾小管尚处于修复的起始阶段，功能并未恢复；肾小球已开始滤过并排出溶质，但不足以清除体内潴留的代谢产物，血生化改变仍显著，尿素氮和血钾仍很高，甚至在多尿的最初头几日，氮质血症可能持续加重；肾小管的调节功能尚未恢复，对电解质的调节能力有限；机体转为以合成代谢为主；机体的免疫功能和其他脏器功能的恢复有一定的时间。这些因素综合作用可导致多种类型的电解质紊乱，且与少尿期有明显不同。

一般在多尿期开始后的 3~7 日，血尿素氮开始下降，意味着大约有 30% 的肾功能得到恢复。若每日尿量超过 1 500 ml 以上，持续 2~3 日，在少尿期威胁生命的过多水负荷与高钾血症将缓解，此时容易出现脱水、低钾血症和低钠血症。因患者体质虚弱，极易出现感染、胃肠道出血和心功能障碍，死亡率仍很高。

2. **脱水** 部分患者尿量增加明显，甚至可达 10 000 ml/d 以上，若补水量不足将发生脱水。尿量增加的原因有：① 再生的肾小管结构和功能尚不完善，浓缩功能明显不足，肾脏不能有效保存水与电解质；② 少尿期蓄积在体内的过多代谢产物，如高浓度的尿素产生渗透性利尿作用；③ 肾间质水肿消退，肾内压力降低，有利于小管腔内滤过液的流动；④ 代偿性排出少尿期滞留在体内过剩的水和电解质；⑤ 随着肾功能恢复，利尿剂作用有效恢复，产生过度的利尿作用。

3. **低容量性低钠血症** 尿量大量增多必然导致钠的过度丢失，若补充不足将产生低容量性低钠血症。这与少尿期稀释性低钠迥然不同，为钠的真性缺乏。患者常表现为头晕、乏力、面容憔悴、低血压、脉压小、脉搏细速、体重减轻,可发生体位性晕厥。

4. 缺钾性低钾血症 尿钾的排出过多是导致低钾血症的主要原因。发生原因有:① 肾小管泌氢、储钾功能尚未恢复;② 机体缺钠,肾小管上皮细胞钾钠交换增强,尿钾排出增多;③ 少尿期的酸中毒已减轻或纠正,合成代谢增强,钾离子向细胞内转移。故低钾血症类型为缺钾性低钾血症,钾转移诱发或加重低钾血症。若补钾不足可出现严重低钾血症。临床表现为感觉异常、肌痛、乏力、软瘫、厌食、恶心、呕吐、腹胀;可出现多种类型的心律失常和低钾性心电图改变。

5. 低钙血症或高钙血症

(1)低钙血症:尿钙排出增多,低钙血症在多尿期较常见。

(2)高钙血症:见于少数急性肾小管坏死患者,其特点是几乎均有广泛软组织损伤和肌肉坏死,特别是横纹肌溶解。发生机制为:在少尿期,组织损伤产生的大量磷酸盐释放至细胞外液,钙、磷浓度乘积增大,钙在组织内沉积。进入多尿期后,随着尿磷酸盐大量排出;合成代谢增强,酸中毒纠正,磷酸盐向细胞内转移,血磷浓度降低,钙、磷浓度乘积减小,沉积在组织中的钙进入血浆,发生高钙血症。临床表现为恶心、呕吐、多尿、烦渴、疲乏、无力,严重者可出现高钙危象,需紧急透析治疗,故多尿期应特别注意血钙浓度的变化。

二、非少尿型急性肾衰竭的
体液代谢紊乱特点

部分 ARF 不典型,并无明显的少尿或无尿,尿量始终>400 ml/d,故称为非少尿型 ARF。常发生于肾中毒、烧伤和外科手术,尤其是心血管手术患者。临床上,有一定肾毒性的抗生素或其他药物应用较多;发现肌酐升高后,临床医师习惯早期应用大量强效利尿剂,皆可能是非少尿型 ARF 发生率升高的重要原因。非少尿型 ARF 除尿量可以基本正常外,其他方面的改变与少尿型相似,但病情相对较轻,病程较短。但若处理不当,仍可发生严重水、电解质平衡紊乱及多种并发症。

三、体液代谢紊乱的处理

不同类型和不同阶段的 ARF,体液代谢紊乱的表现不同,治疗也有所不同。由于多种紊乱同时并存,相互影响,故应注意综合治疗。

(一) 少尿期的治疗

少尿期的主要体液变化是水潴留及其相关的稀释性低钠、低渗血症;尿钾排出减少、分解代谢增强、酸中毒等导致的高钾血症;其他电解质离子紊乱。水、电解质、酸碱平衡紊乱导致的代谢障碍和脏器功能异常,因此治疗应兼顾体液的量、速度、质的平衡以及脏器的耐受情况。

1. 液体平衡

(1)治疗原则:少尿期患者进食少,主要依靠静脉补充。应严格掌握液体的出入量、补液速度和补液的性质,保持平衡。若补液过少,血容量不足,将激活 RAAS 的活性,使少尿期延长;补液过多又可加重水中毒,诱发肺水肿和心力衰竭。原则上是保持患者无明显水中毒的表现,避免脱水;若血容量不足,应根据血压、白蛋白浓度等情况适当补充胶体。

(2)补液量:无水肿患者的补液量可根据公式计算,即每日补液量 = 尿量+非显性失水量+当日额外失液量−内生水量;绝大部分患者有水肿,需严格控制入液量,以保障水肿每日有一定程度的减轻,即使能量供应不足也必须严格控制水的入量。

1)非显性失水量:指经皮肤丢失和经呼吸道蒸发的水分,按 0.5 ~ 0.6 ml/(kg·h)或 15 ml/(kg·d)计算;当室温大于 30℃,气温每上升 1℃,失水量增加约 13%;发热时,体温每升高 1℃,额外失水 0.1 ml/(h·kg);呼吸深快的患者,24 h 经呼吸道丢失水量最高可达 1 000 ml。

2)显性失水量:包括尿及经粪、呕吐、引流、失血等额外丢失的液体。

3)内生水:指由食物氧化和细胞新陈代谢所产生的水,难以精确计算,一般每克脂肪、蛋白质、糖类充分氧化产生的水量分别为 1.07 ml、6.43 ml 和 0.6 ml。蛋白质分解代谢的产水量显著高于脂肪和糖类,故内生水可根据蛋白质的代谢情况计算,即内生水量 = 18.75(ml)×BUN 浓度(mg/dl)×体液总量(体重×60%)。有高分解代谢的患者,内生水量增加;若能补充足够能量,满足基础代谢需要,可使蛋白质分解降至最低水平,内生水量明显减少。

(3)注意事项:上述计算所得入液量仅为补液时的参考量,需密切结合患者的病理生理特点和临床情况适当调整,特别是以下情况:① 在无并发症的患者,组织分解代谢可导致每日体重自然下降 0.2~0.5 kg;有高分解代谢时每日可降低 1 kg 以上。故应每日测量体重,若体重不减甚至增加,提示补液过多;体重下降过多提示补液不足。必要时需结合中心静脉压(CVP)、皮肤颜色和弹性、血压、心率等综合判断。② 血钠浓度应保持正常偏低水平,为 130~140 mmol/L。如无高血糖(短时间内可导致稀释性低钠血症)和高脂血症、高球蛋白血症(可导致假性低钠血症)等特殊原因而出现血钠迅速下降,提示补液过多;反之血钠升高至 145 mmol/L 以上,提示脱水可能。③ 水肿加重、血压增高、脉压增宽、颈静脉怒张或出现充血性心力衰竭的表现,说明液体入量过多,机体水、钠负荷过大,应严格限制钠、水入量,特别是钠的入量,促进钠、水排出。④ 若水肿明显,而出现血容量不足的表现,则提示胶体渗透压过低,钠、水入量过多,应适当补充白蛋白,控制钠、水入量和促进其排出。

2. 电解质、酸碱平衡紊乱的处理 临床治疗不仅要保持出入量平衡,还要注意液体电解质、酸碱离子的平衡。少尿期的电解质紊乱的变化常较迅速,必须根据动态测定结果,综合其他表现及时处理。

(1)高钾血症的治疗

1)治疗原则:根据血钾升高幅度,高钾血症分三度:① 轻至中度,血钾浓度 5.5~6.5 mmol/L;② 中至重度,血钾浓度 6.5~8.0 mmol/L;③ 危重度,血钾浓度大于 8.0 mmol/L。一般轻中度应采取预防性措施;中重度需立即治疗。血钾浓度升高不明显,但合并低钠血症者更容易出现心律失常,心电图改变更明显,预后更差,故结合心电图检查更有价值,若有明确的高钾性心电图改变或神经-肌肉症状,应视为紧急情况,需立即治疗。

高血钾的治疗可分为"治标"和"治本"两个方面,前者旨在争取时间,迅速解除高血钾对心脏的毒性反应;后者是指从根本上排除体内、特别是细胞外液过多的钾离子。

2)对抗高血钾的毒性作用:① 静脉应用钙剂:如 10% 葡萄糖酸钙溶液 20~30 ml 于 3~4 min 内静注;若无效,5~7 min 后可重复注射,起效后再用 20~40 ml 静滴维持。钙离子可改善高血钾时降低的心肌静息电位,拮抗其对心脏传导功能的抑制作用。② 静脉应用钠盐:可首选 5% 碳酸氢钠溶液 80 ml (44 mmol)于 5~10 min 内静注,若无严重碱中毒可重复使用。钠离子可直接对抗高血钾对心脏的毒性,碱化细胞外液促使钾离子向细胞内转移,碱化肾小管液,促进钾的排泄,因此碳酸氢钠较氯化钠更具优势。需强调碳酸氢钠和氯化钠皆有扩张细胞外液的危险,在水肿或水中毒患者应严格控制用量。

3)促进钾离子的转移和排泄:① 应用葡萄糖-胰岛素溶液:50% 葡萄糖溶液 60 ml+胰岛素 10 U 于 15~60 min 内缓慢静注,可促进钾向细胞内转移。该方法起效较慢,可持续 12~24 h。② 应用钾离子交换树脂:如血钾浓度超过 6 mmol/L 即可使用聚苯乙烯磺酸钠树脂(Kayexalate)。使用方法主要有两种:保留灌肠,用聚苯乙烯磺酸钠树脂 50 g+25% 山梨醇 200 ml,保留 1 h,每日 2 次;口服,聚苯乙烯磺酸钠树脂 15~30 g+25% 山梨醇 100 ml,每日 3 次,饭前服。该药在肠腔内释出钠,置换钾,可清除 1~2 mmol 的钾;合并应用山梨醇有助于通便排钾。③ 血液透析:起效快,效果肯定,采用低钾(2 mmol/L)或无钾透析液,可使血钾浓度在 3~4 h 后下降 2~2.5 mmol/L。

(2)低钠血症的治疗:由于为稀释性低钠血症,极少有钠的真正缺乏,因此治疗的关键不是补钠而是严格限制水的入量,促进水的排出;适当限制钠的摄入和输入;但若合并高钾血症,则需适量补钠;若为严重低钠血症,并有明显水中毒表现时,需适当补充高渗氯化钠。

(3)低钙血症和高磷血症的治疗:前者极少需要特殊处理,除非发生手足搐搦。由于钙磷乘积过大可引起软组织钙化,需控制严重高磷血症,可口服氢氧化铝凝胶,每次 20~30 ml,每日 4~6 次。氢氧化铝能在胃肠道与磷结合,促进其排出。强调预防为主,供给充足的能量和必需氨基酸,减少蛋白质分解;避免摄入或输入含磷高的食物和药物。

(4)高镁血症的治疗:需严格限制含镁的食物和药物,避免使用硫酸镁导泻。钙对镁有拮抗作用,静脉注射 10% 葡萄糖酸钙溶液 10~20 ml 对急性镁中毒有效;必要时可重复使用,无效时需透析治疗。

(5)代谢性酸中毒的治疗

1)治疗原则和方法:轻、中度酸中毒无须使用碱性药物。若出现循环功能障碍、酸中毒大呼吸、严重酸血症、[HCO_3^-]≤15 mmol/L 则需补充碱性药物。首选碳酸氢钠,用量可根据公式推算,即碳酸氢钠(mmol)=(24-[HCO_3^-])×体重(kg)×0.6。一般先补充计算量的 1/3~1/2,其余在 8~12 h 内分次补充,或根据随访结果补充,不要一次"补足",以免引起细胞外液 pH 的急剧变化。在需严格限钠而不适合输注碳酸氢钠或乳酸钠的患者,可选用三羟甲基氨基甲烷(THAM)。THAM 中和酸时不产生 CO_2,对合并呼吸性酸中毒的患者更为合适。

2）注意事项：应用碱性药的目的在于减轻酸血症及其导致的并发症，而不是纠正血碳酸氢盐达至正常水平。若无循环功能障碍或明显高钾血症，一般使 HCO_3^- 升至 $15 \sim 20$ mmol/L 即可，进一步升高容易导致并发症。因为肾功能障碍首先导致细胞外液酸中毒；细胞膜为半透膜，H^+ 或 HCO_3^- 进出细胞缓慢，细胞内无明显或严重酸中毒；而缓冲细胞外液酸中毒产生的过量 CO_2 可迅速弥散入细胞内，反而导致细胞内酸中毒恶化，加重代谢障碍。细胞外液酸中毒迅速改善还可引起钾、钙等离子向细胞内的转移，导致转移性低钾血症和转移性低钙血症，诱发心律失常和手足搐搦。

（二）多尿期的治疗

多尿期早期，虽然尿量增多，但肾小管和肾小球功能的恢复有一个比较漫长的过程，氮质血症和高钾血症仍持续存在，故治疗与少尿期相似。$3 \sim 7$ 日随着血尿素氮浓度下降，严重威胁生命的水负荷过多和高钾血症缓解，水和钾、钠等电解质离子适当补充就成为必然选择。

1. 水代谢紊乱的防治　补液量视体液平衡情况而定，每日补液量参考尿量和非显性失水量估计。由于少尿期体内储存了过多的水，故多尿期早期一般只需补充排出液量的 $1/2 \sim 2/3$，以免补液过多，加重肾脏负担，影响肾小管上皮细胞的修复，使多尿期延长。在多尿期的中后期，体内过多的水已排出，则应避免因补液过少引起血容量不足，损害正在恢复的肾功能，因此补液量不能常规 24 h 计算 1 次，而应 $4 \sim 8$ h 计算一次，并根据计算量以及电解质浓度的测定结果，调整输液的量、性质和速度。

2. 防治低钾血症　随着尿量增多，高钾血症很快恢复正常，并容易转为低钾血症，因此以预防为主，一旦血钾浓度降至正常水平，就应增加钾盐的补充。若出现低钾血症，可根据血钾浓度推算机体的缺钾量，可按公式计算也可根据经验推算。当血钾浓度从 4 mmol/L 降至 3 mmol/L 时，机体缺钾 $100 \sim 200$ mmol；血钾在 3 mmol/L 以下，每降低 1 mmol/L，钾含量再减少 $200 \sim 400$ mmol。补钾药物首选氯化钾，尽可能口服或鼻饲，并进食含钾丰富的食物。静脉补氯化钾需注意浓度与速度，浓度以 $20 \sim 40$ mmol/L 为宜，浓度过高有引起严重心律失常的风险，且易引起输液部位的疼痛和血管炎。因细胞内外钾的转移缓慢，大约 15 h 后方能达到平衡，故应缓慢、均匀输液，每小时输入氯化钾以不超过 20 mmol/L 为宜。一般每日补氯化钾 $3 \sim 6$ g，尿量过多或严重低钾血症患者每日补充 $8 \sim 12$ g。细胞内缺钾的纠正速度缓慢，在已纠正导致缺钾因素的前提下，需 $4 \sim 6$ 日才能逐渐恢复，严重者需 $10 \sim 20$ 日或更长。

3. 低钠血症的防治　低钠血症在多尿期继续存在，因肾小管功能恢复缓慢，随着尿量增多，尿钠排出量也逐渐增多，每日可达 $50 \sim 70$ mmol，故逐渐由少尿期的稀释性低钠血症转为低容量性低钠血症（缺钠性低钠血症），故需逐渐增加钠盐的入量，必要时适当静脉补充生理盐水或高渗盐水。

4. 其他　钙、磷、镁等电解质离子也应根据血浓度和临床表现做相应处理，尤其是低镁血症。在严重缺钾而补充效果不佳者，应注意低镁血症的监测和纠正。

（三）透析疗法

腹膜透析和血液透析的临床应用日益广泛，积累了丰富经验。透析疗法的合理应用可以把 ARF 患者急剧发生的病理生理改变限制在一个接近正常变化的范围内，明显改善预后，降低死亡率。

1. 腹膜透析（简称腹透）　在非高分解代谢型 ARF，腹透疗效与血液透析基本相同，且有特殊的优点。

（1）腹透的特点和要求：腹透液的葡萄糖约 60% 能被腹膜吸收，以含 2% 葡萄糖浓度的透析液每日交换 4 次，每次 2 000 ml 计算，则 8 000 ml 透析液的 160 g 糖约有 96 g 被吸收，对于补充能量极为有利，若增加透析次数，则吸收糖更多。该方式称为不卧床腹膜透析（CAPD）。必要时可在透析液内加入复方氨基酸溶液部分替代葡萄糖，不仅可清除代谢产物，又可提供一定的能量和营养物质，促进机体正氮平衡。对于重危患者，不宜一开始就采用 CAPD，可间隔 $1 \sim 2$ h 透析 1 次，称为间歇性腹膜透析（IPD），以尽快改善严重的病理生理紊乱。水肿明显者可在透析液内增加葡萄糖，提高渗透压，加强脱水作用。1.5% 葡萄糖浓度透析液的渗透压为 380 mOsm/L；每增加 1% 的浓度，渗透压可提高 55.55 mOsm/L。

（2）腹透的适应证和禁忌证：腹透无绝对禁忌证，所有患者几乎皆可应用。由于 ARF 所需的透析时间较短，大多 2 周左右，出现并发症的机会极少。如能严格掌握无菌操作，一般也不会发生腹腔感染。若伴有高分解代谢或严重肺部感染等情况，腹透效果较差，宜采用血液透析。若有其他不适合腹透的情况，也应采用血液透析。

2. 血液透析（简称血透）

（1）基本要求和特点：血透需要特殊设备与专业技术人员，但起效快，疗效稳定。一般 4~6 h 的透析就可基本纠正水、电解质和酸碱平衡紊乱，尿素氮也可下降 50% 以上，对伴高分解代谢的患者尤为适宜。在血液透析基础上，加用血液滤过和连续动-静脉灌流（CAVH）技术，则治疗价值更高，前者明显提高治疗效果，后者则简化操作步骤，并使脱水效果更好。根据临床特点对 ARF 进行早期透析可提高疗效，缩短病程，即使伴有严重并发症的患者，也应积极创造条件，尽早透析。透析方式应有所选择，如合并心力衰竭者，为防止血透后溶质清除过快而加重血流动力学的不稳定，宜首选血液滤过或先超滤、后透析，从而保障血浆渗透压的逐渐下降。在严重高钾血症患者，血液透析的效果最好。ARF 伴多脏器功能损害，尤其在合并严重水肿、心功能不全者宜首选 CAVH。该方式产生透析失衡综合征及心血管并发症的机会甚少；能根据病情需要，从静脉通路输入高渗葡萄糖溶液或全静脉营养液，在解除尿毒症的同时，加强营养供应。

（2）透析时间：多数情况下，少尿期隔日或 3 日透析 1 次。若同时给予合理的内科治疗，水肿可较快减轻或消退，电解质紊乱纠正，尿素氮和肌酐降至理想水平，为肾组织的修复和肾功能的改善争取时间。进入多尿期后，可根据肾功能的恢复程度，逐渐减少透析次数，并最终停用。

（3）并发症的防治：失衡综合征是在透析时或透析后短时间内出现的一种临床综合征，轻者仅在透析时出现头痛、乏力，有时出现恶心、呕吐、视力模糊、肌肉痉挛、血压升高，重者则丧失定向力、神志不清、扑翼样震颤、癫痫样发作。其发生机制与内环境的急剧改变有关，主要与血液和组织间液尿素氮和酸中毒的迅速改善有关。透析时，细胞外液尿素氮迅速降低，脑脊液和细胞内液的降低速度较慢，后者仍处于高渗状态，形成细胞内外和脑脊液内外的渗透梯度，导致水进入脑细胞内和脑脊液内，引起脑水肿。CO_2 可迅速、自由通过血脑屏障和血脑脊液屏障，HCO_3^- 的通透性差，弥散速度慢得多。透析时血液酸中毒被迅速纠正，血 HCO_3^- 浓度迅速升高，$PaCO_2$ 也迅速升高至正常水平；CO_2 迅速弥散入脑细胞和脑脊液内，导致脑脊液和脑细胞酸中毒恶化而加重脑水肿。预防措施：缩短透析时间，减慢透析速度，尤其是开始透析的最初几次更应注意，稳定后再逐步进入维持透析阶段。

第二节　慢性肾衰竭患者的体液代谢紊乱

无论病因如何，慢性肾衰竭（CRF）的最终结局都是肾脏不能维持适当功能而使代谢产物在体内蓄积，水、电解质和酸碱平衡失调。在肾衰早期，由于肾功能代偿较好，内环境尚稳定，可仅有轻度氮质血症而无明显症状；晚期阶段，大量肾单位发生不可逆损害，可出现一系列尿毒症的表现。

水、电解质紊乱可在肾衰早期出现，常因感染、手术、创伤等诱发，但严重紊乱多在晚期出现，常为慢性肾衰竭的致命因素之一。

一、体液紊乱的基本特点

1. 水平衡失调

（1）肾脏调节特点：CRF 患者残留肾单位对水和溶质负荷的排泄量进行性增加，以尽可能维持内环境的稳定。除非终末期，每个有残留功能的肾单位通过渗透性利尿、肾稀释功能增强（浓缩能力下降）、ADH 分泌量和功能改变等机制，使肾小管对水的重吸收减少、排出增多，从而维持水代谢的平衡。随着肾衰的进展，这种适应性改变受到限制，水排出量的可调节范围日益缩小，尿浓缩能力更趋减退，尿渗透压逐渐接近血浆渗透压，最终成为等渗尿。

（2）肾功能与临床表现：夜尿增多（夜间排尿 1 次以上，尿量>700 ml）是水代谢紊乱最早的症状之一。夜尿增多与昼夜排尿量规律改变有关；也可能是白天摄入的食物和水分在体内代谢后，夜间才能充分排出所致；或是由于昼夜之间 ADH 分泌量不同的缘故。

当 GFR<40 ml/min 时，2/3 患者出现夜尿增多，<30 ml/min 时几乎皆出现夜尿增多。夜尿增多患者常伴多尿、口渴。在 GFR 从 25 ml/min 下降至 5 ml/min 的过程中，多尿达高峰，总尿量多在 1 500~2 500 ml/d，尿渗透压低且固定，少数患者可因多尿发生脱水。尿量增多与尿渗透压降低是肾脏浓缩功能减退的结果，可能是肾小管对 ADH 的反应不敏

感所致。肾功能正常时,尿渗透压的变化范围极大,禁水 12 h 后为 800~920 mOsm/kgH$_2$O。健康人尿渗透压最大时,每日只需 300~400 ml 尿便可排出正常饮食条件下 600 mOsm 的最低溶质负荷;GFR<25 ml/min 的患者,尿渗透压<300 mOsm/kgH$_2$O,需要 2 000 ml 尿才能排出同样数量的溶质;当 GFR<5~10 ml/min 后便不再有夜尿增多和总尿量增多,而是排尿量开始减少,甚至出现少尿。若 24 h 尿量<600 ml,表示肾衰竭已属终末期,若摄入水量控制不严,将引起水潴留和稀释性低钠血症。

2. 钠平衡失调 肾脏有一套相当完善的调节钠平衡的机制。除少数主要累及肾间质的患者可大量失钠外,CRF 患者的血钠浓度一般能维持正常水平,主要机制在于有功能的肾小管能按比例地减少钠的重吸收,增加钠的排出,呈进行性增强的钠利尿。利钠激素和残留肾单位的渗透性利尿也发挥利钠作用。当 GFR 降至 30 ml/min 时,每个肾单位钠的滤过负荷从 7 mmol/min 增加至 10.5 mmol/min,排泄量由 72 mmol/d 增至 360 mmol/d,而重吸收分数则从 99.2% 降至 97.6%。此种通过强制性排钠以维持钠平衡的适应性改变有一定限度,且有明显个体差异。在中度肾功能减退患者,肾脏调节钠的功能减退,如摄钠显著减少或缺钠条件下,每日的尿钠排出量可达 25~30 mmol;若增加钠负荷,肾脏的最大排泄量不会超过 200 mmol。至终末期,此种适应能力显著减退,不论机体的钠摄入量如何,每日排钠量常固定在 35~70 mmol。若长时间摄入钠过低,容易发生低容量性低钠血症;短时间内给予较高钠负荷,肾脏不能迅速增加钠的排出量,则引起高容量性高钠血症。

3. 钾平衡失调 CRF 患者主要发生高钾血症。GFR>10 ml/min 时,除非有明显的诱发因素,否则很少发生高钾血症。即使 GFR 降低至 5 ml/min,由于远曲肾小管后段和集合管有强大的泌钾能力,仍可通过增加尿液排出及肠道排出等途径排出大量钾,从而维持血钾浓度的相对稳定。此种适应性改变依赖醛固酮的调节,并受结肠 Na$^+$、K$^+$-ATP 酶活性的影响。若同时摄入高钠饮食,也可增加肾小管的泌钾能力而有利于钾的排出。实验显示:肾单位减少 80% 可发生暂时性高钾血症,但在 1 周内,血钾浓度即可恢复正常。这种适应性改变也有一定的限度,在少尿患者,尤其是合并感染、创伤、脱水、顽固性便秘、酸中毒、进食富钾食物,或应用保钾利尿剂、β 受体阻滞剂、ACE 抑制剂、前列腺素合成抑制剂

等情况下,偶可突然发生高钾血症。若伴有低肾素、低醛固酮血症,即使仅有中度肾功能减退,也容易出现严重高钾血症。

在早期阶段,少数患者可出现低钾血症,主要原因是摄食过少,或腹泻、呕吐、应用排钾利尿剂等导致钾排出过多所致。低钾血症加重肾功能损害,对肾小管的浓缩功能影响更大。

4. 钙、磷平衡失调 高磷血症和低钙血症是 CRF 患者的常见代谢异常。在 CRF 早期,主要通过甲状旁腺激素(PTH)的调节,磷酸盐在肾小管的重吸收分数降低,排出增加。GFR 降至 20~25 ml/min 后,PTH 的代偿性调节能力达高峰,其后血磷开始增高,血磷升高幅度与肾功能减退程度大致平行。血磷升高导致血浆钙、磷浓度乘积增大,形成磷酸钙而沉积在软组织和骨骼;抑制近曲小管上皮细胞线粒体内 1,25-(OH)$_2$D$_3$ 的合成,影响钙从肠道的吸收而导致低钙血症。终末期患者的血钙浓度常明显下降。持久的钙、磷代谢异常可并发多种类型的肾性骨病,包括肾性骨营养不良、纤维素骨炎、骨硬化、骨质疏松、转移性钙化。大约 5% 的患者有肾性骨病的临床表现,30% 有 X 线异常,90% 有骨组织的病理改变。其发生原因涉及继发性甲状旁腺功能亢进、维生素 D 代谢紊乱、低血钙和酸中毒。骨病的发展过程取决于骨骼发育的速度和肾衰竭的严重程度。少数患者出现血钙升高而非降低,但幅度不大,主要见于合并明显继发性甲状旁腺功能亢进或甲状旁腺腺瘤的患者,在大量应用磷络合剂后发生。

5. 镁平衡失调 GFR<30 ml/min 后,血镁浓度开始升高,但升高程度不足以引起有意义的临床症状,即使是晚期患者。但若同时应用含镁药物则可引起明显高镁血症,出现尿潴留、嗜睡、肌无力甚至昏迷。大剂量的应用利尿药偶可引起较重的低镁血症,并影响低钾血症的纠正。

6. 酸碱平衡失调 在每日摄入含 70 g 蛋白质的饮食条件下,肾脏必须排出 40~60 mmol 的 H$^+$,其中大约 50% 以 NH$_4^+$ 的形式从尿中排出,部分被 HCO$_3^-$ 等碱性成分缓冲。在 CRF 患者中,体内酸的产生并无增加,仍约为 1 mmol/(kg·d),但肾脏排出量减少,其机制有:① 产 NH$_4^+$ 能力减弱;② 可滴定酸的排泄障碍;③ HCO$_3^-$ 丢失或肾小管从滤过液中重吸收 HCO$_3^-$ 的功能缺陷。GFR>50% 通常无酸碱平衡紊乱;GFR<20 ml/min 出现明显慢性代谢性酸中毒,但酸中毒程度相对较轻,有一定自限倾向;

即使 GFR<10 ml/min，HCO_3^- 仍可达 12~18 mmol/L，血 pH>7.30。其原因可能与疾病进展缓慢、肾小管泌酸功能代偿性增强，骨骼中的碳酸钙、磷酸盐逐渐发挥缓冲作用有关。若有较严重的并发症或合并症，也出现严重代谢性酸中毒。

AG 增大是代谢性酸中毒的基本特点；但在轻度 CRF 患者，虽然[HCO_3^-]降低，但由于[Cl^-]代偿性升高，[HCO_3^-]、[Cl^-]之和并无明显改变，AG 正常；一旦肾功能严重减退，残存肾单位不能有效分泌足够 H^+，肾小球又不能滤过足够多的阴离子，AG 将明显升高。

二、临 床 治 疗

慢性肾衰竭的治疗主要包括内科保守疗法和透析疗法，目的在于纠正体内代谢紊乱及其导致的临床症状；尽可能保护残存的有功能肾单位，防止肾功能进一步恶化。

（一）饮食治疗

合理饮食控制是内科治疗的基础。在 CRF 患者，何时开始饮食治疗尚无统一标准，主张及早进行。基本要求是提供充足的能量，限制高蛋白、高磷食物摄入，补充必需氨基酸、维生素、矿物质和微量元素。每日补充能量约 8 368~10 460 J，相当于 2 000~2 500 cal[>30 cal/(kg·d)]，主要通过糖类和脂肪供能。每日蛋白质摄入量大约为 0.5 g/(kg·d)，不低于 0.3 g/(kg·d)。也可根据肌酐清除率（Ccr）调节蛋白质摄入量，Ccr<5 ml/min 时，蛋白质控制在 18~20 g/d；Ccr 为 5~10 ml/min 时为 20~25 g/d；Ccr>10 ml/min 时为 25~35 g/d。需强调简单、无选择性地限制蛋白质饮食是不合适的，容易导致体内蛋白分解，尿素氮升高，必需氨基酸、半必需氨基酸缺乏。应选择含必需氨基酸丰富的优质蛋白质，如鸡蛋、牛奶、瘦肉、鱼类等；植物蛋白和富含磷的动物内脏、脑等应尽量少用或不用。每日蛋白质摄入量<20 g 时，宜每日静滴必需氨基酸 200~250 ml 或应用相当剂量的 α-酮酸。α-酮酸不含氮，但在转变为必需氨基酸的过程中增加尿素氮的再利用，能促进蛋白质合成。水溶性维生素、活性维生素 D、微量元素锌和铁也应适当补充，以改善营养状况。

（二）体液代谢紊乱的基本治疗

1. 水平衡的调节　CRF 患者对进水量变化的耐受性远较正常人差。在不同类型、不同阶段的患者，肾脏调节水代谢能力的减退程度不同，其尿量可以增多、正常或减少。过多、过快的摄入或输入液体常引起水潴留和稀释性低钠血症；摄入过少或体液丢失过多又可导致血容量不足或脱水，加重肾功能损害。若无明显少尿，应鼓励患者饮水，使尿量保持在大约每日 2 000 ml，以有效排出代谢产物；水分应在 24 h 内比较均匀摄入和输入，切忌顿服过多，夜间临睡前也需适当进水，不可因担心夜尿过多而禁饮，否则夜间细胞外液容量不足也会加重肾功能损害。若出现少尿、水肿则必须严格限制进水量，包括严格控制食物、中药、水果或果汁中的水。袢利尿剂（呋塞米、布美他尼等）的利尿作用受血电解质、酸碱状态和低蛋白血症的影响程度相对较轻，即使 Ccr<2 ml/min，只要加大剂量，如呋塞米 400~1 000 mg/d 仍可取得一定的利尿效果；但连续应用需注意复查电解质，酌情给予高盐饮食。若出现脑水肿、严重稀释性低血钠血症，应加强利尿，并适当补充高渗盐水。

2. 钠平衡的调节　同一患者在不同病期可出现失钠和潴钠两种不同情况，可根据钠平衡试验调节钠的摄入量。试验要求：每日进食盐 1 g，连续 4 日，测第 4 日的 24 h 尿钠量，作为钠排泄量的下限；然后改为每日进食盐 8 g，连续 4 日，测第 4 日的 24 h 尿钠量，作为钠排泄量的上限。较理想的钠摄入量应接近排泄量的上限而非下限，至少不能低于其均值。若无无明显高血压、水肿或少尿，不应过度限钠，多数患者每日应摄入食盐 2.5~3 g（40~50 mmol）；以此为基数酌情调整。在缺钠性低钠血症患者，若血钠浓度<120 mmol/L，可用 3% 高渗盐水 200 ml 静滴；若血钠浓度<130 mmol/L，适当口服氯化钠即可。对长期卧床后开始起床活动的患者，应适当减少摄钠量，因直立体位有钠潴留倾向。体重增加和水肿是钠过多的早期征兆，需严格限制钠的摄入。

3. 钾平衡的调节　CRF 进入终末期前，若尿量尚多而伴有低钾血症，应口服氯化钾，一般每日 2~3 g。但若出现严重少尿，尤其是有合并症或单独使用保钾利尿剂患者，易发生高钾血症，需严密监测。高钾血症一般缓慢进展、程度较轻，患者的耐受性好，适当控制钾盐或含钾丰富的食物即可；少数患者可在较短时间内出现严重高钾血症，需紧急处理。

4. 钙、磷代谢紊乱的纠正　纠正钙、磷代谢紊乱是治疗肾性骨病的根本措施，可采用下列措施：① 饮食治疗：高热量、低蛋白、低磷饮食。② 适当补充钙盐：一般每日补钙量 1~1.5 g，碳酸钙、乳酸钙、葡萄糖酸钙的含钙比例分别为40%、13%和9%，可根据补钙量换算为每种物质的实际补充量。③ 应用维生素D及其衍生物。因患者对药物有一定耐受性，用药剂量需增大。维生素 D_3 30万～60万单位肌注，2～4周内给药3～4次。$1,25-(OH)_2D_3$ 0.25～1 μg/d，$1-\alpha-(OH)D_3$ 0.5～2 μg/d，双氢速甾醇0.125～0.25 mg/d，效果更好。用药2～4周后，血钙及离子钙浓度升高、pH下降。④ 血液透析：开始用含钙60 mg/L的透析液，待血磷浓度下降后，透析液的含钙量可提高至65～75 mg/L。⑤ 甲状旁腺次全切除。

5. 镁代谢紊乱的纠正　在高镁血症患者，应严格控制含镁药物的应用和饮食的摄入，可用10%葡萄糖酸钙溶液静脉注射对抗高镁的毒性作用，必要时重复注射；最好进行血液透析。在低镁血症患者，可肌注50%硫酸镁溶液补镁，也可静脉补充或口服镁制剂。

6. 代谢性酸中毒的治疗　对血［HCO_3^-］>20 mmol/L的轻度酸中毒患者，一般不需补碱治疗。在［HCO_3^-］<15 mmol/L或出现临床症状时，则需补充碱性药物。成人每日产酸40～60 mmol，口服等量的碱性药物便可中和；若伴有低钠血症，应首选碳酸氢钠或柠檬酸钠，每日20～30 mmol，缺点是在胃中生成 CO_2，容易引起腹胀。对需限钠者，可口服重碳酸钙，以5～10 g/d为宜。在较重的酸中毒患者，静脉补碱的疗效迅速、可靠，但注意避免加重钠、水潴留。血液透析和腹膜透析最有效，在一般药物治疗效果不佳或不宜使用药物时选用。

（三）透析疗法和其他替代疗法

若肾衰竭进展至终末期，伴严重氮质血症、内环境紊乱时，单纯内科治疗大多无效，需依靠透析疗法或其他肾脏替代疗法维持生命，包括各种血液净化技术与肾移植。

1. 透析疗法　腹膜透析和血液透析是主要的透析方法，各有优缺点，但基本上能取得同样效果。可参照患者的病因、病情、年龄及医疗条件决定透析方式。

透析疗法不仅能部分替代损害的肾功能，排出体内代谢产物；而且能维持水、电解质和酸碱的相对平衡。透析疗法的主要问题是失衡综合征，在腹透和血液透析中都可发生，但在血液透析中更突出（见本章第一节）。

除蛋白质外，透析液成分与正常血浆成分基本相似。在严重水负荷增加时，可通过增加负压，加强超滤或提高腹透液的渗透压等措施清除过多的水分。在体内某些电解质离子显著升高或降低而急需去除或补充时，可相应改变透析液的成分，使之通过透析交换达到新的平衡，迅速解除临床症状。

2. 肾移植　是最有效的治疗方法，国内已非常普及。

第三节　肾病综合征患者的体液代谢紊乱

肾病综合征是常见的肾脏疾病，容易发生水肿、稀释性低钠血症，其他电解质紊乱较少发生，且程度也较轻。

一、肾病综合征患者的体液代谢紊乱

1. 水肿　肾病综合征的主要特征是大量蛋白尿、低蛋白血症、高脂血症和水肿。水肿是肾病综合征最突出症状，轻者仅限于颜面及下肢，重者遍及全身，出现胸、腹腔积液和心包积液。

肾病性水肿形成的机制尚未完全明确。传统观点认为，肾小球基底膜通透性改变后，大量蛋白质，尤其是白蛋白从尿中丢失，引起严重低蛋白血症，导致血浆胶体渗透压降低，血浆向组织间液转移；循环血流量和肾血流量减少，GFR降低，RAAS被激活，导致钠、水滞留，形成水肿。但大量临床观察显示，水肿的严重程度与蛋白尿的程度并不完全平行，某些伴有严重低蛋白血症的疾病，如先天性无白蛋白血症，失血、渗血伴大量血浆蛋白丢失一般也无水肿。研究还发现肾病综合征患者仅30%出现血容量降低；血浆肾素、血管紧张素Ⅱ、醛固酮升高者占1/2，30%降低。这些现象使人们对传统肾性水肿发生机制的解释提出质疑。研究表明肾病综合征的水肿形成机制复杂，且有明显个体差异；低蛋白血症为始动因素，涉及多种体液因子和水、钠调节机制，肾脏排钠障碍是肾性水肿的关键。

2. 钠代谢紊乱　肾病综合征患者有钠滞留倾向，其根本原因是肾脏病变导致钠排泄障碍。钠排泄机制障碍可能与下列因素有关：① 肾小管对 Na^+ 的重吸收过多。应用微穿刺技术显示：肾病综合征患者表浅部的近曲小管后段 Na^+ 重吸收率明显增加,其原因可能是肾小管在重吸收滤液中的大量蛋白时耗费了过多能量,从而影响了正常 Na^+ 转运时所必需的能量供应;或是由于管腔液组成成分和流速的改变,使肾内前列腺素等局部激素分泌异常,导致 Na^+ 重吸收增加。② GFR 改变。部分患者发病时即有 GFR 下降,使 Na^+ 滤过分数减少。③ 利钠激素生成减少。利钠激素为一种循环 Na^+, K^+ - ATP 酶抑制物,可通过降低肾小管尤其是集合管的 Na^+ 重吸收以调节 Na^+ 平衡;其生成减少后,Na^+ 重吸收增多。④ ADH 分泌增多。部分患者细胞外液容量减少,通过容量感受器调节使 ADH 分泌反射性增多,主要影响远端肾小管对水的重吸收。⑤ RAAS 的影响。这一系统的活性可以增高、正常或降低,视肾小球病变性质、GFR 降低的程度和血容量而异。RAAS 活性增高使 Na^+ 重吸收增加。⑥ 肾内交感神经兴奋,儿茶酚胺等在肾小管重吸收 Na^+、水过程中也有一定作用。

肾病综合征患者虽有 Na^+ 滞留倾向,但血 Na^+ 常略偏低,多表现为稀释性低钠血症。病程中若长期不合理的限钠、反复应用钠利尿剂或有其他额外丢失,也可并发严重的缺钠性低钠血症或两者的混合类型。

3. 钙代谢紊乱　正常血循环的活性维生素 D_3 即 $1,25-(OH)_2D_3$ 的前体 $25-(OH)D_3$ 与其结合蛋白(VDBG)结合后在体内转运。肾病综合征由于大量血浆蛋白丢失,VDBG 也显著降低,维生素 D_3 在肝肾之间的载运发生障碍,$1,25-(OH)_2D_3$ 生成减少,肠道对钙吸收减少,引发低钙血症。长期低血钙可导致骨质疏松、转移性钙化及骨营养不良。接受大剂量糖皮质激素治疗的患者,钙代谢紊乱可引起明显的骨骼病变。

4. 钾代谢紊乱　大多数患者有一定的钾丢失或摄入不足,但一般较轻,因此多无明显低钾血症。经糖皮质激素和强效利尿剂治疗后,随着钾丢失量增加,患者在水肿消退期可出现严重缺钾性低钾血症。少数高度水肿、尿少的患者也可发生高钾血症。

二、肾病综合征患者体液代谢紊乱的治疗

不同紊乱相互交织在一起,互相影响,需综合治疗,简述如下。

1. 水肿的治疗　根据水肿程度选择不同利尿剂,并适当限制钠盐摄入。当血白蛋白浓度<15 g/L,特别在儿童患者,利尿后极易并发低血压,甚至休克,故利尿剂的选择宜从弱到强、剂量从小到大,不可操之过急;应用利尿剂前尽可能补充白蛋白。食盐限制也以能缓解水肿为基础,一般 2~3 g/d 为宜。

顽固性水肿需综合处理:① 大剂量强效利尿剂,如呋塞米 200~400 mg/d、布美他尼 10~20 mg/d、利尿酸钠 150~200 mg/d,分次注射;同时联合应用醛固酮拮抗剂螺内酯等。② 静滴胶体液,如白蛋白、血浆、血浆代用品,然后用利尿剂,疗效更佳。③ 腹水转输术,对大量腹水患者可利用体外超滤浓缩腹水转输的方法,根据不同情况选用腹腔-腹腔或腹腔-静脉方式进行腹水转输。这样可放出大量腹水,缓解临床症状;又可避免大量蛋白质的丢失。多数患者经过一至数次的腹水转输后,顽固性腹水多明显改善。回输腹水过程能加强利尿剂的利尿作用。

在消肿后,利尿剂需逐渐减量,不宜突然停用,否则容易引起一过性水肿加重。长期大剂量应用利尿剂会产生耐受性而导致利尿效果明显减退;大量利尿可引起低钾血症、低钠血症和血容量不足,使水、电解质紊乱更复杂,需及时调整。

2. 低钠血症的治疗　多为稀释性低钠血症,严格限钠及长时间应用强效利尿剂者也可出现缺钠性低钠血症。故治疗重点与水肿相似,即加强水的清除。强调选择下列方法:① 严格限制入水量。② 不必严格限钠,必要适当补充高渗盐水。③ 使用强力短袜,增加静脉回流量,促进利尿。

3. 低钙血症的治疗　充分补充富含钙的食物,同时补充小剂量维生素 D 制剂。伴抽搐者(儿童较多见)需增大补钙量或由静脉补充钙制剂。

第四节　肾小管性酸中毒患者的体液代谢紊乱

肾小管性酸中毒(renal tubular acidosis, RTA)是一组由肾小管功能障碍引起的临床综合征。根据

肾小管病变部位和发病机制,RTA 分四型:远端型 RTA(dRTA,Ⅰ型)、近端型 RTA(PRTA,Ⅱ型)、混

合型或远端 RTA 伴碳酸氢盐丢失型 RTA(Ⅲ 型)和高钾型 RTA(Ⅳ 型)。

一、病理生理改变和临床表现

(一) dRTA

本型又称为 Ⅰ 型或经典型 RTA，Lightwood 于 1955 年首次报道。传统认为该型的发病机制是远曲小管不能在血液和小管腔液之间建立和维持正常的 H^+ 浓度差，以致 H^+ 排泌障碍，尿 NH_4^+ 和可滴定酸的浓度降低，导致代谢性酸中毒。dRTA 并非单一疾病，是具有多种病理生理改变和相似临床表现的一组综合征。根据酸化功能缺陷的本质将 dRTA 分为：① 分泌型 dRTA，特点是远端肾单位 H^+ 泵衰竭，不能分泌 H^+，尿液无法酸化；输入 $NaHCO_3$ 或中性磷酸盐后，尿 PCO_2 亦不升高。② 返漏型 dRTA，远曲小管对 H^+ 的通透性增高，从小管腔返漏入肾间质增加，使管腔内、外不能维持一定 H^+ 梯度，净排出酸减少；同时 $NaHCO_3$ 返漏增多，在 $NaHCO_3$ 负荷时尿 PCO_2 亦不能升高。③ 速率依赖型 dRTA，肾小管泌 H^+ 功能并未完全受损，主要是远曲小管对 Na^+ 的重吸收障碍降低了管腔内的负电位，使 H^+ 分泌减少。静脉注入 $NaHCO_3$ 后尿 PCO_2 亦不能升高。④ 电压依赖型 RTA，肾小管 Na^+ 重吸收减少或 Cl^- 重吸收过多，管腔内负电压降低，抑制电位依赖的泌 H^+ 作用。即使 H^+ 泵完整无损，尿液也难以酸化。负电压降低又使 K^+ 排泌减少，引起高钾血症。由于该型 dRTA 有其独特之处，临床将其单独列出，称为 Ⅳ 型 RTA(见下述)。无论 dRTA 的发病机制如何，通常都引起体内的酸碱与电解质平衡的失调，并引起相应的临床症状。

1. 体液代谢紊乱

（1）慢性高氯性酸中毒：是 RTA 的主要特点。由于尿液酸化功能减退，酸性物质排出减少；肾小管对 $NaHCO_3$ 的重吸收减少，$NaHCO_3$ 排出相对增多，导致碱性尿(pH>6.5)及碱储备逐渐减少，最终出现代谢性酸中毒。与尿毒症性酸中毒不同，其 AG 正常而非增高，但血氯浓度代偿性升高，故表现为高氯性酸中毒。其原因可能是细胞外液减少后，肾小管对 NaCl 的重吸收增加，导致血氯浓度升高。在疾病早期，由于机体具有一定代偿能力，可无明显临床症状；但疾病进展后，可出现酸中毒的表现。部分患者虽有尿酸化功能障碍，但无明显代谢性酸中毒；氯化铵负荷试验，尿 pH 不能降至 5.5 以下，称为不完全

性 RTA，也有人认为是 RTA 的前期。

（2）缺钾性低钾血症：肾小管泌 H^+ 障碍导致肾小管 H^+-Na^+ 交换减少而 K^+-Na^+ 交换加强，尿 K^+ 排出增多，血钾降低。这一改变可在补充 $NaHCO_3$ 和磷酸钠后被完全纠正，但有作者发现在恒定纠正酸中毒后，K^+ 和 Na^+ 丢失仅有部分改善，并不能完全消除。尿 K^+ 排出增多部分受高肾素和高醛固酮血症影响。由于伴有 Na^+ 的持续丢失，慢性血容量不足可使 RAAS 活性增强，醛固酮分泌增多；补碱扩容后，醛固酮分泌量减少，但与较为严重的低钾血症相比，其浓度仍相对较高。即使酸中毒被纠正，若慢性血容量不足持续存在，不适当的肾素、醛固酮分泌就持续存在。高肾素血症在某些情况下也与前列腺素的合成增多有关，后者可导致继发性 K^+ 丢失过多。

（3）缺钠性低钠血症：尿钠增多并非 dRTA 的常见改变，但在某些病例，肾小管的保钠机制受到损害；纠正酸中毒后，该异常仍然存在。肾小管保 Na^+ 能力减退的原因与钾丢失的机制相似，归咎于 H^+ 分泌障碍和酸中毒的影响。肾钙化和间质性肾炎引起的肾小管损害也可导致 Na^+ 重吸收障碍。倘若远曲小管存在原发性 Na^+ 重吸收障碍，则由于小管内负电位降低，影响 H^+ 和 K^+ 的分泌，致使尿 K^+ 排出减少和血钾增高，详见 Ⅳ 型 RTA。

（4）低钙血症：尿钙增多，见于部分 dRTA 患者。酸中毒能直接影响肾小管对 Ca^{2+} 的重吸收，并动用骨骼的碳酸钙等参与缓冲作用，然后从尿中排出。

（5）脱水：大量 K^+、Na^+、Ca^{2+} 等阳离子排出体外，在引起低血钾、低血钠和低血钙的同时，必然伴随大量水分丢失。

2. 临床表现

（1）一般表现：慢性代谢性酸中毒患者常出现恶心、呕吐、便秘、乏力。低血钾引起神经-肌肉的兴奋性变化，导致全身肌无力、周期性麻痹甚至瘫痪，为 dRTA 的突出表现。低钾血症又可引起肾小管上皮细胞变性，导致尿浓缩功能减退，患者出现夜尿增多、多尿、烦渴。低血钠伴脱水者，除前述症状外，可有神志淡漠、头痛、视力模糊、脉搏细速、血压低下。低血钙者极易发生抽搐，在酸中毒开始纠正时尤为多见。若低血钙长期存在，则可因继发性甲状旁腺功能亢进而出现骨痛、骨营养不良或病理性骨折等骨骼病变。

（2）肾结石、肾钙化和肾衰竭：高尿钙及尿柠

檬酸盐排出减少可使磷酸钙在碱性尿环境形成,并发生沉淀,引起双侧肾钙化和肾结石。肾钙化主要累及肾间质,钙质沉着周围发生纤维化;肾结石除可引起肾绞痛和血尿外,还可合并梗阻性肾病及尿路感染,加重肾小管损害,影响肾小管对水、电解质平衡的调节。在长期反复发作的患者,最后还可累及肾小球,导致慢性肾衰竭。

（二）PRTA

PRTA 分原发性和继发性,前者绝大多数见于男性婴儿或儿童,多与遗传有关;后者可以是某些肾小管疾病的一种表现(如范科尼综合征),或继发于其他全身性代谢疾病,如脱氨酸病、肝-豆状核变性、酪氨酸血症等,故除有肾小管酸中毒的变化外,还有原发病的表现。

1. **体液代谢紊乱**

（1）慢性高氯性酸中毒:未经治疗的 PRTA 患者多表现为中等程度的高氯性酸中毒,但尿 pH 与正常人相似,为轻度酸性尿或中性尿。由于近曲小管 HCO_3^-“肾阈”降低(15~20 mmol/L),肾小管重吸收 HCO_3^- 的能力减退。在血 HCO_3^- 浓度正常时,HCO_3^- 因在肾小管重吸收减少而导致尿中丢失增多,可超过滤过量的 15%,从而导致代谢性酸中毒。此种酸中毒有一定的自限倾向,随着血浆 HCO_3^- 浓度逐渐降低而改善,当低于其“肾阈”后,尿中则无 HCO_3^- 排出或仅排出微量,尿可滴定酸及铵盐排出率均正常,尿 pH 可降至 5.5 以下。

（2）慢性缺钾性低钾血症:尿 K^+ 排出增多也可引起低钾血症,但其产生机制与 dRTA 不同。在该类患者,由于近段肾小管重吸收 HCO_3^- 减少,肾小球滤液抵达远曲小管时将含有大量 $NaHCO_3$,导致远曲小管代偿性重吸收 Na^+ 增多,伴 HCO_3^- 重吸收增多,从而减轻酸中毒的程度;Na^+ 重吸收增多必然导致 K^+-Na^+ 交换增强,致使 K^+ 的排出增多;大量 $NaHCO_3$ 丢失将导致晶体渗透压降低,细胞外液减少,RAAS 活性增强,尿 K^+ 排出更多。

（3）钙平衡基本正常:尿钙在 PRTA 患者并不增加,通常不发生肾钙化、肾结石和骨骼病变。原因是近曲小管对 $NaHCO_3$ 重吸收减少后,远曲小管内 $NaHCO_3$ 增多,钙的重吸收也相应增多,故血钙浓度基本正常。

2. **临床表现**　除原发病的表现外,慢性代谢性酸中毒和慢性低钾血症常导致患者出现恶心、呕吐、便秘、肌无力及生长发育迟缓等;但因严重紊乱少

见,临床症状多较轻。纠正酸中毒后,上述症状大多迅速改善,预后良好。部分病例可完全康复,尤其是婴幼儿患者可随年龄增长而自行缓解。

（三）混合型或远端 RTA 伴碳酸氢盐丢失型 RTA

混合型 RTA 兼有 Ⅰ 型和 Ⅱ 型 RTA 的病理生理变化和临床特征,酸中毒及水电解质紊乱多较严重。远端 RTA 伴碳酸氢盐丢失型 RTA 与混合型者相似,但血浆 HCO_3^- 浓度正常时,尿 HCO_3^- 排出量(<10%滤过量)较混合型者(>15%)少;酸中毒时,尿 HCO_3^- 排出量(5%~10%)则较混合型(<3%)多。随患者年龄增长,尿 HCO_3^- 丢失将逐渐减少,或转变为单一的 dRTA。

（四）高钾型 RTA

与上述三种类型有明显不同,突出改变是持续性血钾浓度升高。患者常有肾功能减退,但在 GFR<25 ml/min 前出现高氯性酸中毒和高钾血症,且严重程度与肾功能减退并不平行。

引起高钾型 RTA 的疾病众多,主要包括某些醛固酮分泌减少疾病(艾迪生病、先天性醛固酮缺乏症)或肾小管对醛固酮反应不敏感的疾病(假性醛固酮缺乏症),各种肾小管-间质损害较为严重的慢性肾脏疾病,肾移植,也可因低肾素、低醛固酮血症并发 Ⅳ 型 RTA。

肾脏远曲小管尤其是皮质部集合管对 Na^+ 的重吸收依赖醛固酮的作用,H^+ 与 K^+ 的分泌在一定程度上也直接或间接地接受醛固酮的调控,故醛固酮分泌不足或肾小管对其反应不敏感时,Na^+ 重吸收减少,导致小管腔液的负电位降低,远端肾小管的泌 H^+、泌 K^+ 功能发生障碍,使 H^+、K^+ 在体内潴留;近曲小管对 HCO_3^- 的重吸收减少,大量 HCO_3^- 进入远曲小管从尿液排出,最终导致高钾血症和代谢性酸中毒。高钾血症又能减弱肾小管对 HCO_3^- 的重吸收,损害肾小管合成氨的能力,减少远曲小管和集合管的泌酸量,从而使酸性物质的排出和尿的酸化功能进一步受到损害。

二、临床表现和诊断

出现高氯性酸中毒,且不能以肾小球功能不全或其他原因解释者,需考虑本病,并进行相关检查。

若伴有多饮、多尿、烦渴、肌无力、肾钙化、肾结石、骨痛、儿童生长发育迟缓及血钾、钠、钙等电解质紊乱,诊断多能确立。对不完全性 RTA,可作氯化铵负荷试验,通过促发急性代谢性酸中毒,测定肾小

管的排 H^+、排 NH_4^+ 和重吸收 HCO_3^- 的功能。服药后血 pH 降低而尿 pH>5.5 时为阳性。对怀疑为 PRTA 的患者亦可作碳酸氢盐重吸收试验。

三、治　疗

1. 纠正代谢性酸中毒　理论上首选碳酸氢钠口服。碳酸氢钠效果肯定，口服吸收后直接发挥作用，但易出现腹胀、嗳气，多数患者难以坚持，故多选择柠檬酸合剂。补碱量可根据血 pH、HCO_3^- 浓度及尿钙排泄率调整。在 dRTA 患者，一般用 1~2 mmol/（kg·d）即可；在 Ⅱ 型、Ⅲ 型及混合型 RTA 患者，因尿大量 HCO_3^- 丢失，需增大补碱量，为 3~10 mmol/（kg·d）。

尿钙排泄率为观察疗效的敏感指标，若剂量适当，尿钙排出量<2 mg/（kg·d）。少数患者在酸中毒纠正后尿钙继续增多，增加柠檬酸摄入量后能降至正常。

2. 纠正水、电解质紊乱　对严重多尿、烦渴患者，可试用氢氯噻嗪缓解症状，用药后尿钙及 HCO_3^- 排出量减少，但排钾增加，需注意补充，可加用柠檬酸钾 2~6 g/d，分次口服，但不适合用氯化钾，否则

可能导致血氯浓度的进一步升高。补钾量应从小剂量开始，逐渐增大，以免抑制肾小管 H^+-Na^+ 交换而加重酸中毒；或使尿钙排出增多，加重低钠血症和低钙血症。有低钙性抽搐时需及时补钙。

3. 其他治疗　有骨质疏松和骨软化者需在纠正酸中毒后联合补充维生素 D、钙和蛋白同化剂。因患者对维生素 D 有一定耐受性，维生素 D 用量较大，可达 30 万~60 万 U/d。用药过程中需监测血钙、血磷浓度，基本正常后即应停药，否则有增加肾钙化和肾结石的危险。有肾结石的患者需多饮水，以维持足够尿量，防治尿路梗阻或感染。对获得性 RTA，也需针对原发病给予相应处理。

4. Ⅳ 型 RTA 的治疗　该型有一定特殊性。一般补充碱剂后，高钾血症仍难完全纠正，可加服钾离子交换树脂，并给予低钾饮食；排钾利尿剂有一定治疗作用，但需注意过度利尿后可能出现细胞外液减少，导致钾排出量减少而加重高钾血症。低肾素、低醛固酮血症及肾小管对醛固酮反应低下的患者，可酌情使用 9-α-氟化氢化可的松（9-α-FHC），一般剂量 0.2 mg/d，必要时可增大至 0.8~1.0 mg/d，但伴有高血压、心功能不全者慎用。

小　结

1. 急性肾衰竭（ARF）患者的肾小球滤过功能和肾小管重吸收、分泌过程均严重受损。肾脏排出代谢产物，维持水、电解质平衡的功能显著减退或丧失。少尿期和多尿期的表现和治疗有明显不同。

（1）少尿期主要发生水中毒、高钾血症、代谢性酸中毒。

（2）水中毒的主要病理生理特点是细胞外液增多，稀释性低钠血症，晶体渗透压降低；细胞内水肿和成分变化，影响细胞的代谢功能，主要表现为神经系统功能障碍和循环功能障碍，也容易出现肺水肿。

（3）高钾血症是少尿期的常见致死原因。肾脏排钾功能障碍是高钾血症的主要原因。组织细胞损伤、酸中毒、高分解代谢、应用含钾药物都是高钾血症的重要原因。高钾血症主要表现为神经-肌肉功能障碍和心脏生理功能异常。心电图检查是反映心肌细胞膜兴奋性障碍的早期可靠手段，有一定特征性改变，但受低血钠、低血钙、高血镁等的显著影响。

（4）低钙血症、高磷血症常见，但多不严重。高镁血症常见，常因合并其他电解质紊乱而出现临床症状。

（5）代谢性酸中毒为高 AG 性酸中毒，是少尿期的突出表现。酸中毒明显影响电解质紊乱，对多种酶的活性以及中枢神经系统、循环系统都有抑制作用。

（6）少尿期的体液管理应兼顾补液的量、速度、质和脏器的耐受情况，以及肾衰竭和原发病的综合治疗。

（7）进入多尿期后，肾小管功能恢复有一个较长的过程，少尿期的血生化改变仍相当显著，血钾浓度仍较高，氮质血症仍可暂时加重。再生肾小管的结构和功能不完善，浓缩功能不足；少尿期蓄积的代谢产物产生渗透性利尿作用，容易导致脱水。尿量大量增多伴钠、钾过度丢失，容易发生低容量性低钠血症、缺钾性

低钾血症。合成代谢增强,钾离子向细胞内转移,容易合并转移性低钾血症。尿钙排出增多,低钙血症常见;少数发生高钙血症,其特点是患者有广泛软组织损伤和肌肉坏死。

（8）多尿期的动态变化需密切监测,及时调整。初期治疗与少尿期接近;随着血尿素氮下降,应注意水和钾、钠、镁等电解质离子的额外补充。

（9）腹膜透析和血液透析是 ARF 的最有效治疗方法。

2. 在慢性肾衰竭（CRF）患者,残留肾单位对水和溶质负荷的排泄量进行性增加,以尽可能维持内环境稳定,出现夜尿和尿量增多。进入终末期,残留肾单位的适应性改变受到限制,尿渗透压逐渐接近等渗,容易发生水肿。

（1）早期肾小管通过强制性排钠以维持钠平衡,但该种适应性改变有一定限度和个体差异。至终末期,不论钠摄入量多少,每日排钠量常固定在 35～70 mmol,容易发生低容量性低钠血症或高容量性高钠血症。

（2）容易出现高钾血症,早期可出现低钾血症。高磷血症和低钙血症是常见代谢异常,可并发多种类型的肾性骨病。容易出现高镁血症,偶可发生低镁血症。

（3）肾脏排酸功能减退,可出现慢性代谢性酸中毒,但多较轻,有一定自限性。

（4）CRF 的主要治疗方法包括内科保守疗法和透析疗法。合理饮食是内科治疗的基础。较理想的钠摄入量应接近排泄量的上限而非下限。适当控制钾盐或含钾丰富食物的摄入是防治高钾血症的主要措施,低钾血症则应适当补钾。

（5）纠正钙磷代谢紊乱是治疗肾性骨病的根本措施,应采用饮食控制、钙盐补充、维生素 D 或其衍生物等的综合治疗。

（6）高镁血症患者应注意饮食或含镁药物的控制,适当应用钙剂对抗;在低镁血症患者中适当补镁。

（7）轻度酸中毒不需补碱治疗,重度患者需注意补碱量的速度和纠正的程度。

（8）透析疗法是终末期 CRF 患者或严重内环境紊乱的首选治疗。

3. 肾病综合征的主要特征是大量蛋白尿、低蛋白血症、高脂血症和水肿。水肿是肾病综合征最突出的症状,且常伴随稀释性低钠血症。

肾病性水肿和低钠血症形成机制复杂,不同患者可以有较大差异,治疗也应根据情况适当调整。钙、钾代谢紊乱较常见,但程度多较轻。

4. 肾小管性酸中毒是由肾小管功能障碍引起的临床综合征,分四种类型,其共同特点是慢性高氯性酸中毒。不同类型的发病机制不同,病理生理表现也有一定差异,多有缺钾性低钾血症、缺钠性低钠血症。

Ⅰ型常有低钙血症和肾脏钙化,Ⅳ型常有高钾血症,Ⅲ型较轻。

补充碱性药物是代谢性酸中毒的主要治疗措施,但有一定限度,轻度患者多不需要治疗。

电解质紊乱比较容易纠正,Ⅰ型应重视肾钙化的防治。

（朱　蕾　吴　旭）

第二十四章
肾上腺皮质激素与体液代谢

肾上腺是维持人体生命活动的必需器官。肾上腺皮质激素主要有三种：糖皮质激素（glucocorticoids，GC）、盐皮质激素（mineralocorticoid）和少量性激素，其中前两者对机体水、电解质、酸碱、糖、蛋白质、脂肪的代谢，以及抗炎症、应激等有重要作用。

一般对糖代谢的作用称为糖皮质激素作用，对水、电解质的作用称为盐皮质激素作用。糖皮质激素类药物还广泛应用于临床治疗。在不同章节，多有所阐述，本章重点总结肾上腺皮质激素与体液代谢的关系。

第一节　糖皮质激素与体液代谢

与绝大多数药物仅有相对单一的靶点和有限效应不同，GC 有广泛的生理学和药理学效应，临床应用极为广泛。GC 是维持生命活动和脏器功能的基本物质，在应激状态下是调节机体脏器功能和代谢活动的最重要的内分泌激素，GC 的绝对或相对缺乏将导致一系列器官功能障碍和内环境紊乱，称为肾上腺功能不全或危象，需 GC 替代或补充治疗。

一、生理学和药理学作用

（一）皮质醇的分泌和生理学作用

1. 皮质醇的分泌及调节　机体分泌的 GC 主要是皮质醇（氢化可的松），还有少量皮质酮等，主要发挥糖皮质激素作用，其中前者占体内作用的 95%，后者仅占 4%，两者皆可间接影响钾离子等的代谢，也有较弱的盐皮质激素作用。皮质醇主要在肝脏代谢，经肾脏排泄，其合成和分泌主要受垂体分泌的促肾上腺皮质激素（ACTH）调节，后者主要受下丘脑调控，称为下丘脑-垂体-皮质轴（HPA 轴）。

2. 皮质醇的作用及其特点　生理条件下皮质醇的分泌有一定昼夜节律，对维持机体的生命活动有重要作用；应激条件下皮质醇的分泌量明显增加，可发挥一系列代偿作用，包括对水、电解质代谢的影响，是最重要的应激激素。切除肾皮质的患者虽然可通过钠、钾等电解质离子的补充维持生命，但遇到应激状况，即使是一般的呼吸道感染，也可能导致死亡。严重应激时，皮质醇的最大分泌量可达 300～400 mg/d。此数据可作为肾上腺皮质功能低下、

患者处于应激状态时应用外源性 GC 的依据。皮质醇持续过多分泌也会产生一系列问题，下丘脑、垂体、肾上腺病变是导致其分泌异常的主要疾病，不仅影响代谢功能，也容易导致水、电解质平衡紊乱。心力衰竭、肝脏疾病也可因代谢异常导致 GC 浓度升高。

（二）人工合成糖皮质激素及其药理作用

人工合成 GC 的糖代谢作用与皮质醇相似，但对水、电解质的作用减弱，抗炎作用明显增强。在合成 GC 中，可的松无生理活性，需经肝脏代谢转化为氢化可的松（皮质醇）后发挥作用，故其各种生理学效应与皮质醇相同；泼尼松龙主要用于局部注射用药，泼尼松也无生理活性，需经肝脏代谢转化为泼尼松龙后发挥作用，其抗炎作用增强，对水、电解质的影响减弱，且效应时间延长；甲泼尼龙与泼尼松龙的作用相似，但起效更快，抗炎作用略有增强，对水、电解质的影响略有减弱，效应时间与泼尼松龙相似，皆称为中效激素；地塞米松的抗炎作用明显增强，对水、电解质的影响非常微弱，作用时间明显延长，称为长效激素（表 9-5）。这些特点对判断病情、指导临床治疗有重要价值。

二、对体液代谢的作用

1. 对水代谢的影响　生理条件下，GC 可减少肾小球血管前阻力和增加肾血流量，增加肾小球滤过率（GFR）。GC 对水负荷的排出有重要作用。生理条件下，GC 减少，抗利尿激素（ADH）分泌增加，

肾小管上皮细胞重吸收水的作用增强,自由水清除率降低,尿浓度达到极点,故 GC 缺乏容易发生"水中毒",适当 GC 对调节水平衡是必需的。处于应激状态且一般情况较差的患者,若发生水中毒,常常是机体分泌 GC 不足的表现,需适当应用氢化可的松或可的松,若有条件,应检查血皮质醇水平。泼尼松、泼尼松龙、甲泼尼龙的调节作用可能较皮质醇弱,地塞米松的作用可能更弱。当然若大剂量应用 GC,也容易发生水潴留(见后述钠代谢)。

2. 对钠代谢的影响 大剂量 GC 有一定保钠作用,伴水潴留,导致细胞外液增多;还可加强交感神经-儿茶酚胺的作用,增加心肌收缩力,升高血压,因此在应激状态下有重要作用,但在高危患者可能诱发或加重肺水肿。GC 对钠代谢的作用有以下特点。

(1)血钠浓度升高不明显:钠盐重吸收伴水重吸收,血钠浓度多不高或仅略升高,细胞外液增加。

(2)调节钠、水代谢的作用有时间依赖性:GC 导致钠、水潴留的时间较短暂,3~5 天达高峰,其后机体发生代偿性利尿,钠、水排出迅速增多,称为"脱逸",因此 GC 对钠、水代谢的影响主要发生在应激反应或大剂量用药的初期。慢性皮质醇浓度升高或长期应用 GC 的患者一般无钠、水潴留(以低钾血症为主要表现)。若治疗过程中,减药或停药过快,产生肾上腺危象,反而容易发生水中毒。

(3)多数人工合成激素对钠代谢的作用减弱:长效制剂地塞米松的钠潴留作用极其微弱,因此对有高血钠、水肿、高血压的患者应首选地塞米松,而不适合选择氢化可的松或甲泼尼龙。

3. 对钾代谢的影响 GC 促进肾小管重吸收钠,伴钾排出增多,导致低钾血症。与对钠的影响不完全相同,GC 对钾代谢的影响有以下特点。

(1)无脱逸现象:慢性皮质醇增多症或长期应用 GC 的患者容易发生缺钾性低钾血症。

(2)与盐皮质激素的作用机制有一定不同:GC 和醛固酮在远端肾小管起始部和皮质集合管的受体结构非常相似,两种激素可与两种受体相互结合。尽管 GC 的血浓度远高于盐皮质激素,但作用强度较弱,因为这些部位有 11β 羟类固醇脱氢酶,阻碍 GC 与盐皮质激素受体的结合,因此 GC 影响电解质代谢的作用有限,甘草类物质可阻断这种结合,导致显著盐皮质激素样作用,产生低钾血症。

(3)人工合成激素对钾代谢的作用减弱:地塞米松对水、电解质离子的短期和长期影响皆较弱,不容易诱发或加重低钾血症,但抑制垂体作用太强,不适合长期应用。中效激素,如泼尼松、泼尼松龙、甲泼尼龙对钾代谢的作用介于皮质醇和地塞米松之间,且临床应用较多,需注意血电解质的监测和钾的补充。

(4)容易合并细胞内钾的严重缺乏:除肝脏外,GC 促进绝大多数组织、器官的蛋白质分解,抑制其合成,导致钾转移至细胞外,钠转移至细胞内,部分血钾最终随尿排出,因此慢性皮质醇增多症或应用较大量泼尼松的患者多有钾缺乏。研究显示正常肌肉细胞内钠、钾浓度分别为 8 mmol/L 和 150 mmol/L;皮质醇分泌增加时,细胞内钠浓度可升至 50 mmol/L,钾浓度降低至 100 mmol/L,变化都相当可观。因此,对该类患者应常规补钾治疗,并控制钠入量和血钠浓度。

(5)多合并镁缺乏:镁的代谢与钾相似,因此慢性皮质醇增多症或大量应用泼尼松的患者不但有钾缺乏,也容易发生镁缺乏,应适当补充镁盐。

(6)合成代谢功能减退:是 GC 的普遍作用,因此不能单纯补钾、补镁,还应加强营养,增加水溶性维生素补充,必要时适当应用胰岛素。

第二节　盐皮质激素与体液代谢

盐皮质激素主要有去氧皮质酮(desoxycorticosterone,DOC)和醛固酮(aldosterone,ALD),前者是后者的中间代谢产物,量很少,作用强度也仅为后者的1/15;醛固酮是作用最强的盐皮质激素,生理情况下对机体的生物作用占90%。

醛固酮的血浆半衰期为 20~30 min,大部在肝脏灭活,在肾脏灭活约 15%,约 1% 以原形从尿液排出,故慢性肝病、急慢性心功能不全患者的血醛固酮浓度可能升高。

一、醛固酮对体液代谢的作用

1. 对钠代谢的影响 醛固酮促进远曲小管和

集合管对钠的重吸收,伴氯的重吸收,以及钾的排出。其对钠代谢的作用有以下特点。

(1)调节作用强大:醛固酮血浓度明显升高时,每日尿钠排出量仅十数毫克;排钠减少伴水潴留,导致细胞外液增加,血压升高。醛固酮血浓度明显降低时,每日排钠可达数十克,容易出现低钠血症。

(2)血钠浓度变化不明显:血醛固酮浓度明显升高时,血钠浓度多轻度升高或正常。其原因为:① 肾小管上皮细胞重吸收钠的同时,水的重吸收也增加;② 钠重吸收增加,血钠浓度升高,血浆晶体渗透压升高,ADH 分泌增多,使水排出减少,重吸收增多;③ 血浆晶体渗透压升高,引起口渴感,饮水量增加。

(3)调节作用具有时间依赖性:给予大量醛固酮后,钠、水潴留逐渐增强,约 72 h 达高峰;随后出现代偿性利尿作用,原来潴留在体内的钠、水大部分从尿中排出。这种继发于醛固酮增多,钠、水潴留后而产生的利尿作用称为"醛固酮脱逸",因此醛固酮导致钠、水潴留多发生于应激反应患者,慢性醛固酮增多症多无明显的钠、水潴留。

(4)对钠、水作用的差异性:在上述多种因素作用下,虽有大量醛固酮分泌,但血钠浓度的升高有限,很少超过正常水平的 3%,细胞外液可增加 10%~20%。无醛固酮分泌时,血钠浓度降低较明显,可达 5%~8%,细胞外液下降更显著,可达 30%。因此低醛固酮血症对人体的影响较高醛固酮血症更严重。

(5)对唾液腺、汗腺和肠道的钠代谢的作用:与对肾小管的作用相似,醛固酮可使分泌入唾液或汗液中的 Na^+ 在腺管内重吸收,同时胃肠道液的吸收量增加,伴 K^+ 排出增多。

2. 对钾代谢的影响　醛固酮促进 Na^+ 与 K^+ 在肾小管上皮细胞的交换,故醛固酮分泌过多时,尿钾排出增加,血钾浓度下降,出现缺钾和低钾血症;反之,若醛固酮缺乏,则血钾浓度升高,可出现高钾血症。醛固酮同样促进唾液腺、汗腺排出 K^+,也可诱发或加重低钾血症。

与对钠代谢的影响不同,醛固酮对钾代谢的影响无"脱逸"作用,故慢性原发性高醛固酮增多症常仅表现为低钾血症,而无高钠血症。

3. 对氢离子代谢的影响　Na^+ 在肾远曲小管和集合管上皮重吸收增加,造成肾小管管腔液呈负电位,不仅促进 K^+ 的分泌,也促进 H^+、Na^+ 交换,使 H^+ 排出增加,因此醛固酮分泌量过多可发生代谢性碱中毒;反之则发生代谢性酸中毒。

二、醛固酮的作用机制

1. 醛固酮的代谢过程　醛固酮是一种类固醇激素,分子量小,脂溶性,可以通过细胞膜而进入远曲小管、集合管的上皮细胞内。进入细胞后,与胞质中的醛固酮受体结合,形成醛固酮-受体复合物。此种复合物可穿过细胞核的核膜,进入核内,再与染色质结合,形成醛固酮-受体-染色质复合物,促进 mRNA 的形成,进一步促进醛固酮诱导蛋白(AIP)的合成,最终通过 AIP 发挥生理效应。

由于醛固酮通过复杂的合成代谢才能发挥生理效应,因此起效缓慢,作用时间较长。

2. AIP 的作用　① 增强肾脏远曲小管、集合管上皮细胞管周膜上的钠泵活性,将细胞内的 Na^+ 泵入细胞间隙和组织间隙;② 促进线粒体内的生物氧化和 ATP 形成,为钠泵提供能量;③ 激活远曲小管、集合管上皮细胞管腔面的钠通道,增加 Na^+ 的通透性,使小管液 Na^+ 借电化学差进入细胞内;④ 促进细胞内磷脂酶的活性,增加磷脂合成,有利于上皮细胞再生。

三、调节醛固酮分泌的因素

与 GC 不同,醛固酮的分泌主要受肾素-血管紧张素-醛固酮系统(RAAS)和肾血流中电解质离子浓度的影响。

1. 血管紧张素 II　静脉滴注血管紧张素 II 后可使醛固酮的分泌量升高 8 倍。若持续滴入 1 h,由于负反馈调节,醛固酮分泌量下降,仅比正常水平高 50%~100%。由于血管紧张素 II 的形成主要取决于肾素,因此任何促进肾素分泌的因素皆可促进血管紧张素 II 的形成。

2. 血钾浓度　血钾浓度变化对醛固酮分泌的影响非常敏感。血钾浓度较正常水平升高 1 mmol/L,醛固酮分泌量可增加 3 倍,肾脏排钾明显增加,从而有助于防止高钾血症的发生。钾离子直接作用于肾上腺皮质的球状带发挥作用。

3. 血钠浓度　血钠浓度变化对醛固酮分泌的影响较小。血钠浓度下降 4~5 mmol/L 可促进醛固酮分泌,因此血钠变化的影响远不如血钾变化敏感。

4. ACTH　主要作用是调控 GC 分泌,对盐皮质激素分泌几乎无影响,仅在严重应激反应时促进醛固酮的分泌。

5. 昼夜节律　一般在清晨清醒后醛固酮分泌达高峰,夜间就寝后血浓度降低。

第三节 库欣综合征

库欣综合征(Cushing syndrome，CS)是多种原因引起的肾上腺皮质长期分泌过多GC所产生的临床症候群，又称皮质醇增多症(hypercortisolism)，也称内源性库欣综合征。高发年龄在20~40岁，男女发病率之比1:3。根据病因分为ACTH依赖型和非依赖型两种。主要表现为满月脸、多血质外貌、向心性肥胖、痤疮、紫纹、高血压、继发性糖尿病和骨质疏松等。长期应用大剂量GC或长期酗酒也可引起类似CS的临床表现，称为外源性、药源性或类库欣综合征。

一、病　因

1. 垂体分泌ACTH过多　垂体瘤或下丘脑-垂体轴功能紊乱导致ACTH分泌过多，刺激双侧肾上腺皮质增生，皮质醇合成、分泌增多，是CS的最常见原因，占60%~70%，又称为库欣病。

2. 原发性肾上腺皮质肿瘤　多为良性肾上腺皮质腺瘤，少数为腺癌。肿瘤生长和分泌GC是自主性的，不受ACTH控制。由于肿瘤分泌大量GC，反馈性抑制垂体，使血浆ACTH浓度降低，非肿瘤部分的正常肾上腺皮质明显萎缩。

3. 垂体外肿瘤分泌过多ACTH　部分垂体-肾上腺外的肿瘤可分泌类似ACTH活性的物质。常见于肺癌、胸腺癌、胰腺或胰岛细胞癌、嗜铬细胞瘤、神经母细胞瘤、甲状腺髓样癌、神经节或副神经节瘤、卵巢癌、前列腺癌等。

4. 其他　原发性色素结节性肾上腺病、ACTH非依赖性大结节增生、异位CRH综合征等也可引起CS，但较罕见。

二、病理生理特点和临床表现

病理生理改变主要为皮质醇长期分泌过多或其他GS应用过多引起蛋白质、脂肪、糖、电解质的代谢紊乱以及干扰多种其他激素分泌(详见本章第一节)，从而引起相应的临床表现。

1. 向心性肥胖　多数为轻至中度肥胖，极少有重度肥胖。部分患者脸部及躯干偏胖，但体重在正常范围。满月脸、水牛背、悬垂腹和锁骨上窝脂肪垫是特征性临床表现。少数患者尤其是儿童可表现为均匀性肥胖。

2. 糖尿病和糖耐量减低　约50%的患者有糖耐量减低，20%有糖尿病。高皮质醇血症使糖原异生作用加强，并对抗胰岛素的作用，使细胞对葡萄糖的利用减少，导致血糖浓度上升。若患者有潜在糖尿病倾向，则更容易发展为糖尿病。

3. 负氮平衡　蛋白质分解加速，合成减少，机体长期处于负氮平衡状态，临床上表现为全身肌肉萎缩，以四肢肌肉萎缩明显。儿童患者生长发育停滞。因胶原蛋白减少而出现皮肤菲薄，呈透明样。在下腹部、臀外侧、大腿内侧、腋窝周围和乳房等处，可出现典型的对称性皮肤紫纹。皮肤毛细血管脆性增加而出现瘀斑，以上臂、手背、大腿内侧多见。皮肤伤口不易愈合。

4. 高血压　约3/4患者出现高血压。血压一般为轻至中度升高，病程长者血压可明显升高。长期高血压可引起心、肾、视网膜病变，甚至心力衰竭和脑血管意外。

5. 骨质疏松　约50%的患者出现骨质疏松，表现为腰背痛，容易发生病理性骨折，好发于肋骨和胸腰椎。

6. 性腺功能紊乱　高皮质醇血症不仅直接影响性腺，还可抑制下丘脑-垂体轴的促性腺激素分泌，导致性腺功能低下。女性表现为月经紊乱，继发闭经；男性表现为性功能低下，阳痿。

7. 精神症状　一般较轻，表现为欣快感、失眠、注意力不集中、情绪不稳定、烦躁、焦虑、抑郁、记忆力减退。少数患者出现躁狂或精神分裂症样表现。

8. 易感染　患者免疫功能受抑制，易发生各种感染，感染不易控制，容易发展为重症。已经稳定的结核病灶有可能活动。

9. 高尿钙和肾结石　高皮质醇血症抑制小肠对钙的吸收，但骨钙被动员，大量钙离子进入血液后从尿中排出。因此血钙浓度虽在正常低限或低于正常，但尿钙排量增加，易发生尿路结石。

10. 体液代谢紊乱的表现　主要表现慢性缺钾性低钾血症、低氯血症和代谢性碱中毒，极少数因钠潴留而有轻度水肿。肾上腺皮质腺癌或重症增生型或异源性ACTH综合征患者常有明显内环境紊乱。

少部分患者以反复发作性低钾血症为唯一或突出表现。具体机制详见本章第一节。

11. 其他 常有结膜水肿,部分有轻度突眼。皮肤颜色加深,有色素沉着,皮质醇刺激骨髓,使红细胞生成增多,患者表现为脸红、唇紫和舌质瘀紫。

总体而言,慢性皮质醇增多症或外源性 GS 应用导致的内环境紊乱较轻,以低钾血症为主要表现,但可加重临床症状,并有较大潜在风险,应特别重视。

三、治 疗

1. 原发病的治疗 是根本治疗措施,可缓解各种表现,包括体液代谢紊乱。

2. 体液代谢紊乱治疗 若没有明确原发病或无法控制原发病,应给予适当的补钾治疗,口服氯化钾为主。若合并其他紊乱,也给予适当相应治疗,见各相关章节。

第四节 肾上腺皮质功能减退症

肾上腺皮质功能减退症是因肾上腺皮质破坏(原发性)或下丘脑-垂体功能异常(继发性)等引起的肾上腺皮质糖皮质激素不足所导致的综合征。根据病因分原发性和继发性,按病程分急性和慢性。原发性肾上腺皮质功能减退症最常见的是艾迪生病。典型临床表现、血尿常规和血生化测定提供有价值的诊断线索,确诊依赖特殊的实验室检查和影像学检查。治疗包括肾上腺危象的紧急治疗、平时的激素替代治疗、病因治疗。与皮质醇增多症不同,肾上腺皮质功能减退常有明显的体液代谢紊乱,但缺乏特异性。

一、病 因

1. 原发性 常见病因为肾上腺结核或自身免疫性肾上腺炎,少见病因有深部真菌感染、病毒感染、恶性肿瘤、肾上腺广泛出血、手术切除肾上腺、蛋白质营养不良等。

2. 继发性 最常见于长期应用超过生理剂量的糖皮质激素停药后,也继发于下丘脑-垂体疾病,如鞍区肿瘤、自身免疫性垂体炎、外伤、手术切除、产后大出血引起垂体大面积梗死等。

二、病理生理特点和临床表现

因 GC 是主要的生命激素和应激激素,故慢性患者以代谢功能低下和器官功能减退为主要表现,急性者表现为肾上腺危象。体液代谢紊乱以低钠血症和脱水为主要表现,常有其他多种代谢紊乱,但不严重。

1. 慢性肾上腺皮质减退症 发病隐匿,病情逐渐加重,且缺乏特异性,如逐渐加重的全身不适、乏力、倦怠、食欲减退、恶心、体重减轻、头晕、体位性低血压等。皮肤黏膜色素沉着常是特征性表现,色素为棕褐色,有光泽,不高出皮面,全身性分布,以暴露部位及易摩擦的部位如脸部、手部、掌纹、乳晕、甲床、足背、瘢痕和束腰带的部位明显,色素沉着的皮肤常间有白斑点,齿龈、舌表面和颊黏膜也常有色素沉着。

2. 继发性肾上腺皮质减退症的其他表现 主要是原发病的表现。

3. 急性肾上腺皮质危象 原发性患者出现危象时常病情危重,常有发热,体温可达 40℃ 以上,低血压,甚至低血容量休克,伴心动过速、四肢厥冷、发绀、虚脱等表现。患者极度虚弱无力,神志淡漠,嗜睡;部分患者也可表现烦躁不安、谵妄、惊厥,甚至昏迷。消化道症状突出,表现为恶心、呕吐、腹痛、腹泻,腹痛常缺乏定位体征。

三、一般实验室检查

1. 体液代谢异常 常见低钠血症(缺钠性低钠血症)、高钾血症、脱水。脱水严重者低钠血症可不明显。高血钾不严重,若有明显高钾血症需考虑合并肾功能障碍或其他原因。少数患者可有轻度或中度高钙血症,因为 GC 可促进肾、肠排 Ca^{2+},GC 缺乏导致 Ca^{2+} 吸收增多。若有低钙血症、低磷血症,提示合并甲状旁腺功能减退症。

2. 血常规变化 常有正细胞性、正色性贫血,少数合并恶性贫血。白细胞分类:中性粒细胞减少,淋巴细胞相对增多,嗜酸性粒细胞明显增多。

3. 血糖和糖耐量试验 可有空腹低血糖,口服糖耐量试验示低平曲线。

四、激 素 测 定

1. 血浆皮质醇 血浆总皮质醇基础值 $\leqslant 3\ \mu g/dl$

可确诊为肾上腺皮质减退症,≥20 μg/dl 可排除本症。对于急性危重患者,基础血浆总皮质醇在正常范围不能排除本病;在脓毒症、创伤患者,基础血浆总皮质醇≥25 μg/dl 时才可排除肾上腺皮质功能不全。

2. 其他　尿皮质醇,其他血、尿激素的测定有助于本病的诊断和病因诊断。

五、治　　疗

包括肾上腺危象的紧急治疗、平时的激素替代治疗、病因治疗。

1. 肾上腺危象的治疗　当临床高度怀疑急性肾上腺皮质危象时,应取血标本送检 ACTH 和皮质醇,随后立即开始治疗。治疗包括静脉给予大剂量 GC,纠正血容量不足和电解质紊乱,加强全身支持治疗,去除诱因。

2. 慢性肾上腺皮质功能减退症的替代治疗　通常采用氢化可的松或可的松口服。剂量因人而异,适当调整。若有明显低血压,可加用盐皮质激素。继发性肾上腺皮质功能不全者不需要盐皮质激素替代。

3. 水、电解质调整　补充 GC 是根本,在此基础上根据内环境紊乱的特点调整,总体而言比较容易纠正。

第五节　原发性醛固酮增多症

原发性醛固酮增多症(primary aldosteronism, PA)简称原醛症,是肾上腺皮质分泌过量醛固酮(aldosterone , ALD),导致机体潴钠排钾、血容量增多、肾素-血管紧张素系统活性受抑制的疾病。慢性患者主要表现为高血压和低钾血症。

一、病因和分类

病因众多。根据病因和病理生理特点,原醛症大体分五型:醛固酮瘤、特发性醛固酮增多症(特醛症)、原发性肾上腺皮质增生、家族性醛固酮增多症、分泌醛固酮的肾上腺皮质癌、异位醛固酮分泌瘤或癌。

二、病理生理

醛固酮的主要作用是促进远曲小管和集合管保钠、排钾,伴水潴留,氢离子排出增多,对消化腺和汗腺也有类似作用。急性醛固酮增多主要表现为钠、水潴留,长时间持续或慢性患者以低钾血症为主要表现。详见本章第二节。

三、临床表现

(一)高血压

高血压为最早出现的症状,主要是钠潴留所致。多数患者血压大幅升高,但恶性高血压罕见。PA 可伴顽固性高血压,定义为即使坚持使用含利尿剂在内的 3 种药物方案正规治疗后血压仍不达标者。极少数患者不出现高血压。

(二)低钾血症相关的临床表现

1. 神经-肌肉功能障碍

(1)肌无力和周期性麻痹:一般血钾浓度愈低,肌肉受累愈重,临床表现愈明显。常见诱因为劳累或服用氢氯噻嗪、呋塞米等排钾利尿药。

(2)肢端麻木和手足搐搦:主要见于严重低血钾症,是低钾导致神经-肌肉的应激性降低所致。手足搐搦可较轻或不出现,但补钾后常加重。

2. 肾脏表现　因大量缺钾,肾小管上皮细胞呈空泡变形,浓缩功能减退,伴多尿,夜尿增多,继发口渴、多饮,易并发尿路感染。尿蛋白增多,少数发生慢性肾功能不全。

3. 心脏表现　① 心电图呈低血钾图形;② 心律失常较常见,可以是多种类型,严重时可发生心室颤动;③ 发生心功能不全。

4. 其他表现　儿童患者有生长发育障碍。缺钾时胰岛素的释放减少,作用减弱,可出现糖耐量减低。

四、基本血液实验室检查

主要表现为低钾血症,血钠浓度多正常或基本正常(详见本章第二节)。

1. 血常规　白细胞计数、中性粒细胞计数升高,血红蛋白浓度降低,红细胞计数减少。

2. 血生化

(1)血钾浓度降低,多在 2~3 mmol/L 或更低,低血钾多为持续性,少数呈间歇性;血钠浓度升高或接近正常;血氯、血镁浓度轻度降低;血钙浓度正常或轻度降低,血磷浓度多正常;碳酸氢根浓度正常或增高。

(2)血糖浓度正常或降低,约50%的患者呈糖尿病曲线。

(3)部分患者肾功能严重受损,除浓缩功能减退外,血尿素氮、肌酐升高,肌酐清除率降低。

五、基本尿液实验室检查

1. 尿常规 部分患者有尿蛋白,呈持续性或间歇性;尿pH多≥6.5;尿比重固定在1.010~1.018,少数呈低渗尿。

2. 尿生化 24 h尿钾排出量>25 mmol,尿钠排出量少于摄入量或接近平衡。

六、诊断性检查

(一)筛选检查

血浆醛固酮与肾素活性比值(aldosterone to renin ratio,ARR)作为原醛症筛查指标,不同检查方法的切点有一定差异。

(二)确诊试验

1. 钠负荷试验

(1)低钠试验:患者低钠饮食后,尿钾排量明显减少,低钾血症、高血压减轻;尿钠排出迅速减少,并与入量平衡,但血浆肾素活性(plasma renin activity,PRA)仍受抑制。在缺钾性肾病患者,低钠试验时,尿Na^+、K^+排泄无明显减少。

(2)高钠试验:已确诊者不宜做此试验,仅适用于无明显低血钾,而临床高度怀疑为原醛症的患者。血压较高、年龄较大、心功能不全患者也禁做该试验。高钠试验有两种方法,第一种为"口服钠盐试验",正常人和原发性高血压患者高钠饮食后,血钾无明显变化,但ALD分泌可被抑制;原醛症患者高钠饮食后,血钾可降至3.5 mmol/L以下,症状及生化改变加重,血浆ALD水平仍高于正常。第二种方法是"生理盐水滴注试验",正常人和原发性高血压患者于生理盐水滴注4 h后,血浆ALD水平被抑制至10 ng/dl(277 pmol/L)以下,PRA也被抑制;

但原醛症患者,特别是肾上腺腺瘤患者,血浆ALD水平不被抑制,仍>10 ng/dl,PRA仍低,但部分肾上腺增生患者可出现血浆ALD被抑制。

2. 卡托普利试验 卡托普利可抑制血管紧张素Ⅰ向Ⅱ转换,减少醛固酮分泌,降低血压。在正常人或原发性高血压患者,服卡托普利后血浆ALD水平被抑制至15 ng/dl(416 pmol/L)以下;原醛症患者的ALD则不被抑制。

3. 地塞米松抑制试验 用于诊断GC可抑制性醛固酮增多症的患者,口服地塞米松2 mg/d,服药3~4周后,ALD可降至正常,低肾素活性、高血压、低血钾等改善,并恢复至正常或接近正常水平;长期应用小剂量地塞米松可使患者维持正常状态。

4. 螺内酯试验 该试验可使患者的电解质紊乱得以纠正,表现为血K^+浓度、尿K^+浓度接近正常,血Na^+浓度下降,碳酸氢根离子浓度正常,尿pH呈弱酸性;肾病所致低血钾者无上述变化,可作为两者的鉴别诊断。

(三)定位诊断

根据临床表现和特殊实验室检查,原醛症的定性诊断并不困难。定位诊断方法包括肾上腺CT、双侧肾上腺静脉采血、基因检测等。

(四)鉴别诊断

主要应与继发性醛固酮增多症相鉴别,包括肾血管狭窄性高血压、恶性高血压、肾性高血压等。继发性醛固酮增多症血浆肾素活性及血管紧张素Ⅱ均明显升高,鉴别并不困难。

七、治 疗

1. 手术治疗 醛固酮瘤及单侧肾上腺增生首选手术治疗。

2. 药物治疗 特醛症首选药物治疗。螺内酯作为一线用药,依普利酮为二线药物。推荐糖皮质激素可抑制性醛固酮增多症首选小剂量GC治疗。

3. 补钾治疗和降压 在病因未明确或不能及时、有效治疗时,补充钾盐,首选氯化钾;并给予适当降压治疗,包括应用利尿剂。

小 结

1. 糖皮质激素影响糖、蛋白质、脂肪的代谢。促进体细胞蛋白质的分解,抑制蛋白质的合成,伴钾转移至细胞外,钠转移至细胞内,从而间接影响电解质的代谢。

（1）适当皮质醇促进肾脏的排水作用，严重缺乏容易发生水中毒；血浓度过高也容易发生钠、水潴留。

（2）皮质醇有较弱的钠、水潴留作用，且作用时间短暂，会发生"脱逸"，但排钾作用持续存在。人工合成糖皮质激素对水、电解质的影响显著减弱。

2. 醛固酮有较强的钠、水潴留作用和排钾作用，前者会发生"脱逸"，后者持续存在。

（1）醛固酮通过醛固酮诱导蛋白发挥作用，主要影响肾小管对电解质离子的重吸收和分泌，也影响唾液腺、汗腺和肠道电解质离子的重吸收和排泄。

（2）血管紧张素Ⅱ、血钾浓度、血钠浓度等因素影响醛固酮的分泌。

3. 库欣综合征（CS）是肾上腺皮质长期分泌过多糖皮质激素或应用外源性糖皮质激素过多所产生的临床综合征。主要表现为满月脸、多血质外貌、向心性肥胖、痤疮、紫纹、高血压、继发性糖尿病和骨质疏松等。内环境紊乱较轻，以低钾血症为主要表现，可有轻度水潴留和高钠血症。原发病的治疗是根本治疗措施，必要时给予口服氯化钾补充治疗。

4. 糖皮质激素是主要的生命激素和应激激素，慢性肾上腺皮质功能减退患者以代谢功能低下和器官功能减退为主要表现，急性者表现为肾上腺危象。体液代谢紊乱以低钠血症和脱水为主要表现。药物替代或补充治疗是主要治疗手段。

5. 原发性醛固酮增多症是肾上腺皮质分泌过量醛固酮，导致机体潴钠排钾、血容量增多、肾素–血管紧张素系统活性受抑制。慢性患者主要表现为高血压和缺钾性低钾血症。对因治疗是根本治疗手段，降压和补充氯化钾是主要对症治疗手段。

（朱　蕾　陈润南）

第二十五章
下丘脑-垂体疾病与体液代谢

下丘脑与脑下垂体组成的一个完整的神经内分泌功能系统,分两部分:① 下丘脑-腺垂体系统,两者间是神经、体液性联系,即下丘脑促垂体区的肽能神经元通过所分泌的肽类神经激素(释放激素和释放抑制激素),经垂体门脉系统转运到腺垂体,调节相应的腺垂体激素的分泌;② 下丘脑-神经垂体系统,两者有直接神经联系,下丘脑视上核和室旁核的神经内分泌细胞所分泌的肽类神经激素通过轴浆流动方式,经轴突直接到达神经垂体,并储存于此。

第一节　下丘脑-垂体系统的功能

下丘脑、垂体为独立器官,但整体发挥作用,称为下丘脑-垂体轴或下丘脑-垂体系统。

一、生 理 功 能

(一)下丘脑的生理功能

下丘脑把内脏活动与其他生理活动联系起来,调节体温、摄食、水平衡、血糖和内分泌腺活动等重要的生理功能。

1. 体温调节　体温调节中枢在下丘脑,下丘脑前部是温度敏感神经元的所在部位,感受体内温度变化;下丘脑后部是体温调节的整合部位,能调整机体的产热和散热过程,以保持体温稳定于一定水平。

2. 摄食行为调节　下丘脑外侧区存在摄食中枢,腹内侧核存在饱中枢,后者可以抑制前者的活动。用微电极分别记录下丘脑外侧区和腹内侧核的神经元放电,可观察到动物在饥饿情况下,前者放电频率较高而后者放电频率较低;静脉注入葡萄糖后,前者放电频率减少而后者放电频率增多,说明摄食中枢与饱中枢的神经元活动具有相互制约的关系,且对血糖敏感,血糖水平可能调节着摄食中枢和饱中枢的活动。

3. 水平衡调节　水平衡包括水的摄入与排出两个方面,人体通过渴感引起摄水,而排水则主要取决于肾脏活动。损坏下丘脑可引起烦渴与多尿,说明下丘脑对水的摄入与排出均有关系。下丘脑内控制摄水的区域与摄食中枢极为靠近,破坏下丘脑外侧区,动物除拒食外,饮水也明显减少;刺激下丘脑外侧区某些部位,则可引起动物饮水增多。下丘脑控制排水的功能通过改变抗利尿激素(ADH)的分泌完成,下丘脑内存在渗透压感受器,能感受血液晶体渗透压变化,调节 ADH 的分泌。渗透压感受器和 ADH 合成的神经元均在视上核和室旁核内。下丘脑控制摄水的区域与控制 ADH 分泌的核团在功能上有密切联系,两者协同调节着水平衡。

4. 调节腺垂体激素分泌　下丘脑的神经分泌细胞能合成调节腺垂体激素分泌的肽类化学物质,称为下丘脑调节肽,后者经轴突运输并分泌至正中隆起,由此经垂体门脉系统到达腺垂体,促进或抑制某种腺垂体激素的分泌。下丘脑调节肽有促甲状腺激素释放素(TRH)、促肾上腺皮质激素释放激素(ACTH)、促卵泡生成激素释放激素(FSH-RH)、促黄体生成激素释放激素(LH-RH)、生长激素释放素(GRH)、生长激素抑制激素(GIH)、泌乳激素释放激素(PRH)、黑色细胞刺激素抑制激素(MRIH)、黑色细胞刺激素释放激素(MRH)等。

5. 对情绪反应的影响　下丘脑内存在防御反应区,主要位于下丘脑近中线两旁的腹内侧区。动物麻醉后,电刺激该区可引起骨骼肌的缩血管效应(通过交感胆碱能缩血管纤维发挥作用),同时伴血压上升、皮肤及小肠血管收缩、心率加快和其他交感神经性反应;动物清醒条件下,电刺激该区还可出现防御性行为。在人类,下丘脑疾病往往伴随不正常的情绪反应。

6. 对生物节律的控制　下丘脑视交叉上核的

神经元具有日周期节律活动,该核团是体内日周期节律活动的控制中心。破坏动物的视交叉上核,原有的日周期节律性活动,如饮水、排尿等丧失。视交叉上核可能通过视网膜-视交叉上核束感受外界环境光暗信号的变化,使机体的生物节律与环境的光暗变化同步;如果该神经通路被切断,视交叉上核的节律活动就不再能与外界环境光暗变化同步。

（二）垂体的生理功能

垂体各部分都有独自的任务。腺垂体细胞分泌的激素主要有生长激素、催乳素、促甲状腺激素、促性腺激素(黄体生成素和卵泡刺激素)、促肾上腺皮质激素、黑色细胞刺激素。神经垂体不制造激素,而是储存下丘脑制造的 ADH 和催产素,当机体需要时就释放入血而发挥作用。不同激素的作用简述如下。

1. 生长激素　促进生长发育,升高血糖,促进蛋白质合成和骨骼生长。

2. 催乳素　促进乳房的发育、成熟,促进乳汁分泌。

3. 促甲状腺激素　控制甲状腺,促进甲状腺激素合成和释放,刺激甲状腺增生,细胞增大,数量增多。

4. 促性腺激素　控制性腺,促进性腺的生长发育,调节性激素的合成、分泌。

5. 促肾上腺皮质激素　控制肾上腺皮质,促进肾上腺皮质激素的合成和释放,促进肾上腺皮质细胞增生。

6. 卵泡刺激素　促进男性睾丸产生精子,女性卵巢生产卵子。

7. 黄体生成素　促进男性睾丸制造睾丸酮,女性卵巢制造雌激素、孕激素,帮助排卵。

8. 黑色素细胞刺激素　控制黑色素细胞,促进黑色素合成。

9. 抗利尿激素　调节肾脏排尿量多少,升高血压。

10. 催产素　促进子宫收缩,有助于分娩。

脑垂体是人体最重要的内分泌腺,是利用激素调节身体健康平衡的总开关,控制多种对代谢、生长、发育和生殖等有重要作用激素的分泌。40 岁后,脑垂体萎缩,人体衰老。

二、下丘脑-垂体的功能与体液代谢

下丘脑、垂体具有各自的生理功能,但作为一个完整系统发挥作用,严格讲两者通过下丘脑-垂体-靶腺系统或靶器官系统发挥作用。其中和体液代谢、生命活动密切相关的是下丘脑-垂体-肾上腺皮质系统和下丘脑-垂体-肾小管系统,前者是下丘脑-垂体-靶腺系统中最重要的系统,是维持内环境稳定和生命活动的核心;后者直接调节水代谢。其他作用,如体温调节、摄食行为等将显著影响体液调节。

由此可见,下丘脑-垂体直接影响体液代谢,主要是水代谢,对电解质代谢也有一定作用,更重要的是维持生命活动和其他多种相关活动,因此其损伤或功能障碍容易导致严重、复杂性或顽固性体液平衡紊乱,并容易产生严重后果。

第二节　抗利尿激素

抗利尿激素(antidiuretic hormone，ADH)是调节体液代谢的重要内分泌激素,生理或病理情况下,与醛固酮、口渴反应等协同发挥调节作用。ADH 是由下丘脑视上核和室旁核的神经细胞分泌的 9 肽激素,经下丘脑—垂体束到达神经垂体后叶后释放。主要作用是提高远曲小管和集合管对水的通透性,促进水的吸收,是尿液浓缩和稀释的关键性调节激素。ADH 还能增强内髓部集合管对尿素的通透性。ADH 对血管也具有重要的调节作用,故又称为血管加压素(VP)或精氨酸血管加压素(AVP)。

一、ADH 基本特点

ADH 主要由下丘脑视上核合成,少量由室旁核合成,与被称为神经垂体激素载体蛋白(NP)的特异性蛋白质结合,以神经分泌颗粒的形式沿着神经轴突向垂体后叶移动,并储存于后叶。ADH 是 9 肽激素,分子量为 9 500～10 000。当神经冲动传至神经末梢时,储存激素在 Ca^+ 参与下经胞溢作用释放入血。

二、调节 ADH 的因素

1. 渗透压　血浆渗透压升高兴奋位于视上核

或第三脑室附近的渗透压感受器,使 ADH 释放;血浆渗透压低则抑制 ADH 释放。

ADH 对渗透压变化甚为敏感。渗透压 285 mOsm/kgH$_2$O 为 ADH 的分泌域值,低于该水平,ADH 分泌停止;升高 1% 即刺激 ADH 分泌,且两者变化呈线性关系。同样 ADH 的调节作用也非常迅速。如正常人一次饮水 1 000 ml,血液被稀释,血浆晶体渗透压下降,ADH 分泌减少,肾对水的吸收减少,约半小时后尿量就开始增加,1 h 后尿量达最高值,2~3 h 后尿量恢复至原来水平,血浆晶体渗透压也恢复正常。若饮用生理盐水,则排尿量就不会出现上述变化。

2. 血容量 血容量降低兴奋位于左心房及大静脉内的容量感受器,使 ADH 释放,肾小管重吸收水分增多,以恢复血容量;血容量扩张抑制其释放,降低过多的血容量。

3. 体循环动脉压 血压降低兴奋颈动脉窦和主动脉弓的压力感受器,使 ADH 释放;反之血压升高则抑制其释放,从而发挥体液和血压调节作用。

4. 应激反应 精神刺激、创伤、感染等应激状态均可通过中枢神经系统兴奋,促进 ADH 释放,以保留体液。

5. 其他内分泌激素 甲状腺素、糖皮质激素、胰岛素水平降低,血浆 ADH 升高;反之亦然。

生理状态下,血浆渗透压是主要调节因素,血容量也发挥重要作用;应激状态下,中枢神经发挥更重要的调节作用。

三、生 理 作 用

1. 抗利尿 ADH 与肾远曲小管和集合管的特异性受体结合,形成激素-受体复合物,激活腺苷酸环化酶,使 ATP 转变成 cAMP,在 cAMP 作用下激活蛋白激酶,使膜蛋白磷酸化,肾小管上皮细胞对水的通透性增加,水沿渗透梯度被动重吸收。ADH 还能增强内髓部集合管对尿素的通透性。抗利尿是 ADH 的最主要作用。

2. 升高血压 ADH 使血管和内脏平滑肌收缩,具有升压作用。与抗利尿作用不同,ADH 在较大剂量时发挥升压作用。合成 ADH 常用于治疗食道静脉曲张破裂出血和咯血。

3. 促进 ACTH 释放 ADH 具有促肾上腺皮质激素释放因子(CRF)样作用,促进 ACTH 释放;也可能直接作用于垂体前叶,刺激 ACTH 释放。

4. 其他 在动物中,ADH 有增强记忆的作用。在实验大鼠中有促进糖原分解,抑制脂肪酸合成的作用。

第三节　抗利尿激素分泌异常综合征

抗利尿激素分泌异常综合征(syndrome of inappropriate secretion of antidiuretic hormone, SIADH)由 Schwartz 于 1957 年首先报道。SIADH 是 ADH 未按血浆渗透压调节而分泌异常增多或肾小管对 ADH 的敏感性异常升高,致使体内水潴留、尿钠排出增加,以及稀释性低钠血症等一系列病理生理和临床表现的综合征。除严重颅脑损伤、颈髓损伤、严重颅内感染、急性脑血管病(10%~14%)容易发病外,多种呼吸系统疾病、手术或药物也容易导致 SIADH。

一、SIADH 的发生原因和机制

引起 SIADH 的疾病大约有两大类:颅脑疾病和非颅脑疾病,后者主要是恶性肿瘤、肺部疾病和药物等引起,不同疾病类型的表现有所不同。

(一)病因和发生机制

1. 神经-精神疾病 皆可引起 SIADH,如急性脑卒中、颅脑创伤、颅内感染、颅内肿瘤、躁狂症等。具体机制尚未完全清楚,推测可能影响下丘脑功能而使 ADH 分泌不受正常机制调控。合并精神性烦渴的患者有强迫性饮水,使体液稀释,更容易引起 SIADH。

2. 肺部疾病 多种肺部疾病或病理状态可引起 SIADH,如急性呼吸衰竭、肺炎、肺结核、机械通气患者等。具体发病机制尚不清楚,可能与疾病状态下,肺组织产生 ADH 或 ADH 样物质有关。

3. 恶性肿瘤 以肺癌最多见,通过产生 ADH 或 ADH 样物质而发挥作用。

4. 手术 各种手术均可引起 SIADH,往往出现于术后的 3~5 日,机制未明。在此期间,给予低张液体(如 5% 葡萄糖溶液)可引起低钠血症,给予等张液体(如生理盐水)则不产生低钠血症。

5. 药物 是引起 SIADH 的重要原因。不同药物引起 SIADH 的机制也不相同。ADH 又称精氨酸血管加压素(arginine vasopressin,AVP)。AVP 的临床应用机会较多,AVP 及其类似物直接引起 SIADH。氯贝丁酯、长春新碱、环磷酰胺、三环类抗抑郁药和单胺氧化酶抑制剂主要通过促进 ADH 的分泌而引起 SIADH;氯磺丙脲和卡马西平不仅促进 ADH 的分泌,也增强肾脏对 ADH 的反应。

6. 特发性 部分 SIADH 无明显原因,称为特发性 SIADH,其 ADH 增多状态可持续数月到数年,多属 C 型 SIADH,部分为 B 型 SIADH。

(二)分类

根据 ADH 的分泌特点,Robertson 等将 SIADH 分为四型。

1. Ⅰ型 也称为 A 型,约占 37%。ADH 的分泌不规则,不受血浆渗透压调节,表现为自主性分泌。多见于呼吸系统疾病。

2. Ⅱ型 也称为 B 型,约占 33%。ADH 的分泌受血渗透压的调节,但调定点下移。有学者认为本型 SIADH 是渗透域重调综合征(reset osmotic syndrome),后者乃渗透物质(包括电解质和非电解质)不适当积聚于渗透压感受器细胞内,致使渗透压感受器将正常渗透压误认为高渗,引发 ADH 释放。支气管肺癌和结核性脑膜炎引起的 SIADH 常属此型。

3. Ⅲ型 也称为 C 型,约占 16%。ADH 分泌受血浆渗透压调节,但调节作用部分受损。当血浆渗透压降低至调定点以下时仍有部分 ADH 分泌。中枢神经系统疾病引起的 SIADH 多属此型。

4. Ⅳ型 也称为 D 型,约占 14%。ADH 分泌的调节机制完好,血浆 ADH 水平正常,但肾脏对 ADH 的敏感性升高,也可能是患者体内存在 ADH 样物质发挥作用。

二、SIADH 的发病机制和临床特点

从理论上讲,ADH 可增加肾远曲小管和集合管对水的通透性,使肾脏对游离水的清除减少,水被保留在体内,造成体液低渗、血钠浓度降低。

(一)发病机制

ADH 过多可通过肾的潴水作用引起细胞外液增加,晶体渗透压降低;醛固酮分泌减少,肾脏潴钠能力随之减弱,尿钠排出增加,加重低钠血症。细胞外液增加还引起心房利钠肽分泌增加,使尿钠排出进一步增多,加重低钠血症和体液低渗。SIADH 患者一般不出现水肿,乃因心房利钠肽分泌增加使得尿钠排出增多,水分不致在体内过多潴留所致。

由于过多 ADH 持续作用,虽然细胞外液已处于低渗状态,但尿液仍被不适当浓缩,故尿渗透压大于血液渗透压。

(二)病理生理特点和临床表现

SIADH 主要以稀释性低钠血症为特征,不同原发病的表现不同。

1. 稀释性低钠血症及其临床表现 SIADH 的低钠血症主要是肾脏对游离水保留过多以及水摄入过多所致,因此属稀释性低钠血症。患者体内水分增多,常有中度体液容量扩张,患者体重增加 5%~10%。一般无水肿,与尿钠排出较多有关。

低钠血症使细胞外液渗透压下降,引起脑细胞水肿,产生相应神经系统的表现。临床表现与血钠浓度密切相关,轻症者可无症状;当血钠浓度<120 mmol/L 时,患者可出现厌食、恶心、呕吐、软弱无力、肌肉痉挛、嗜睡;严重者出现惊厥、昏睡、昏迷,若未及时正确处理,可导致死亡。

患者的临床表现还与血钠浓度的降低速度有关,急性低钠血症容易产生症状,慢性低钠血症不容易产生症状。

2. 原发病的表现 多数 SIADH 由颅脑疾病、呼吸系统疾病、肿瘤引起,故患者有相应的临床表现。少数 SIADH 由药物引起,则患者有使用药物的病史以及相应的原始疾病的表现。

三、实验室检查和诊断

(一)实验室检查

① 血钠浓度<130 mmol/L,血浆渗透压<270 mOsm/kgH_2O。② 尿钠排出量>20 mmol/L,尿渗透压不适当升高,表现为血浆渗透压下降时尿渗透压大于血浆渗透压。③ 碳酸氢根离子浓度正常或稍偏低,氯离子浓度偏低。④ 血尿素氮、肌酐、尿酸、白蛋白常降低。⑤ 血浆和尿 AVP 水平升高,血浆 AVP>1.5 pg/ml。正常血浆渗透压<280 mOsm/kgH_2O 时,血浆 AVP<0.5~1.5 pg/ml。⑥ 甲状腺、肝脏、肾脏、心脏和肾上腺皮质功能均正常。

(二)水负荷试验

1. 原理 正常人水负荷后,血浆晶体渗透压下降,抑制神经垂体分泌 AVP,尿量排出迅速增多;在 SIADH 患者,血浆晶体渗透压下降不能有效抑制 AVP 的释放,出现不同的反应。一般在血钠浓度>

125 mmol/L 时进行水负荷试验,否则有诱发水中毒的危险。当血钠浓度 <125 mmol/L 时,可首先限水,使血钠浓度上升后,再进行该试验。

2. 方法 在上午 6:00,患者排空膀胱,至 7:30 留第 1 次尿标本,测定尿量及尿渗透压;同时给水 1 L(或 20 ml/kg);10~20 min 内饮完,平卧 5 h。在 8:30、9:30、10:30、11:30 各留尿 1 次,共 5 次。在排尿间隔期,即 7:00、8:00、9:00、10:00、11:00 各抽血做血浆渗透压检查。

3. 结果判断 正常人水负荷时均有利尿作用,于 5 h 内排出 80% 的水,尿渗透压降至 100 mOsm/kgH$_2$O(比重 1.003 左右),低于血浆晶体渗透压。SIADH 患者,尿量少于摄入水量的 40%,不能排泄低渗尿,尿渗透压 > 血浆渗透压。偶有患者严格限钠后,尿渗透压低于血浆渗透压,但不能降至理想水平,仍 >100 mOsm/kgH$_2$O。

(三)辅助诊断

其他辅助检查,包括影像学检查有助于诊断和定位诊断。

四、治 疗

1. 原发疾病的治疗 恶性肿瘤所致者应及早手术、放疗或化疗等。药物引起者应立即停药或调整用药剂量和补液条件。脑部疾病所致者尽可能去除病因,某些脑疾病,如急性脑膜炎、硬膜下或蛛网膜下腔出血等所致 SIADH 多为一过性,随着原发疾病好转而消失。

2. 限制水的摄入 轻症患者,经限制饮水量、停用妨碍水排泄的药物即可纠正低钠血症。一般限制饮水量在 0.8~1.0 L/24 h,症状即好转,体重下降,血钠浓度、血浆渗透压随之升高,尿钠排出减少。

3. 药物治疗

(1)地美环素(demeclocycline,去甲金霉素):拮抗 AVP 对肾小管上皮细胞受体腺苷酸环化酶的作用,抑制 AVP 对肾小管重吸收水,亦可抑制异位 AVP 分泌。常用剂量为 600~1 200 mg/d,分 3 次口服,引起等渗性或低渗性利尿,可于 1~2 周缓解低钠血症。此药有肾毒性,易诱发氮质血症与二重感染,故肝、肾衰竭者禁用。

(2)呋塞米:40~80 mg/d,口服;同时给予氯化钠 13 g/d,补充钠的丢失。

(3)苯妥英钠:可抑制下丘脑分泌 AVP,对某些患者有效,但作用短暂。

4. 严重低钠血症的处理 严重低钠血症的患者常有脑水肿,应紧急处理。可用呋塞米 1 mg/kg 静注,必要时重复使用,但必须注意:可能引起低血钾、低血镁,需注意检测和处理。根据尿钠排泄情况,以 3% NaCl 液 1~2 ml/(kg·h)补充钠丢失。一旦血钠上升至安全水平(125 mmol/L),应减慢补钠速度,控制 3% NaCl 的补充速度在 0.5~1.0 ml/(kg·h)范围内。第 1 个 24 h 内血钠升高幅度不应超过 12 mmol/L,以免发生神经脱髓鞘病变。

第四节 尿 崩 症

尿崩症(diabetes insipidus,DI)是下丘脑-神经垂体病变引起 ADH 不同程度缺乏,或多种病变引起肾脏对 ADH 的敏感性缺陷,导致肾小管重吸收水的能力下降,而出现的病理生理综合征。前者为中枢性尿崩症(CDI),后者为肾性尿崩症(NDI),其临床特点为多尿、烦渴、低比重尿或低渗尿。尿崩症常见于青壮年,男女之比为 2:1,遗传性 NDI 多见于儿童。

一、病 因

(一)中枢性尿崩症

任何导致 ADH 的合成和释放受损的疾病或病理状态均可引起 CDI 的发生,大体分原发性、继发性、遗传性三种。

1. 原发性 原因不明,占尿崩症的 30%~50%。部分患者尸检时发现下丘脑视上核和室旁核细胞明显减少或消失。

2. 继发性

(1)头颅外伤和下丘脑-垂体手术:是 CDI 的常见病因,以垂体手术后的一过性 CDI 最常见;若手术造成正中隆突以上的垂体柄受损,则发生永久性 CDI。

(2)肿瘤:尿崩症可能是蝶鞍上肿瘤最早的临床表现。原发性颅内肿瘤主要是咽鼓管瘤或松果体瘤,继发性肿瘤以肺癌或乳腺癌颅内转移最常见。

(3)颅内感染性疾病:如脑炎、脑膜炎、颅内结核、颅内真菌感染等损伤下丘脑或垂体。

（4）血管病变：如动脉瘤、动脉栓塞等影响下丘脑或垂体。

（5）全身性疾病累及：主要是肉芽肿疾病和自身免疫性疾病等，前者如结节病、组织细胞增多症、类肉瘤、黄色瘤等可累及垂体；后者的血浆中存在抗AVP细胞的抗体。

（6）妊娠后期和产褥期妇女：可发生轻度尿崩症，与血液中AVP降解酶升高有关。

3. 遗传性　可为X连锁隐性、常染色体显性或隐性遗传。X连锁隐性遗传由女性传递，男性发病，杂合子女可有尿浓缩力差，临床症状轻，无明显多饮、多尿。常染色体显性遗传主要由ADH前体基因突变或ADH载体蛋白基因突变引起。常染色体隐性遗传常为家族型病例，患者自幼多尿，可能是渗透压感受器缺陷所致。

（二）肾性尿崩症

肾对AVP无反应或反应减弱，有遗传性和继发性两种。

1. 遗传性　90%为X连锁遗传，至少90%检测出AVP受体2型（AVPR2）基因突变；其余10%患者为常染色体遗传，突变基因为水通道蛋白2（AQP2），其中9%为显性遗传，1%为隐性遗传。

2. 继发性　主要见于影响肾间质和肾小管的疾病或药物。

（1）肾小管或肾间质性病变：慢性肾盂肾炎、肾小管性酸中毒、肾小管坏死等皆可累及间质，使肾小管功能减退。

（2）代谢性疾病：如慢性低钾血症、慢性低镁血症、慢性高钙血症等，均可引起肾小管的功能减退。

（3）药物：肾毒性药物，如抗生素、抗真菌药、抗肿瘤药物、抗病毒药物等容易损害肾小管。碳酸锂可导致肾小管上皮细胞cAMP生成障碍，干扰肾对水的重吸收。

二、病理生理特点和临床表现

1. 低渗性多尿　多尿是DI患者的最显著症状。CDI一般起病较急，日期明确。尿量超过2 500 ml/d或50 ml/（kg·d），伴烦渴和多饮，夜尿明显增多；多数患者尿量在4 L/d以上，极少数超过10 L/d。尿比重为1.000 1~1.000 5，尿渗透压为50~200 mOsm/L，明显低于血浆渗透压。长期多尿可导致膀胱容积增大，排尿次数减少。部分性尿崩症患者的症状较轻，尿量为2.4~5 L/d，限制水摄入导致脱水时，尿比重可达1.010~1.016，尿渗透压可超过血浆渗透压，达290~600 mOsm/L。若患者口渴感未受累，饮水未受限制，一般仅影响睡眠，体力下降，不危及生命；若患者口渴感减退或消失，未能及时补充水分，可引起严重脱水以及血浆晶体渗透压、血钠浓度的明显升高，危及生命。若合并腺垂体功能减退，尿崩症可减轻，糖皮质激素替代治疗后多尿加重。

遗传性NDI常于婴幼儿期起病，多数有家族史。出生后出现多尿、多饮，如未能及时发现，多因严重缺水、高钠血症和高渗透性昏迷而夭折；若能幸存，可有生长缓慢，成年后症状减轻或消失。因婴儿期反复出现失水和高渗状态，患儿容易出现智力迟缓和血管内皮受损，颅内和血管可有弥漫性钙化。

2. 原发病的临床表现　继发性DI患者有原发病的表现。外伤性CDI多表现为一过性尿崩症，也可表现为三相性尿崩症，后者分急性期、中间期和持续期。急性期表现为损伤后多尿，一般持续4~5日，主要原因是损伤引起神经元休克，不能释放AVP或释放无生物活性的前体物质；中间期表现为少尿和尿渗透压增高，是AVP从变性神经元溢出致循环AVP突然增多所致；持续期表现为持续性多尿，出现时间不定，为视上核和室旁核内的大细胞神经元消失>90%或垂体柄不可逆损伤>85%所致。

妊娠期尿崩症（GDI）在妊娠晚期出现，以多尿、低比重尿、烦渴、多饮、电解质紊乱为主要表现，多为一过性，且较轻。胎盘分泌的血管加压素酶是最为重要的致病因素，后者使AVP降解增加。当AVP降解与代偿性AVP分泌增加之间的平衡破坏，剩余AVP不能维持足够的抗利尿活性时，引起尿崩症。分娩后，血管加压素酶的水平迅速下降，4周后血浆不能检测到活性，故分娩后自然缓解。

三、实验室检查和辅助检查

1. 尿量　超过2 500 ml/d称为多尿，患者尿量常达4~20 L/d，比重常在1.005以下，部分性DI患者的尿比重可达1.010。

2. 血、尿渗透压　血浆渗透压正常或稍高，尿渗透压低于300 mOsm/L（正常值为600~800 mOsm/L），严重者可低于60~70 mOsm/L。

3. 血浆AVP　正常血浆AVP（随意饮水）为2.3~7.4 pmol/L（放射免疫法），禁水后明显升高。完全性CDI患者的血浆AVP浓度测不到，部分性

CDI 患者则低于正常范围,NDI 患者的血浆 AVP 水平升高或正常,精神性烦渴患者则在正常范围或降低。

4. 禁水-加压素试验 比较禁水前后与使用 VAP 前后的尿渗透压变化。

（1）方法：禁水 6～16 h（一般禁水 8 h,视病情轻重而定）。试验前测体重、血压、血浆渗透压以及尿比重、尿渗透压,以后每小时留尿测尿量、尿比重及尿渗透压。当尿渗透压达高峰,连续两次尿、血浆渗透压差<30 mOsm/L,继续禁水,尿渗透压不再升高时,测血浆渗透压,然后立即皮下注射 VAP 水剂 5U,再留取尿液,测定 1～2 次尿量和尿渗透压。

（2）结果判定：正常人禁水后体重、血压及血浆渗透压变化不大,尿渗透压>800 mOsm/L;注射 VAP 后,尿渗透压升高不超过 9%。精神性烦渴者与正常人相似。完全性 CDI 患者,血浆渗透压峰值>300 mOsm/L,尿渗透压低于血渗透压;注射 VAP 后尿渗透压升高超过 50%。部分性 CDI 患者,血浆渗透压峰值不高于 300 mOsm/L,尿渗透压可稍超过血浆渗透压;注射 VAP 后尿渗透压升高 9%～50%。NDI 患者,注射 VAP 后无反应。

该试验应在严密观察下进行,若禁水后患者体重下降超过 3%～5% 或血压明显下降、烦躁等,应立即停止试验,并及时补充水分。

5. 其他 继发性 CDI 需测定视力、视野、蝶鞍摄片、头颅 CT 或 MRI 等以明确病因。基因突变分析有助于明确遗传性 DI 的分子病因学。

四、诊　断

凡有烦渴、多饮、多尿及低比重尿者应考虑本病,必要时可进行血、尿渗透压测定和禁水-加压素试验,明确 DI 的诊断,并有助于评估 DI 的程度和分类;进一步检查有助于明确部分患者的病因。不同类型的诊断要求有一定不同,简述如下。

1. 完全性 CDI 的诊断要点　① 尿量多,可达 8～10 L/d 或以上;② 低渗尿,尿渗透压低于血浆渗透压,一般低于 20 mOsm/L,尿比重低,多在 1.005 以下;③ 进水不足时常有浓缩性高钠血症,伴高尿酸血症;④ AVP 释放刺激试验（如禁水试验、高渗盐水试验等）不能使尿量减少,不能使尿比重和尿渗透压明显升高;⑤ 应用 AVP 治疗有明显的效果,尿量减少,尿比重和尿渗透压升高。

2. 部分性 CDI 的诊断要点　① 至少 2 次禁饮后,尿比重达 1.012～1.016;② 禁水后,达峰值时的尿渗透压/血渗透压在 1～1.5;③ 对 VAP 敏感。

3. NDI 的诊断要点　① 有家族史,或患者母亲怀孕时有羊水过多史,或引起继发性 NDI 的原发性疾病史;② 多出生后出现症状,婴儿期尿布更换频繁,发育缓慢或经常出现不明原因发热,儿童和成年期有多尿、口渴、多饮等表现;③ 尿浓缩功能减低,每日尿量明显增加,尿比重<1.010,尿渗透压多低于 300 mOsm/L;④ 禁水-加压素试验一般无尿量减少,无尿比重和尿渗透压升高,尿渗透压/血渗透压<1。继发性 NDI 除尿浓缩功能减退外,也有其他肾功能损害的表现。

五、治　疗

（一）替代疗法

1. 适应证　AVP 替代疗法主要用于完全性 CDI,部分性 CDI 在口服药疗效不佳的情况下应用。

2. 替代剂　有多种制剂,简述如下。

（1）加压素水剂：作用维持 3～6 h,每日须多次注射,长期应用不方便。主要用于脑损伤或神经外科手术后 DI 的治疗。

（2）尿崩停粉剂：是一种鼻腔喷雾剂,药效持续时间较长。但长期应用容易引起慢性鼻炎,影响药物的吸收。

（3）鞣酸加压素注射液：又名长效尿崩停。注射一次可维持 3～5 日,注射前充分混匀,过量容易引起水中毒。

（4）1-脱氨-8-右旋精氨酸加压素：是一种人工合成的 AVP 类似物,增强抗利尿作用,而缩血管作用仅有 AVP 的 1/400,抗利尿与升压作用之比为 4 000∶1,作用时间 12～24 h,是目前最理想的抗利尿剂,用量视病情确定。

（二）其他抗利尿药物

1. 氯磺丙脲　刺激垂体释放 AVP,并增强 AVP 的水吸收作用,增加肾小管 cAMP 的生成,主要用于部分性 CDI 的治疗,对 NDI 无效。可引起严重低血糖,也可引起水中毒,需注意检测和评估。

2. 卡马西平　刺激 AVP 释放,使尿量减少,但作用较氯磺丙脲弱。

3. 氢氯噻嗪　作用机制可能是尿中排钠增加,体内缺钠,肾近曲小管重吸收增加,到达远曲小管的液体量减少,因而尿量减少。尿量减少可达 50%。长期服用可引起缺钾、高尿酸血症等,应适当补钾。

（三）病因治疗

对于继发性 DI 患者,应尽量治疗原发病;若不能根治,也可参考上述药物治疗。

（四）补液治疗

在未来得及采取上述措施或上述措施不理想的情况下,注意适当补液,以胃肠道补水为主;但避免补液过多,以免加重多尿。

小　结

1. 下丘脑、垂体为独立器官,但整体发挥作用,称为下丘脑-垂体系统,是内分泌系统和神经系统的中心。

（1）下丘脑-垂体把内脏活动与其他生理活动联系起来,调节体温、摄食、水平衡、血糖和内分泌腺活动。

（2）下丘脑-垂体直接通过 ADH 影响水代谢,通过糖皮质激素(GC)等对电解质代谢发挥一定作用。

（3）下丘脑-垂体是维持生命活动和其他多种相关活动的核心,其损伤或功能障碍容易导致严重、复杂性或顽固性体液平衡紊乱。

2. ADH 是下丘脑视上核和室旁核的神经细胞分泌的 9 肽激素,在刺激因素作用下由垂体后叶释放。

（1）ADH 的主要作用是提高远曲小管和集合管对水的通透性,促进水的吸收,是尿液浓缩和稀释的关键性调节激素;还有升高血压、促进 ACTH 分泌等作用,ADH 也称为血管加压素(AVP)。

（2）生理状态下,血浆渗透压是调节 ADH 分泌的主要因素,血容量也发挥重要作用;应激状态下,中枢神经发挥更重要的调节作用。

3. SIADH 是 ADH 未按血浆渗透压调节而分泌异常增多或肾小管对 ADH 的敏感性升高或血浆出现 ADH 样物质,导致体内水潴留、尿钠排出增加,以及稀释性低钠血症等一系列病理生理和临床表现的综合征。

（1）严重颅脑损伤、颈髓损伤、严重颅内感染、急性脑血管病常引起 SIADH,多种呼吸系统疾病、手术或药物也容易导致 SIADH。不同疾病类型的表现有所不同。根据 ADH 的分泌和作用特点,SIADH 分四型。

（2）SIADH 主要表现为稀释性低钠血症,一般无水肿。低钠血症和细胞外液渗透压降低主要引起神经系统异常。临床表现与血钠浓度和血钠下降速度密切相关。实验室检查以血钠浓度、血浆渗透压下降,尿钠排出增多,尿渗透压高于血浆渗透压为主要表现。水负荷试验有重要诊断价值。临床治疗包括原发疾病治疗、限水治疗和药物治疗。

4. 下丘脑-神经垂体病变引起 ADH 不同程度缺乏,或肾脏对 ADH 敏感性缺陷,肾小管重吸收水的功能下降,导致尿崩症。

（1）中枢性尿崩症(CDI)分原发性、继发性、遗传性三种,特点是 ADH 缺乏;肾性尿崩症(NDI)分遗传性和继发性,特点是肾小管对 ADH 的敏感性下降。

（2）DI 是主要病理生理特点是低渗性多尿,伴脱水和浓缩性高钠血症。不同类型患者的禁水-加压素试验有较大差别。基本治疗是 AVP 替代疗法和其他抗利尿药物的应用,不同类型的治疗差别较大。重症患者或药物治疗效果不佳的患者,需加强补液治疗。原发病治疗是根本治疗手段。

（朱　蕾　计海婴）

第二十六章
颅脑疾病与体液代谢紊乱

脑是生理活动和生命活动的中枢,下丘脑-垂体系统是机体内分泌激素的主要积聚部位和调节中枢,是调节多种生理活动的中心。颅脑疾病直接影响多种生理活动,也直接或间接通过下丘脑-垂体系统导致内环境紊乱。临床相对重视单纯下丘脑、垂体疾病导致的体液代谢紊乱,但忽视常见颅脑疾病、创伤、手术后的全身问题,本章简述,详见第二十四章、第二十五章。

一、常见颅脑疾病或创伤

1. **脑卒中** 绝大部分不直接影响下丘脑-垂体系统,但重症患者多发生颅内高压,影响生命活动,并影响下丘脑-垂体功能。

2. **颅内感染** 直接或通过颅内高压等影响生命活动以及下丘脑-垂体功能。

3. **颅脑外伤或手术** 影响生命活动,直接或间接影响下丘脑-垂体功能。

4. **肿瘤** 包括转移至脑部的恶性肿瘤或脑部原发性肿瘤。

5. **全身性疾病累及脑组织** 主要是结缔组织病、血管炎性疾病、代谢性疾病、中毒性疾病,直接影响下丘脑-垂体系统等。

二、发 病 机 制

颅脑疾病或创伤直接影响机体的生理活动或生命活动,直接破坏下丘脑-垂体系统,导致其功能减退或丧失,或因压迫、颅内高压等刺激导致代谢异常和激素分泌异常,直接或间接诱发、加重体液代谢紊乱。

三、病理生理特点

(一)生理活动和生命活动的变化

这是重症颅脑感染和创伤的直接后果,容易导致体液代谢紊乱。

(二)影响下丘脑-垂体系统

1. **对水代谢的直接影响** 下丘脑-垂体产生和分泌抗利尿激素(ADH),故主要表现为水代谢紊乱。多为一过性,少部分为持续性。水代谢紊乱的类型取决于ADH增多还是减少,前者主要表现为水中毒和稀释性低钠血症,后者主要表现为脱水和浓缩性高钠血症;若持续时间较久,必然诱发或加重钠代谢紊乱,并伴随钾代谢紊乱,出现复杂性代谢紊乱。

2. **对钠、钾代谢的直接影响** 下丘脑-垂体-肾上腺皮质系统通过糖皮质激素(GC)发挥作用,GC变化可以是增多或减少。

GC缺乏引起水潴留、低钠血症。由于疾病、创伤直接影响生命活动,而患者多处于应激状态或抑制状态,故容易出现生命体征的不稳定,容易发生肾上腺危象。

GC增多的短期效应以水、钠潴留为主,3~5日达高峰,长时间持续以缺钾性低钾血症为主。由于对盐皮质激素(主要受肾素-血管紧张素系统的调控)的影响有限,故对电解质代谢的直接影响相对较弱。

3. **对糖代谢的影响** 主要是GC和摄食中枢的作用,加之应激反应,容易发生反应性高血糖。

4. **对进食和摄水行为的影响** 下丘脑是摄食行为和水平衡调节的中枢。无论患者是否清醒,多数患者的调控能力显著下降,而急性脑疾病或创伤常需脱水治疗,患者补液较多,如胃肠道进食高蛋白、液体过多。在多种生理功能和激素调节紊乱的基础上容易发生体液代谢紊乱。

5. **对体温调节的影响** 下丘脑是体温调节的中枢,体温调节紊乱必然影响皮肤的非显性失水;加之部分患者高热,更容易导致水代谢紊乱。

6. **其他激素的影响** 下丘脑-垂体分泌的其他激素直接或通过其他靶腺、靶器官对体液代谢产生影响;多种激素影响机体代谢,分泌过多或不足皆诱发或加重体液代谢紊乱。

(三)医疗行为的影响

由于颅脑疾病或创伤多见于神经内、外科,容易忽视体液平衡的检测和预防,而按一般疾病处理,故在上述变化的基础上的干预措施容易诱发复杂性代谢紊乱。

（四）水、电解质、酸碱平衡的相互影响

尽管患者以水代谢紊乱或水、钠代谢紊乱为主，但颅内疾病多持续时间较长，严重影响患者摄食、饮水等行为，各种电解质离子或非电解质离子又相互影响，加之医疗行为不当，容易发生复杂性或顽固性体液代谢紊乱。

四、临床特点

主要是体液平衡紊乱和原发病的表现，前者以水代谢紊乱为主，主要影响精神-神经系统；后者也主要以神经系统的表现为主，故容易忽视体液代谢紊乱的临床表现，缺乏针对性检查和处理，长时间持续紊乱对原发病和重要脏器功能都产生影响，甚至产生严重后果。

五、评估和治疗

由于体液紊乱常缺乏特异性表现，而患者多不能有效诉说和自我调节，故强调以合理评估和针对性检测为核心，预防为主。一旦发生紊乱，强调针对性治疗基础上的综合治疗，详见各相关章节。

小　结

颅脑疾病直接影响生命活动，并通过下丘脑-垂体系统影响多种内分泌反应和体液代谢。

体液代谢紊乱以水代谢紊乱为主，主要影响精神-神经系统；颅脑疾病本身以神经系统异常表现为主，临床容易忽视体液代谢紊乱的病理生理和临床特点，若持续时间过长，容易发生复杂性或混合型代谢紊乱，并对原发疾病产生严重影响。

（朱　蕾）

第二十七章
创伤后患者的体液代谢紊乱

狭义创伤是指机体在外力作用下发生的损害，广义的创伤则可包括外伤、手术、脏器功能损伤等情况，本文是指后者。

第一节　创伤后与体液代谢紊乱相关的病理生理

创伤后机体可发生一系列反应。最初是抑制阶段，在麻醉状态下的手术患者尤为明显。抑制阶段多比较短暂，手术后多持续数小时，接着是急性反应阶段，该阶段持续时间差别较大，与创伤程度及是否有并发症等有关。如果创伤最终能治愈，急性阶段就过渡至修复反应阶段。

创伤后反应包括局部和全身两方面。如果未并发感染，轻度创伤主要发生局部反应，较重创伤则出现局部和全身反应。创伤愈严重，全身反应就愈显著。就整体而言，创伤后的一系列变化是机体动员自身能力尽可能保存生命、恢复组织器官结构和功能的完整性，然而创伤后反应并不完全对机体有利，尤其是持续时间较长的患者，容易发生多种并发症。机体需要克服种种不利效应，方能达到康复。临床治疗能够帮助患者康复，但前提是必须遵循机体对创伤的反应规律，否则可能加重损害。创伤后，与体液平衡有关的全身反应变化非常复杂，简述如下。

一、神经-内分泌系统的反应

各种损伤刺激、失血、失液、精神紧张等均可引起神经-内分泌系统的变化，特别是交感神经-肾上腺髓质系统、下丘脑-垂体-肾上腺皮质系统、肾素-血管紧张素-醛固酮系统、胰高血糖素-胰岛素系统的变化，进而影响器官功能和代谢变化，治疗不当，容易发生体液平衡紊乱。

1. 交感神经-肾上腺髓质系统　机体损伤后交感神经兴奋，其广泛的神经触突产生去甲肾上腺素，同时交感神经兴奋又促使肾上腺髓质释放大量肾上腺素。儿茶酚胺大量释放对创伤后的机体有重要作用：① 调节心血管功能，增加心率，增强心肌收缩力，使皮肤、骨骼肌、肾、胃肠等部位的血管收缩，从而保障心、脑等生命器官的血液供给。② 动员体内能源，促进糖原分解，抑制胰岛素，使血糖浓度升高；促使肌肉组织分解出氨基酸和促进脂肪水解。③ 去甲肾上腺素可降低细胞环单磷酸腺苷（cAMP），肾上腺素可增高细胞 cAMP，因此两者分泌量的变化对许多器官均可能有重要影响。

儿茶酚胺的生物半衰期很短，故释放和消失迅速，这有利于机体适应应激状态。但若创伤刺激持久或低血容量持续得不到纠正，或者过多使用外源性儿茶酚胺，则将引起缺血性器官损害和体内能源过多消耗，间接影响体液平衡。

2. 下丘脑-垂体-肾上腺皮质系统　创伤刺激通过各种感受器和神经通路促使该系统的内分泌激素释放，主要是促肾上腺皮质激素（ACTH）、抗利尿激素（ADH）和生长激素（GH）释放增多。

（1）糖皮质激素（GC）作用：ACTH 释放增多促使肾上腺皮质分泌皮质激素增多，这可从尿 17-羟皮质类固醇增多得到证明。引起这种变化的原因，除了下丘脑-垂体反应，还与大量儿茶酚胺释出有关。皮质醇分泌增多对受创伤机体的重要意义在于：① 参与机体能源的动用。GC 促进葡萄糖异生，与肾上腺素、胰高血糖素、GH 等共同作用促使血糖增高。GC 还与 GH 共同促进脂肪分解，产生能量。② 参与儿茶酚胺对血管功能的调节，帮助维持血压。③ 能抑制炎症反应，减少血管渗出，抑制白细胞活动，稳定溶酶体膜，减轻炎症的损害作用。④ 作用于肾小管，促进钠、水吸收。

患者如有垂体损伤、肾上腺出血或萎缩、或长期使用 GC 等情况，受伤后就缺乏相应的皮质醇分泌，甚至发生肾上腺危象,血压常难以有效维持,需用外源性 GC 补充。

（2）ADH 的作用：ADH 增强肾小管对水分的重吸收。创伤刺激、血浆渗透压升高或血容量不足均促进 ADH 释放。创伤较重的患者,如果输入液体稍多,无论液体为等渗或低渗,水分都将在体内潴留,导致间质水肿。

创伤后醛固酮释出可增多,与 ACTH 释出增多相关,但与肾素分泌关系更大。醛固酮与 ADH 协调作用,对保持体液量发挥核心作用。

3. 肾素-血管紧张素-醛固酮系统（RAAS） PAAS 主要影响水和电解质的代谢。创伤通过多种环节导致肾脏的血流灌注减少,后者可促使球旁器分泌肾素,肾素促使血管紧张素原变成血管紧张素,后者刺激肾上腺皮质分泌醛固酮。醛固酮能增强肾小管对 Na^+、Cl^- 和 HCO_3^- 的重吸收,促进 K^+ 的排泄,与 ADH 协同作用保持细胞外液。但若机体反应过度或临床干预不当则容易发生高血压、心功能不全、肺水肿、代谢性碱中毒和电解质紊乱。

4. 胰高糖素释放增多 ① 胰岛素受抑制,在 GC、GH 的共同作用下,正常的血糖与胰岛素调节关系失常、血糖/胰岛素增高;有明显的胰岛素抵抗倾向。② 肝脏对碳水化合物和蛋白质的分解代谢加速,促使糖原分解为葡萄糖和氨基酸转化为葡萄糖（葡萄糖异生）,并进入血液。

二、重要器官的功能变化

主要是神经-内分泌因素变化的结果。

1. 心血管系统 主要是在儿茶酚胺作用下发生上述系列变化。这些变化不仅能适应高代谢需要,也能适应血容量的轻度减少,比如失血在 500 ml 以内,可有效维持血压,保障心、脑等重要生命器官的血液灌注,非生命器官的血液灌流有所减少。当创伤刺激缓解、病情趋向稳定时,心血管功能可自行调整,增加心搏出量和末梢血流量,以弥补早期的组织相对缺血,适应机体代谢率增高的需要。

创伤后的早期阶段容易发生碱中毒,且多为呼吸性和代谢性碱中毒（主要为吸收性碱中毒）的混合类型;也容易导致 2,3-二磷酸甘油酸（2,3-DPG）缺乏,使血红蛋白氧离曲线左移,导致氧释放困难和组织缺氧;还可使心搏量明显减少,血压降低而发生休克。原有心脏病或动脉硬化的患者代偿能力降低,易出现冠状动脉灌流不足、心律失常、心功能衰竭或心肌梗死。

2. 肺 创伤后机体的能量需求和代谢率增高,加以失血、感染以及应激反应等原因,呼吸常明显增强以适应氧耗量增加和 CO_2 排出量增多的需要。但由于刺激因素过强,容易发生通气过度和呼吸性碱中毒。

若为胸部外伤、手术、肺部炎症性损伤,则可直接导致肺功能障碍。严重胸部创伤,肺泡动脉血氧分压差和静动脉分流率均上升,持续数日至 1 周。用核素标记白蛋白测试,显示肺毛细血管通透性增高。此种改变可能与肺循环中出现组织损伤产物、微血栓、肿瘤坏死因子等相关;严重者肺血管内皮严重受损,可导致 ARDS。其他部位创伤也可能影响呼吸,如腹部外伤或手术可抑制腹式呼吸运动、咳嗽、咳痰,甚至引起肺不张。

换气障碍导致低氧血症,过度通气导致呼吸性碱中毒。严重通气功能障碍不能有效代偿时可发生呼吸性酸中毒。

3. 肾 失血、失液、疼痛刺激等使肾血流量减少。应激反应使儿茶酚胺和血管紧张素增加,肾血流量减少;肾血流重新分布,肾皮质血流灌注减少更为显著,肾小球滤出率（GFR）明显降低。RAAS 活性增强、ADH 增加,促使肾小管功能改变。临床上出现尿量减少;尿液 Na^+、HCO_3^- 减少,K^+、H^+、HPO_3^-、Cl^- 增多,尿比重增高,尿 pH 降低。在一定程度内,此种肾功能改变有助于帮助机体保留体液,但持续存在,将发生电解质、酸碱平衡紊乱。

如果肾血管在儿茶酚胺和血管加压素Ⅱ作用下持续收缩,加之创伤后血红蛋白、肌红蛋白游离及其分解产生的卟啉类代谢产物和组织损伤崩解产物的作用,可导致肾小管受损,发生急性肾衰竭。

4. 肝 创伤后肝的血流灌流可减少,而肝细胞、库普弗（Kupffer）细胞的功能负荷均增加,以适应能量产生、蛋白质分解与合成、凝血-纤溶系统活化、解毒等各方面的需要。但肝变化一般不呈现明显的临床症状。严重创伤可出现血胆红素和转氨酶升高;可有毛细胆管内胆栓形成,肝细胞线粒体肿大、有空泡、脂质增多等改变。

5. 胃肠 较重创伤可影响消化功能,患者有食欲减退、饮食后饱胀、便秘等表现。颅脑伤或腹部手术容易发生应激性溃疡,出现胃黏膜水肿、糜烂、出血、溃疡。其发病机制可能与创伤后的垂体内分泌变化、胃肠道缺血、再灌注损伤、胃酸分泌增多等相关。

6. 脑 创伤、出血、疼痛、惊恐等均能引起中枢神经的反应,通常会发生前述的交感神经和下丘脑-垂体的系列功能变化(应激反应)。炎症反应较重时产生较多的致热因子或体温中枢受损,导致体温升高或过低。脑血流灌注不足或其他原因造成的低氧血症,可导致脑损伤,使患者出现意识障碍,如躁动不安、淡漠、嗜睡、昏迷。

创伤患者精神过度紧张,可发生失眠、过度兴奋或抑郁;部分患者出现心动过速、瞳孔散大、呼吸加快、汗毛竖起等。个别患者可发生一时性精神病或加强治疗室综合征(ICU syndrome)。

三、代 谢 变 化

主要是应激反应变化的结果,与创伤本身、血流灌注不足、进食不足也有明显关系。

1. 体内能源 创伤后血糖可高于正常值,出现所谓"伤后糖尿病",是反应性高血糖的一种类型。原因为:① 糖皮质激素增加、儿茶酚胺浓度升高抑制胰岛素释放而促使胰高糖素释放,原有的血糖与胰岛素分泌相互调节的关系失常、血糖/胰岛素增高。创伤后高血糖与一般糖尿病不同,有明显胰岛素抵抗倾向。② 肝对碳水化合物和蛋白质的代谢加速,促使糖原分解为葡萄糖,又将氨基酸转化为葡萄糖(葡萄糖异生),进入血液。

(1)糖:体内葡萄糖是产能(热)的基本物质,包括有氧代谢和无氧代谢两种供能方式。无氧酵解时,葡萄糖仅能释出有限能量(1 mol 葡萄糖产生 2 mol ATP),显著低于有氧代谢的能量供应(1 mol 葡萄糖产生 32 mol ATP)。所以创伤后若有组织低灌注,葡萄糖利用不充分,则以无氧代谢供能为主,此时血糖虽高或给予葡萄糖输入,仍不能满足机体所需的能量消耗。

(2)蛋白质和脂肪:蛋白质或氨基酸分解也是产能方式之一,但其能量供应并不多,除非糖类供应严重不足时。研究证明蛋白质分解产热与脂肪分解产热符合一定的,但又不相同的比例(如按产热量计为 1:2、1:4.8 或 1:17)。蛋白质分解受酮体形成的抑制,高酮体血症时尿氮排除量减少。可见就产能而言,机体更多的是依靠脂肪的分解。

创伤患者,在 ACTH、GC、儿茶酚胺、GH、胰高糖素等激素的影响下,体内脂肪分解加速,主要是甘油三酯酶促使甘油三酯分解,血液脂肪酸增多。脂肪酸可在骨骼肌、心肌等组织内充分有氧氧化而形成水和 CO_2,同时产生 ATP;氧化不全的部分在肝内形成中间产物酮体。酮体还可经过酶的作用生成乙

酰辅酶 A,参与三羧酸循环,进行有氧氧化;但发生组织低灌流时,与葡萄糖一样,脂肪酸和酮体都不能充分利用,脂肪分解产能受限。肾上腺素、ADH 等释放过多也可能抑制酮体生成。这些情况明显不同于单纯饥饿、糖尿病患者等的脂肪动用。

上述情况直接或间接影响体液的代谢,在糖尿病或糖耐量下降的患者,容易发生血糖的显著升高,产生高渗性脱水、钾离子排出增多和细胞内缺钾等。能量供应不足,容易导致钠泵活性减弱,电解质分布异常。无氧酵解增强和酮体生成则导致代谢性酸中毒。

2. 蛋白质 创伤患者的蛋白质代谢除参与葡萄糖糖异生外,还关系到创伤部位的组织修复、器官功能和免疫功能的维持等,其变化甚为复杂。但总体而言,蛋白质的更新和转变成各种生物活性前体远比其异生为葡萄糖供能重要。

(1)蛋白质丢失:创伤患者的体细胞群缩减,与蛋白质丢失一致。尿液中出现肌酐、硫/氮、磷/氮或 3-甲基组氨酸等的变化,显示蛋白质丢失以肌蛋白为主。70 kg 体重的成人发生较重创伤后,每日丢失肌细胞相当于蛋白质 220 g 或肌组织 1 kg 左右,所谓丢失是蛋白质合成率降低和(或)蛋白质分解率增高综合作用的结果,视创伤情况而定,如肢体伤在局部制动后发生肌肉萎缩,以蛋白质合成率下降为主,因为肌肉组织蛋白质合成与肌细胞的收缩运动密切相关。急性较重创伤后,蛋白质的合成率和分解率均升高,但分解率增高更显著(表 27-1)。禁食后肌肉趋向消瘦,则主要表现为蛋白质合成减少,而蛋白质分解率并未增高,在给予足够能量供应的基础上,合成代谢增加,补充氨基酸或蛋白质后即可恢复。创伤后蛋白质的丢失还与其他因素相关,如糖皮质激素、儿茶酚胺等可促进蛋白质分解;酮体形成或麻醉镇静剂使用减少蛋白质分解。

表 27-1 创伤后蛋白质的合成与分解

创伤种类	蛋白质合成率(%)	蛋白质分解率(%)	测定方法	报告者
重度骨创伤	+50	+79	14C-亮氨酸	Birkahn 等
择期大手术	+20	+66	14C-亮氨酸	Clague 等
腹部手术	+14.9	+66.6	14N-甘氨酸	Tashiro 等
腹部手术	+32.1	+93.5	14N-甘氨酸	Lowry 等

注:表内%为试验组与对照组之差。

（2）血浆蛋白的变化：创伤后虽有体蛋白的丢失，但机体仍能通过自身调控（酶、介质、细胞因子等的作用）使一部分蛋白质分解为氨基酸等物质，重新组合成为修复组织所需的物质。下述几种血浆成分对创伤修复具有重要意义。

1）白蛋白：在肝内合成，有 65%～70% 在肝外组织内分解。创伤后白蛋白分解加速，大多重新组成生物活性前体，一部分产能。如果肝脏不能及时合成白蛋白补充，则血浆白蛋白浓度降低。缺乏白蛋白对修复创伤不利，因为后者与许多修复蛋白（如胶原、纤维蛋白原等）的生成相关，还能携带一部分氨基酸、脂肪酸和电解质离子。创伤前、后有低蛋白血症的患者，创伤愈合延迟。

需强调，在严重创伤患者，特别是在烧伤和多脏器功能损伤患者，不仅蛋白质分解代谢的半衰期显著缩短，其在损伤部位的渗出量更为显著，故短时间内可出现血浆白蛋白浓度的显著下降，白蛋白水平可作为判断损伤严重程度的标准。若短时间内出现白蛋白升高（排出补充因素）则是脱水或血液浓缩的标志。

严重低蛋白血症不能维持血容量，可直接导致或加重体液代谢紊乱。

2）血浆其他蛋白质的变化：血浆多种蛋白质皆发生变化，但与水、电解质紊乱的关系较少，不赘述。

3. 微量元素的变化　主要是锌、铜的变化。

锌离子（Zn^{2+}）是多种酶的成分，又是某些酶的激活因子，故能影响糖、蛋白质、脂质等的代谢。血清 Zn^{2+} 大部分与白蛋白结合，较易交换；另一部分与 α_2 巨球蛋白结合，待后者降解后释出。创伤后血 Zn^{2+} 浓度降低，尿 Zn^{2+} 排出增多。创伤后机体内 Zn^{2+} 重新分布，除了在伤处渗出外，肝对 Zn^{2+} 的摄取和释出均加速，可能与蛋白质、氨基酸和核酸的代谢加速相关。肾、脾等摄取 Zn^{2+} 也出现一过性增多，而红细胞、骨等的 Zn^{2+} 含量减少。

血浆铜离子（Cu^{2+}）主要在铜蓝蛋白内，故随后者代谢而变化。创伤后血浆铜蓝蛋白一过性减少，继而增多。中性粒细胞释出的白细胞内源性递质，能促进肝对铜蓝蛋白的代谢，故可影响血 Cu^{2+} 浓度。Cu^{2+} 是氧化酶的成分，参与胶原、弹力蛋白等合成过程。

第二节　创伤后的体液代谢紊乱

创伤可直接导致体液及其中的电解质离子、酸碱离子的变化，但主要通过机体的一系列反应导致内环境变化。

一、体液量的变化

在较重的创伤，体液变化有重要意义，直接影响血容量和血液成分；再者体液变化既是肾、肺、肝等器官功能改变的后果，又反过来影响上述器官的功能。

（一）细胞外液的变化

1. 体液丢失　创伤导致体液的额外丢失，如出血、血浆渗出、胃肠液丢失；非显性失水也明显增加，如通气量增大、发热使呼吸道水分丢失增加，发热、出汗使皮肤丢失水分增加；创伤后还可能禁食或减少饮食，因此机体需尽量保留细胞外液，以维持有效循环血容量。

2. 体液保留　创伤后肾保留水分和 Na^+，已在前文述及。实际上，参与细胞外液保留的组织还有消化腺、汗腺等，如唾液、胰液、肠液、汗等分泌液中 Na^+ 浓度均降低。就维持血循环而言，细胞外液容量比其成分更为重要。细胞外液渗透压与 Na^+ 浓度密切相关，要保持细胞外液容量，必须保留 Na^+。肾小球旁器对肾动脉降低压甚为敏感，可使 RAAS 活性增强；肾小管致密斑对肾小管液 Na^+ 的变化也很敏感，GRF 减少，流经致密斑的钠量减少，肾素分泌增加；加以 ADH 的作用，使肾脏具有很强的保钠、保水的能力。

3. 体液平衡的变化

（1）脱水：综上所述，单纯就创伤而言，水分丢失增加，不仅有创伤本身导致的体液丢失（包括与血浆相似的电解质成分的丢失），也包括呼吸道和皮肤水分丢失（电解质成分的丢失非常少），加以进食不多，容易发生血容量不足和脱水，尤其是高渗性脱水。

（2）细胞外液增多和成分变化：就应激反应而言，肾脏排出钠、水的能力减弱，如果给予较多钠盐，容易发生高容量性高钠血症;如果给予大量水分,而电解质补充不足,则容易发生稀释性低钠血症;在入液稍多、稍快的情况下,无论等渗、低渗、还是高渗液体皆容易发生细胞外液过多,发生稀释性低蛋白血症和水中毒,并进一步加重伤处水肿,发生心功能不全和肺水肿。

上述类型的钠、水紊乱皆容易发生,其中高容量性高钠血症和肺水肿最常见,但容易忽视。

4. 处理原则 对创伤患者的补液治疗,应特别注意出入液体量和质的平衡,既要避免补液不足,更要避免补液和利尿过度。一旦出现上述紊乱,应合理评估和根据具体情况适当处理。

(二)细胞外液量的合理评估

本章阐述部分容易错误解读且有密切关系的参数,详见第七章第五节。

1. 尿量 临床上常将尿液作为细胞外液量,尤其是血容量是否充足的标准。

(1)健康人:正常情况下每日需 400 ml 尿液将机体代谢产物排出,故将 400 ml/d 作为少尿的标准,1 500 ml/d 左右尿量比较合适,低于 1 000 ml/d 多意味着细胞外液量减少。

(2)创伤患者的变化:应激反应导致患者肾脏重吸收钠、水的能力显著增强,故尿量在 1 000 ml/d 时也不存在血容量不足,甚至可能存在细胞外液量增加。创伤情况下,代谢产物增加,排出代谢产物需要的尿量也增加,故尿量在 400 ml/d 以上就可能发生肾前性氮质血症,适当应用利尿剂是必要的。并发反应性高血糖的患者,由于高渗性利尿,尿量达 1 500 ml/d 也可能存在血容量不足,应增加补液量。在老年患者中,由于肾脏浓缩功能减退,需要更多的尿量排出代谢产物,尿量<1 000 ml/d 就容易发生肾前性氮质血症。

需强调该类患者病情危重、复杂,血容量或细胞外液容量可以在数小时内出现显著变化,以小时为单位计算尿量更有价值,以 24 h 为单位不利于病情评估。

2. 血压 血压降低常作为判断血容量不足的标准,但临床上常忽视血压下降或升高的实际意义,导致误判和处理的混乱。

(1)血压降低的原因:原因众多,如失血或失液、心功能不全、严重酸中毒、血管张力下降、机械通气(MV)过度或不足,其中绝大多数为有效循环血容量不足引起,此时多并发尿量减少,但其他原因引起血压下降容易被忽视或误判。

(2)低血压治疗的常见错误:习惯用升压药治疗,在效果不好的情况下,加大升压药的剂量和补液速度,反而导致病情恶化,出现肢体水肿,因此又同时升压、利尿,病情进一步恶化。

(3)血压下降合并水肿的处理对策:水肿仅意味着组织间液增多,血容量仍不足;随着水肿加重,组织间液静水压升高,对毛细血管的压迫增强,毛细血管的血流阻力增大;毛细血管与组织细胞间的氧扩散距离增大,导致组织供血、供氧恶化。因此治疗原则不是首先升压、利尿,而是严格控制钠入量,适当控制水入量;补充胶体,扩充血容量,用白蛋白、血浆或血浆代用品皆可,补充胶体后可给予小剂量利尿剂;在 MV 患者,可适当升高通气压力。

(4)血容量不足时利尿的问题:若血容量严重不足,GFR 显著下降,利尿无效;若利尿有效,则进一步降低有效血容量。

(5)血容量不足时的血压升高:早期、轻度血容量不足,应激反应增强,特别是交感神经-儿茶酚胺兴奋,血压常升高,伴心率的异常增快。此时处理最简单,适当补液即可。

3. 中心静脉压(CVP) CVP 是胸腔内大静脉压强与大气压的差值,主要反映右心前负荷和右心功能,正常值为 6~12 cmH_2O。一般认为 CVP 超过正常值提示右心前负荷过高或右心功能不全,必须限制补液量和补液速度;低于正常值提示容量负荷不足,需增加补液量。在右心功能正常的情况下,习惯认为 CVP 是判断血容量的可靠指标,CVP 下降,血容量不足;反之则血容量增加。在已知或怀疑存在心力衰竭的休克患者,CVP 监测有助于防止液体复苏过度。实际应用时,对 CVP 的解读有较多误区。

(1)胸腔内压的影响:影响 CVP 的因素众多,不仅与血容量、心功能(右心功能,包括心包和瓣膜情况)、血管活性药物等有关外,更与胸腔内压变化(与动脉不同,静脉壁菲薄,受周围环境压力影响较大)显著相关,因此 CVP 反映血容量和右心功能的特异性必然受到影响,如 MV 压力较高、胸肺部手术后局部束带固定,胸腔负压显著下降,CVP 明显升高;若 MV 压力或流量不足、急性左心功能不全、急性肺实质病变、大气道阻塞等原因导致呼吸增强、增快时,胸腔负压显著升高,CVP 明显下降。因此在呼吸明显变化的情况下,CVP 变异范围较大,即 CVP 下降不一定有血容量不足,上升也不一定有血容量过多或右心功能不全。

（2）CVP 的替代指标：中心静脉跨壁压（central venous transmural pressure，CVTP）是 CVP 与胸腔内压之差。由于排出了胸腔内压的影响，可较好反映循环血容量和右心功能。CVTP 测定较烦琐，需同时测定 CVP 和胸腔内压，故主要用于理解心肺疾病的生理学特点和试验研究。

二、体液性质的变化

（一）体液 pH 的变化

创伤后可以发生酸中毒，也可发生碱中毒，但更多是碱中毒。创伤后如未发生明显的组织低灌流，体液 pH 升高。

1. 呼吸性碱中毒　多种肺内、肺外的刺激因素使患者通气增强，每分通气量（VE）增加，CO_2 排出增多，发生呼吸性碱中毒。一般程度较轻，无需特殊处理，必要时适当应用镇静剂，抑制过度通气。

2. 代谢性碱中毒　① 应激反应和肾血流量下使 RASS 活性增强，促使肾小管重吸收 Na^+ 和 HCO_3^-，K^+、H^+ 与 Na^+ 交换而从尿中排出，其他分泌液也发生类似变化；持续应激反应和肾血流量下降导致碱中毒持续存在或加重（称为吸收性碱中毒，详见第十三章第六节）。② 输血带入柠檬酸钠，经肝脏代谢后转化为 $NaHCO_3$。③ 胃减压使 H^+、K^+、Cl^- 随胃液排出增加，HCO_3^- 在肠道回吸收入血增加。

因此患者容易发生"创伤后碱中毒"，常为代谢性碱中毒和呼吸性碱中毒的混合类型，pH 多为 7.45~7.6，持续时间不长。若 pH 持续>7.6，则容易引起严重不良后果，如严重心律失常、脑血管收缩和脑功能障碍。碱中毒加重低钾血症，影响心、肠、神经、骨骼肌等的功能。

代谢性碱中毒主要为吸收性碱中毒，因此不但要处理创伤及其并发症，还要注意纠正持续紊乱的病理生理环节，一般无须使用酸性药物。详见第十三章第六节。

3. 代谢性酸中毒　若有较长时间的严重组织低灌流或并发休克，碱中毒就会被代谢性酸中毒取代。主要原因是无氧代谢增强导致组织细胞内乳酸积存，故首先出现细胞内液 pH 降低，H^+ 通过细胞膜至细胞外液，血浆 pH 也随之降低，乳酸与丙酮酸之比增高，可反应组织缺氧的程度。血液酮体水平升高也是酸中毒的原因，因为在组织低灌流的情况下，脂肪酸和酮体不能充分氧化而导致血中酮体水平升高。部分患者存在严重肾功能障碍，诱发或加重酸中毒。

由于代谢性酸中毒与组织低血液灌注有直接关系，因此必需迅速增加补液量，改善血液循环，切忌持续应用升压药。严重酸中毒可适当给予碱性药物。

4. 呼吸性酸中毒　严重肺损伤或感染、脑损伤、电解质紊乱（尤其是低钾血症）导致的呼吸功能不全可引起呼吸性酸中毒。应尽早 MV，并纠正原发病和诱发因素。

（二）电解质离子的变化

创伤患者可出现多种类型的电解质紊乱。

1. 钠离子紊乱　见上述体液的变化。主要是高容量性高钠血症和稀释性低钠血症。

2. 钾离子紊乱

（1）低钾血症：如上述，应激情况下，K^+ 经肾脏、分泌液排出或经消化道丢失增加，因此容易发生缺钾和低钾血症。碱中毒则导致血钾向细胞内转移，进一步加重低钾血症。

（2）高钾血症：组织损伤严重，K^+ 由细胞内液释放至细胞外液，发生高钾血症；组织缺氧，钠泵活性减弱，代谢性酸中毒等也可使 K^+ 由细胞内液释放至细胞外液，加重高钾血症。若为严重创伤，容易发生致死性高钾血症，需紧急处理。

若上述两类因素作用相似，则血钾维持正常。一般情况下，若无明显并发症，则血钾浓度变化不大。若发生少尿或无尿，严重高钾血症随之出现。

3. 镁离子紊乱　Mg^{2+} 与 K^+ 的代谢相似。可发生一过性低镁血症、高镁血症。

4. 其他　也可发生钙和磷的紊乱，急性期其紊乱类型主要取决于是酸血症，还是碱血症，前者以升高为主，后者以降低为主。

血钙浓度受甲状旁腺激素和降钙素调节，与血磷浓度有相互消长的关系。Ca^{2+} 与骨折愈合、制动后的骨质疏松相关，又与神经-肌肉的效应、凝血过程、胶原合成等相关。

三、创伤急性期的变化特点与处理原则

创伤急性期的重要全身反应和代谢变化有如潮水涨落。创伤后立即出现"低落"，生理活动受抑制；接着出现"高涨"，即机体反应增强。以较重创伤为例，创伤后早期出现一过性休克为"低潮"，休克好转后体温升高、全身炎症反应明显（详见第二

十八章)、代谢迅速增强等为"高潮"。上述体液变化属于"高潮"状态的重要特征。为更好地预防和处理急性期的体液代谢紊乱,需注意以下问题:① 如何调节体液平衡,包括水、电解质和酸碱度,防止并发症;② 如何有效地供给能(热)量;③ 如何减少体细胞群缩减或蛋白质丢失,以及补充明显缺少的蛋白质成分。

四、创伤好转期的代谢特点与处理原则

若创伤好转,机体从以分解代谢为主转为合成代谢增强,容易发生低钾血症、低镁血症、低蛋白血症、水溶性维生素缺乏症,因此应增加能量、钾、镁、水溶性维生素和蛋白的综合补充。

小 结

1. 各种创伤刺激、失液、精神紧张等,均可引起神经-内分泌系统的变化,主要是交感神经-肾上腺髓质、下丘脑-垂体-肾上腺皮质以及肾素-血管紧张素-醛固酮系统兴奋,这些因素皆密切影响器官功能和代谢的变化,处理不当,容易发生水、电解质、酸碱平衡紊乱。

(1) 创伤后心血管系统功能增强以适应高代谢需要和血容量减少;但创伤后的碱中毒和 2,3-DPG 缺乏则容易导致组织缺氧,还可使心搏出量减少。

(2) 创伤后刺激及代谢率增高容易导致通气过度和呼吸性碱中毒。胸部创伤直接导致肺功能障碍;其他部位,如腹部创伤妨碍腹式呼吸,甚至引起肺不张;严重创伤容易导致 ARDS,发生缺氧性损害。脑血流不足、低氧血症或体液代谢紊乱导致脑功能障碍。创伤容易诱发消化道应激性溃疡。

(3) 肾脏在神经-内分泌因素的影响下出现尿量减少,尿 Na^+、HCO_3^- 减少,尿 K^+、H^+、$H_2PO_3^-$、Cl^- 增多,尿比重增高,尿 pH 降低,在一定程度内有助于保留体液,但持续时间过久也容易发生吸收性碱中毒和电解质紊乱,严重者发生急性肾衰竭。

(4) 创伤后的应激反应容易发生"反应性高血糖",有胰岛素抵抗倾向。高血糖容易发生高渗性脱水、钾离子排出增多和细胞内缺钾等;能量供应不足,容易导致钠泵活性减弱,电解质分布异常;无氧酵解增强和酮体生成,容易导致代谢性酸中毒。蛋白质的合成率和分解率皆升高,后者更显著,白蛋白水平可作为评价损伤严重程度的指征,严重低蛋白血症不能维持血容量,直接导致或加重体液平衡紊乱。

2. 创伤本身造成体液的额外丢失,呼吸道和皮肤的非显性失水增加,加之进食不多,容易发生血容量不足和脱水,尤其是高渗性脱水。

3. 机体应激反应使肾脏排出钠、水的能力减弱,消化腺、汗腺等分泌液钠浓度降低,参与细胞外液的保留,容易发生高容量性高钠血症;若给予大量的水分,而电解质补充不足,容易发生稀释性低钠血症。

(1) 创伤患者的补液应特别注意出入液体量和质的平衡,避免补液不足或过度。

(2) 创伤患者可发生各种类型的酸碱平衡紊乱,代谢性碱中毒最常见。钾离子、镁离子等既可以升高,也可以降低,这与应激反应、创伤程度、体液变化和并发症等有直接关系。

(3) 应激状态下,尿量、血压、中心静脉压等指标评价体液量是否充足与正常情况下有较大差异。

4. 注意综合治疗:① 如何调节水、电解质和酸碱平衡,防止并发症;② 如何有效供给能量;③ 如何减少体细胞群缩减或蛋白质丢失,以及补充明显缺少的蛋白质成分。

5. 若创伤好转,机体合成代谢增强,容易发生低钾血症、低镁血症和低蛋白血症和水溶性维生素缺乏症,应积极补充。

(朱 蕾 沈勤军)

第二十八章
重症感染患者的体液代谢紊乱

重症感染（包括肺部感染和其他部位感染）不仅有感染直接导致的局部炎症性损伤（类似创伤）和全身炎症反应（常较创伤明显，称为系统性炎症反应综合征），机体的神经-内分泌系统、器官、内环境也发生一系列变化，称为应激反应（也与创伤相似，但一般无应激前的抑制期），对促进机体动员自身能力抑制感染，恢复组织器官的结构、功能的完整性有重要作用。但持续过度反应则对机体有害，并可能引发以体液代谢紊乱为核心的多种并发症，成为影响救治成功的关键环节之一。由于重症感染与严重创伤的变化有较大相似性，本章简述如下。

一、系统性炎症反应综合征

无论是感染性因素还是非感染性因素（包括创伤）均可通过不同途径激活炎症细胞和结构细胞，释放 TNF-α、IL-1、IL-6 等促炎介质，参与机体防御反应，以抵御感染等外来伤害刺激。但这些炎症细胞和炎症介质又直接或间接通过激活中性粒细胞损伤血管内皮细胞，导致血小板黏附、释放氧自由基和脂质代谢产物，并进一步促进炎症细胞的激活，两者互为因果，在体内形成瀑布级联效应，导致炎症细胞不断激活，炎症介质数量不断增加，使炎症反应不断扩大。当超出机体代偿能力时，过度炎症反应将引起广泛组织细胞损伤，称为系统性炎症反应综合征（systemic inflammatory response syndrome，SIRS）。严重者可导致多器官功能障碍综合征（MODS），通过多途径影响体液代谢。

二、神经-内分泌系统的反应

重症感染的应激反应引起神经-内分泌变化，主要是交感神经-肾上腺髓质、下丘脑-垂体-肾上腺皮质、肾素-血管紧张素-醛固酮系统（RAAS）、胰高血糖素-胰岛素的变化，直接影响器官功能和代谢变化，预测、处理不当，容易诱发或加重体液代谢紊乱。详见第二十七章第一节。

三、体液代谢变化

在重症感染患者，疾病本身及临床干预可直接引起体液变化，但主要通过过度炎症反应、应激反应及其引发的脏器功能改变、代谢变化导致体液变化，容易导致顽固性、复杂性体液代谢紊乱。

（一）细胞外液的保持和失衡

重症感染患者的非显性失水常显著增加，如通气量增大、发热、人工气道建立等使呼吸道水分丢失增加；发热、出汗使皮肤丢失水分增加；还可能禁食或减少饮食或胃肠减压，因此机体需尽量保留细胞外液，以维持细胞外液和血容量（详见第二十七章第一节）。实际上参与细胞外液保留的组织还有消化腺和汗腺的分泌液，如唾液、胰液、肠液、汗液等，这些分泌液的钠浓度均降低。就维持血循环而言，细胞外液容量比其成分更为紧迫。肾小球旁器对肾动脉压降低甚为敏感，可使 RAAS 活性增强；肾小管致密斑对肾小管液钠浓度的变化也很敏感，由于肾小球滤过率（GFR）减少，流经致密斑的钠量减少，增加肾素分泌；加之 ADH 的作用，使肾脏具有强大的保钠、保水能力。

单纯就感染而言，患者丢失水分增加，进食不多，容易发生血容量不足和脱水，尤其是高渗性脱水。就持续应激反应而言，肾脏排出钠、水的能力减弱，若未能正确评估和控制钠盐的入量，则容易发生高容量性高钠血症。在入液稍多、稍快的情况下，无论是等渗、低渗、还是高渗液体皆容易发生细胞外液过多、水肿或水中毒，也可诱发或加重心功能不全和肺水肿。

（二）电解质离子变化

1. 钠离子紊乱　主要出现高容量性高钠血症、浓缩性高钠血症，少部分为稀释性低钠血症，详见第二十七章第二节。

2. 钾离子紊乱

（1）低钾血症：应激反应等导致 K^+ 经肾脏、分泌液的排出或经消化道的丢失增加，因此容易发生缺钾和低钾血症。碱中毒导致血钾向细胞内转移和经肾脏排出增加,加重低钾血症。高钠血症常与低钾血症并存,钠、钾比例失衡更容易导致细胞功能异常。

(2)高钾血症:严重的炎症损伤和缺氧性损伤,K^+由细胞内释放至细胞外液,发生高钾血症。组织缺氧,钠泵活性减弱,酸中毒等也可使 K^+ 由细胞内释放至细胞外液,加重高钾血症。若发生少尿或无尿,则容易发生严重高钾血症。

低钾血症是最常见的钾离子紊乱,高钾血症多见于休克、肾功能不全或终末期患者。

3. 镁离子紊乱　Mg^{2+} 与 K^+ 的代谢相似,故可发生低镁血症、高镁血症,前者多见。

4. 其他　如钙和磷紊乱,紊乱类型主要取决于是酸血症还是碱血症,酸血症表现为升高,碱血症表现为降低,后者多见。

(三)反应性高血糖和有氧代谢障碍

主要原因:① 儿茶酚胺、GC 等抑制胰岛素释放、促使胰高糖素释放,正常的血糖与胰岛素分泌相互调节关系失常、血糖/胰岛素之比增高;与糖尿病不同,有明显的胰岛素抵抗倾向。② 肝脏对碳水化合物和蛋白质的分解代谢加速,促使糖原分解为葡萄糖和氨基酸转化为葡萄糖(葡萄糖异生),并进入血液。葡萄糖是机体产能的基本物质,无氧酵解时,仅能释出有限能量(1 mol 葡萄糖产生 2 mol ATP),显著低于有氧代谢时的能量供应(1 mol 葡萄糖约产生 32 mol ATP)。重症感染患者由于葡萄糖的有氧代谢受抑制,容易发生无氧代谢和血乳酸升高;加之常有组织低灌流,葡萄糖利用更不充分,加重有氧代谢障碍和血乳酸升高。重症患者多见于老年患者,合并糖尿病多见,容易发生血糖的显著升高,产生高渗性脱水、钾离子排出增多和细胞内缺钾等,能量供应不足,钠泵活性减弱,电解质分布异常。

(四)pH 的变化

重症感染患者可发生代谢性酸中毒、呼吸性酸中毒或呼吸性碱中毒,但更容易发生代谢性碱中毒,难以纠正的顽固性代谢性酸中毒更多是治疗不当或终末期患者的表现。

1. 代谢性碱中毒　多数重症患者尽管可能存在组织低灌流,但并不严重,体液 pH 倾向升高,主要原因:① 醛固酮促使肾小管重吸收 Na^+ 和 HCO_3^-,K^+、H^+ 与 Na^+ 交换而从尿中排出,其他分泌液也发生类似变化。持续应激反应和肾血流量下降促进 HCO_3^- 的持续重吸收,是发生碱中毒的主要原因,称为吸收性碱中毒。② 输血带入的柠檬酸钠经肝脏代谢后转化为 $NaHCO_3$。③ 胃减压使 H^+、K^+、Cl^- 随胃液排出增加,HCO_3^- 在肠道重吸收入血增加。由于重症感染患者的炎症损伤持续时间长,病理生理变化难以短时间内纠正,故代谢性碱中毒常持续存在或加重。若 pH>7.55 则容易引起严重并发症,如严重心律失常、脑血管收缩和脑功能障碍,加重低钾血症,影响心、肠、神经、骨骼肌等的功能。

2. 代谢性酸中毒　如果有较长时间的严重组织低灌流或并发休克,碱中毒就会被代谢性酸中毒取代。主要原因是无氧代谢增强导致组织细胞内乳酸增多,故首先出现细胞内液 pH 降低,H^+ 通过细胞膜扩散至细胞外液,血浆 pH 也随之降低,乳酸与丙酮酸之比增高。部分患者存在严重肾功能障碍,诱发或加重酸中毒。

3. 呼吸性碱中毒　严重肺损伤和实变等导致肺牵张反射增强,加之发热等导致呼吸增强、增快,通气量增大,故容易发生呼吸性碱中毒。一般碱血症的程度有限,无须特殊处理,但合并代谢性碱中毒时,会加重碱血症的程度,需重视。

4. 呼吸性酸中毒　患者以过度通气为主,呼吸性酸中毒少见;临床上更多见于重症肺炎患者机械通气时采取允许性高碳酸血症(PHC)策略或机械通气不当。

总之,在重症感染急性期,体液代谢发生重要变化,常出现多种紊乱并存,主要是机体持续过度应激反应、全身炎症反应、疾病本身、临床评估和干预不当综合作用的结果。最常见、且容易忽视的体液变化是反应性高血糖,且有明显的胰岛素抵抗倾向;高钠、高氯血症,伴低钾血症、代谢性碱中毒,可有细胞外液过多或脱水,主要与肾功能调节失常和临床处理不当有关。为更好地预防和处理重症感染患者的内环境紊乱,必须注意以下问题:① 高度重视机体过度应激反应和全身炎症反应导致的体液平衡紊乱,临床评估和治疗也必须相应变化,特别重视肾功能调节功能的失控和动态变化,及早干预。② 有效平衡能(热)量补充和胰岛素补充。

若感染控制,病情好转,全身炎症反应和应激反应迅速减弱或衰退,合成代谢增强,容易发生低钾血症、低镁血症、低蛋白血症和水溶性维生素缺乏症,因此应适当增加能量、钾、镁、水溶性维生素和蛋白质的综合补充。

小　结

1. 重症感染急性期,机体出现系统性炎症反应综合征、持续过度应激反应,与感染本身、临床评估和干预不当等综合作用,体液代谢发生明显变化,常出现复合型或顽固性体液代谢紊乱。

2. 常见体液代谢紊乱有高钠、高氯血症,伴低钾血症、代谢性碱中毒,可有细胞外液过多或脱水,除疾病本身因素外,主要与肾功能调节失常和临床处理不当有关;有反应性高血糖,且有胰岛素抵抗倾向。

3. 若病情好转,全身炎症反应和应激反应减弱或衰退,合成代谢增强,容易发生低钾血症、低镁血症、低蛋白血症和水溶性维生素缺乏症。

(朱　蕾　胡莉娟)

第二十九章
围手术期肺水肿

围手术期肺水肿是一种比较特殊的水代谢紊乱，不仅发生于创伤较大的手术，也较多发生于微创手术，有一定特殊性，故单列一章阐述。

围手术期肺水肿多发生在术后数小时至数日内，是手术后常见、但极易忽视或误诊的并发症。

一、发生原因和机制

常常是多种因素综合作用的结果，主要包括下述因素。

1. 基本因素

（1）手术失液少：随着手术条件和水平的不断改善，多数患者手术时失血、失液并不多。

（2）麻醉前后的血管反应：无论是创伤较大的手术还是微创手术，全身麻醉（包括静脉麻醉、吸入麻醉）药物的安全性高、患者依从性好、手术者操作方便，全身麻醉被广泛应用。但大剂量麻醉药的使用容易导致体循环血管张力下降和血压下降，为维持适当的血压水平和循环功能，手术前、中、后普遍输液过多、过快。与内科医师处理低血压习惯上首选升压药不同，麻醉科、外科医师首选大量补充晶体液以维持血压。手术结束后，随着麻醉作用的迅速衰退和消失，体循环血管回缩，大量液体进入肺循环。

上述情况是发生肺水肿的主要因素。

（3）手术后应激反应：手术后短时期内，在麻醉作用下，机体处于抑制状态，体循环血管扩张，血容量增多。但随着手术后麻醉作用的迅速消失，机体应激反应增强，下丘脑-垂体-皮质轴兴奋，分泌糖皮质激素（移植患者常规应用）和抗利尿激素（ADH）增多，肾素-血管紧张素-醛固酮系统（RASS）兴奋，交感神经-儿茶酚胺系统兴奋，肾脏重吸收钠、氯、碳酸氢根离子增多，伴随水的重吸收增多，容易发生细胞外液增多和高血容量。

（4）血浆胶体渗透压不足：创伤较大的手术，渗出明显，白蛋白丢失较多；加之术后禁食或进食不足，白蛋白补充不足，容易发生低蛋白血症，是发生或加重水肿的常见因素。

（5）基础疾病：由于社会老龄化，老年人手术增多，而高龄患者容易合并冠状动脉粥样硬化性心脏病（冠心病）、原发性高血压、肥胖，机体调节水、电解质的能力显著下降。在老年患者或有心脏病的患者，心脏代偿能力下降，输液过多、过快容易发生肺水肿。高血压患者，若血压控制不良或术后应激反应导致血压升高，将导致心脏后负荷增大，发生左心衰的机会增加。肥胖患者，细胞外液，特别是组织间液减少，组织间液对血容量变化有重要缓冲作用，即血容量下降，组织间液迅速进入血管，补充血容量；反之增加的血容量迅速进入组织间液，减少过多的血容量。组织间液减少必然导致机体缓冲血容量的能力下降，容易发生高血容量和肺水肿。

2. 特殊因素　某些手术显著影响血容量的变化，肺水肿发生率显著升高。

（1）肝移植：移植过程中需要阻断下腔静脉，加之麻醉作用，患者多出现明显的血压下降，为维持适当血容量和血压，需明显增大补液量。手术结束后，随着下腔静脉开放和麻醉作用消退，大量血流进入肺循环，故容易发生肺水肿，因此手术结束就应转入肺水肿的防治。

（2）心脏手术：心外科手术患者，如换瓣术或冠状动脉搭桥术多有心脏的器质性损伤；手术结束后，随着麻醉作用的消退和体外循环转为正常自主循环，大量血液进入心脏和肺脏，也容易发生肺水肿，这也是心脏手术后需机械通气一段时间，然后拔出气管插管的重要原因。

（3）颅脑手术：除麻醉因素外，神经因素是导致肺水肿的常见因素。创伤、休克都可能通过兴奋自主神经而收缩肺静脉，导致肺毛细血管充血、高压和血管壁通透性增加。颅外伤伴神经性肺水肿亦不少见。

二、病理生理特点

1. 心血管系统的反应　与其他心源性肺水肿的基本特点相似，但也有明显不同，主要表现为心血管系统的代偿反应明显，常有血压明显升高和心率异常增快，易误诊为高血压，且常选择能同时降压和减慢心率的 β 受体阻滞剂，导致心脏抑制和心力衰竭加重。

2. 呼吸系统的代偿反应　呼吸增强、增快明显，胸腔和肺间质负压显著增大，容易在高压性肺水肿的基础上发生负压性水肿，即在肺中央部位渗出（蝴蝶翼样变化）的基础上出现肺周围渗出，表现为全肺比较均匀的弥漫性渗出，容易与急性呼吸窘迫综合征（ARDS）混淆；左心室跨壁压和后负荷增大，加重左心衰和肺水肿，形成恶性循环。胸腔负压增大，胸腔内上、下腔静脉扩张，中心静脉压（CVP）下降或不升高（心脏手术或有基础心脏病患者升高），不仅容易将肺水肿误诊为 ARDS 或院内获得性肺炎（HAP），还容易误诊断为血容量不足，增加补液量，加重病情。

3. 其他特点　肺水肿特点还与手术的强制性体位有关，如胆囊手术后，患者为避免疼痛常采取右侧卧位，在重力作用下，导致右肺水肿明显，甚至出现单纯右肺水肿，易误诊为肺炎。

三、基本临床表现

1. 早期表现　以肺静脉和毛细血管瘀血为主或伴轻度肺间质水肿，故临床表现为血压异常升高，心率异常增快；干咳，气急，呼吸增快、增强，每分通气量（VE）增大和呼吸性碱中毒，PaO_2 正常或轻度低氧血症，呼吸音增强或少量湿啰音；X 线胸片或 CT 片显示肺血管纹理增多，肺门影增大、增浓，双肺磨玻璃样改变，近肺门处明显，呈向心性密度增高和蝴蝶翼样变化，临床容易忽视。

2. 典型表现　出现明显肺间质和肺泡水肿，患者咳出大量白色（血浆漏出为主）或粉红色（血浆和大量红细胞漏出）泡沫样痰；血压下降，心率显著增快；严重低氧血症；双肺门增大、肺血管纹理增粗、肺广泛渗出，多属于中晚期阶段。

CVP 多正常或降低，心脏手术后患者多升高。

四、肺水肿的类型

根据发病时间，手术后肺水肿可分为早期、中期、晚期三种类型。

1. 早期肺水肿　一般在术中至术后数小时内发生，多见于创伤较小的手术或胸部手术。在麻醉药的抑制作用迅速减弱，输液过多、过快的情况下迅速发生。其特点是病情进展快，心肺代偿性反应明显，血压迅速升高，心率异常增快；呼吸显著增强、增快，VE 明显增大，几乎皆有呼吸性碱中毒和低氧血症；迅速出现大量湿啰音和泡沫样痰；CVP 下降。

若已给予有效机械通气治疗，特别是应用镇静、麻醉剂抑制自主呼吸的情况下，上述表现可不典型。

2. 中期肺水肿　一般在术后 1~2 日发生。与早期肺水肿相比，输液增多、增快的程度较轻，但 24~48 h 累积量明显增大。机体有一定程度的代偿，血压升高、心率增快的速度较慢，持续时间较长，程度较轻；CVP 多基本正常。低氧血症进展较慢。

3. 晚期肺水肿　一般在术后 3~5 日发生，主要是输液增多累积发挥作用所致；也常有其他并发症。机体代偿反应较弱，血压升高、心率增快的速度更缓慢，持续时间更长，增加幅度更小，CVP 多升高。低氧血症发展速度缓慢。常有其他合并症或并发症，该期肺水肿更容易误诊为 HAP 或机械通气相关肺炎（VAP）。

五、治　疗

符合一般急性左心衰竭、肺水肿的治疗原则，特别强调以下几点。

1. 镇静　呼吸持续增强、增快是导致心力衰竭、呼衰恶化的重要因素，因此必须适当应用镇静剂或麻醉剂抑制过强的自主呼吸。地西泮（安定）、吗啡是最常用的药物，初始剂量分别为 10 mg 和 5~10 mg，可连续应用，使呼吸频率（RR）尽可能控制在 20~30 次/分。

2. 严格控制补液的量和速度　结合病情，补液量要控制，但补液速度更应严格控制；血压下降时适当应用升压药。在呼吸明显变化的情况下，CVP 对血容量或心功能的判断无价值，更容易得出错误的结论，可参考中心静脉跨壁压或肺动脉楔压，并结合病史和临床表现等评估。

3. 利尿　首选袢利尿剂，如呋塞米（速尿），静脉应用可快速扩张血管，继而产生强大的利尿作用，有助于病情的迅速改善，也有助于与 ARDS、负压性水肿等鉴别。

4. 白蛋白的应用　手术创伤较大的患者或持续时间较长的患者，创面蛋白渗出或漏出过多，常发生严重低蛋白血症，并成为肺水肿难以纠正的重要因素。应及早预防，一旦发生需尽早补充。若血浆白蛋白浓度<25 g/L，应积极补充，如给予白蛋白 10 g，静脉点滴，每 8 h 1 次，连用 2~3 日；而不是 10 g 静脉点滴，每日 1 次或数日 1 次。

5. 机械通气　患者神志清醒，容易配合，心脏本身的功能多较好，治疗效果好，可首选无创正压通气（NPPV）。

小　结

1. 围手术期肺水肿是一种比较特殊的水代谢紊乱,不仅发生于创伤较大的手术,也较多发生于微创手术,是手术失液、麻醉药物作用特点、应激反应、基础疾病等多种因素综合作用的结果。其中麻醉作用的变化发挥核心作用,在某些特殊手术类型,如体外循环的心血管手术、肝移植等,血流动力学的巨大变化对肺水肿的发生有更重要的作用。

2. 肺水肿患者的心血管系统和呼吸系统出现明显变化,且有一定特殊性。早期、中期、晚期肺水肿的表现有明显不同,特别是中心静脉压的变化有较大差异。肺水肿的治疗必须与病理生理变化相一致。

(朱　蕾)

第三十章
危重症患者的液体复苏

危重症患者不仅原发疾病严重或生命体征不稳定,且常继发多脏器功能损伤或体液代谢失衡,许多危重病本身与体液代谢紊乱直接相关。液体复苏（fluid resuscitation）是危重症患者救治中必不可少的手段,是诸多治疗环节中的重要一环,应用得当将显著改善预后;反之则可能导致严重后果。

第一节　液体复苏的基本知识

液体复苏是指短时间内大量补液,纠正低血容量,以保障有效的心排血量（CO）和器官的血流灌注。危重症患者液体复苏的核心可概括为:把握好输液总量,调配好补液性质,调节好输液速度。简言之,就是"输多少、输什么、怎么输"的问题。

一、把握好液体总量

总原则:针对病因、有的放矢、因病制宜、因人制宜、量出为入、力求动态平衡。具体实施时,首先明确患者体液量是多还是少,是欠缺还是富余。如果属于体液过剩或者体液总量不算多,但脏器功能难以承受,则入量宜少于出量,力争在体液代谢上找到一个平衡点。例如严重颅脑外伤、脑水肿,有明确的颅内高压征象;肝肾综合征合并肝性腹水,少尿或无尿;癌症晚期、合并心力衰竭等,液体复苏就要求负平衡或零平衡,入量小于或等于出量,应用脱水或利尿剂,降低颅内压;减轻心脏负担,防止肺水肿和心力衰竭发生或加重。必要时,可用微量输液泵控制输液量,总量调节在≤1 500 ml/d,在难以调控的情况下,需加用额外辅助措施,如血液净化。临床上有较多患者的体液代谢存在着负平衡,供不应求,欠缺为主,除了个体特性的治疗措施外,需加强液体复苏,增加补液量;也有较多患者液体代谢存在正平衡,体液增多,但血容量不足,组织间液或其他部位液体增多,则如何液体复苏将面临更多问题。就是说,疾病类型不同,病情严重度不同,体液分布不同,补液总量可有显著差异。输液总量应包括三方面:已丧失的体液量、仍在继续丢失的液量（或血容量）和当日的生理需要量。

（一）生理需要量

1. 液体量的计算　人体正常代谢每日需要的液体量,包括呼吸排出水量,约350 ml;不出汗时经皮肤排出水量,约500 ml;经胃肠道排便排出的水量,约150 ml;经肾脏排出代谢产物的最低排水量400～500 ml,一般需要1 000～1 500 ml;机体内生水约300 ml,伴一定的能量消耗。

2. 液体性质的评估　经肾脏排出的液体不仅包括水,还有电解质离子;其他液体仅含水,或有少量电解质,可忽略不计。

3. 实际补充量　不能进食的危重患者,每日仍有较大量的体液丢失,为维持生理需要就必须补充一定的水分,补充量成年男性为30～40 ml/（kg·d）,即2 000～2 500 ml/d,成年女性略低,婴幼儿为120～160 ml/（kg·d）。补充电解质:氯化钠4～5 g/d,相当于生理盐水500 ml（4.5 g）;氯化钾3～4 g,相当于10%氯化钾30～40 ml;补充葡萄糖,2～3 g/（kg·d）,平均150 g/d。

4. 注意事项　上述是未出现严重体液紊乱时的情况,实际危重症患者常有体液代谢紊乱,生理需要量常需严格控制或完全忽略,如高钾血症或合并急性肾功能不全的患者,需停止补钾;高容量性高钠血症需终止补钠;严重水肿患者多需终止晶体液的补充。

（二）已丧失的血容量

分两种情况,一是体液量减少,机体脱水,伴血容量不足;二是血容量不足,体液量增加,后者在急性危重症患者更常见,但常忽视。

1. 已丧失的体液量　需根据体液的欠缺情况

判定体液丢失的类型和程度。根据体液丢失量分轻度脱水、中度脱水和重度脱水；根据血钠浓度和血浆晶体渗透压分低渗性、等渗性和高渗性脱水。危重症患者多为等渗性和高渗性脱水，可根据下述情况大体估测脱水程度。

（1）轻度脱水：常见于急性胃肠炎，呕吐、腹泻等，生命体征无明显变化，仅有口渴感。失水量约占体重的2%，即大约1 500 ml。补充生理盐水1 500 ml即可，其他紊乱较轻，通过自身调节可很快纠正。

（2）中度脱水：常见于脓毒症休克，不仅体液量减少，且体液重新分配，有效血容量不足，丢失液量占体重的3%~5%，即1 500~3 000 ml。有明显口渴感，腋窝、腹股沟干燥，血钠浓度升高，常≥150 mmol/L，尿呈浓茶色、比重高。给予5%葡萄糖溶液+生理盐水各半，即相当于0.45%低渗氯化钠溶液，补液总量为1 500~3 000 ml。

（3）重度脱水：常见于严重的多发伤、创伤导致的失血性休克、严重大面积烧伤等。丢失液量占体重的6%~8%或以上，即4 000~6 000 ml。口渴难耐，血钠浓度显著升高，尿呈酱油样或者无尿，尿比重极高，血细胞比容上升，神志淡漠，严重者可发生高渗性昏迷。补液量在4 000~5 000 ml以上。应补充的液量也可根据血钠浓度计算，即补液量（L）=（实测血钠浓度−正常血钠浓度）/正常血钠浓度×正常体液量[体重kg×0.6（女性为0.5）]，例如：体重60 kg的男性，血钠浓度160 mmol/L，应补液量=（160−142）/142×60×0.6=18/142×36=0.127×36=4.56 L。

2. 体液量不减少时丧失的血容量　由于强力救治或认识不足等原因，目前的危重症患者常有体液过多或不减少，但血容量不足，需合理调整补液。组织间液或第三间隙液体增多，需适当增加胶体为主的补液，扩充血容量；也可能需暂时增加晶体液，待循环功能稳定后，逐渐排出过多的水分和电解质。可能需要加用血液净化等措施维持补液和血容量之间的相对稳定。

（三）继续丢失量

危重症患者诊断或治疗时常存在液体的继续丢失，称为继续丢失量。

1. 继续丢失量的组成　胃肠减压导致的丢失量、体内第三间隙渗出或漏出的液量，气管切开后经呼吸道排出的更多水量，发热和显形出汗等异常情况导致的额外丢失量；合并肠瘘、尿崩症、大面积烧伤导致的继续丢液量等。

2. 体温对继续丢失量的影响　发热时，体温每升高1℃，每日丢失量约增加10%，如体温39℃时，应额外增加输液量2 500 ml×20%=500 ml。明显出汗者，额外丢液量500~1 000 ml，大汗淋漓者额外丢失量1 000~1 500 ml。

3. 气管切开对继续丢失量的影响　经呼吸道丢失的液量比健康人鼻式呼吸多2~3倍，相当于800~1 000 ml。

4. 注意事项

（1）体温与失液：根据病因，高热可分三种情况，最多见于各种感染性或非感染性炎症导致的体温升高，体温下降时伴多汗，丢失水分和电解质的量皆较多；二是中枢性高热，常为持续性高热，出汗多少不一，总体非显性失水较多，需结合实际情况评估；三是皮肤散热障碍，失水丢失较多，电解质丢失非常有限。

（2）临床干预与继续丢失量：大部分患者在病情明显加重以前，已经就医，并充分或过度补液，补液量超过继续丢失量是常见情况，需客观评价，还需注意区别补液和继续丢失液体的性质差别。

二、调配好补液性质

（一）输液治疗的目标

有两个最主要的目标。

1. 改善内环境　称为液体复苏。通过补液扩容，提高有效循环血容量，改善微循环；纠正酸碱平衡紊乱，包括代谢性酸中毒和吸收性碱中毒（详见第十三章第六节）；补充电解质，调整血浆渗透压和合适的物质成分，营造适应各重要脏器活动的内环境。

2. 营养支持　通过补液补充热量和其他营养物质，如糖、脂肪、蛋白质、电解质离子、微量元素等，提供维持机体进行生理活动需要的能量和其他物质。

（二）根据脱水性质选择补液

1. 补液性质的选择　为改善内环境和适当补充营养，需根据患者脱水性质，即高渗性、等渗性和低渗性脱水决定补液的性质。

（1）高渗性脱水：机体丢失的水量大于钠量，造成细胞外液钠浓度高于正常值；晶体渗透压超过320 mOsm/L，细胞内水分进入细胞外，导致细胞内脱水。常见于摄入不足、不能自行饮水的患者，如胃肠道手术后禁食、鼻饲高浓度要素饮食等，也常见于尿崩症、持续高热、气管切开后过度通气、口服高盐高糖饮食等。表现为口渴,唾液减少,口唇干燥,尿少,汗液分泌少。治疗以胃肠道补充或静脉补充5%葡萄糖溶液为主,同时适当补充生理盐水,即总体上给予低渗盐水治疗。

（2）低渗性脱水:丢失的钠量大于水量,造成细胞外液钠浓度低于正常值,细胞外容量减少,晶体渗透压下降至 280 mOsm/L 以下,细胞外水分内入细胞内,导致细胞,特别是脑细胞水肿。表现为眼窝下陷,皮肤弹性差,可无口渴感,出现低血压、脉搏细弱、头晕,甚至低血容量性休克和肾功能受损,或伴有神志淡漠、意识模糊、昏迷等。治疗以高渗氯化钠溶液为主。

（3）等渗性脱水:丢失的钠量和水的比例基本相同,血钠浓度和血浆晶体渗透压正常。常见于严重的呕吐、腹泻、大面积烧伤、严重创伤等,是外科患者中最常见的情况。由于主要是细胞外液,即血浆和组织间液的均匀丢失,故症状明显。常有明显血容量不足的表现,如血压下降,脉搏细弱,外周循环衰竭;如不及时纠正,水分继续丢失,很容易转为高渗性脱水。治疗以补充葡萄糖溶液和生理盐水为主,后者的量略少于前者,即总体上以正常偏低渗溶液为主,中度脱水补充 1 500～3 000 ml,重度脱水补液 3 000 ml 以上。

2. 脱水程度与脱水性质　轻、中、重脱水与高、低、等渗脱水之间有较密切关系,多数情况下比较一致,但并非一一对应。前者根据脱水量多少评估,后者根据脱水时丢失钠盐的程度计算。一般而言,脱水越严重,丢失的电解质相对越显著。但有时高渗性脱水也可能是重度脱水,而低渗性脱水也可以轻度脱水。

（三）根据血容量选择补液

由于临床强力救治或不同疾病的特点不同,危重症患者常有血容量不足或循环功能障碍,但细胞外液过多,需适当增加胶体为主的补液,限制水分,扩充血容量,减轻水肿;也常需暂时增加晶体液,待循环功能稳定后,再逐渐排出过多的水分和电解质。

三、复苏液体的种类

一旦确定患者的有效血容量不足,无论体液量减少、正常或增加,皆应立即液体复苏,并根据个体差异和监测结果调整输液的种类。

（一）晶体溶液

它是液体复苏治疗的最常用液体,如生理盐水、林格液、高张氯化钠溶液等。

1. 发展历史　Latta 及其同事于 1831 年在 Cholera Hospital 首次用低渗的氯化钠溶液静脉输入成功地救治霍乱患者。产科医师 Coates 于 50 年后重新认识到静脉输入氯化钠溶液的重要性,发现产妇在急性失血时只要补充氯化钠溶液,维持足够的血容量就可维持生命。1892 年后逐渐确立了应用生理盐水治疗急性出血的地位。以后又配制出成分及含量接近人体血浆的林格液。等渗电解质液如生理盐水、林格液皆属于等张溶液,所含离子成分和晶体渗透压皆近似于正常细胞外液。乳酸林格液（平衡盐溶液）属低张溶液,尽管各种成分和离子含量接近细胞外液,但钠浓度较低（131 mmol/L）,临床上常用于扩容,是液体治疗或复苏时经常选用的含钠晶体液,但大量单独应用降低血浆渗透压,故通常与其他含钠晶体液或胶体液交替输注。

2. 扩容特点　生理盐水和乳酸林格液主要分布于细胞外液,一般情况下输注的晶体液约有 25% 存留在血管内,而其余 75% 则分布于组织间液（主要取决于毛细血管的通透性）,临床输注 1 L 等张晶体液后,血管内液体容量增加约 200 ml。治疗休克时,虽然通过大量输注等渗液补充了细胞外液,但细胞内液增加（即细胞肿胀）并不能迅速解决。等渗电解质液无携氧功能,改善血流动力学效果较差、维持时间短,用量达失液量的 3～4 倍时才能维持休克患者的血液循环;且输液结束后即有 70%～80% 的液体漏入血管外,可能加重组织水肿和细胞水肿,进而影响组织的氧供和代谢功能。

（二）高渗晶体溶液（hypertonic saline, HS）

1. 基本特点　浓度 7.5% 高渗氯化钠溶液、3% 氯化钠或高张乳酸林格液在临床上也曾得到研究和应用。其主要机制是通过提高血浆的晶体渗透压使细胞和组织脱水,细胞内及组织中的水分进入血管,可发挥"自体输液"的作用。与等渗晶体溶液相比,其优点是用量小,能产生明显血流动力学效果,并发挥改善组织水肿的作用。

2. 静脉输注高渗晶体液的作用　① 增加心肌收缩力;② 升高血压;③ 改善微循环;④ 选择性地收缩肌肉及皮肤血管,扩张内脏血管及冠状动脉;⑤ 收缩静脉,使血液重新分布,因此部分患者使用高渗晶体液后可减少输血甚至不输血;⑥ 减轻组织水肿;⑦ 利尿;⑧ 纠正酸中毒。

3. 基本评价　高渗晶体溶液对微循环的作用比较独特,其对微循环的疏通作用可有效阻断休克的发生、发展。但渗透压明显或迅速升高也可能产生一系列问题，在有高渗血症的危重症患者问题更多，实际临床应用并不多。

（三）胶体液

胶体液包括血浆制品及代血浆。胶体液的补充是危重病患者维持血容量和动脉血氧运输量（DaO₂）的重要措施。

1. 全血、血浆和白蛋白

（1）全血：除血红蛋白（Hb）低于 90/L 外，一般不考虑输血。因为库存血液有很多"毒性"作用，如储存时间过长的红细胞功能下降、胞膜受损，破坏较多，易产生溶血，2，3-二磷酸甘油酸（2，3-DPD）浓度下降，不利于氧在组织的释放。胆红素、乳酸脱氢酶（LDH）、铁浓度、钾浓度升高，大量炎症因子释放。红细胞内膜外露也容易启动外源性凝血系统，故大量输入库存血是急性呼吸窘迫综合征（ARDS）、多脏器功能障碍综合征（MODS）的危险因素，也容易发生 DIC。因此治疗大出血患者时，输入全血的同时需加用新鲜冷冻血浆，并在凝血功能监测的状态下进行，还应避免把血液作为单纯扩充血容量的目的应用。若必须要输血时，需遵循以下原则：① 限制性输血比开放性输血好；② 输红细胞比输全血好；③ 输去白细胞血比输未去白细胞血好。

（2）白蛋白：在健康人，白蛋白构成血浆胶体渗透压的 75%~80%。健康人 40% 白蛋白分布于血管内，其余在血管外，主要是细胞内，间质含量极少。5% 白蛋白溶液 250 ml 的胶体渗透压为 18~20 mmHg；25% 白蛋白溶液 50 ml 的胶体渗透压为 100 mmHg。在液体复苏的初期，输注 5% 白蛋白溶液 1 L，血浆容量增加 500~1 000 ml，远较等渗晶体液的效果好得多；若输注 25% 的白蛋白溶液，由于本身的容量有限，只有当组织间液移至血管内时，才能有效地增加血容量，故扩容速度稍慢。若体液顺利从组织间液进入血管内，则输注 25% 白蛋白溶液 100 ml 1 h 后，血容量增加 400~500 ml，扩容效果极其强大。在血管通透性增加的患者，如脓毒症休克或 ARDS，输注白蛋白仅有少量的组织间液进入血液循环；不仅如此，输注的白蛋白通过通透性显著增强的毛细血管，大量进入组织间液，加重水肿和组织供氧障碍，需注意合理应用。

（3）血浆：是健康人的提取物，医用血浆的白蛋白浓度、其他成分与健康人相同，扩容作用接近输入量，扩容速度快，但具体扩容作用取决于低蛋白血症的程度和毛细血管通透性（白蛋白的扩容作用也

与此密切相关）。但因成分完善，无久置红细胞的问题，在某些患者，如重症感染患者可能更有价值。

2. 血浆代用品

（1）明胶：1911 年第一次世界大战时研究出了第一代代血浆——明胶。明胶由动物的皮及骨等作为原料精制而成，由于技术及工艺落后，制剂不纯，除效果不理想外，也有比较明显的副作用。

（2）右旋糖酐：第二次世界大战结束后 1946 年研制出了第二代代血浆——右旋糖酐。中分子右旋糖酐（右旋糖酐 70）扩容效果与血浆相似，每克可增加血管内水约 25 ml。6% 中分子右旋糖酐溶液的胶体渗透压高于生理值，扩容效果可维持 12 h；低分子右旋糖酐（右旋糖酐 40）扩容效果较差，持续时间短暂，但有改善微循环和渗透性利尿作用，初始扩容效能为输入量的 2 倍，3~6 h 后扩容量与输入量相等。

（3）羟乙基淀粉：20 世纪 60—70 年代发明了第三代代血浆——羟乙基淀粉。因其效果好、疗效确切、毒副作用少而受到广泛关注。羟乙基淀粉是人工合成胶体，临床应用 6% 盐溶液，胶体渗透压为 35~38 mmHg。输注 1 L 羟乙基淀粉能使循环血容量增加 700~1 000 ml，24 h 后仍可维持最大扩容效果的 40%。研究显示，与其他胶体制品及乳酸林格液相比，羟乙基淀粉可快速提高 DaO₂ 和氧耗量，改善组织灌注和有氧代谢，并维持较长时间，有比较好的扩容效果。每克低分子羟乙基淀粉（平均分子量 260 000）约可增加血管内水 30 ml，扩容效能较高分子羟乙基淀粉更强。

少数患者使用羟乙基淀粉可能发生过敏性样反应，表现为中度流感症状、心动过缓、心动过速、哮喘样发作、非心源性肺水肿。在输液过程中，若患者发生明显反应，应立即终止给药，并给予适当处理。大剂量使用时，由于稀释效应，可能引起血液成分如凝血因子、血浆蛋白稀释，以及血细胞比容下降，发生与剂量相关的血液凝结异常。由于一系列问题，目前临床上较少应用羟乙基淀粉。

总体而言，白蛋白或血浆仍是临床应用最多的胶体液，低分子右旋糖酐尽管扩容效果不强，但有较好改善微循环的作用，临床应用也较多。

四、复苏液体的选择

1. 晶体液或胶体液的选择 尽管胶体液和晶体液皆被广泛应用于危重患者的液体复苏，但对于选用何者为好还是争论了数十年，至今也无明确答

案。实际上由于原发病不同,患者的病理和病理生理特点不同,也不可能有明确答案,持续争论何者为好其实质是伪命题。

(1)晶体液:优点是可以补充细胞外液,增加肾小球滤过率,补充电解质;充分给予晶体液可有效恢复血浆容量;价格低廉,易于获取,应用方便。缺点是输注后即迅速地扩散至组织间隙,仅20%停留于血管内,必须大量较快输注才能产生有效的扩容效应;水分在组织间隙大量积聚容易导致或加重肺水肿、吻合口水肿、其他器官水肿,进而降低氧的弥散和利用能力。

(2)胶体液:优点是在血管内停留时间长,扩容能力强;增加血管内胶体渗透压,减轻组织水肿;部分人工胶体(低分子右旋糖酐)能改善血流动力学及血液流变学的紊乱,改善器官的血流灌注和氧合。缺点为生物制剂,副反应较多,费用昂贵,临床应用不方便。

临床研究表明晶体液和胶体液对机体的部分重要生理参数产生不同影响,这些差异直接导致了两者用于液体复苏的争议。为此有学者以循证医学为原则,对晶体液和胶体液用于危重患者的液体复苏进行了 Cochrane 系统评价。结果显示,尚未有随机对照研究证据表明在创伤、烧伤和术后患者应用胶体液进行液体复苏可以降低死亡率。

2.高张晶体液或等张晶体液的选择 在低血容量患者,等张晶体液通常作为输血前的替代品,且往往需要大量输注。

与等张晶体液相比,高张晶体液能产生更佳的扩容效果,较快升高血压,在较短时间内少量输注即可生效;可使细胞内液及组织间液进入血管内,产生"自身输液"的效果,避免或减轻组织水肿。高张晶体液还被推荐用于颅脑外伤患者。颅脑外伤患者合并低血容量时往往存在颅内压升高,同时又伴有颅内血流灌注不足,等张晶体液可使颅内压升高、脑水肿加剧;反之,高张晶体液可升高血压,增加颅内灌注,同时又减轻脑水肿、降低颅内压力。有学者甚至认为可以用高张晶体液替代甘露醇。但是也有学者认为高张晶体液可导致破裂血管的继续出血;血脑屏障破坏时,高张晶体液进入脑组织间隙,使脑水肿恶化。

为评价两者的效果,有学者对高张晶体液和等张晶体液在危重患者的液体复苏进行了 Cochrane 系统评价,研究对象为创伤、烧伤和外科术后患者。结果显示,对于上述三类患者进行液体复苏时,无充分证据表明应用高张晶体液优于等张晶体液,但并不排除临床上有显著性差异的研究结果出现。

3.白蛋白的应用 白蛋白是维持血浆胶体渗透压的主要物质,在临床上的地位举足轻重,但是其在危重患者进行液体复苏或容量扩充时也极具争议。

(1)问题:在创伤、烧伤、脓毒症等危重症患者,存在广泛性毛细血管通透性增加,产生所谓的"毛细血管渗漏综合征",输注后的白蛋白可迅速流入组织间隙,并分解为肽链,使组织间液的胶体渗透压显著升高,导致组织水肿加重,并失去扩容效应。一旦进入缓解期,组织损伤特别是肺损伤难以短时间内修复,白蛋白或肽链吸收困难,将刺激纤维母细胞增生,甚至出现纤维化。在应激状态下,外源性白蛋白被较快分解,作为能量底物燃烧,抑制内源性白蛋白的合成。与其他人工胶体或晶体液相比,白蛋白价格昂贵,扩容效应不占优势,因此在危重患者的应激期使用白蛋白遭到质疑。

(2)历史演变:为了评价白蛋白或血浆对危重患者死亡率的影响,1998年在英国完成了 Cochrane 荟萃分析,研究对象为使用白蛋白的 ICU 患者,包括符合条件的 32 项随机对照研究,涉及 1 204 例。这些研究均以使用晶体液的患者为对照组。该荟萃分析将死亡率作为判断治疗转归的指标,将 24 项涉及死亡病例的研究按研究人群分为低血容量休克、烧伤、低白蛋白血症三个亚组。结果显示,在每个亚组中,白蛋白治疗组的死亡风险均高于对照组。在低血容量休克患者,白蛋白治疗组的相对死亡风险为 1.46,烧伤患者组为 2.40,低白蛋白血症组为 1.69。白蛋白治疗组总的相对死亡风险为 1.68。没有证据表明白蛋白可以降低 ICU 患者死亡率,相反增加了患者的死亡风险。白蛋白治疗组的死亡风险比对照组增加了 6%。该文章引起巨大波澜,FDA 据此结论发出使用白蛋白的警告,全球白蛋白的处方量明显减少。但随后又有多达 22 篇的研究文章发表,一致反对 Cochrane 研究的结论。Wilkes 等人对更多随机对照研究(55 个研究的 3 504 个病例)进行的荟萃分析显示:采用白蛋白进行液体复苏并不增加死亡率。2004 年由澳大利亚和新西兰合作完成的随机、对照研究(SAFE 研究)比较了使用 4% 白蛋白和生理盐水进行液体复苏,选择 ICU 患者,共纳入病例 6 997 例,入选病种包括创伤、重度感染、ARDS 三类。观察指标包括:28 日死亡率、ICU 停留时间和住院时间、机械通气时间、血液透析治疗时间、新发生的脏器功能衰竭等。结果显示,两组在各项指标上均未观察到统计学差异。在根据病种分类的亚组分析中，各亚组间 28 日死亡率也没有显著性差异。与生理盐水相比，4% 的白蛋白在 ICU 患者液体复苏方面未显示出优势。由美国危重病医学会、欧洲危重病医学会等 11 个国际性学术组织的 44 位专家所制定的脓毒症治疗指南中亦明确指出，对脓毒症休克给予晶体和胶体均有效，没有证据支持使用哪一种液体更好，但晶体复苏需要更多的液体，并因此会出现更严重的水肿。

（3）基本评价：白蛋白除扩容效应外尚有许多重要的生理功能，如物质结合和转运、协调血管内皮完整性、保护血细胞、调节凝血、不激活炎症反应、器官保护、抗氧化、损伤修复等。白蛋白可以产生组织脱水和利尿作用，在肾移植时使用白蛋白可使来尿时间提前并增加尿量，改善肾功能，提高患者生存率。在肝硬化、严重低蛋白血症患者，使用白蛋白是提高患者生存率的重要手段。

（4）白蛋白的合理应用：白蛋白的优良作用值得肯定，但急性危重患者多存在毛细血管通透性的显著升高，即所谓毛细血管渗漏。在疾病初期，渗漏明显，白蛋白的大量补充导致间质水肿加重，因此即使存在低蛋白血症，若血浆白蛋白浓度 >30 g/L 或循环功能稳定，就不宜补充白蛋白或血浆，但低于该浓度将影响组织的血供和氧供，应适当补充；若 <25 g/L，将可能导致严重的循环功能障碍和组织水肿加重，需积极补充。随着病情的迅速好转，毛细血管渗漏显著改善，机体进入应激后的恢复期，高合成代谢成为主要矛盾，此时补充白蛋白、血浆以纠正低蛋白血症则是必然的选择。在无明显毛细血管渗漏的患者，白蛋白的治疗价值毋庸置疑。

（5）白蛋白制剂的选择：不同白蛋白制剂的选择也有所不同。一般 10 g/支白蛋白的液体量是 50 ml，浓度为 20%。因液体量少，逐渐发挥扩容作用，伴随脱水和利尿作用，更适合有水肿、心功能不全的患者；对没有水肿或脱水的危重患者则欠合适。12.5 g/支的白蛋白的液体量是 250 ml，浓度为 5%，液体量多，直接扩容，效果迅速，故更适合没有水肿或脱水的患者，不适合左心衰竭或严重水肿的患者；否则需缓慢静滴，用完后适当应用利尿剂。血浆类似 5% 的白蛋白，直接扩容迅速，应用指征类似；有球蛋白、凝血因子等成分，更适合严重感染患者；若用于合并心功能不全或明显水肿的患者，则需要严格控制滴速，严格控制生理盐水的冲洗量，以刚好冲完为原则，总量不超过 10 ml。

五、重症感染或创伤患者的液体复苏

患者存在毛细血管渗漏，面临维持血容量和加重组织水肿的矛盾，前文已有所阐述。特别强调在血压降低、水肿的危重症患者，补充大量晶体液扩容是不合适的。因为血压下降的主要原因是有效循环血容量不足，而血容量不足的主要原因是胶体渗透压太低，尽管患者水分较多，但不能容纳于血管，导致"血管内缺水，血管外水过多"，后者会加重血压下降和组织供氧的恶化，故应适当控制晶体液的输入。若控制水、盐的入量，适当补充白蛋白或其他胶体物质则为必然选择，随着血浆胶体渗透压的适当升高，组织间液的水分进入血液，血压回升，水肿改善，相应组织细胞的代谢改善。当然要符合前述白蛋白的应用要求，否则也会加重组织水肿，必要时适当加用糖皮质激素，以减轻毛细血管通透性和白蛋白的渗漏。若患者脱水或不存在明显水肿，用晶体液快速扩容是合适的。在存在水肿、血压尚稳定的患者，胶体液、晶体液联合血液净化则可能是更佳的选择。

六、调节好输液速度

掌握好合适的输液速度是液体复苏的切实保障。由于危重病的病种多样、病情不同、不同阶段的特点不同、患者间的个体差异较大、各脏器的损害程度不尽相同，没有一个补液公式或方法能涵盖所有情况。补液速度过快、过量，超过脏器的承受能力，易发生心力衰竭、肺水肿、脑水肿；补液速度过慢、过少，则组织血液灌注和内环境不能及时改善，直接影响疗效和患者预后。

（一）影响液体复苏速度的个体因素

1. 体重（W） 理想体重意味着机体对液体的容纳能力和调节能力。在危重病的急性阶段，由于发热、休克、创伤、感染、组织缺氧、脏器功能衰竭等因素，毛细血管通透性增加，大量体液渗出，进入间质和第三间隙，体重越重，丢失的液体相对越多，补液总量较大，补液速度应该较快。

2. 年龄（A） 青壮年对体液变化的调节能力强，老年人或小儿对外界变化的生理调节能力较差或不健全，特别是 70 岁以上老年人和 15 岁以下儿童，补液速度稍快容易发生心功能不全，补液速度宜慢。

3. 心功能（C） 反映机体对补液的纳入、排出和运送的能力。危重病常累及心血管系统。心功能愈差,心脏的射血能力愈低,补液速度过快容易引起肺淤血、水肿,影响氧的弥散和输送,故调节补液速度必须考虑心功能。

4. 病种 病种不同,补液的量和速度可以有较大区别。四肢创伤导致的失血性休克患者,补液量可以较大,补液速度也可较快。有颅内高压表现的颅脑外伤患者,在脑水肿阶段,补液量不能多,补液速度不能快,总入液量也要小于出量。有活动性出血的休克患者,特别是有胸部创伤和心脏外伤的患者,在彻底手术止血前,快速大量补液容易加重出血,影响预后。

5. 疾病阶段 同为创伤性休克患者,在休克早期,补液量可适当较大,速度也可较快,可以在 8 h 内输入 24 h 补液总量的一半以上,从而迅速改善血容量不足。休克稳定后,就不宜再快速大量补液。在重症感染患者,随着病情好转,机体的应激状态改善,增强的毛细血管通透性逐渐恢复,全身组织间多余的水分回流至血管,过度补液会增加心脏负担,因此补液速度应减慢,补液总量应少于或等于出量。在大面积烧伤患者,早期水分大量从体表蒸发或渗出,必须超常规快速补液扩容,以维持内环境稳定;患者进入结痂期后,体表蒸发量显著减少,补液就应该减少、减慢。

6. 其他因素 如室温、体温、病房干燥程度、患者的活动度等都会影响到体液的蒸发和排出,成为影响补液速度的因素,但总体影响有限,适当兼顾即可。

(二)补液速度

1. 重度脓毒症的液体复苏

(1)基本要求:强调早期目标指导治疗(early goal-directed therapy,EGDT),即一旦临床诊断重症脓毒症或脓毒症休克,应积极液体复苏,6 h 内输液量大于常规治疗,且 6 h 内达到复苏目标:① CVP 8~12 mmHg;② 平均动脉压(MAP)≥65 mmHg;③ 尿量≥0.5 ml/(kg·h);④ 中心静脉血氧饱和度(ScvO$_2$)或混合静脉血氧饱和度(SvO$_2$)≥70%。若液体复苏后 CVP 达 8~12 mmHg,而 ScvO$_2$ 或 SvO$_2$ 仍未达到 70% 时,需输注浓缩红细胞,使血细胞比容达 30% 以上;或输注多巴酚丁胺等达到复苏目标。随后 6~72 h 补液量少于常规治疗,维持疗效。

(2)临床研究结果评价:按上述复苏目标,Rivers 等对 263 例患者进行了前瞻性随机对照研究,治疗组 130 例接受 EGDT,对照组 133 例接受常

规补液治疗,两组患者的基本情况相似,EGDT 组的病死率为 30.5%,对照组 46.5%;同一时期,治疗组的平均 APACHE Ⅱ 评分(13.0±6.3)明显低于对照组(15.9±6.4)。治疗组发生突发性心血管事件的比例下降 50%,绝对值减少 10.7%;出院患者中,平均住院时间缩短 3.8 日。

(3)组织供氧的评估和改善措施:对重症脓毒症患者而言,全身组织缺氧可大体通过系统性炎症反应综合征(SIRS)的临床表现、血乳酸浓度等早期识别,此时可无血压下降,甚至有所升高。一般认为当患者有 SIRS 表现、血乳酸浓度>4 mmol/L 时提示组织严重缺氧,应接受 EGDT。重症脓毒症患者单纯提高 DaO$_2$ 可能难以维持氧供和氧需的平衡,还需尽量减少患者氧需求。机械通气(MV)、镇静、镇痛既可减少呼吸作功,又能降低呼吸肌耗氧量,是低氧血症患者的常用治疗手段。一般情况下,接受 MV 患者的胸腔内压较高,允许的 CVP 可达 12~15 mmHg,腹内压增高的患者亦如此,但人机配合不良的患者,不仅可能增加呼吸做功,也使 CVP 降低,应注意合理评价、鉴别和处理,详见第七章第五节和十九章第一节。

(4)快速补液试验:对于有低血容量休克的脓毒症患者,应进行快速补液试验,也称为容量负荷试验。要求是在 30 min 内输入 1 000 ml 晶体液或 300~500 ml 胶体液,同时观察患者的反应性和耐受性,前者指血压升高、尿量增加等循环功能改善的表现;后者指血管内容量负荷过多,出现早期左心功能不全、肺水肿的表现。根据患者的反应性和耐受性决定是否补液治疗的方法。

与一般持续静脉输入液体不同,也与 EGDT 的快速补液有较大差别,快速补液试验是指短时间(30 min)内输注大量液体,并要求密切观察血压、心率、尿量、肢体温度等反映器官血流灌注的指标,以及呼吸增快增强、肺部湿啰音等肺水肿的征象,以评价机体对快速补液的反应性和耐受性,因此能较好评价血容量减少的程度,评估患者对容量负荷的反应,指导液体治疗。

(5)脓毒症液体平衡的合理评估:静脉血管扩张和毛细血管通透性增加是重症脓毒症和脓毒症休克的重要病理生理特征。静脉血管扩张使容量血管的容积明显增加,毛细血管通透性增加则使大量血管内液渗漏至血管外的组织间隙和第三间隙,使有效循环血容量急剧降低。因此在重度脓毒症和脓毒症休克早期,往往需要大容量液体复苏,每日液体输

入量远高于出量,即正平衡。由于不同脓毒症休克患者有效循环血量降低的程度不同,要求的液体正平衡程度也有较大差异,因此单纯根据液体平衡量不能说明液体复苏是否充分,需注意复苏指标的密切观察。

2. 低血容量休克的液体复苏 低血容量休克是指各种原因引起的全血、血浆、体液(包括其中的电解质)大量丢失而导致的循环衰竭,患者不能维持正常的组织血液供应,导致氧和其他营养物质供给不足。

(1)原因:常因大量失血(体内、外出血)、失血浆(大面积烧伤、广泛软组织损伤、腹膜炎)、失液(剧烈呕吐、腹泻、大汗、肠梗阻)等导致血容量急速减少15%以上,又得不到及时补充。

(2)液体复苏要求:应立即液体复苏,初始补液可按 $10 ml/(kg \cdot h)$ 的速度进行。若有效血容量缺失达30%以上,常需要补充 $2\,000 \sim 3\,000$ ml 或更多液体;如果合并心功能不全,应根据患者的具体情况调整补液量。

(3)快速补液试验:方法同前述。根据测定结果指导后续输液治疗。

(4)不同情况的液体复苏

1)失血性休克:既往强度尽早、尽快、充分液体复苏,恢复有效血容量和使血压恢复至正常水平,以保障脏器的血流灌注,阻止休克的进一步发展,被称为"充分液体复苏"或"积极液体复苏",这对迅速有效止血的患者是合适的;但更多情况下出血难以短时间内稳定,要求必然不同。研究和实践证明,创伤性出血性患者住院前常因静脉置管及大量输液而延误转运时间和手术治疗,未有效控制出血的休克患者,早期大量液体复苏可增加出血量,故失血量占全血量的15%以上时才需扩容治疗,且扩容量相应减少。1992年以来,Copone、Stem 和 Biekell 等对未控制出血的休克动物和临床患者进行研究,探讨输液量和速度对疗效的影响,结果显示:在活动性出血控制前进行大量、快速液体复苏,在血压恢复后会使小血管内已形成的血栓被冲掉,导致已停止的出血重新开始;随着血压回升,保护性血管痉挛被解除,血管扩张,而输入液体降低血液的黏稠度,稀释血液凝血因子,导致出血量增加,反而使并发症和病死率增加,因此提出在活动性出血控制前,限制液体输入量和速度,称为限制性液体复苏(limited resuscitation)。

总之,失血性休克的液体复苏面临两个主要问题:一是对失血性休克患者,临床医师应该采取快速大量输液还是限制性输液;二是输液速度是快速还是较慢。由于患者病情复杂,除损伤程度、出血量、出血速度、出血脏器、院前救护等不同外,基础疾病、年龄等对治疗措施也有一定要求,很难给出统一推荐意见,需根据患者的具体情况决定,过度追求所谓的"循证医学依据"是不现实的。原则上不刻意追求"正常血压",但需维持重要脏器的临界灌注压;如何液体复苏需根据患者是否已稳定止血而定。若患者有活动性出血,应采取限制性液体复苏,控制液体的输注量和输注速度,使血压维持在正常值低限或接近正常值低限水平,直至彻底止血。最终寻求合适的复苏平衡点,通过适当液体复苏恢复器官的血流灌注,又不至于过多扰乱机体的代偿机制和内环境。若已经稳定止血,应采取充分液体复苏,增加补液量和速度,血压亦应维持在正常水平。强调患者成功救治的关键是及时止血或进行救命性手术,而不单纯是液体复苏。

2)失液性休克:不存在出血问题,应进行充分液体复苏。

总体上充分液体复苏的理论和技术比较成熟,用于多数休克患者,但在活动性出血患者有一定问题,限制性液体复苏有一定优势。

七、其他辅助措施

(一)血管活性药物的应用

1. 不同休克类型的选择

(1)低血容量休克:对于低血容量休克患者,不推荐常规应用血管活性药物,这不仅符合患者的病理生理学特点,也有充足的实验结果支持。该类患者充分有效补液即可达到治疗效果,应用血管活性药物有加重血流灌注不足和缺氧的风险。临床仅对充分液体复苏后仍存在低血压,或有严重低血压、但输液还未开始的患者,才考虑短时应用血管活性药。

(2)脓毒症休克:对脓毒症休克而言,与容量复苏一样,强调及早应用血管活性药物。即使在低血容量还未得到纠正时,应用血管收缩药也有助于改善患者的血流灌注、逆转器官功能损害,推荐达到的血压标准是 MAP≥65 mmHg,首选药物是去甲肾上腺素,多巴胺也是理想药物。强调在制定 MAP 的治疗目标时还应考虑患者的基础疾病和并发症。

2. 血管活性药物的选择

(1)理想药物:应符合以下要求:① 迅速提高

血压,改善心脏和脑的血流灌注;② 改善或增加肾脏和肠道等内脏器官的血流灌注,纠正组织缺氧,有助于防止 MODS。

(2)药物选择:尽管没有理想药物,但动物实验和临床研究的结果显示,去甲肾上腺素和多巴胺的效果明显优于肾上腺素和去氧肾上腺素(间羟胺)。肾上腺素容易导致心动过速,并可能引起内脏器官的不良循环反应;间羟胺是最少引起心动过速的肾上腺素能药物,但容易降低 CO,导致内脏器官供血不足,两者皆不推荐作为首选升压药,抗利尿激素(ADH)也不适合首选。静脉应用 ADH 0.03 U/min 联合去甲肾上腺素等同于单独应用去甲肾上腺素。多巴胺主要通过增加每搏量和心率提高 MAP,去甲肾上腺素主要通过收缩血管提高 MAP,不增加心率和每搏量,故去甲肾上腺素和多巴胺均可作为脓毒症患者低血压的一线用药。对顽固性低血压而言,去甲肾上腺素可能比多巴胺更有效;对伴有心脏收缩功能障碍的患者而言,多巴胺更有效,但可能引发心动过速,诱发心律失常。若去甲肾上腺素或多巴胺效果不明显可以选择肾上腺素。

不推荐将低剂量的多巴胺作为肾脏保护药物。大型随机对照临床试验和荟萃分析显示:应用低剂量多巴胺和安慰剂对肾功能的作用没有统计学差异。

(3)应用方法:推荐所有应用血管活性药物的患者,条件许可时尽快留置动脉导管,并尽快给药。从低剂量开始,逐渐增加至目标血压。还需强调准确血压监测对于脓毒症休克的治疗具有重要意义。由于脓毒症休克患者的外周血管阻力明显降低或增加,用袖带测量血压可能不准确。动脉置管可提供准确的、持续的实时血压监测,有助于及时调整治疗方案。

(4)强心药的应用:经过充分液体复苏,临床判断血容量充足,或肺动脉楔压和 MAP 正常,但监测显示 CO 降低或临床高度疑有 CO 降低的患者,首选多巴酚丁胺作为强心药物。若同时存在低血压,应联合使用升压药。脓毒症休克患者,若未监测 CO,推荐联合使用升压药和强心药,如去甲肾上腺素联合多巴胺治疗。但强调有条件时尽可能同时监测血压和 CO,根据监测结果选择药物。

(5)改善动脉血氧运输量(DaO$_2$):尽管有研究认为通过提高 CO 实现超常的 DaO$_2$ 对低创伤和脓毒症休克患者有益,但是 Hays 的研究结果不同。Hays 对 ICU 的感染性休克患者进行前瞻性研究,通过静脉应用多巴酚丁胺获得超高水平的 DaO$_2$,具体目标是心脏指数>4.5 L/(min·m^2),氧输送指数>600 ml/(min·m^2),氧耗量指数>170 ml/(min·m^2),但患者病死率(54%)反而明显高于对照组(34%,$P=0.04$),故单纯通过提高心脏指数的方式实现超常高 DaO$_2$ 可能并无益处,复苏的目标应该是达到适当 DaO$_2$,同时避免血流依赖性组织缺氧的发生。

(6)减低氧耗量:在上述措施不能有效改善组织缺氧的情况下,应采取措施降低氧耗量。

上述液体复苏的主要及辅助措施并未涵盖重症脓毒症患者的全部主要问题,如微循环障碍、内环境紊乱,详见第七章第六节。

(二)糖皮质激素的应用

1. 试验研究 在成人脓毒症休克患者,若液体复苏和血管活性药物的治疗效果不佳,建议静脉应用氢化可的松。法国的一项多中心、随机对照研究取得较好效果。该试验选择对升压药无反应的脓毒症休克患者应用氢化可的松,结果显示肾上腺功能相对不全(定义为给 ACTH 后皮质醇升高 ≤9 μg/dl)患者应用激素治疗后,休克的改善率显著升高,死亡率显著降低。而在欧洲进行的一项多中心试验(CORTICUS)则未显示更好的结果,激素治疗组的死亡率与对照组相似。两项试验结果不同的原因可能是前者入选的仅为对升压药治疗无反应的患者,而后者则未考虑这一因素。另一项试验显示对 ACTH 无反应患者比有反应患者从激素治疗中的获益可能更大(未显示统计学差异)。还有一项在社区获得性肺炎的研究显示应用激素有较好效果。其后的多种研究仍未得出一致的结论,主要原因可能与 GC 效应的复杂性、应用方法的复杂性和疾病特点的复杂性有关。

2. 临床应用 由于缺乏明确证据显示应用 GC 能降低患者的死亡率,且 GC 本身也有明显副作用,因此在不同时期、不同组织的专家组对推荐应用 GC 的强度不一致,甚至相反,但总体同意降低推荐级别。结合作者理论和实践知识,对液体复苏和血管活性药物治疗不敏感的脓毒症患者倾向于应用激素,治疗敏感的患者倾向于不使用激素;对于无休克的脓毒症患者,不推荐应用激素。若患者因为基础内分泌疾病或其他疾病需要激素治疗时,则激素维持治疗或使用应激剂量的激素没有禁忌证。

对于需接受激素治疗的成人脓毒症患者,不建议进行 ACTH 兴奋试验,这不仅因为两组患者的治疗结果无肯定差异,且免疫测量方法可能过高或过低估测血皮质醇的实际水平,从而影响对患者"有反应"或"无反应"的判断。

(1)激素种类的选择:就激素而言,若可获得氢化可的松(机体生理性药物),就不建议选用地塞米松(合成长效药物)。尽管曾有建议在进行ACTH兴奋试验前使用地塞米松,但总体不再推荐,因为地塞米松的药物半衰期和半效期太长,起效慢,容易导致即刻和延长的垂体-肾上腺皮质轴(HPA)抑制。如果不能获得氢化可的松,首选甲泼尼龙,该药其起效迅速、作用时间中等、盐皮质激素活性弱是其优点。

(2)激素用量:推荐严重脓毒症或脓毒性休克患者每日不超过氢化可的松 300 mg 或相当于该剂量的其他激素。随机、前瞻临床试验和荟萃分析显示大剂量激素治疗是无效或有害的。

(3)激素停用:当患者不再需要血管升压药时,宜逐渐减量或停用激素。有试验显示突然停用激素可能会出现血流动力学紊乱和免疫功能紊乱的反弹,逐渐减量则不明显;若激素用量非常小,可直接停药。

3. 激素的应用评价

(1)是否应用:不加区分地应用激素或简单根据 ACTH 试验结果应用激素皆是不恰当的。危重症患者的复杂性和激素效应的复杂性决定了综合治疗和个体化治疗的重要性,单纯控制 1~2 个指标用

一致的激素用量进行所谓的多中心试验是没有价值,也是不科学的,上述不同试验结果的巨大差异也说明了这一点。应结合患者的病情、病变部位、发展阶段等综合判断。如感染早期,机体炎症反应是消除病原体的重要手段,应用激素是不合适的;但随着病情进展,炎症反应显著加重,病原菌逐渐消除,对机体的损伤占主要地位,如出现休克、严重肺损伤,则激素应用有助于延缓病情发展;若病情进入缓解期,过度的炎症反应显著消退,机体从"应激"状态进入相对"衰竭"状态,应用激素有弊无力,除非有其他的明确指征。

(2)激素种类:不同激素的选择同样需要考虑,如氢化可的松、甲泼尼龙皆为活性药物,起效快,作用时间相对较短,临床应用容易掌控,重症患者初始治疗应首选,个别情况下也可大剂量冲击用药,不适合首选地塞米松。氢化可的松的半衰期和半效期短暂,每日需应用数次;甲泼尼龙半衰期延长,应用次数需减少;地塞米松的半衰期和半效期显著延长,每日应用 1 次即可。若病情加重,药物的代谢速度显著加快,应增加给药次数。若病情好转,激素减量,则应选择半衰期短的药物,每日清晨一次用药,如泼尼松或甲泼尼龙,不适合用地塞米松。具体应用时还要考虑不同激素的其他作用强度,如患者有缺钠性低钠血症和细胞外液容量不足,则适合选择氢化可的松;有低钾血症,则适合选择甲泼尼龙或地塞米松。

第二节 液体复苏的监测和实施

危重症患者的液体复苏需通过一定的途径实施,包括静脉补液和胃肠道补液;而液体复苏方式是否合适和是否达到要求则需要适当监测。

一、体液复苏的监测

体液复苏的目的是有效改善组织的血供和氧供,同时避免补液不足或过度导致的一系列问题。

(一)一般临床和血流动力学监测

作为液体复苏的评估指标,皮肤温度与色泽、心率、血压、尿量、心排血量和精神状态等依然是最常用的临床指标。然而必须认识到这些指标在疾病各阶段的评估价值不同,皆有一定的局限性,应结合具

体情况灵活判断。详见第七章第五节。

(二)氧代谢情况

氧代谢障碍概念的提出是对脓毒症休克认识的重大进展。氧代谢概念改变了休克的评估方式,使休克复苏的评估由既往的狭义血流动力学指标调整向细胞氧代谢状态的监测与调控转变。传统临床监测指标往往不能对组织氧合改变做出敏感的反应,经过治疗后的心率、血压等也可在组织灌注与氧代谢未改善前趋于稳定,因此同时监测和评估全身和局部组织的灌注指标可能更有价值,前者如 DaO_2、$\bar{V}O_2$、血乳酸浓度、$S\bar{v}O_2$ 或 $ScvO_2$;后者如胃黏膜内pH(pHi)、胃黏膜 CO_2 张力($PgCO_2$)。详见第七章第六节。

二、液体复苏的目标和途径

1. 目标　液体复苏最终实现四个平衡：出量与入量的平衡（强调在早期或中期的不同阶段，常有入量大于出量或出量大于入量），电解质代谢的平衡，体液酸碱度的平衡，体液渗透压的平衡。液体复苏的总体目标为：微循环状态、内环境和氧代谢指标显著改善，一般情况和循环功能稳定。其中前者是检验液体复苏效果的重要标志，但临床上较少应用。更多情况下是对患者一般情况和循环功能的监测，即患者神志清楚，对答切题，情绪安静；无口渴表现；血压恢复或接近发病前的水平，心律齐，心跳有力，心率 70～90 次/分，脉压 3.99～6.65 kPa（30～50 mmHg），脉搏有力；呼吸平稳，呼吸次数 12～18 次/分；四肢温暖，面色红润，甲床指压痕充盈时间<5 s；尿量正常，约为 1 ml/（kg·h）或每小时尿量>30 ml，尿色淡黄，尿比重 1.010～1.020；CVP 8～12 cmH$_2$O（特别注意存在显著呼吸变化和其他影响胸腔内压因素时的合理评估）；血细胞比容 33%～35%。

2. 补液途径　对危重症患者而言，静脉输注是必不可少的补液途径，但胃肠道功能一旦明显恢复或胃肠道未明显受累，胃肠道补液则是明智的选择。因为胃肠道补液更合理、更方便、更安全，还可减少或避免胃肠道因长期得不到合理利用而出现的肠黏膜屏障破坏、肠源性感染和消化道出血。多数电解质离子通过胃肠道补充更安全，效果也更好。当然，胃肠道补液需遵循从少到多、循序渐进的过程，不能操之过急。

小　结

1. 液体复苏的核心：把握好输液总量，调配好补液性质，调节好输液速度。

（1）把握好输液总量的原则：针对病因、有的放矢、因病制宜、因人制宜、量出为入、力求动态平衡。具体实施时可能出现入量少于出量或出量小于入量的情况。

（2）输液总量包括：已丧失的体液量、继续丢失的体液量、生理需要量。根据脱水程度分为轻度脱水、中度脱水和重度脱水，据此估测已丧失的体液量。继续丢失量随病情变化，生理需要量比较恒定。脱水性质：高渗性、等渗性和低渗性。脱水性质决定补液的性质。危重症患者更多是细胞外液增多、血容量不足，液体复苏具有更大挑战性。

（3）常用复苏液体：晶体液和胶体液。晶体液有分等渗和高渗晶体液。理论上三者的作用有所不同，但实际上等渗、高渗晶体液可能差别不大，等渗晶体液应用最多。胶体液主要全血、血浆、白蛋白和血浆代用品。在天然成分中，一般不主张用全血，强调用血浆或白蛋白。血浆代用品可能在某些特殊情况有一定优势。选择晶体液或胶体液作为复苏液体要考虑组织水肿、毛细血管通透性等情况。结合血浆白蛋白、球蛋白浓度和毛细血管渗漏，白蛋白的合理应用有较多优势。

（4）调控输液速度既要考虑液体复苏的需要，还要考虑年龄、体重、疾病阶段、心功能等情况。

（5）对脓毒症休克患者强调符合早期目标指导治疗（EGDT）。要求在 6 h 内输液量大于常规治疗，达到复苏目标；6～72 h 少于常规治疗。复苏目标应兼顾血流动力学和氧代谢指标。还需注意适当减少患者的氧需求量。

（6）在低血容量休克，强调尽早、尽快、充分液体复苏，以恢复有效血容量和使血压恢复至正常水平；但有活动性出血，且未有效控制者，需限制液体复苏。

（7）脓毒症休克应及早应用血管活性药物，首选去甲肾上腺素，多巴胺也是理想药物。在制定平均动脉压（MAP）的目标时应考虑患者的基础疾病和并发症。

（8）在脓毒症休克，糖皮质激素应用有巨大争议；具体应用时应充分考虑患者的病情、病变部位、发展阶段，以及激素生理学效应、药理学效应、短时效应、长期效应、不同剂量效应之间的综合作用。

2. 液体复苏的监测指标主要包括一般情况和血流动力学指标，如尿量、血压、皮肤改变、中心静脉压、肺动脉楔压、心排血量、休克指数、经皮动脉血氧饱和度等。每个指标都有一些容易忽视的影响因素，特别是 CVP。

（1）氧代谢指标包括全身血流灌注指标和局部组织灌注指标，前者如 DaO_2、氧耗量（$\dot{V}O_2$）、血乳酸浓度、$S\bar{v}O_2$ 或 $ScvO_2$；后者如胃黏膜内 pH（pHi）、胃黏膜 CO_2 张力（$PgCO_2$）。该类指标对液体复苏效果的评价可能更有价值。

（2）液体复苏最终要实现四个平衡：出量与入量平衡，电解质代谢平衡，体液酸碱度平衡，体液渗透压平衡。总体目标为微循环状态显著改善，一般情况改善和血流动力学稳定。

（3）对危重症患者而言，静脉输注是必不可少的补液途径，但合理胃肠道补液是理想的选择。

（朱　蕾）

第三十一章
体液代谢紊乱的病例分析

体液紊乱常常是疾病发展过程中的并发症,且水代谢紊乱、电解质紊乱、酸碱平衡紊乱,常交织在一起,给临床诊断、评价、治疗带来很大困难,为此本章从实际病例出发,结合前述基础知识,进一步探讨体液紊乱的综合诊断、评价与治疗。

第一节　复合型体液代谢紊乱

本节主要探讨多种类型严重紊乱并存时的特点、分析思路和综合治疗。

病　例　一

一、病　　史

男性,75 岁,脑梗死后遗症多年,长期卧床。有原发性高血压、糖尿病,口服降压药和降糖药,血压、血糖控制较好,一般情况可。本次发热、咳嗽、黄痰 7 日后,住老年科病房,血白细胞正常、中性粒细胞升高,胸片示双肺炎症。其间静脉给予头孢他啶(2 g,静脉滴注,bid)和左氧氟沙星(0.5 g,静脉滴注,1 次/日)7 日,仍持续高热,痰不易咳出,双肺满布痰鸣音,呼吸增强;出现低氧血症,面罩高流量氧疗时 SaO_2 可达 90% 以上,动脉血气:pH 7.52,$PaCO_2$ 28 mmHg,PaO_2 82 mmHg,HCO_3^- 23 mmol/L;血糖显著升高,经常超过 30 mmol/L,用口服降糖药及输液中加用胰岛素无效。为"纠正高血糖",全部静脉补液改用生理盐水,又出现血钠、血氯的迅速升高(分别为 156 mmol/L 和 112 mol/L),血钾正常,血酮体(-);且患者出现神志不清、谵妄。给予加强支持治疗,除静脉应用脂肪乳剂、氨基酸外,白蛋白 10 g/d,丙种球蛋白 10 g/d,以及日达仙等药物(皆用药 3 日);血白蛋白从入院时的 41 g/L 降至 21 g/L,球蛋白 32 g/L,D-二聚体升高至 2.2 mg/L,纤维蛋白原升高至 5.2 g/L,尿素氮升高,肌酐正常,其余化验结果基本正常。入 RICU 时,心率 130 次/分,血压从发病时的 130/80 mmHg 下降至 95/60 mmHg。

了解病史和查体后,补充资料如下:皮肤粗糙、弹性差,血红蛋白(Hb)从 100 g/L 升至 155 g/L,呈明显脱水改变;尿量从 2 000 ml/d 降至大约 800 ml/d,有时需要多巴胺升压。

二、诊　疗　思　路

(一)从常规思路入手

患者是有较多基础疾病的重症社区获得性肺炎,继发体液代谢紊乱(包括脱水、多种类型的电解质紊乱、低蛋白血症、高血糖)。应给予合适的经验性抗感染治疗及合适的改善组织供血、供氧等综合治疗。

(二)从危重症医学考虑

患者是重度脓毒症伴脓毒症休克,需加强以液体复苏治疗为核心的集束化治疗。

三、常规诊疗思路的评价

(一)疾病初始阶段诊断和处理的评价

1. 社区获得性肺炎(重症)的诊断明确,但抗生素应用不合理

(1)经验性抗生素选择不合适:老年患者,基础病多,经常用抗生素,细菌耐药机会增加,同时肺炎克雷伯杆菌等肠杆菌科细菌,特别是产超广谱酶(ESBL)细菌增加。从经验治疗的角度讲,应该选择加酶抑制剂的抗生素或碳青酶稀类,用第一、二、三、四代头孢菌素都是不合适的;bid 用药一般是上午 9:00 和下午 15:00,不符合时间依赖性抗生素的用药方法。尽管左氧氟沙星耐药机制不同,但由于过度滥用,耐药率以及与其他抗生素的交叉耐药率

更高，即 ESBL 出现多意味着左氧氟沙星治疗无效。

（2）抗生素应用时间不合适：若治疗合适，细菌性感染患者应用抗生素 24～48 h 显效，很少超过 72 h。若有效，则继续用药；若无效，则需更换药物。本例用药无效的时间达 7 日，是不合适的。

2. 肺炎治疗的原则不正确　肺炎的治疗不仅仅是抗生素，而应该是呼吸系统的引流、营养支持等综合治疗。

（1）呼吸道引流太差：引流是抗感染治疗的核心，但该患者神志欠清楚、咳痰反射弱，咽部防御功能明显减退，很大可能有气管内误吸，故需加强内科管理或建立人工气道。该患者转入 RICU 后很快气管切开，通过加强引流，在营养状况未改善前，肺感染就迅速改善。详见《机械通气》第 5 版（朱蕾编著）。

（2）支持治疗不符合要求：加强营养支持是促进疾病恢复的必要条件。该例患者的基本营养状况逐渐变差，而支持治疗处于混乱状态。在基本状况和内环境紊乱未改善前，单纯补充"所谓提高免疫功能的药物"是无效的。患者病情加重时肺毛细血管处于广泛高通透性状态，即存在"毛细血管渗漏综合征"，故血浆白蛋白以远快于其代谢半衰期的速度迅速下降。纠正低蛋白血症和体液代谢紊乱应成为治疗的另一个核心，这不仅有利于组织结构和免疫功能的恢复，促进小气道纤毛摆动和咳嗽反射；也有利于抗生素有效发挥作用，但在显著增强的毛细血管通透性改善以前，不宜过多补充白蛋白。

（3）有关支持治疗的常见问题

问题 1：支持治疗主要是为了提高机体的免疫功能，每日补充丙种球蛋白、日达仙等是最有效的方法。

解答：事实上，该患者有明显低白蛋白血症、内环境紊乱，而纠正低蛋白血症和体液平衡紊乱（包括水、电解质、糖代谢紊乱）是改善机体免疫功能的基础。在这些情况未改善甚至继续恶化的情况下，丙种球蛋白等所谓提高免疫功能的药物是无效的。

问题 2：丙种球蛋白比白蛋白改善免疫功能更有效，但我每日都补充，一点效果都没有，难以解释。

解答：丙种球蛋白的作用勿庸置疑，但如上述，其作用能否发挥主要依赖于基础状况的改善，当然也包括维持适当的白蛋白水平，否则后果可能更严重。在血浆白蛋白太低的情况下，球蛋白的持续升高将导致其稳定性下降，表现为红细胞沉降率加快，意味着血小板、纤维蛋白原、红细胞等更容易沉积在毛细血管，诱发或加重微循环障碍，这是导致病情加

重原因之一，但容易忽视。另外球蛋白的显著升高还会引起假性低钠血症。

问题 3：最好的抗生素都用上了，丙种球蛋白也用了 10 日，为什么还是无效？

解答：抗生素的用法是错误的，见上述。再者作为改善免疫功能的药物而言，应用丙种球蛋白 3～5 日是合适的，更长时间应用可能会出现更多问题。在过多关注于应用丙种球蛋白时，常常忽视（更多是不懂）必要的检查、对疾病的合理判断和治疗方案的优化，导致病情加重或无好转。

（二）组织供血、供氧的评价及处理对策

对本例患者而言，该方面的问题更多，后果也更严重。

体液平衡紊乱的治疗可单独阐述，但放在"组织供血、供氧的改善"中，与其他环节综合阐述，则连续性和逻辑性更好，故此处仅列出体液紊乱相互联系的几个诊断（详见下述）。① 高渗性脱水（浓缩性高钠血症、高氯血症），伴继发性钠增多性高钠血症、高氯血症；② 糖尿病的基础上的反应性高血糖；③ 高钠血症、高氯血症、高血糖导致高渗性昏迷；④ 上述问题持续时间过长导致低血容量休克。

1. 改善动脉血氧运输量（DaO_2）

（1）基本分析：改善 DaO_2 是改善组织供氧的基础，但在本例治疗中存在严重失误，是导致病情迅速恶化的重要因素。该患者普通氧疗时的氧合水平是适当的，Hb 不低（甚至出现浓缩性 Hb 升高），这两者皆不是影响 DaO_2 的因素。血浆白蛋白过低、胶体渗透压明显下降、严重脱水是影响 DaO_2 的主要因素。晶体渗透压（主要是氯化钠，其次高水平的葡萄糖）过高对维持血容量有一定作用，但总体液严重不足，导致血容量不足。患者心脏本身的功能尚好，因此处理的核心是在上述治疗的基础上，强化补充白蛋白或血浆；迅速增加水入量；控制钠盐的入量；强化胰岛素治疗（见后述）。

（2）强化或有效的白蛋白补充：给予白蛋白 10 g，静脉滴注，q8h，初步决定应用 2～3 日。如此补充白蛋白的主要理由：① 血浆白蛋白太低，明显低于 25 g/L，已成为导致低血压和休克的主要因素之一。② 血浆白蛋白的下降速度太快，每日补充 10 g 不足以抵消血浆白蛋白浓度的下降速度，故 10 g 白蛋白补充（临床很常见）仅能延缓疾病的进展速度，不能达到提高血浆白蛋白水平和治疗疾病的目的。同时随着时间延长，病情逐渐加重，反而丧失治疗时机。③ 白蛋白分次输入可逐渐脱水，减轻组织水

肿;缓慢扩容,改善循环,不加重心脏负担。随着循环功能的改善,心功能也相应改善;改善肾脏的血液循环,有利于改善肾脏利尿作用和对电解质的调节作用。本例患者不存在白蛋白的大量漏出,因此补充2~3日是合适的。④ 在急性加重期,只要循环功能稳定或白蛋白>30 g/L即可,不宜补充时间过长,否则蛋白质在损伤部位渗出可能会加重炎症部位的水肿。通过上述处理,感染迅速好转,增强的毛细血管通透性迅速减轻,补充的白蛋白不再明显丢失,减量后继续补充数日,持续维持正常水平,患者一般状况明显改善。

（3）强化水的补充:尽管高渗性脱水对血容量影响相对较小,但因患者病情较重、主要治疗不恰当、持续时间较长,故出现明显的血液浓缩(主要表现为Hb升高)和严重血容量不足(休克),故在补充白蛋白的基础上迅速补充水分,第1 h补约1 500 ml,其余23 h继续补液,但需要缓慢、均匀补充,24 h入量达5 000 ml,以胃肠道为主,首选瓶装饮用水(电解质浓度极低,可忽略不计)。需强调:① 胃肠道补液安全、高效,一次补充1 000 ml也不容易导致心功能不全,但静脉补液200 ml时就容易发生,尤其是该老年患者有高血压、糖尿病等基础疾病。② 除最初1 h外,其余时间在血白蛋白升高的基础上缓慢、均匀补液,可有效、安全地改善血容量。

2. 改善微循环

（1）维持适当的循环血流量:适当血流量是改善微循环的基础,故上述治疗是基础治疗。由于本例患者早期存在严重失误,导致诸多严重后果(见上述)。

（2）原发病的治疗:主要是肺感染的有效治疗,这也是改善毛细血管损伤、高凝状态和内环境紊乱的基础。本例患者最初仅是轻症肺炎,但抗感染治疗整体失误,并成为导致病情加重和发展的初始因素(见上述)。

（3）避免医源性因素的影响:主要包括两种情况,① 具有高损伤性的药物,如造影剂、部分抗生素;② 质量可能欠佳的药物,特别是静脉用药。若药物标准无pH、不溶性微粒的要求就不适合选用。本例患者早期抗感染药物和病情加重过程中皆未注意,但改用药物时已充分考虑该方面的问题。

（4）抗凝治疗:患者气管切开稳定后即加用小剂量低分子肝素治疗,3日后随原发疾病的显著改善而逐渐停用。

3. 改善组织氧的利用　本例患者无中毒、严重创伤等特殊情况,故改善组织氧利用的主要措施是纠正内环境紊乱。但由于忽视或不懂基础疾病、急性加重后的应激反应,导致处理不当,出现严重、复杂内环境紊乱。

（1）水、钠代谢紊乱的纠正:由于治疗和评估不合理,患者出现严重脱水和浓缩性高钠血症,不仅影响循环功能,而且影响细胞的代谢功能和肾脏的调节功能,导致恶性循环和病情持续加重。钠、氯代谢和水代谢有密切关系,高钠、高氯血症对维持有效血容量有一定作用,但钠、氯过度升高将影响钠泵活性,影响神经-肌肉动作单位的产生、传导和机体代谢,进而出现严重病理生理变化和临床症状。由于以脱水、浓缩性高钠血症为主,故应首选补水(口服温开水或矿泉水,静滴5%葡萄糖溶液)为主,同时纠正高血糖(具体措施见下)。随着补液量的增加和血液浓缩的恢复,高血糖和高钠、高氯血症自然改善。如此治疗后,患者的神志迅速清醒,循环功能明显改善,其他脱水的表现也迅速好转。

在用生理盐水代替葡萄糖溶液作为基础补液治疗高血糖的过程中,由于具体治疗措施不正确,在浓缩性高钠、高氯血症的基础上又出现钠、氯的真性增多,故在上述有效补液基础上给予袢利尿剂是适当的,本例选择呋塞米(速尿)。因为呋塞米首先抑制肾小管对Cl^-和Na^+的吸收,伴水的排出,故在充分补水(或等渗葡萄糖)的基础上适当应用袢利尿剂既能纠正细胞外液量不足,又能使血钠、血氯逐渐降至合适水平。

（2）钾、镁的补充:持续高血糖和高钠、高氯血症,血容量不足,加之应激反应等导致钾、镁离子大量排出,机体严重缺钾、缺镁,但血浆浓度变化不大。随着疾病改善,特别是血糖浓度恢复,合成代谢明显增强,必然出现血钾、血镁浓度下降,故病情改善初期,在增加胃肠道进食的基础上,加强氯化钾和门冬氨酸钾镁的补充(详见下述)。

（3）维持适当pH:患者有呼吸性碱中毒,但碱血症程度轻,且为疾病本身导致的呼吸增强所致,因此无须特别处理,随着原发病的好转而自然纠正。

（4）纠正高血糖:机体的能量供应主要来源于碳水化合物的有氧氧化。患者的基础糖尿病尽管控制较好,但由于感染后应激反应,升高血糖的激素或细胞因子浓度明显升高,对胰岛素的敏感性显著减退,故尽管给予口服降糖药和胰岛素治疗,血糖仍持续明显升高。短时间内血糖的显著升高意味着有氧代谢能力的显著减退和能量供应严重不足。1 mmol

葡萄糖有氧代谢产生约 32 mmol ATP,而无氧代谢仅产生 2 mmol ATP,这必然导致组织器官的功能障碍,故内环境紊乱、微循环障碍等也与严重高血糖直接相关,正确判断和控制血糖应与体液不足的纠正同步进行。

1)高血糖处理中的问题及治疗原则:① 应用口服降糖药及联合胰岛素皆不合适。口服降血糖药物作用弱、药效持续时间太长,难以掌握用量及间隔时间,不适合危重症患者;也不能与胰岛素联合应用,因为两者的药代动力学特点差别太大。若两药作用高峰重叠,可能导致严重低血糖;若作用低谷重叠,则可能导致严重高血糖,两种情况都将引起代谢功能障碍、K^+ 转移、水转移等的异常,并可能引起诸多不良后果,血糖浓度大幅度波动的后果可能更严重。② 胰岛素用量太低。患者处于应激状态,升血糖激素显著升高,高血糖对胰岛素的敏感性降低,因此必须显著加大胰岛素剂量才能有效发挥作用。临床上经常听到这样的说法:“血糖太高,胰岛素无效或效果太差。”“我请了 3 次内分泌科医师,根据他们的方案用药,还是无效,怎么办?”这是完全错误的。与内分泌科的糖尿病酮症酸中毒相比,该类患者的应激反应等使其对胰岛素的敏感性显著下降,对胰岛素的需求量明显增加,故根据内分泌科医师的要求,采用糖尿病酮症酸中毒的治疗方法是不合适的。此时血糖不下降肯定是胰岛素用量不足。③ 胰岛素用法不正规。该病例的胰岛素加入每个输液瓶中,不容易掌握剂量和速度。④ 本例主管医师根据内分泌科意见,机械地采用“糖尿病酮症酸中毒的用药方法”,此时胰岛素用量太少,且用生理盐水补液,必然出现高血糖、高钠血症、高氯血症,导致高渗性昏迷。因此必须建立单独的胰岛素补液通路,停用口服降糖药,改用 5% 葡萄糖溶液。

我们对患者改用了处理“反应性高血糖、高渗性脱水,以及继发性钠、氯真性增多”的正确治疗方法后,病情很快好转。

2)正确处理高血糖和高血钠的关系:本例患者应注意下述两点:① 在危重症患者,反应性高血糖和高血钠常同时出现,但出现的早晚及程度可能不同,不能仅重视表现更显著的或出现更早的,而应同时关注各种情况;否则将出现新的紊乱或更加复杂的复合型紊乱。如本例初期仅是高血糖导致的高渗性脱水,由于治疗高血糖的方法不正确,在浓缩性高钠、高氯血症的基础上,又出现钠、氯的真性增多和高血糖加重,并导致高渗性昏迷。② 只要处理得当,血糖在十数分钟内就会明显改善,而血钠、血氯的改善需数小时或更久,故应特别注意重症应激患者钠紊乱的早期识别和调节。③ 在高血糖患者,生理盐水的应用必须以血糖的下降为前提和主要原则。若存在高钠血症,就应该用 5% 葡萄糖溶液,并强化胰岛素治疗。

3)目标血糖:在上述治疗原则确定的基础上,需明确目标血糖,并需特别注意避免低血糖的发生。一般认为血糖浓度 5~10 mmol/L 是合适和安全的。在该水平时,符合应激反应的特点,机体可以充分进行有氧代谢,不会产生明显尿糖和渗透性利尿,即使偶尔病情波动,血糖下降,也不容易发生低血糖;也有助于避免因血糖明显下降导致的低血钾和血容量不足。随着病情趋向稳定,炎症反应和应激反应皆逐渐消退,机体逐渐转为以合成代谢和组织修复为主,故应逐渐将血糖控制至正常范围,同时补充更多的能量、K^+、Mg^{2+} 和水溶性维生素。

4)血糖下降的速度:在胰岛素治疗过程中,必须确保血糖浓度下降,但下降速度不宜过快,一般控制在每小时下降 3.9~5.6 mmol/L,同时注意 K^+ 的补充和血容量的维持。初始治疗时应每 1~2 h 监测一次血糖,约 4 h 测定血电解质,直到出现相对恒定的胰岛素输注速度。当血糖浓度稳定后可改为每 4 h 测一次,血电解质约 12 h 测定一次。本例患者的后期治疗即遵循该原则,迅速取得了良好效果。

(5)血糖和血钾的关系:高血糖和高分解代谢导致 K^+ 由细胞内向细胞外大量转移,伴随肾脏的大量排出,故常表现为高血钾或血钾浓度正常,但机体严重缺钾。随着病情好转,胰岛素充分发挥作用,则钾向细胞内转移,出现血钾降低,甚至出现严重低钾血症,故必须控制血糖的下降速度,加强钾的补充。

4. 能量补充和其他支持治疗 在病情改善前,患者主要表现为高分解代谢和高血糖,故不宜大量补充碳水化合物、氨基酸等物质,否则会加重高血糖,也导致代谢产物大量产生,加重心、肝、肾等脏器的负担。故疾病早期,采用允许性低热量策略,能量供给在每日 20~25 kcal/kg 是能够接受并可实现的能量供给目标。

经上述综合评估和治疗,患者病情迅速改善,机体逐渐转为以合成代谢为主后,此时给予充足能量供应,以及氨基酸、蛋白质、水溶性维生素、钾和镁等的补充和胰岛素的合理应用。由于患者病情较重、持续时间较长,估测机体缺钾、缺镁严重,故恢复正常饮食后,又给予较长时间的补充,最终患者完全康复。

四、按脓毒症诊治思路的评价

1. 诊断评价　该者符合脓毒症的诊断,并出现脓毒症休克,但诊断为社区获得性肺炎、感染性休克更合适。

2. 治疗评价　患者出现脓毒症休克,应进行以液体复苏为核心的集束化治疗,理论上复苏液体以晶体液为主,在此基础上进行综合处理;但不符合实际情况(核心是合并反应性高血糖和严重低蛋白血症),同时容易加重多种紊乱和诱发新的紊乱,按上述"改善组织的供血、供氧"测定和处理则简单、完善、针对性强。

五、总　体　评　价

该患者的体液代谢紊乱不仅是水代谢的紊乱,而是水、电解质、酸碱、血糖等的全面紊乱,但各成分的紊乱程度和类型不同,需要处理的侧重点不同。体液紊乱既是原发病持续加重的结果,更主要与原发病处理不当、对可能出现的问题缺乏必要的知识储备及相应的防治措施有关。该患者的血容量不足早期有晶体液不足,也有水缺乏或胶体不足,是多种情况并存的结果。临床上遵循原发病的合理治疗,以及改善组织供血、供氧两大思路,精通相关的生理学和病理生理学知识,提高预见性是合理评价、预防、治疗体液紊乱的关键。"液体复苏"和"集束化治疗"仅针对重症脓毒症,且有严重缺陷,因此仅能解决有限问题。

病　例　二

一、病　　　史

男性,72 岁,因"下肢动脉硬化、闭塞"在 5 日内先后 2 次行"血管搭桥术",第一次效果不佳,第二次效果良好。但患者一般情况较差,术后咳痰困难,出现Ⅱ型呼吸衰竭,遂在抗生素治疗基础上给予经口气管插管 MV 治疗;其后又出现血压下降,需持续应用升压药。请求会诊:明确低血压的原因、提出治疗方法。

资料补充、诊治情况评价和处理对策穿插于以下各个环节中。

二、低氧血症发生原因的评估及处理对策

(一)术前问题

患者身高 172 cm,体重仅 52 kg,Hb 浓度 82 g/L,白蛋白 31 g/L,未治疗。一般情况较差的老年患者在择期手术前未进行适当的术前处理,其发生各种并发症机会必然显著增加。若术前适当改善贫血和低蛋白血症,并注意加强术后管理就可能避免并发症的发生。

(二)术中和术后问题

因第一次手术未成功,又进行第二次手术,这对一般情况较差老年人的打击是巨大的,但术中和术后皆未适当解决术前已存在的问题,加之手术出血、创面渗出,术后进食不足,贫血和低蛋白血症必然加重。由于一般情况恶化,加之麻醉、持续卧床等因素,导致患者咳痰无力,必然出现气道阻塞、阻塞性肺不张或肺感染,发生院内获得性肺炎(HAP),这是低氧血症和休克的主要原因,建立人工气道和进行 MV 是必然选择,即使积极应用抗生素也不能避免。由于基础问题较多,该患者的撤机和拔管皆是困难的。其他手术后并发症,如心功能不全、肺水肿出现的机会也将显著增多。各种情况综合作用,必然导致休克等严重并发症,其中主要是 HAP 并发感染性休克,其他多种因素加重休克。改善呼吸系统的全程引流,特别是肺泡和支气管的引流是控制感染的基础,详见《机械通气》第 5 版(朱蕾编著),如此治疗后,感染迅速好转,休克明显改善。

三、对组织供血、供氧的评价及处理对策

(一)动脉血氧运输量

涉及氧合、Hb 浓度、有效血容量、心功能等环节。

1. 氧合情况　在 MV 条件下,PaO_2 持续 > 60 mmHg,SaO_2 持续>90%,是符合要求的。

2. Hb 浓度　会诊时 Hb 已降至 62 g/L,其原因有:① 基础水平低;② 手术出血;③ 应激性溃疡和消化道出血(粪便潜血持续阳性,是整体情况恶化的结果);④ 未适当输血治疗,其间仅给予一次 200 ml 少浆血。贫血是导致病情恶化和低血压发生、加重的重要因素。加强输血,在数日内使 Hb 浓度升至约 100 g/L。具体措施为每日给予 200 ml~400 ml 少浆血,连续数日;避免一次输血过多、过快;严格控制冲洗生理盐水用量,每次冲洗不超过 10 ml,否则容易诱发急性左心衰竭、肺水肿。

3. 血浆白蛋白　会诊时已降至 22 g/L,原因有:① 基础水平低;② 手术出血;③ 手术后创面渗

出增多;④ 术后肺感染导致分解代谢增强;⑤ 进食严重不足;⑥ 一直未给予适当补充治疗,治疗期间仅给予 2 次白蛋白,共 20 g。血浆白蛋白浓度和胶体渗透压显著降低是低血压发生、发展的重要因素。故在短时间内给予输注白蛋白和血浆,具体措施为:白蛋白 10 g(或相当剂量的血浆),静脉滴注,q8h,2 日,使血浆白蛋白浓度超过 30 g/L,迅速升高胶体渗透压;然后减量,使血浆白蛋白逐渐升高至正常水平;避免一次补充过多、过快,特别是和输血同一日补充时,必须注意补液量的均衡分配和 24 h 内补液速度的相对均匀,否则更容易诱发急性左心衰、肺水肿。

4. 晶体渗透压和血容量 患者肢体下垂部位出现可凹陷性水肿,因此体液量是增加的(水肿),但因胶体渗透压太低,血容量仍不足,仅是组织间液增加;同时血钠 119 mmol/L,晶体渗透压下降,故主要体液代谢紊乱是稀释性低钠血症,也是血容量不足和休克的重要原因。因此补充白蛋白,提高胶体渗透压是主要治疗手段。胶体渗透压升高可提高血容量;还可通过脱水、利尿作用等改善水肿,提高晶体渗透压;通过限制入水量,而不是增加钠盐补充,进一步提高晶体渗透压。

在危重症患者,常规治疗药物多,临时用药多,容易补液过度。强调可以不用的药物坚决不用,能静脉推注的不静脉点滴,能用 10 ml 的不用 20 ml。在水肿未明显改善前,即使能量不足也必须禁食或控制饮食,只要维持适当水平的 Hb、白蛋白,电解质、酸碱基本平衡,血糖的基本稳定,就能维持主要脏器的功能。

5. 心脏本身的功能 尽管为老年患者,但基础心功能正常,病情加重后心率反应性正常(心率由基础值的 72 次/分增快至 108 次/分),故心脏本身功能基本正常,无需特殊处理。

综上所述,贫血和低蛋白血症是导致患者 DaO$_2$ 不足的主要因素,在病情加重和低血压的发生、发展中起主要作用。晶体渗透压的降低对低血压的发生有一定的作用。上述问题可协同处理,并不矛盾。

(二)微循环功能

由于应激反应等导致纤维蛋白原和 D-二聚体升高,可能对微循环有一定影响,尽管手术两次,但创伤较小,且已明显恢复。故在上述改善有效血容量的基础上用小剂量抗凝药是合适的,实际上术后已常规应用。因此改善微循环和改善 DaO$_2$ 是一致的。

(三)组织对氧的利用

主要是内环境的合理调节。

1. 水、钠代谢 患者出现可凹性水肿,胸部 X 线片和 CT 检查显示有肺水肿和胸腔积液,说明患者存在中度水肿,且主要与低蛋白血症和贫血有关。水肿影响毛细血管的功能和氧的弥散,故在升高胶体渗透压的同时控制水入量;补充白蛋白后,适当应用利尿剂。尽管血钠浓度下降,但由于组织间液明显增加,机体钠负荷正常或增加,表现为稀释性低钠血症,胶体渗透压明显升高后,随着水分的迅速排出,血钠、氯自然恢复正常,无须补充氯化钠,随访血电解质即可。这些措施与改善 DaO$_2$、微循环是一致的。

2. 钾、镁的补充 患者血压低,尿量少,血糖明显升高,分解代谢增强,这些因素综合作用会使血钾、血镁浓度升高;间歇性用利尿剂,MV 的 VE 过大导致呼吸性碱中毒,这些因素也会使血钾、血镁浓度降低。故血钾、血镁浓度可以正常、升高或降低,但机体缺钾、缺镁。本例持续碱中毒(会诊时 pH 7.51),血钾持续降低(会诊时 3.1 mmol/L),血镁浓度也降低,故缺钾、缺镁量是严重的,并成为影响机体功能(包括低血压)的重要因素,此时需要在改善碱血症(详见下述)的基础上增加钾、镁的补充。随着病情好转,机体合成代谢增强,对钾、镁的需求明显增加,故需在加强营养支持的基础上,给予更长时间的补充。在有效进食的基础上,以补充氯化钾和门冬氨酸钾镁为主,适当给予谷氨酸钾,提高补钾效率,减少入液量。

3. 维持适当 pH 本例有呼吸性碱中毒和代谢性碱中毒,出现明显碱血症。pH 升高可引起氧离曲线左移,不利于氧释放;加重低钾、低镁血症,对心血管功能产生不利影响,故应该纠正,详见下述。

4. 纠正高血糖 机体能量供应主要来源于碳水化合物的有氧氧化。该例患者由于应激反应和病情恶化,尽管在静脉补液中加用胰岛素,但血糖明显升高,多数检查结果在 15 mmol/L 以上,表现为典型的反应性高血糖。短时间内血糖的显著升高意味着有氧代谢能力下降和能量供应不足,也是影响循环功能和导致低血压的重要因素。因此建立单独的胰岛素补充通路,使血糖浓度逐渐下降至 5~10 mmol/L。因该患者严重缺钾,故在充分补钾的基础上,控制血糖的下降速度;并随访血糖和电解质浓度的变化。

5. 能量补充和其他支持治疗 在病情明显改

善前,患者主要表现为分解代谢显著增强和血糖显著升高,故不宜大量补充碳水化合物、氨基酸,否则不仅加重高血糖,也导致代谢产物的大量产生,加重心、肝、肾的负担;对入液量也难以控制。在病情改善后,血压恢复,水肿减轻,合成代谢增强,则需增加能量、电解质和水溶性维生素的补充。

四、对机械通气的评价及处理对策

1. 实际情况和问题　用定容型同步间歇指令通气(SIMV)+压力支持通气(PSV)模式,但无自主呼吸触发,故实际上为容积控制通气(VCV),说明参数调节太差,是诱发和加重低血压的重要因素。吸入气氧浓度(FiO_2)60%时的动脉血 pH 7.54,PaO_2 125 mmHg,$PaCO_2$ 30 mmHg,HCO_3^- 28 mmol/L,BE 4 mmol/L。存在呼吸性碱中毒合并代谢性碱中毒,碱中毒与低钾血症互为因果,导致恶性循环。FiO_2 和 PaO_2 太高,既无必要,也降低肺泡气氮浓度,在控制通气条件下容易导致肺泡陷闭,不利于感染控制,间接加重低血压。

2. 措施　降低 SIMV 的频率,使自主呼吸出现;但患者一般情况太差,自主呼吸不能迅速出现,随着 $PaCO_2$ 升至正常高限水平,自主吸气触发出现,也有助于减轻 MV 对心血管功能的抑制,迅速减轻碱血症,改善低钾血症。降低 FiO_2 使 PaO_2 降至 70～90 mmHg 的水平,既能保障氧合,也有利于陷闭肺泡的开放和肺感染的控制。

五、总　　结

本例患者体液代谢紊乱的原因和诱因并不复杂,但主管医师缺乏相应知识、临床不重视或处理不当是病情加重和出现多种问题的主要原因。临床看似矛盾的多种问题,如加强引流、控制肺感染,改善 DaO_2、微循环、内环境等改善组织供氧的原则和措施是一致的。合理 MV 不仅能改善气体交换,也可改善病情(包括改善低血压),两者也是一致的,这也是 MV 的主要目标之一。详见本书第七章第六节和《机械通气》第 5 版(朱蕾编著)。

病　例　三

一、基本病情介绍

男性,72 岁,因食管 MT 收住院。既往有结核性胸膜炎史,平时活动能力尚可。术前有原发性高血压,心脏超声检查基本正常;胸部 CT 示右侧胸膜

增厚、肺萎陷,肺功能为轻度限制性通气障碍,肺活量(VC)占预计值的 68%。食管 MT 手术后常规给予头孢曲松预防感染,术后 1 日出现严重低氧血症,给予气管插管 MV,治疗 2 日明显好转、拔管。但拔管当日,低氧血症加重,再次插管 MV 治疗,用 SIMV+PSV 模式,SIMV 模式的潮气量(VT) 450 ml、吸气时间(Ti) 1.4 s,呼吸频率(RR) 15 次/分,PSV 压力 20 cmH_2O。其间患者出现发热,气管导管内吸出少量黄色分泌物,白细胞总数和中性粒细胞计数升高;血压不稳定,有时明显升高,有时下降;尿量减少,每日应用利尿剂;放射科报告"双肺炎"。诊断为脓毒症(重度)、ARDS。更换抗生素为美罗培南,同时给予"液体复苏"治疗,患者体温下降至正常;但所需氧浓度明显升高,FiO_2 75%时 SaO_2 约 92%,且人机对抗明显,需用较大剂量的镇静-肌松剂,并加用升压药。临床诊断:重度脓毒症,ARDS。其间病情有好转,但反复加重,术后已 8 日。

二、病史补充和病情分析

(一)正确诊断应该为"急性左心衰竭、肺水肿",不是 ARDS

主要依据有下述几点。

1. 符合急性左心衰竭、肺水肿的特点　尽管有心、肺基础疾病,但术前心肺功能尚可,无活动性肺疾病。术后 24 h 出现严重低氧血症型呼吸衰竭,伴术后早期血压明显升高(约 190/90 mmHg)、心率异常增快(约 150 次/分),MV 治疗后,临床症状和肺内病灶皆迅速好转,并撤机。撤机后又迅速加重,这是急性左心衰竭、肺水肿的表现,而不符合肺感染、ARDS 的特点。

2. 容量负荷显著增加

(1)短时间内大量补液:全麻、手术过程中容易出现血压下降,特别是老年人,液体的补充量,特别是晶体液的补充量较大。查记录,患者手术非常顺利,出血量不多,但 6 h 内的输液量达 4 000 ml,对一位额外丢失量不多的、有高血压的老年人来说是难以承受的。

(2)术后持续过量补液:因为是消化道手术,需禁食和加强胃肠外营养;还需要静脉应用抗生素,加之病情加重时的临时用药,术后 24 h 总补液量达 8 500 ml(4 000 ml+4 500 ml)。"液体复苏"时补液量更大。临时用药多集中在短时间内,补液速度明显加快。血电解质:Na^+ 144 mmol/L、K^+ 3.9 mmol/L、

Cl^- 105 mmol/L、HCO_3^- 25 mmol/L。

上述因素导致心脏前负荷持续、显著增加，且存在于短时间内的迅速增加，故发生急性左心衰竭、肺水肿。"液体复苏"时补液量更大、补液速度更快，左心衰竭明显加重。尽管血钠浓度在正常范围，但对一般情况较差的老年人而言，血钠浓度在正常值高限，晶体负荷过大，容易导致左心衰竭加重。液体入量的不规律是导致患者病情波动大的主要因素。

3. 胶体渗透压显著降低　患者血白蛋白浓度迅速下降，从术前的 41 g/L 下降至术后 3 日的 32 g/L，术后 5 日的 28 g/L，术后 7 日的 22 g/L。查体：患者已出现可凹性水肿，胸片有少量胸腔积液。当地医院间歇性补充白蛋白无效。

手术较成功，局部渗出蛋白不多；严重肺水肿导致白蛋白大量漏出是其血浓度迅速下降的主要因素。如此少量的白蛋白补充仅能延缓白蛋白的下降速度，达不到治疗作用。

白蛋白浓度显著降低导致胶体渗透压显著下降，是左心衰竭、肺水肿持续存在的重要因素，也是导致肢体水肿的主要因素之一。

4. 胸片表现　肺门影增大、增浓，肺血管纹理增多，伴肺间质渗出，类似"蝴蝶翼样改变"。也符合急性左心衰、肺水肿的表现，而不符合肺炎或 ARDS 的表现。

（二）出现院内获得性肺炎（早发性），但达不到脓毒症标准

依据如下。

1. 诊断基本成立

（1）有高危因素：老年人，外科手术后，严重肺水肿，人工气道，MV，低蛋白血症。

（2）MV 过程出现发热，为中低热，少量黄痰。

（3）血白细胞总数、中性粒细胞计数升高。

（4）抗生素治疗后体温很快下降。

2. 对肺炎的评价　肺内病灶符合肺水肿改变，肺炎改变较轻。因为 HAP 为早发性、且为消化道手术，故肠杆菌科细菌感染的可能性大，且可能为 ESBL，故改用碳青霉烯类药物后很快起效，体温迅速下降。MV 治疗、病情明显好转的 24 h 左右，复查胸片提示肺内病灶明显吸收，也说明肺内渗出主要是肺水肿改变，肺炎很轻，达不到脓毒症的诊断标准。

（三）对治疗的评价

1. 对重症呼吸衰竭而言，呼吸支持治疗是必要的 但脓毒症并发 ARDS 和急性左心衰竭、肺水肿的通气要求有巨大不同。该患者 MV 治疗是有严重欠缺的，也是病情加重的重要因素。

2. 误诊重度脓毒症　导致错误实施大量、快速补液的所谓"液体复苏"，是病情持续和反复加重的主要因素。在严重低蛋白血症患者，即使是重度脓毒症，大量补充晶体液，忽视胶体补充，也是错误的。何况在机体出现明显水肿的情况下，大量补充晶体液和水是不正确的。

（四）临床诊断

1. 基本诊断　急性左心衰竭、肺水肿，严重低蛋白血症，水肿（轻度），院内获得性肺炎（早发性，轻症）。

2. 诊断评价　急性左心衰竭、肺水肿持续存在和反复加重是呼吸衰竭反复加重和撤机失败的主要因素。输液过多、过快和严重低蛋白血症是导致急性左心衰竭的主要因素。HAP 较轻，且很快控制。

若将上述病情分析清楚，就很容易评价该患者仅有轻度肺感染，达不到脓毒症的诊断要求，更不可能有重度脓毒症，液体复苏是错误的；ARDS 也是不存在的。

（五）合理治疗及其评价

1. 调整机械通气　在 SIMV+PSV 的基础上加用 PEEP，适当调整通气参数（主要是增大 VT、缩短 Ti）和适当应用镇静-肌松剂，避免人机对抗，且有吸气触发。在病情明显改善后，先逐渐停用肌松剂、镇静剂，再逐渐减慢 SIMV 的频率，最后逐渐降低 PSV 的压力和 PEEP。调整的主要目的是 MV 既能达到治疗作用，又符合呼吸生理。详见《机械通气》第 5 版（朱蕾编著）。

2. 严格控制钠、水的摄入和输入　除了必要的药物外，暂停一切胃肠道饮食，静脉补液量尽可能少；除非药物配伍必须用生理盐水外，钠盐全部停用，使血钠浓度逐渐降低至 135～140 mmol/L。调整的目的是逐渐降低过度增加的晶体负荷和水负荷，是改善心功能、水肿的主要措施之一。

3. 有效补充白蛋白　白蛋白 10 g，静脉滴注，q8h，3 日。白蛋白的有效、规律补充（不是象征性的少量补充）可使血浆胶体渗透压较快升高，间质水肿减轻，利尿作用增强；又能避免血浆容量过快增加导致左心衰竭加重。血浆白蛋白浓度逐步升高是改善左心衰竭、肺水肿、肢体水肿的重要措施。

4. 适当加用利尿剂　补充白蛋白后给予呋塞米 20 mg，静脉注射；然后根据尿量、水肿和总体改善情况调整。因细胞外液显著增加，在血白蛋白浓度升高情况下,利尿剂的适当应用有助于钠盐、水分的较快排出。

（六）需强调的问题

在危重症领域,"小潮气量通气"和"液体复苏"是应用非常混乱的两个概念,往往停留在表面阶段,缺乏对疾病本质和病理生理改变的准确认识。对生理学特点的掌握是诊断、评估和治疗的关键。

第二节 以钾离子或钠离子紊乱为主的体液代谢紊乱

本章第一节重点阐述复合型体液紊乱的综合评估和治疗,是体液代谢紊乱诊治的基础,在相对单一的电解质离子紊乱中,钾离子和钠离子占突出地位,本节重点分析钾离子紊乱和钠离子紊乱。

病 例 一

一、病 史

男性,72 岁,有慢性肾功能不全和脑梗死病史多年,但病情稳定,尿量正常,无水肿,神志清醒,生命体征稳定。血常规和肝功能正常,血尿素氮、肌酐升高, 血 Na^+ 122 mmol/L、K^+ 6.7 mmol/L、Cl^- 91 mmol/L、HCO_3^- 23 mmol/L。临床诊断：① 慢性肾功能不全,电解质紊乱（高钾血症、低钠血症、低氯血症）;② 脑梗死后遗症。除给予改善肾功能和脑功能的治疗外,重点治疗高钾血症,适当纠正低钠血症。具体措施：呋塞米（速尿）20 mg,口服,2 次/日;口服钾离子交换树脂;10% 氯化钠 10 ml,3 次/日,口服;10% 葡萄糖溶液 500 ml + 胰岛素 8 U,静滴;10% 葡萄糖酸钙溶液 10 ml,静脉推注。但高钾、低钠血症持续半个月余不能纠正。

二、诊疗评价和处理对策

1. 诊断欠完善 高钾血症、低钠血症、低氯血症存在,但没有明确紊乱的本质和相互之间的关系。慢性肾功能不全是发生电解质紊乱的基础原因,但因发病时间较长,达半个月之久,早期情况难以全面了解,故本次紊乱发生的具体原因难以准确判断。根据钾、钠之间的关系,紊乱的本质应该是慢性缺钠性低钠血症伴转移性高钾血症,低氯血症伴随低钠血症而存在,为原发性慢性缺氯性低氯血症。原发性低钠血症导致钠泵活性减弱,K^+ 向细胞外转移,导致转移性高钾血症;钠在肾小管几乎全部重吸收,排钾显著减少,加重高钾血症,因此高钾血症是低钠血症的结果。由于是慢性紊乱,机体代偿良好,故没

有明显的临床表现和心电图异常。

2. 治疗不正确 由于对电解质紊乱的本质判断不正确,故治疗也不正确。一般认为高钾血症对机体影响大,低钠血症对机体的影响小;且血钾升高较血钠降低更显著,因此以治疗"高钾血症"为主,适当兼顾"低钠血症",如主要应用排钾利尿剂,口服钾离子交换树脂排钾。钾排出增多,血钾浓度下降,后者导致钠泵活性减弱,Na^+ 向体细胞内转移增多;加之利尿剂的作用,经肾小管排出的钠也增多,导致缺钠性低钠血症持续存在。排钾增多,理论上高钾血症应该改善;但由于正常饮食,Hb、白蛋白浓度皆正常,故胃肠道摄入钾量较大,在肾功能减退的情况下必然导致血钾浓度升高;同时少量补钠,又使血钠有所升高,两方面因素综合作用,低钠血症和高钾血症皆变化不大,从而导致"慢性顽固性低钠血症"和"顽固性高钾血症"。

3. 正确处理原则 由于紊乱的核心是原发性慢性缺钠性低钠血症伴转移性高钾血症,因此治疗的核心不是增加 K^+ 排出,而是补充氯化钠,控制钾的摄入量。随着血 Na^+ 浓度升高,Na^+ 细胞内浓度随之升高,钠泵活性增强,K^+ 进入细胞内,经肾小管排出量也逐渐增多,高钾血症自然纠正。由于是可交换钠性缺乏,故补钠量 = （142−122）×65 kg（体重）× 0.2（细胞外液量）× 2 = 520 mmol,相当于氯化钠 30 g。由于是慢性低钠血症,老年人血钠浓度偏低,无临床症状,故应缓慢补充,可在 2~3 日补足,并适当增加因利尿剂导致的钠继续丢失量。

4. 具体治疗方法 10% 氯化钠溶液 10 ml,3 次/日,口服,吃饭时服用以减轻高渗氯化钠对胃的刺激。生理盐水 500 ml + 10% 氯化钠溶液 50 ml（大约相当于 2% 氯化钠溶液）,缓慢静脉滴注,1 次/日;生理盐水 250 ml + 10% 氯化钠溶液 20 ml（接近 2% 氯化钠溶液）,缓慢静脉滴注,1 次/日。使上述液体在 24 h 内比较均匀输入。进食量减少（控制钾的摄入）。

5. 次日疗效观察 患者无不适,复查血 Na^+ 133 mmol/L、K^+ 5.9 mmol/L、Cl^- 97 mmol/L、HCO_3^- 24 mmol/L。已有所好转。

6. 次日电解质补充及疗效观察 10%氯化钠 10 ml/次,3 次/日,饭后口服以减轻高渗氯化钠溶液对胃的刺激。生理盐水 500 ml+10%氯化钠溶液 20 ml,缓慢静脉滴注,1 次/日。患者无不适,第 3 日复查,血 Na^+ 138 mmol/L、K^+ 5.2 mmol/L、Cl^- 101 mmol/L、HCO_3^- 26 mmol/L。血电解质浓度已基本正常。

7. 后续的电解质补充方法和疗效观察 恢复正常饮食,但适当控制含钾量较高的食物。10%氯化钠溶液 10 ml/次,3 次/日,逐渐停用利尿剂,维持 1 周,血电解质浓度持续正常。

三、电解质紊乱的初始原因分析

根据上述特点推测,慢性肾功能不全是发生电解质紊乱的基础原因,持续应用利尿剂是发生低钠血症的主要原因,不限制进食是合并高钾血症的重要因素。评估和治疗不当导致慢性缺钠性低钠血症伴转移性高钾血症。

病 例 二

一、病 史 介 绍

女性,42 岁,有冠状动脉粥样硬化性心脏病(冠心病)及慢性阻塞性肺疾病(COPD)病史,长期低钠饮食,逐渐出现乏力、纳差,活动后呼吸困难,伴轻咳、咳少量白痰。血液化验:Hb 浓度和白细胞正常,血小板 44 万/mm³;血白蛋白 22 g/L、球蛋白 28 g/L。血:Na^+ 118 mmol/L、K^+ 2.6 mmol/L、Cl^- 84 mmol/L、HCO_3^- 31 mmol/L,动脉血气:pH 7.37、PaO_2 65 mmHg、$PaCO_2$ 53 mmHg、HCO_3^- 30 mmol/L,胸片无明显异常。诊断:① COPD(缓解期),慢性呼吸衰竭(Ⅱ型);② 冠心病;③ 电解质紊乱(低钠血症、低氯血症、低钾血症);④ 营养不良(低蛋白血症)。给予抗生素、气道扩张剂、呼吸兴奋剂、营养支持、补充高渗盐水和氯化钾(5%葡萄糖盐溶液 500 ml+10%氯化钾溶液 10 ml+10%氯化钠溶液 10 ml,静脉滴注,1 次/日;5%葡萄糖溶液 500 ml+10%氯化钾溶液 10 ml+10%氯化钠溶液 10 ml,静脉滴注,1 次/日;白蛋白 10 g,静脉滴注,1 次/日)等治疗(每日补液量超过 3 000 ml)。低钠、低钾、低氯皆无改善,反而有恶化趋势,36 h 后复查血 Na^+

114 mmol/L、K^+ 2.8 mmol/L、Cl^- 75 mmol/L、HCO_3^- 35 mmol/L,并出现下肢及臀部、背部的凹陷性水肿,神志变模糊。$PaCO_2$ 逐渐升高至 120 mmHg,PaO_2 62 mmHg,pH 7.20、HCO_3^- 38 mmol/L(吸氧条件下),有气管插管 MV 的强烈指征,但家属考虑患者心肺功能皆较差,生活质量非常差,血小板明显降低,要求保守治疗,故加用经面罩无创正压通气(NPPV)。

二、评价及处理对策

(一)基础病、呼吸衰竭的诊断和评价不恰当

1. 基础病的评价 患者的基础病有 COPD、冠心病,诊断成立,但从既往病史看都不严重。本次以呼吸衰竭加重为主要表现,但不符合重症 COPD 急性加重的特点,也就是说患者目前的 COPD 状态不应该导致呼吸衰竭。对 COPD 患者而言,若短时间内出现严重通气不足,则应有明显肺气肿或明显感染,或其他并发症的表现。患者的临床表现不符合,胸部 X 线片(基本正常)和入院初期轻度代偿性呼吸性酸中毒也不支持呼吸衰竭的诊断;在无感染或急性气道痉挛依据以及冠心病稳定的情况下,呼吸衰竭迅速加重,与慢阻肺的严重度不一致。

2. 呼吸衰竭的评价 电解质紊乱是导致呼吸肌无力和呼吸衰竭的主要因素,钠盐控制过度和进食差所致是电解质紊乱的主要因素,但本例患者的电解质紊乱仅被认为是 COPD 呼吸衰竭的并发症,这必然导致临床处理的不正确。

(二)体液代谢紊乱的防治措施不恰当

1. 电解质紊乱的原因 患者顾虑"食盐"影响心脏病,故严格限制钠盐摄入,是导致慢性缺钠性低钠血症的主要原因。低钠血症导致患者纳差、进食少,是发生慢性缺钾性低钾血症的主要原因。长期缺钠、缺钾导致肾小管功能减退,排钾增加,加重机体缺钾;低钾血症导致钠泵活性减弱,钠向细胞内转移,加重低钠血症,即合并转移性低钠血症。随着氯化钠和液体的大量补充,以及水肿出现,尽管低钠血症有所加重,但机体钠含量有所增加,即合并稀释性低钠血症;随着呼吸性酸中毒的明显加重和持续补钾,低钾血症改善(主要是酸中毒导致细胞内钾转入细胞外液所致),但缺钾可能持续存在甚至加重。

2. 电解质紊乱诊断和评价 慢性缺钾性低钾血症合并慢性缺钠性低钠血症,后合并转移性低钠血症和稀释性低钠血症。缺钠程度比血钠水平反映的要轻,缺钾程度比血钾水平反映的更重,可能有镁

离子的缺乏，也可能伴有"肾小管功能的隐匿性损害"。

呼吸衰竭逐渐加重，$PaCO_2$ 持续升高，肾功能代偿，碳酸氢根离子浓度代偿性升高，氯离子浓度代偿性下降，故低氯血症包括两种情况：① 原发性低氯血症，是缺钾性低钾血症、缺钠性低钠血症的结果；② 继发性低氯血症，是碳酸氢根离子浓度升高导致的代偿性低氯，故低氯血症随着纠正低钾血症、低钠血症的纠正逐渐改善，无须纠正至正常水平。其后随着呼吸衰竭改善，碳酸氢根离子浓度恢复，氯离子浓度自然恢复正常。

3. 电解质紊乱处理的问题　由上述情况可知，钾、钠补充量不足，主要是钾的补充量不足，水补充过多；补钾、补钠的具体方法也不正确，其中"5%葡萄糖盐溶液 500 ml + 10% 氯化钾溶液 10 ml + 10% 氯化钠溶液 10 ml"的组合中有葡萄糖和大量氯化钠，不利于钾的纠正，钾缺乏也不利于低钠的纠正；而"5%葡萄糖溶液 500 ml + 10% 氯化钾溶液 10 ml + 10% 氯化钠溶液 10 ml"的组合中似乎是用高渗钠，但实际上补液的钠浓度仅有 0.2%，远低于生理盐水 0.9% 的浓度，不利于钾、钠的升高，反而因液体量过多而诱发和加重水肿，间接加重低钠血症和低钾血症（稀释性）。

补钾盐、补钠盐（氯化钾、氯化钠）的同时就是补氯，但与血浆浓度相比，氯化钾和氯化钠的氯浓度过高；加之呼吸衰竭的肾功能代偿，肾脏保氯能力下降，故单纯用氯化钾、氯化钠补充欠合适，宜加用谷氨酸钾、谷氨酸钠部分代替。

4. 水肿的原因和处理问题　严重低蛋白血症是水肿的主要原因，也是导致病情加重（包括电解质紊乱和呼吸衰竭）的重要原因，应及时纠正，但白蛋白补充量太少，每日 10 g 仅能满足部分机体消耗，延缓疾病发展，达不到治疗作用。

如前述，水入量过多，在低蛋白血症的基础上，出现水肿加重，并加重低钠血症和低钾血症（合并稀释性）。

三、体液代谢紊乱的合理治疗

（一）处理原则

1. 钠、钾、氯的补充的原则　钾、钠同补，以补钾为主。由于是严重缺钾、缺钠，并导致呼吸肌无力和呼吸衰竭迅速加重，故应在保障血钾浓度较快上升的基础上，纠正低钠血症，这是纠正电解质紊乱的基本原则，也是治疗呼吸衰竭的最主要措施。在低

钾、低钠血症基本纠正后，继续补充钾、镁一段时间，增加能量供应和水溶性维生素的补充，促进电解质紊乱的完全恢复。

补钾、补钠的同时就是补氯，但氯化钾和氯化钠的氯浓度太高，且碳酸氢根浓度代偿性升高，故除补充氯化钾、氯化钠外，加用谷氨酸钾、谷氨酸钠，提高补钾、补钠的效率。

2. 其他相关处理　尽快补足白蛋白，但在 24 h 内较均匀输入；严格控制水的入量。也是治疗呼吸衰竭的主要措施。

（二）纠正体液代谢紊乱的基本要求

1. 钾的补充　尽可能给予符合要求的较大补钾量。补钾公式：补钾量 = (4.2 − 2.8) × 55 kg（体重）× 0.6（体液量）= 46.2 mmol，相当于氯化钾 3.5 g，因为是慢性低钾血症、且合并低钠血症，故补钾量更大，按大约 4.5 g 计算。计算量不大，似乎很容易纠正，但忽视下列情况：呼吸性酸中毒纠正导致转移性低钾血症，肾脏的隐匿性丢失，生理需要量。因此第 1 日补充氯化钾 9 g（包括相当剂量其他钾盐），在复查结果的基础上，次日、第 3 日仍给予较高的补充量，保障含钠离子的补液中有适量的钾离子，以免血钠升高加重低钾血症。

2. 钠的补充　在优先补钾的情况下，按可交换性钠计算补钠量，即补钠量 = (142 − 114) × 55 kg（体重）× 0.2（细胞外液量）× 2 = 616 mmol，相当于氯化钠 36 g。因合并低钾血症（导致转移性低钠血症）和水肿（导致稀释性低钠血症），故补钠量应减少，初步估计 30 g。为避免补钠过快导致补钾效率降低和低钾血症加重，应减慢钠盐的补充速度，首日补充估算量的 2/3，即 20 g；次日补充 1/3，即 10 g。

3. 其他相关治疗　① 迅速有效补充白蛋白，20~30 g/d，严格控制水的摄入和输入。② 适当补镁。③ 避免补液中同时有葡萄糖和氯化钠。④ 补充白蛋白后适当应用利尿剂。⑤ 加用 ACE 抑制剂。

（三）电解质紊乱和低蛋白血症的具体治疗方法

10% 氯化钾溶液 10 ml/次，4 次/日，胃管内补入；10% 氯化钠溶液 10 ml，4 次/日，胃管内补入；加奥美拉唑 20 mg，1 次/日，以减少两种高渗液体对胃的刺激。生理盐水 500 ml + 28.5% 谷氨酸钠溶液 40 ml + 10% 氯化钾溶液 15 ml（渗透压大约相当于 2% 氯化钠溶液），静脉滴注，1 次/日；生理盐水

500 ml+31.5%谷氨酸钾溶液 20 ml+10%氯化钠溶液 30 ml+门冬氨酸钾镁溶液 20 ml（渗透压大约相当于2%氯化钠溶液），静脉滴注，1 次/日。用深静脉置管，使上述液体在 24 h 内比较均匀地输入。白蛋白 10 g，静脉滴注，q8h，补后用呋塞米 10 mg。总补钾量相当于氯化钾 8 g，总补钠量相当于氯化钠 18.5 g。

（四）次日疗效观察

血 Na^+ 131 mmol/L、K^+ 3.8 mmol/L、Cl^- 99 mmol/L、HCO_3^- 35 mmol/L、白蛋白 34 g/L；同时给予 NPPV，患者神志转清，肌力明显恢复，水肿明显改善。复查动脉血气：pH 7.47，PaO_2 85 mmHg，$PaCO_2$ 56 mmHg。随着神志转清，呼吸肌力恢复，咳嗽反射明显改善。引流改善对防治肺感染有重要价值。

24 h 尿电解质显示：钠、钾、氯排出量较高，不符合常规低钾、低钠、低氯血症的特点，说明有肾小管调节电解质的能力减退，继续丢失量显著增加。

（五）次日电解质、白蛋白的补充方法及疗效观察

10%氯化钾溶液 10 ml/次，3 次/日，饭后口服，同时奥美拉唑 20 mg，1 次/日，以减少高渗氯化钾溶液对胃的刺激。生理盐水 500 ml+10%氯化钾溶液 15 ml，静脉滴注，1 次/日；生理盐水 500 ml+31.5%谷氨酸钾溶液 20 ml+门冬氨酸钾镁溶液 20 ml，静脉滴注，1 次/日；白蛋白 10 g，静脉滴注，q12h。总补钾量相当于氯化钾 7 g，总补钠量相当于氯化钠 9 g。

48 h 总补钾量相当于氯化钾 15 g，总补钠量相当于氯化钠 27.5 g，符合慢性缺钾性低钾血症合并慢性低钠血症的补充量和补充要求。

第 3 日患者神志清醒，肌力正常，咳嗽有力，水肿消失，停用 NPPV。复查结果：血 Na^+ 138 mmol/L、K^+ 4.4 mmol/L、Cl^- 103 mmol/L、HCO_3^- 32 mmol/L；白蛋白 38 g/L；动脉血气：pH 7.49、PaO_2 82 mmHg、$PaCO_2$ 47 mmHg、HCO_3^- 30 mmol/L。

（六）后续的电解质补充方法和疗效观察

恢复正常饮食，作为补充钾、钠、镁等的基本手段，同时加用 10%氯化钾溶液 10 ml/次，3 次/日（呼吸肌力迅速恢复，呼吸衰竭迅速纠正，导致代谢性碱中毒，故应给予相对较大剂量的补钾量）；生理盐水 500 ml+门冬氨酸钾镁溶液 20 ml，静脉滴注，1 次/日。维持 1 周，血电解质和动脉血气正常，尿电解质排出量基本正常，患者可自由活动。

病 例 三

一、病史及诊治情况

（一）病史

男性，58 岁，肝移植术 20 余日出现反复恶心、头痛、乏力、呕吐。血钠 117～132 mmol/L，血氯浓度降低，其他多种化验，包括肾功能（尿素氮、尿酸、肌酐）和肝功能皆正常或基本正常；动脉血气，包括 pH 正常。除日常进食外，每日补充钠氯化钠 20 g 左右，以静脉补充为主，3～5 日后症状基本缓解，血钠升高至 128～132 mmol/L，但逐渐减少氯化钠用量至每日 10 g 后，又出现上述症状。已持续 4 个月余。

（二）入院检查结果

血电解质：Na^+ 121 mmol/L、Cl^- 89 mmol/L、K^+ 3.5 mmol/L、HCO_3^- 19 mmol/L、AG 18 mmol/L、Mg^+ 0.7 mmol/L、P 0.5 mmol/L。动脉血气：pH 7.37，$PaCO_2$ 32 mmHg，PaO_2 83 mmHg，BE-6 mmol/L。肝、肾功能正常，血、尿常规正常，胸片、心电图检查未见异常。

（三）基本诊断和治疗

肝移植术后，慢性缺钠性低钠血症、低氯血症。补钠量非常高时（20 g/d）才能接近正常值（最高 132 mmol/L）。若以教科书的常用补钠公式计算，即补钠量（mmol）=（142-实测值）×体重（kg）×0.2，则最低血钠浓度 117 mmol/L（按体重 60 kg 计算）的补钠量 = 25×60×0.2 mmol = 300 mmol，相当于氯化钠 18 g。由于轻度低钠血症对人体影响不大，也常采用下述公式补钠，即补钠量 =（125-实测值）×体重（kg）×0.2 = 96 mmol，相当于氯化钠 6 g。但以下问题似乎难以解释。

1. 问题 1 与上述公式计算的补钠量比较，实际补钠量都非常高，患者呕吐量不多，"继续丢失量"也非常少，故次日血钠浓度就应该恢复正常或接近正常水平，但实际上按远超过计算量的 20 g/d 补充，3～5 日后血钠浓度才接近正常，为什么？

2. 问题 2 患者症状缓解后，呕吐导致的继续丢失量消失，又没有其他的继续丢失；肾脏的调节功能非常强大，日需要量可以忽略不计；患者除日常进食摄入钠盐外，每日额外补充氯化钠 10 g，血钠浓度应该恢复并维持正常，但实际上明显下降，这一定存在额外丢失，在哪里丢失？

3. 问题 3 几乎倾尽所能，还能怎么办，才能纠

正低钠血症？

二、诊断和治疗的基本思路分析

（一）基本分析思路

（1）在大量补钠的情况下，血钠浓度持续降低，不仅是可交换性钠的丢失，也存在钠盐的大量继续丢失。除短暂呕吐外，经皮肤、胃肠道、呼吸道等途径排出的钠盐非常低，只有通过肾脏排出。

（2）常规肾功能，即尿素氮、肌酐浓度正常；尿常规检查正常，包括尿蛋白阴性，仅能说明肾小球滤过功能正常或基本正常，肾小管也没有明显的器质性损害，但无法证明肾小管对水、电解质、酸碱的调节功能正常。

（3）肾小管的调节是维持水、电解质、酸碱离平衡的主要因素，从病史和化验结果看，患者对水、酸碱的调节似乎基本正常，但对钠、氯等离子的调节功能显著减退。24 h 的尿电解质检查结果也显示：尽管血钠、血氯浓度显著降低，尿钠、尿氯的排出并没有减少，而是显著增多，远超出正常排出量的上限。证明肾脏对钠、氯代谢的调节能力显著减退，存在经肾脏的大量"继续丢失量"。此种情况（尿蛋白阴性，血尿素氮、肌酐正常）称为"隐匿性肾小管功能减退"。单纯对水的重吸收能力显著减退，尿量显著增多者称为"尿崩症"；重吸收碳酸氢根离子减退或泌酸功能减退者称为"肾小管酸中毒"。还有水重吸收增多、碳酸氢根离子重吸收过多或泌酸功能显著减弱等情况在各相应章节皆有阐述。

（4）进一步分析化验结果有许多问题。

1）血化验显示 HCO_3^- 浓度降至 19 mmol/L，AG 升高至 18 mmol/L，BE － 6 mmol/L，说明存在代谢性酸中毒；因 $PaCO_2$ 代偿性下降至 32 mmHg，动脉血 pH 代偿至正常低限（pH＝7.37），再结合病史诊断为慢性代谢性酸中毒。因没有代谢障碍等依据，应该是肾小管功能减退的结果；反之若肾小管功能正常，则代谢性酸中毒患者的尿液应该呈明显的酸性。该患者数次尿常规检查显示尿 pH 呈弱酸性，故肾小管酸中毒（轻度）存在，这也是"隐匿性肾小管功能损害"的一种表现。

2）根据酸碱离子和钾离子的关系，酸中毒应存在转移性血钾浓度升高；根据钠、钾的关系，持续低钠血症也容易出现转移性血钾浓度升高。根据病史，患者除短时间呕吐外，钾入量基本正常，故即使没有高钾血症，血钾浓度也应在正常高限水平，但实际在正常值低限（3.5 mmol/L），因此患者应存在严

重缺钾，且也是隐匿性肾小管功能减退所致，24 h 尿电解质也显示尿钾排出量超过正常高限；反之若不存在肾小管功能减退，则尿钾排出应该是代偿性减少。

3）酸中毒情况下，血镁、磷的浓度也应该升高或在正常高限水平；实际测定结果在正常值低限或低于正常水平，这也符合隐匿性肾小管功能减退的表现。

故"肾小管功能的隐匿性减退"导致其调节多种电解质离子、酸碱离子的能力显著减退，只是不同离子调节的减退程度不同，这是"低钠血症"难以纠正的主要原因。

（5）钠泵等主动转移机制在肾小管调节功能中发挥核心作用，血钠、血钾浓度降低是导致钠泵活性减弱的重要因素，而钾、镁、磷等作为钠泵的辅酶或 ATP 的组成部分皆发挥重要作用，故仅重视补充氯化钠，而不重视其他电解质离子的补充是钠泵功能和肾小管调节功能不能恢复的主要原因。

（6）本例为肝移植患者，手术过程存在缺血性损伤；常规应用的多种免疫抑制剂，预防性应用的抗病毒、抗真菌药物等是导致肾小管功能损害的始发因素；上述诊断不正确和治疗不恰当是肾小管调节功能不能恢复、电解质紊乱持续存在的主要因素。

（二）电解质紊乱的合理诊断和治疗

1. 基本诊断

（1）电解质、酸碱平衡紊乱：慢性缺钠性低钠血症、低氯血症，慢性钾缺乏，慢性镁缺乏，慢性磷缺乏，慢性代谢性酸中毒。

（2）紊乱原因：隐匿性肾小管功能减退。

2. 治疗原则　正常进食的基础上全面补充多种电解质离子，适当补充碱性药物，促进电解质和酸碱紊乱的改善以及肾小管功能的恢复。既要补充缺乏量，也要充分补充经肾脏的继续丢失量。慢性缺钠性低钠血症是可交换性钠的缺乏，应在有效补钾的基础上增加补充量。

3. 具体治疗及评价

（1）尽可能正常进食：是补充各种电解质离子的最安全、最有效的措施。

（2）口服用药：氯化钾缓释片 1 g/次，3 次/日；10%氯化钠溶液 10 ml，3 次/日，门冬氨酸钾镁 2 片/次，3 次/日，皆饭后口服；碳酸氢钠片 0.5/次，3 次/日。

氯化钾、门冬氨酸钾镁补充钾，氯化钠、碳酸氢钠补充钠，氯化钾、氯化钠补充氯，门冬氨酸钾镁补

充镁,碳酸氢钠纠正酸中毒,同时减轻高渗液体对胃的刺激。

（3）静脉用药:生理盐水 500 ml＋28.5%谷氨酸钠溶液 40 ml＋10%氯化钾溶液 10 ml＋ATP 40 mg(渗透压接近 2%氯化钠溶液),静脉滴注,1 次/日;生理盐水 500 ml＋31.5%谷氨酸钾溶液 20 ml＋10%氯化钠溶液 30 ml＋门冬氨酸钾镁溶液 20 ml＋ATP 40 mg(渗透压接近 2%氯化钠溶液),静脉滴注,1 次/日。用深静脉置管,使上述液体在 24 h 内比较均匀地输入。

氯化钾、谷氨酸钾、门冬氨酸钾镁补充钾,氯化钠、谷氨酸钠补充钠,门冬氨酸钾镁补充镁,ATP 补充磷酸盐。

正常进食是补充各种电解质离子,特别是钾、磷和各种微量元素的基础。上述额外口服和静脉补充的钾相当于氯化钾 7 g;补充的钠相当于氯化钠 15 g;谷氨酸钾、谷氨酸钠、小苏打(碳酸氢钠)取代部分氯化钾和氯化钠减少了氯的补充量,使钠、钾等阳离子和氯等阴离子的比例更接近细胞外液,提高补钾和补钠的效率,并避免过多氯的补充。

（4）疗效评价:次日患者除仍感觉乏力、轻微恶心外,无其他不适,复查血电解质:Na⁺ 127 mmol/L、K⁺ 4.1 mmol/L、Cl⁻ 96 mmol/L、HCO₃⁻ 20 mmol/L,有所好转。

4. 第 2 日电解质的补充方法和疗效观察

（1）正常进食:继续补充各种电解质离子。

（2）口服用药:不变。

（3）静脉用药:尽管血钾恢复至相对较好的水平,但考虑静脉补钾持续时间较长,细胞内外钾的转移仍在进行,血钾浓度高估机体钾含量(即机体仍严重缺钾),仍按原剂量补钾;血钠、血氯浓度尽管有所恢复,但仍较低,补充量不变;其他电解质离子的补充同样不变。

（4）疗效评价:第 3 日患者的恶心感消失,乏力好转,复查血电解质:Na⁺ 134 mmol/L、K⁺ 4.7 mmol/L、Cl⁻ 102 mmol/L、HCO₃⁻ 23 mmol/L;镁、磷的血浓度也有所升高。

除进食外,48 h 的额外补钾量相当于氯化钾 14 g,补钠量相当于氯化钠 30 g;符合慢性缺钠性低钠血症合并钾缺乏的补充量、补充方法。

5. 第 3 日的治疗和疗效观察 考虑血钾、钠、氯、碳酸氢根离子浓度皆明显恢复,故这四种离子的补充量皆减少,其他微量元素的补充量不变。

（1）正常进食:继续补充上述各种电解质离子。

（2）口服用药:氯化钾缓释片 1 g/次,3 次/日;10%氯化钠溶液 10 ml,3 次/日;门冬氨酸钾镁 2 片/次,3 次/日,皆饭后口服;小苏打片 0.25/次,3 次/日。

（3）静脉用药:生理盐水 500 ml＋10%氯化钾溶液 10 ml＋10%氯化钠溶液 30 ml＋门冬氨酸钾镁溶液 20 ml＋ATP 40 mg,静脉滴注,1 次/日。

正常进食基础上,额外口服和静脉补充的钾大约相当于氯化钾 4.5 g;补充的钠相当于氯化钠 10 g。

（4）疗效评价:第 4 日患者乏力明显好转,复查血电解质:Na⁺ 138 mmol/L、K⁺ 4.6 mmol/L、Cl⁻ 104 mmol/L、HCO₃⁻ 25 mmol/L,镁、磷的血浓度也恢复正常。复查 24 h 尿电解质结果:尿钠、钾、氯的排出量明显减少,说明肾小管的调节功能明显改善。

6. 第 4 日的治疗和疗效观察 血钾、钠、氯、碳酸氢根离子浓度基本恢复正常,肾功能的调节功能明显改善,故这四种离子的补充量皆减少,口服补充,其他微量元素也皆口服补充,停用静脉给药。

（1）正常进食:补充上述各种电解质离子。

（2）口服用药:氯化钾缓释片 1 g/次,3 次/日;10%氯化钠溶液 10 ml,3 次/日,门冬氨酸钾镁 2 片/次,3 次/日,皆饭后口服;碳酸氢钠片 0.25/次,3 次/日;ATP 20 mg/次,3 次/日。

正常进食基础上,额外补充钾相当于氯化钾 3.5 g;补充钠相当于氯化钠 5 g。

（3）疗效评价:第 5 日患者乏力感基本缓解,无其他不适,复查血电解质:Na⁺ 139 mmol/L、K⁺ 4.6 mmol/L、Cl⁻ 105 mmol/L、HCO₃⁻ 24 mmol/L。

7. 下一步的治疗和评价 尽管血钾、钠、氯、碳酸氢根离子和镁、磷等微量元素的血浓度皆正常,肾小管调节功能也明显恢复,但机体各种离子的含量和肾小管调节功能的完全恢复仍需一定时间,故继续给予上述口服药物 1 周,然后逐渐减量,直至停用。总疗程 3 周。

病 例 四

一、病史及诊治情况

（一）病史

男性,52 岁,乙型肝炎后肝硬化多年,因"肺炎"给予静脉滴注抗生素治疗,但效果差,并出现腹水、胸腔积液、下肢水肿,收入重症监护室(ICU)。入院检查,血常规:Hb 90 g/L,白细胞和血小板稍降低。尿常规基本正常。血 Na$^+$ 122 mmol/L、K$^+$ 3.7 mmol/L、Cl$^-$ 87 mmol/L、HCO$_3^-$ 22 mmol/L。肝功能检查:胆红素和转氨酶升高,白蛋白 21 g/L,球蛋白 32 g/L。肾功能(尿素氮、肌酐)正常。胸片示"肺炎"吸收好转,心电图检查未见异常。

(二)基本诊断

社区获得性肺炎(CAP),乙型肝炎后肝硬化,电解质紊乱(低钠、低氯血症)。

(三)治疗情况

入 ICU 后除继续给予抗生素治疗肺炎和进行保肝治疗外,补充氯化钠 6.5 g/d;白蛋白 12.5 g,静脉滴注,2 次/日;氢氯噻嗪 25 mg,2 次/日,口服;螺内酯 20 mg,2 次/日,口服。

2 日后患者尿量增多,水肿改善。复查血 Na$^+$ 138 mmol/L、K$^+$ 3.6 mmol/L、Cl$^-$ 102 mmol/L、HCO$_3^-$ 24 mmol/L。

3 日后患者水肿明显改善,胸、腹水明显减少。复查血 Na$^+$ 147 mmol/L、K$^+$ 3.5 mmol/L、Cl$^-$ 110 mmol/L、HCO$_3^-$ 23 mmol/L,肝功能改善,白蛋白 38 g/L,球蛋白 31 g/L。停用氯化钠和白蛋白,口服氯化钾,改氢氯噻嗪为呋塞米 20 mg,2 次/日,口服,以促进钠、氯排出。

4 日后水肿和胸、腹水进一步改善,但患者烦躁不安,复查血 Na$^+$ 155 mmol/L、K$^+$ 3.2 mmol/L、Cl$^-$ 117 mmol/L、HCO$_3^-$ 23 mmol/L。

5 日后肢体水肿缓解,胸、腹水基本消失,患者出现谵妄状态,复查肝功能进一步好转,血 Na$^+$ 162 mmol/L、K$^+$ 3.1 mmol/L、Cl$^-$ 123 mmol/L、HCO$_3^-$ 23 mmol/L。复查胸片:肺炎基本吸收。

(四)基本分析

患者基础病为乙型肝炎后肝硬化,因 CAP 迁延不愈诱发肝功能损害加重,出现低蛋白血症、水肿和低钠、低氯血症。住 ICU 前,通过调整抗生素,肺炎的临床表现和影像学表现皆明显好转,故继续用原抗生素治疗,同时给予保肝、补充白蛋白、利尿等对症、支持治疗,肺炎治愈,肝功能损害和水肿迅速好转。

在肝功能好转、血钠浓度升高过程中,出现精神症状;血钠浓度继续升高过程中,精神症状更明显,因此精神症状不是肝性脑病的表现,而是严重高钠血症的表现。但以下问题似乎难以解释。

1. 问题 1　补钠量不多,肺炎和肝功能损害也迅速好转;利尿剂(氢氯噻嗪和螺内酯)都有排钠、排氯作用,为什么很快出现高钠、高氯血症?

2. 问题 2　出现高钠血症后,肝功能继续好转,停用静脉和口服氯化钠,改用强效排钠利尿剂;肾脏调节钠代谢的能力强大,为什么高钠血症仍迅速加重,并出现明显精神症状?

3. 问题 3　高钠血症是什么类型?应该如何治疗?

二、合理的诊断和治疗分析

(一)基本分析思路

1. 低钠血症的类型和治疗原则　患者轻度低钠血症合并明显的水肿、胸腔和腹腔积液,且持续时间较长,故为慢性稀释性低钠血症、低氯血症;患者重度水肿,水分增加达体重 10%~15% 或更多,且主要是细胞外液增多。在血钠浓度仅轻度下降至 122 mmol/L,且存在慢性水肿的情况下,血钠浓度下降是细胞外液钠浓度的下降,机体钠含量是升高的。

稀释性低钠血症也称水中毒,无论是急性还是慢性,其首选治疗不是补钠,而是严格控制水的入量和促进水的排出,故本例患者的初始治疗是错误的。

2. 慢性稀释性低钠血症的发生原因　腹水的发生主要是肝硬化、门静脉高压和肝功能减退的结果,低蛋白血症发挥重要作用;全身水肿和胸腔积液则主要是低蛋白血症所致。肺炎迁延不愈导致肺毛细血管通透性持续增强,是导致低蛋白血症加重的重要因素。低蛋白血症导致血浆胶体渗透压显著下降和有效循环血容量不足,肾素-血管紧张素-醛固酮系统(RASS)活性增强,抗利尿激素(ADH)释放增多;加之肝功能减退,肝脏灭活醛固酮和 ADH 作用减退,导致肾脏重吸收钠、水增多,特别是水吸收增多更明显,结果发生水中毒和稀释性低钠血症。加之肺炎迁延不愈,静脉应用抗生素及其伴随的补液增多,导致稀释性低钠血症加重。从某种意义上讲,静滴抗生素就是"补液",抗生素的治疗效果越差,治疗时间越长,抗生素种类越多,"补液"越多,必然加重稀释性低钠血症。

3. 高钠血症发生、发展的原因　患者肺炎明显好转意味着肺毛细血管通透性增强明显改善,加之肝功能好转和较大量的白蛋白补充后,血白蛋白浓度迅速升高至正常水平。血白蛋白浓度迅速升高必然伴随血浆胶体渗透压的迅速升高,组织间液进入血浆,有效血容量迅速增多,肾脏排水、排钠量增加。肾调节钠代谢的作用强大,但缓慢,有一个逐渐增强的过程,最初排出量的增加有限,约 72 h 后才能达高峰;但肾脏对水的排出强大且迅速。在机体钠含量增多的情况下,水的大量、迅速排出必然导致高血容量高钠血症。而利尿剂排出的氯、钠和水的比例与血浆相似;每日 6.5 g 的氯化钠补充量,且连续应用 3 日,在血浆胶体渗透压明显恢复,而肾脏代偿性排钠功能尚未明显增强的情况下,必然加重高钠血症。因此尽管后来停用氯化钠、增强排钠利尿剂后,高钠血症仍持续加重。

4. 高钠血症的类型 患者高钠血症发生时,机体水肿尚未完全消退,循环血容量恢复,甚至增加;结合上述发生过程和机制,为急性高容量性高钠血症(急性钠增多性高钠血症)。

(二)对患者机体钠含量的估测

血钠浓度仅反映细胞外液的钠浓度,与机体钠含量经常不一致。在急性稀释性低钠血症,血钠浓度和机体钠含量差别较小,在慢性稀释性低钠血症,血钠浓度和钠含量的差别可以非常巨大,但可以根据可交换性钠的分布估算,并可从下述正反两方面说明。

1. 入院时患者"缺钠量"的计算 以正常血钠浓度 142 mmol/L、体重约 60 kg 计算,若没有水肿,即单纯缺钠性低钠血症,细胞外液钠减少量为(142 – 122)×60×0.2 = 240 mmol,相当于氯化钠14 g;以慢性缺钠性低钠血症计算,则机体可交换性钠减少,大约相当于氯化钠 25 g。患者不是缺钠性低钠血症,故该情况不存在。

2. 入院时"增多的钠含量"的计算 正常情况下,细胞外液占体重的 20%,以体重 60 kg 计算为12 kg。以正常血钠浓度 142 mmol/L 计算,细胞外液含钠量为:142×60×0.2 = 1 704 mmol。患者为重度水肿和稀释性低钠血症。水分增加,占体重10%~15% 或更多,加之肝硬化、低蛋白血症等导致的胸腔积液和大量腹水,则水分可按增加 15% 计算。机体水肿主要是细胞外液增加,而胸腹水纯粹为细胞外液,故可以假定该患者细胞外液增加10%,即增加 6 kg,则细胞外液量增加至 18 kg,血钠浓度应该降低至 1 704 mmol/18 L = 95 mmol/L。当然也可按下述公式计算,即细胞外液由正常的 12 L增加至 18 L,增加 1/3,则血钠浓度应降低至 1/3 或降低至正常水平的 2/3,也为 95 mmol/L,两者是一致的。

患者的实际血钠浓度仅降低至 122 mmol/L,故细胞外液钠是增加的,增加的钠为:(122 – 95)mmol/L×18 L = 486 mmol,相当于额外增加氯

化钠 28 g。由于是可交换性钠增加,故实际氯化钠增加量接近 40 g,加之 3 日内额外补充 19 g,共接近60 g。

3. 入院后钠浓度的变化 如上所述,尽管肾脏调节钠代谢的作用强大,但发挥最大作用的时间较长,利尿剂的排钠量有限,故低蛋白血症迅速纠正,血容量迅速恢复后,肾脏随之迅速排出过多的水分,血钠浓度的迅速、持续升高是必然结果。因此入住ICU 初期,不分析低钠血症的类型和适当评估水肿的程度,就盲目每日补充 6.5 g 氯化钠是错误的。

(三)电解质紊乱的合理诊断

1. 入院时的诊断 慢性稀释性低钠血症,水肿(重度)。

2. 住院过程中高钠血症的类型 急性高容量性高钠血症,急性缺钾性低钾血症。

(四)水、电解质紊乱的防治

1. 慢性稀释性低钠血症、重度水肿的预防 患者的基础疾病是肝硬化、肝功能减退,CAP 的发生和迁延不愈是水肿和稀释性低钠血症的主要诱发因素,而静滴抗生素时的补液过多也起重要作用。

(1) 合理治疗 CAP 是主要预防手段:患者为有基础疾病的 CAP(非重症),故抗生素的选择与健康人群不同;在初始抗生素治疗效果不好的情况下,深入分析可能的病原菌及其耐药性,及早更换合适抗生素就极大可能避免患者住 ICU 时肺炎才好转,从而缩短病程;静滴抗生素时应严格控制补液量;在肺炎好转缓慢的情况下及早给予支持治疗,适当补充白蛋白或血浆。上述措施的实施完全有可能避免水、电解质紊乱的发生。

(2) 及早严格控制钠、水的输入量和适当白蛋白补充是防治重度水、电解质紊乱的主要手段:在肺炎治疗效果不佳、出现轻度水肿的情况下,对患有肝硬化的患者及时检查肝功能和电解质是必需的。在水、电解质紊乱不明显的情况下及早控制钠、水的摄入和输入,适当补充白蛋白,有可避免严重低蛋白血症、重度水肿和慢性稀释性低钠血症的发展。轻度水、电解质紊乱是容易治疗的。

2. 慢性稀释性低钠血症的治疗

(1) 机体钠含量的评估:对严重低蛋白血症、重度水肿、慢性稀释性低钠血症的机体钠负荷应有合适评估,具体见上述。

(2) 治疗:适当补充白蛋白,避免应用氯化钠;在肺炎明显好转后及时停用静滴抗生素,改为口服用药,严格控制液体的入量;严格控制口服液体,暂

停"鸡汤、鱼汤"等所谓改善机体营养状况的不恰当治疗;适当应用利尿剂。

禁水后,即使不排尿、排便,机体每日至少自主排水:500 ml(皮肤蒸发)+350 ml(呼吸道蒸发)-300 ml(内生水)=550 ml。何况患者肾功能正常,能排尿,在利尿剂作用下,排水更多。随着白蛋白补充和血浆胶体渗透压升高,机体代偿性排水增多,稀释性低钠血症自然改善。

3. 高钠血症的预防　在上述正确诊断和防治的情况下,高钠血症自然可以避免,即使发生,也不可能严重。在避免应用氯化钠的情况下,随着肾脏代偿性排钠作用的逐渐增强,轻度高钠血症自然较快纠正。在水肿迅速改善的情况下,适当增加补水量,降低血钠浓度;适当应用利尿剂,增加氯化钠的排出,也可以预防或迅速纠正轻度高钠血症。

4. 高钠血症的治疗

(1)治疗原则:暂停一切氯化钠或其他钠盐的摄入或输入,较快增加补水量,以胃肠道为主;适当增加补钾量;同时应用呋塞米(速尿)或其他袢利尿剂增加钠、氯的排出。

(2)具体治疗方法

1)每次口服水 300~500 ml,大约 1 次/2 h,睡眠时停用,24 h 大约饮水 9 次,约 3 500 ml。根据患者的感觉适当调整。

2)5%葡萄糖溶液 2 500 ml+10%氯化钾溶液 50 ml,静脉滴注,24 h 内相对均匀滴注。

3)呋塞米 20 mg,静脉推注,q8h,根据尿量调整。

(3)对治疗的分析和评价

1)呋塞米排钠、氯的同时排水,排出液的钠、氯浓度与血浆相似,而补充基本不含电解质的大量水分,且补充量远超过非显性失水,前者约 6 000 ml,后者仅为 550 ml。这必然导致血钠、血氯浓度下降。

2)均匀补水,保障血钠浓度逐渐下降,否则容易导致脑细胞损伤;避免血容量迅速扩张及其可能导致的高血压、肺水肿等并发症。

3)胃肠道补水,水分逐渐吸收,安全性更高。

4)少量多次进水可避免过多的液体潴留在胃内,导致患者不适。

5)明显高钠血症已达约 48 h,肾小管开始发挥强大的排钠作用,故呋塞米用量不宜过大。呋塞米的作用快速、强大、短暂,可方便地根据尿量调节用药剂量。

6)持续高钠必然导致钾排出增加,而呋塞米进一步增加钾的排出,故治疗开始就应该补钾,否则容易加重低钾血症。预防比治疗更方便和有效。

(4)疗效评价:24 h 尿量 4 200 ml,精神症状明显改善,24 h 后的血 Na^+ 154 mmol/L、K^+ 3.7 mmol/L、Cl^- 109 mmol/L、HCO_3^- 25 mmol/L。

5. 高钠血症好转后第 2 日的治疗

(1)治疗原则:尽管血钠、血氯浓度明显降低,但仍较高;血钾浓度恢复正常,但在正常值低限,故继续停用一切氯化钠或其他钠盐的摄入或输入;继续增加补水量和补钾量,以胃肠道为主;应用呋塞米增加钠的排出。由于临床症状和化验结果明显改善,补液量和利尿量都应减少。

(2)具体治疗

1)每次口服水约 300 ml,大约 1 次/2 h,睡眠时停用,24 h 大约饮水 9 次,约 2 500 ml。根据患者的感觉适当调整。

2)5%葡萄糖溶液 1 000 ml+10%氯化钾 20 ml,静脉滴注,24 h 内相对均匀滴注。

3)氯化钾缓释片 1 g/次,4 次/日。

4)呋塞米 10 mg,静脉推注,q8h。根据尿量调整。

(3)对治疗的评价

1)总体与初始治疗的评价相似。

2)因血钠、氯浓度明显下降,且精神症状明显缓解,所以补水量、利尿量都明显减少是合适的。

3)肝功能明显改善、低蛋白血症纠正数日后,肾功能调节水、电解质的能力恢复,故利尿剂的用量减少是合适的。

4)在高钠血症未恢复至正常的情况下,钾排出必然增加;呋塞米促进钾的排出,故需继续补钾。

(4)疗效评价:24 h 尿量 3 100 ml,精神症状基本缓解,血 Na^+ 144 mmol/L、K^+ 3.9 mmol/L、Cl^- 105 mmol/L、HCO_3^- 24 mmol/L。

6. 高钠血症基本缓解后第 3 日的治疗

(1)治疗原则:停用静脉补液;逐渐恢复适应肝硬化的正常饮食,适当多饮水,继续口服氯化钾,停用利尿剂。

(2)治疗评价:尽管肝硬化不可逆,但肝功能基本恢复,肾脏调节功能恢复,故应逐渐停用额外治疗。

(朱　蕾)

参 考 文 献

［1］ 陈灏珠,林果为,王吉耀.实用内科学［M］.13 版.北京：人民卫生出版社,2013.

［2］ 中国医学科学院首都医院.水与电解质平衡［M］.2 版.北京：人民卫生出版社,1974.

［3］ 王辰,王建安.内科学［M］.3 版.北京：人民卫生出版社,2015.

［4］ 姚泰.人体生理学［M］.3 版.北京：人民卫生出版社,2001.

［5］ 张树基,罗明绮.水、电解质、酸碱平衡失调的判定与处理［M］.北京：北京医科大学 中国协和医科大学联合出版社,1997.

［6］ 吴阶平,裘法祖.黄家驷外科学［M］.6 版.北京：人民卫生出版社,2000.

［7］ 陈敏章,蒋朱明.临床水与电解质平衡［M］.2 版.北京：人民卫生出版社,2000.

［8］ 朱蕾.机械通气［M］.4 版.上海：上海科学技术出版社,2017.

［9］ 朱蕾,于润江.水、电解质与酸碱平衡紊乱［M］.上海：上海科学技术出版社,2003.

［10］ 朱蕾.体液代谢的平衡与紊乱［M］.北京：人民卫生出版社,2011.

［11］ 朱蕾,樊嘉.围术期重症监测与治疗［M］.北京：人民卫生出版社,2014.

［12］ 朱蕾,钮善福,李燕芹,等.慢性阻塞性肺疾病低钠血症的治疗［J］.中国实用内科学,2001,21：668,669.

［13］ 朱蕾.常被忽视的钠离子紊乱的诊治原则(一)［J］.中国实用内科学,2001,21：760,761.

［14］ 朱蕾.常被忽视的钾离子紊乱和几种复合型紊乱的诊治原则(二)［J］.中国实用内科学,2002,22：760,761.

［15］ 朱蕾,钮善福.许可性高碳酸血症通气［J］.国外医学呼吸系统分册,1998,18：214-217.

［16］ 吴凝萃,于润江,李艳玲,等.慢性肺心病与低镁血症［J］.中华内科杂志,1984,23：261-263.

［17］ 崔祥斌,王鸣岐,萨藤三.实用肺病学［M］.上海：上海科学技术出版社,1991.

［18］ Rose BD. Clinical physiology of acid-base and electrolytes disorders［M］. New York：McGraw Hill, Inc., 1989.

［19］ Wilson JD. Harrison's Principles of internal medicine［M］. 12th ed. New York：McGraw Hill, Inc., 1991.

［20］ Halperin ML, Goldstein MB. Fluid, electrolyte, and acid-base physiology［M］. 3rd ed. Amsterdam：Elsevier, 2016.

［21］ Russell CD, Millar JE, Baillie JK. Clinical evidence does not support corticosteroid treatment for 2019-nCoV lung injury［J］. The Lancet, 2020, 395(10223)：473-475.

［22］ 刘又宁.糖皮质激素用于治疗社区获得性肺炎的是与非［J］.中华结核和呼吸杂志, 2016,39(11)：833,834.

［23］ 朱依谆,殷明.药理学［M］.北京：人民卫生出版社,2017.

［24］ Russell G, Lightman S. The human stress response［J］. Nat Rev Endocrinol, 2019,15(9)：525-534.